산야초와 함께 하는
참살이 건강 ③

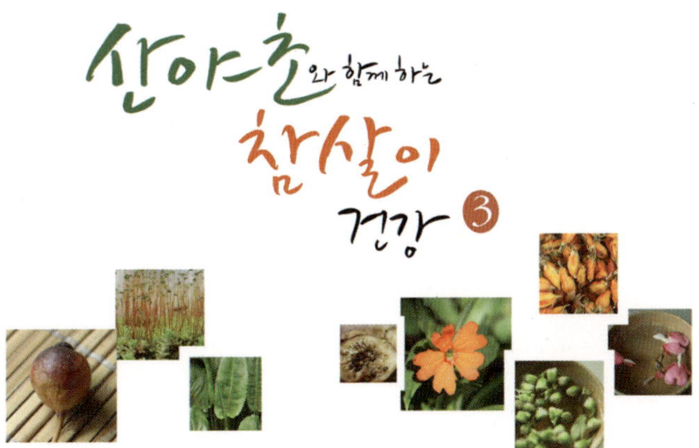

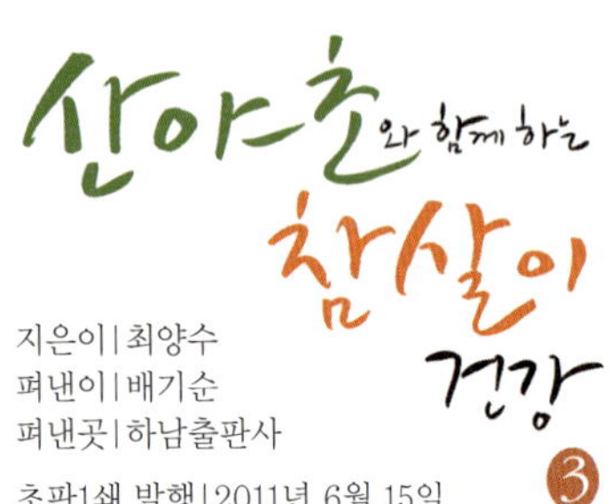

지은이 | 최양수
펴낸이 | 배기순
펴낸곳 | 하남출판사

초판1쇄 발행 | 2011년 6월 15일

등록번호 | 제10-0221호

서울시 종로구 관훈동 198-16 남도B/D 302호
전화 (02)720-3211(代) | 팩스 (02)720-0312
홈페이지 http://www.hnp.co.kr
e-mail : hanamp@chollian.net, hanam@hnp.co.kr

ⓒ 최양수, 2011

ISBN 978-89-7534-199-1(13690)

산야초와 함께 하는 참살이 건강 ③

약차, 약술, 보양죽, 발효액과
향기요법 등의 각종 건강 치료책!!

최양수 지음

하남출판사

목차

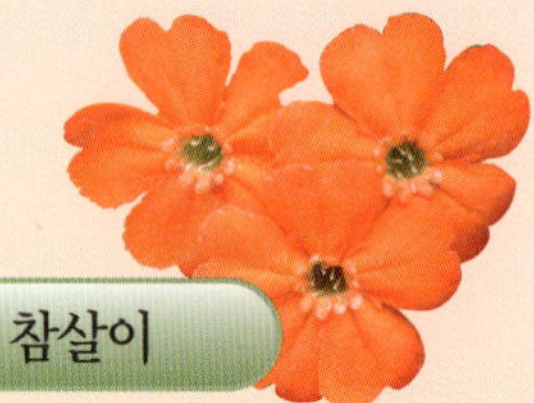

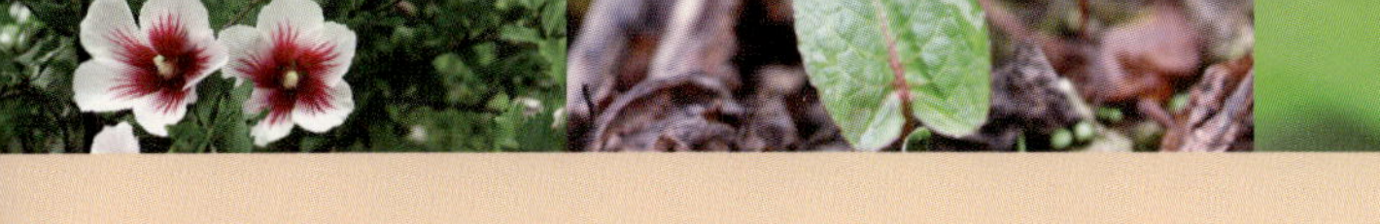
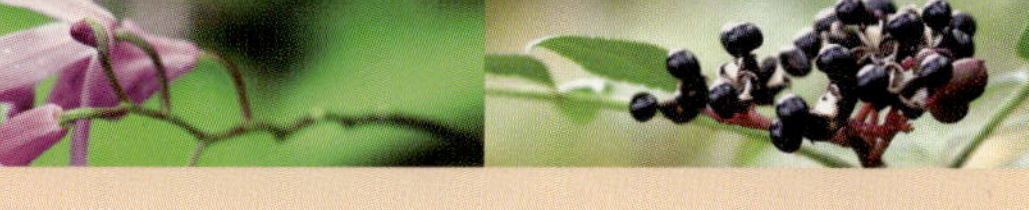

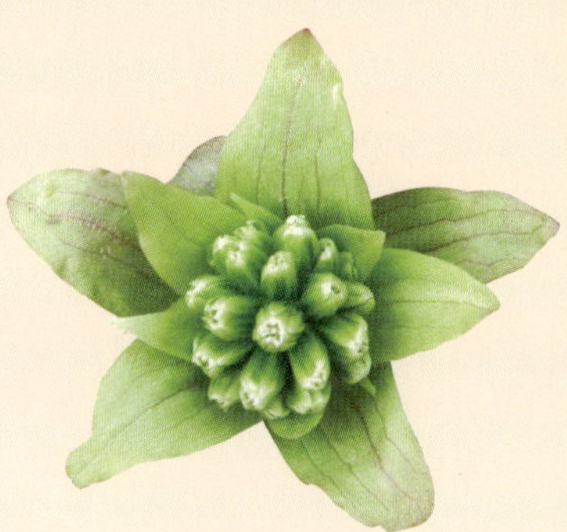

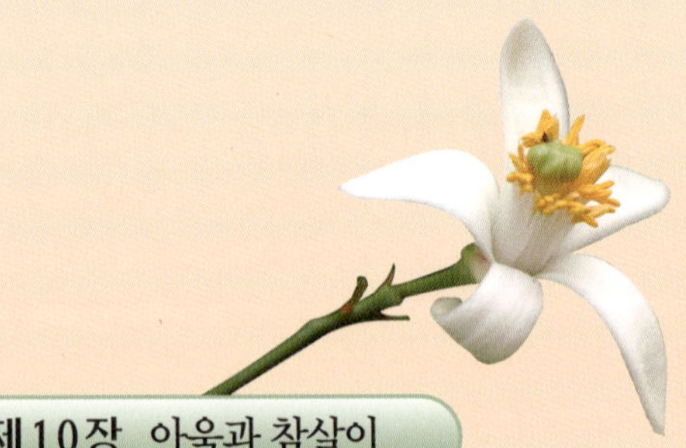

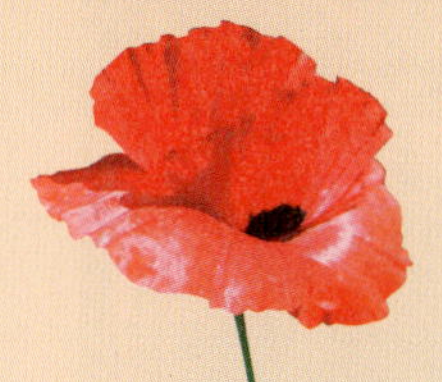

제11장 기타 참살이

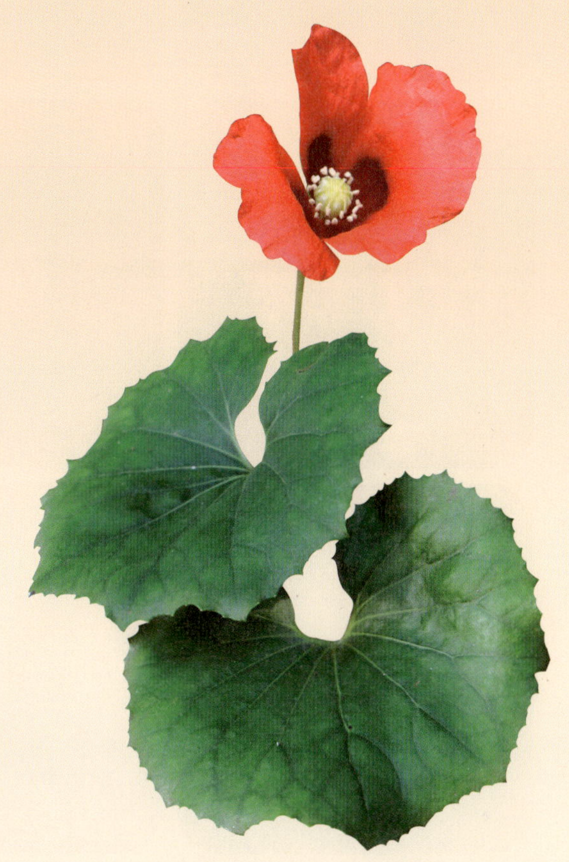

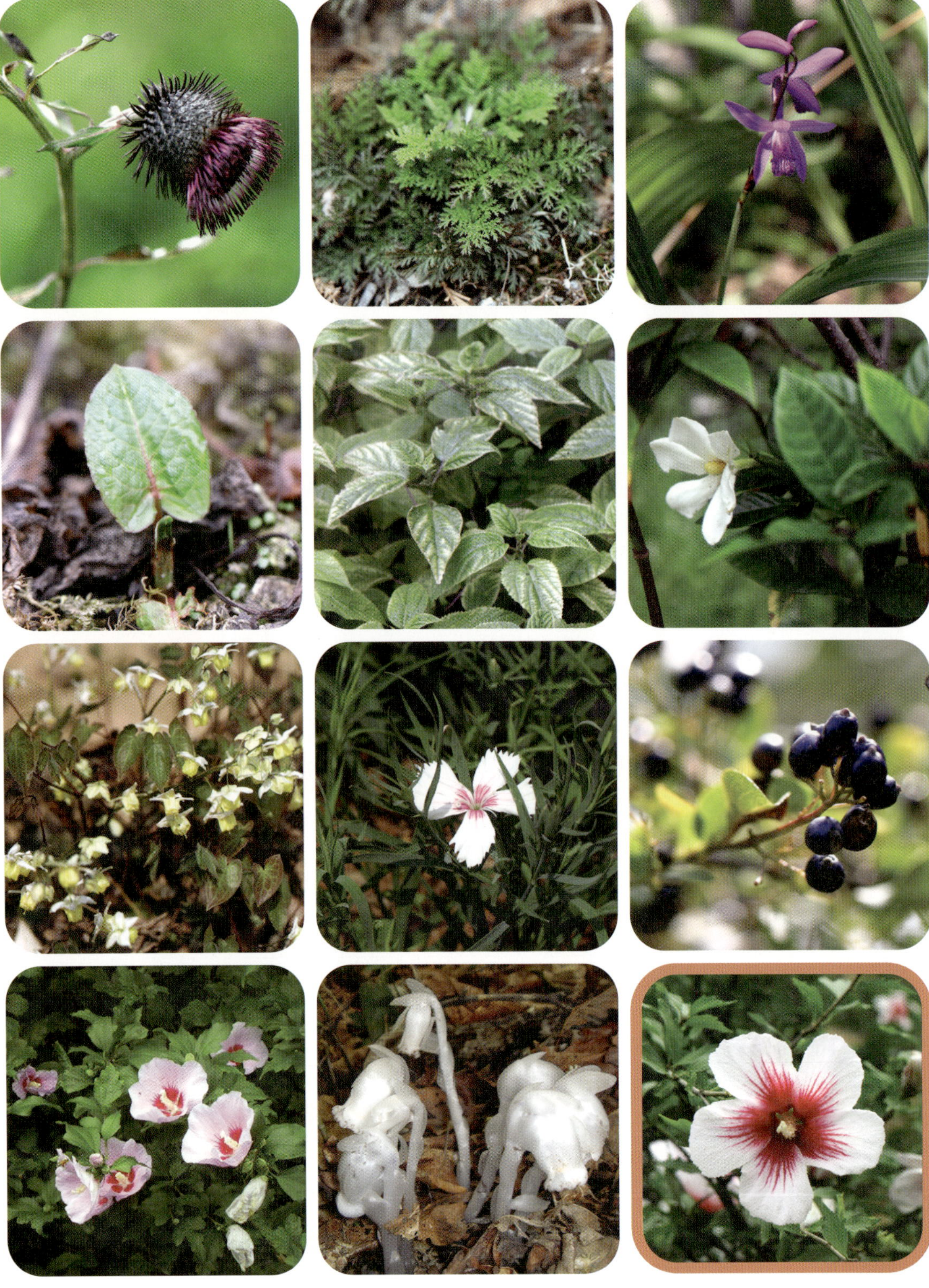

제1장

여러 취나물 참살이

미역취 / 각시취 / 참취 / 곰취 / 수리취
개미취 / 병풍취 / 단풍취 / 바위취 / 머위

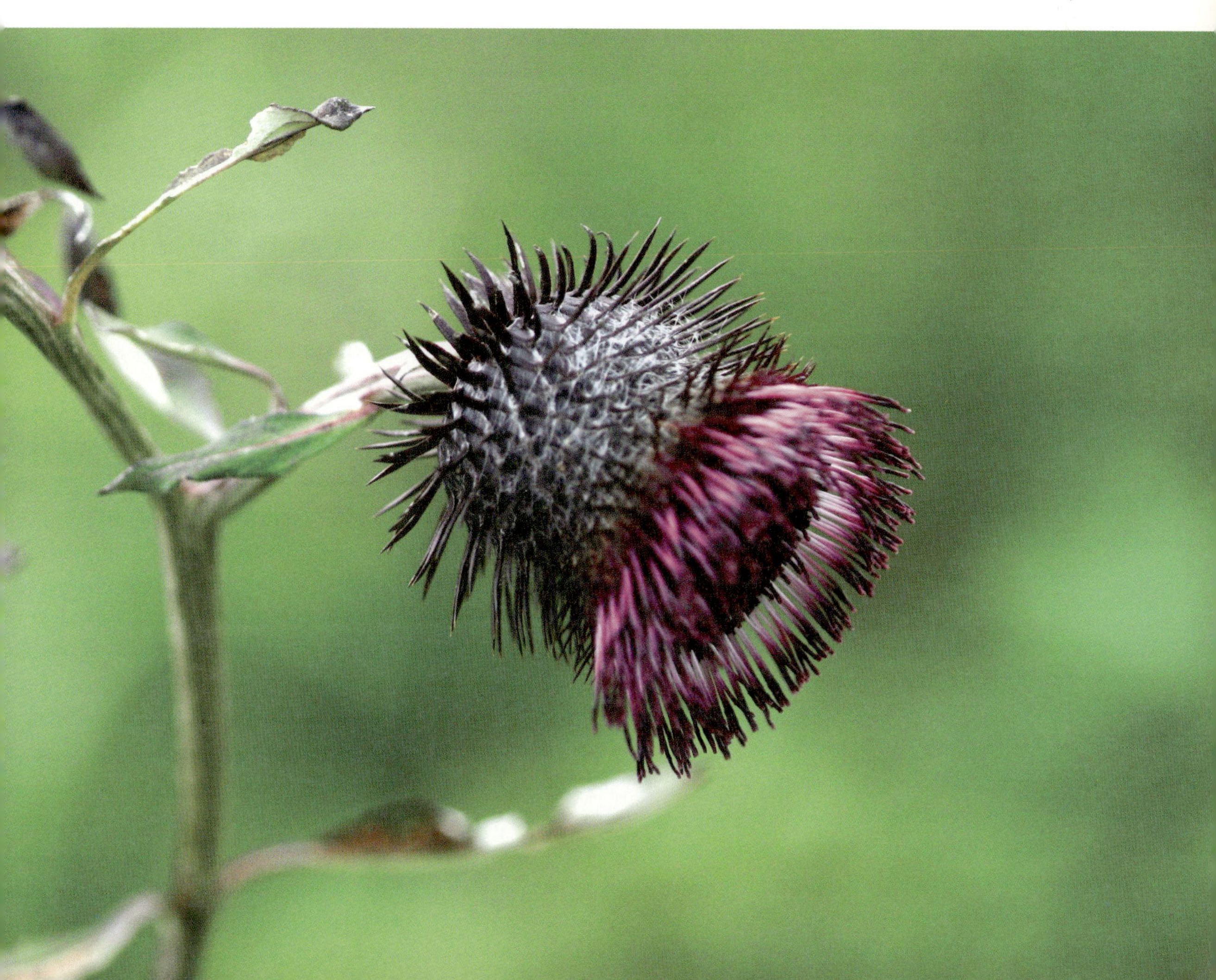

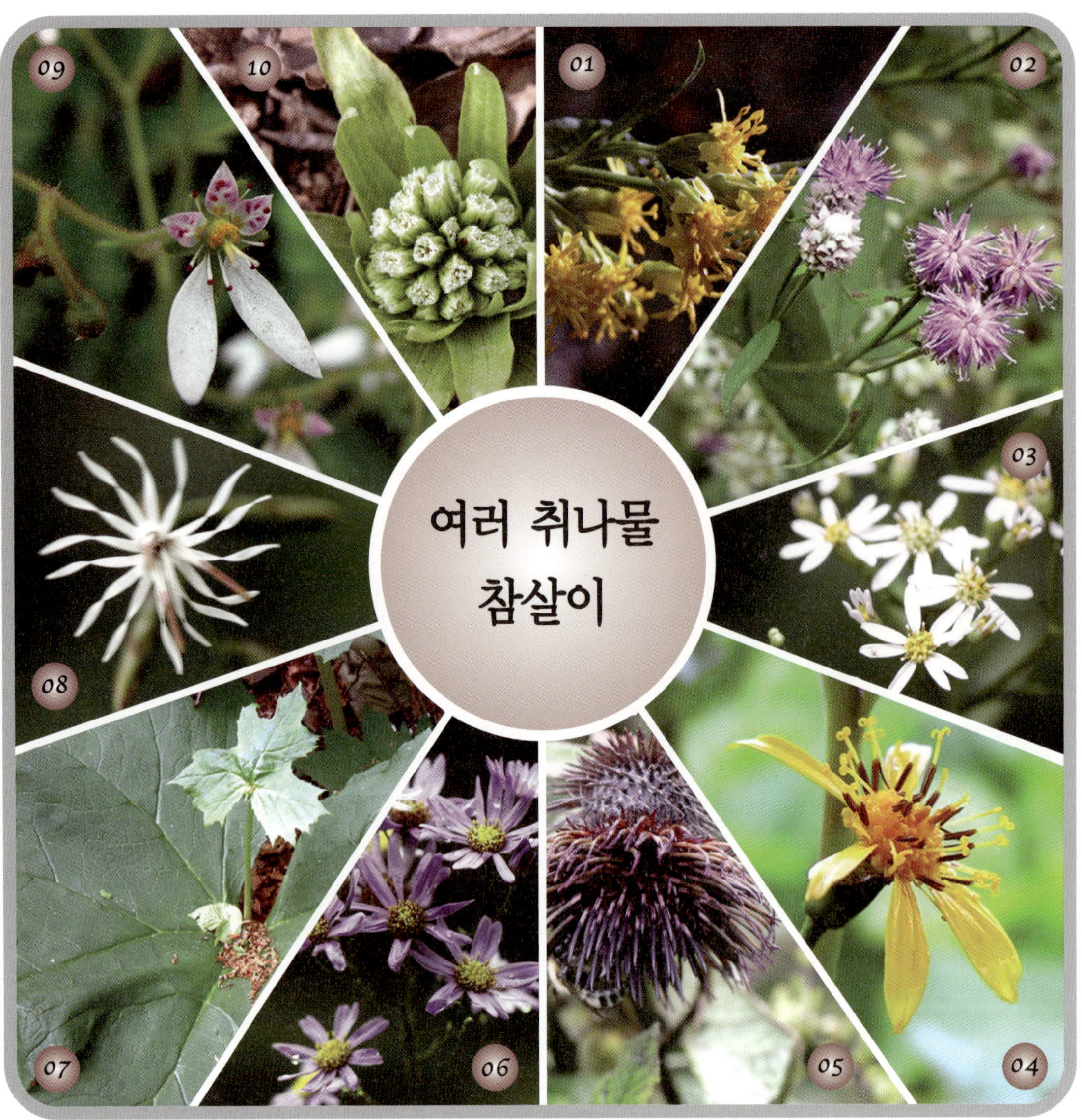
여러 취나물
참살이
01 미역취
02 각시취
03 참취
04 곰취
05 수리취
06 개미취
07 병풍취
08 단풍취
09 바위취
10 머위

01 *Solidago virgaurea* L.

미역취

일지황화, 토택란, 야황국, 만산황

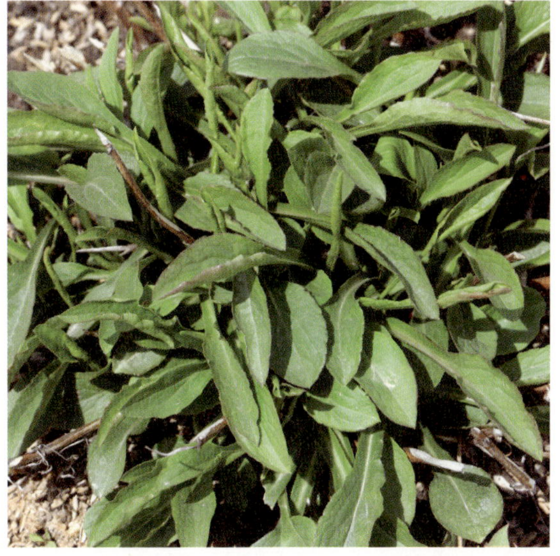

생김새

높이 30~60cm로 자라는 여러해살이풀이다. 줄기는 어두운 보랏빛을 띠며 곧게 서서 자라는데 거의 가지를 치지 않는다. 이른 봄에 자라나는 잎은 피침꼴로서 둥글게 배열되어 땅을 덮으며 잎자루에는 좁은 날개가 붙어 있다. 줄기에 나는 잎은 길쭉한 타원꼴 또는 주걱꼴로서 서로 어긋나게 자리한다. 모든 잎가장자리에 톱니를 가지고 있다. 8~10월에 줄기의 위쪽에 있는 잎겨드랑이마다 네댓 송이의 꽃이 서로 밀착된 상태로 피어난다. 5~6매의 노란 꽃잎을 가지고 있으며 꽃의 지름은 1cm 안팎이다.

우리 나라 전국 각지에 널리 분포하고 있으며 산의 양지쪽 풀밭에 난다.

성분과 효능

미역취는 100g당 37kcal의 열량을 낸다. 단백질 3.9g, 지질 0.8g, 당질 3.5g, 섬유 3.1g, 회분 1.7g, 칼슘 106mg, 인 50mg, 철 6.1mg, 비타민A 1783IU, 비타민B1 0.04mg, 비타민B2 0.08mg, 나이아신 0.9mg, 비타민C 18mg 등을 함유하고 있다. 울릉도미역취는 이보다 열량, 단백질, 탄수화물, 인, 나이아신 함량이 특히 높다.

또한 미역취의 전초에는 크롤로겐산(Chlorgenic acid)과 카페인산 등의 페놀성분과 퀘르세틴(Quercetin), 루틴(Rutin), 아스트라갈린(Astragalin) 및 탄닌 등이 함유되어 있다.

잎과 줄기에는 배당체인 사포닌(Saponin)이 함유되어 있다. 이뇨, 해열, 진해, 건위 등의 효능이 있다. 그러므로 신장염, 방광염 등 비뇨기계통의 질환을 치료하기 위한 약으로 쓰인다.

그 밖에 감기, 두통, 백일해의 치료약으로도 사용된다. 또한 황달이나 피부염에도 효과가 있다.

미역취 근경의 메타놀 추출물 100mg/kg(체중)을 종양을 이식한 흰생쥐 복강에 하루에 1차례씩 주사하고 5일 후에 결과를 측정한 바 종양 생장억제율이 82%에 이르렀다. 그러나 에타놀 추출물의 억제율은 12.4%다.

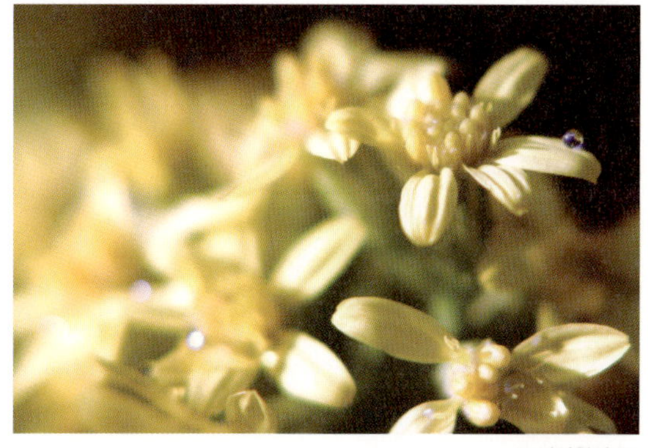

▲ 미역취의 꽃

"발배(잔등의 옹저), 유옹, 배와 넓적다리 이음에
있는 임파선종양을 치료하는 경우에 미역취
21~30g을 짓찧어 술을 부어 달여 먹고 찌꺼기는
환부에 붙인다."
미역취는 "소풍(疏風)하고 해독하며 퇴열(退熱)하
고 행혈(行血)하며 소종(消腫)하고 지통(止痛)한다."
"파혈(破血)하고 구멍을 개통한다. 타박좌상, 피
부가려움증, 전신창질을 다스리는 경우. 미역취를
달여 복용하되 약물이 끓기 시작하면 거재하고
마신다. 오래 끓여서 먹으면 구역증이 난다."

박테리오파아제에 의해 몸밖의 항암작용을 측정한 바
본품은 종양을 억제하는 활성작용이 있다.

갑상선 종양

일지황화 15g, 한신초, 마린(馬藺) 각 12g, 성숙채(星宿
菜, 진퍼리까치수영) 24g을 하루에 1첩씩 물에 달여 3번
분복한다. 20일을 한 치료단계로 한다. 종양이 소실된
뒤에도 1~3차의 치료단계를 계속하여 약을 먹는다.

혀암이나 후암(喉癌)

미역취 15g을 물로 달여 자주 입에 물고 조금씩 넘겨
목을 축인다.

이용법

꽃을 포함한 줄기와 잎을 약재로 쓴다. 꽃이 피고 있을
때 채취하여 햇볕에 말린다. 쓰기에 앞서서 잘게 썬다.
말린 약재를 1회 3~6g씩 200cc 정도의 물로 뭉근하
게 달여서 복용한다. 피부염의 치료를 위해서는 생풀
을 잘게 짓찧어서 환부에 붙인다.
봄에 땅을 덮고 있는 잎을 캐어 나물로 해 먹는다. 쓴
맛이 강하므로 데친 뒤 잘 우려 말려 두었다가 나물로
해 먹는 방법을 쓴다. 이러한 방법을 묵나물(陣菜)이라
고 하는데 취나물류는 일반적으로 이 방법을 따른다.

지나치게 많이 먹거나 너무 오래 먹으면, 소
화기관에 출혈현상이 나타날 수 있다. 일반
적으로 하루에 6~15g씩을 섭취하며 풋것은
30g을 넘지 말아야 한다.

미국미역취
Solidago serotina Ait

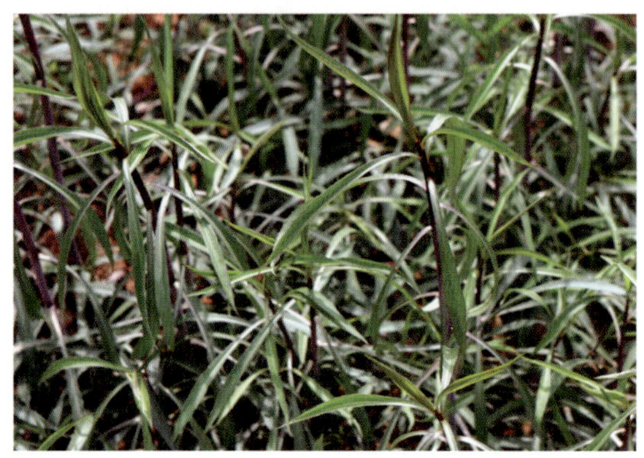

생김새

다년생 초본으로 높이는 50~150cm이다. 경질(硬質)
로 대개 털이 없으며, 가지 끝에만 미모(微毛)가 있고
간혹 흰색을 띤다. 잎은 피침형으로 길이 3~10cm,
폭 2.5~15mm, 3맥이 뚜렷하고 양끝이 뾰족하며 상
반부에 거치(鋸齒)가 뚜렷하다. 대개 잎자루는 없으나
아래쪽에 짧은 잎자루가 있으며 양면에 털이 없다.
두화(頭花)는 높이 4~6mm이며 황색, 옆으로 펴지거
나 아래를 향해 굽은 가지에 다수의 꽃이 편측적(扁側
的)으로 피며 큰 원추화서를 만들고 화축(花軸)은 부
드럽고 가는 털(軟細毛)이 조밀하게 난다. 총포편(總苞
片)은 장타원형이며 끝이 둔두이고 3줄로 배열한다.

02 Saussurea pulchella Fisch

각시취

풍모국, 모국, 참솜나물, 나래취

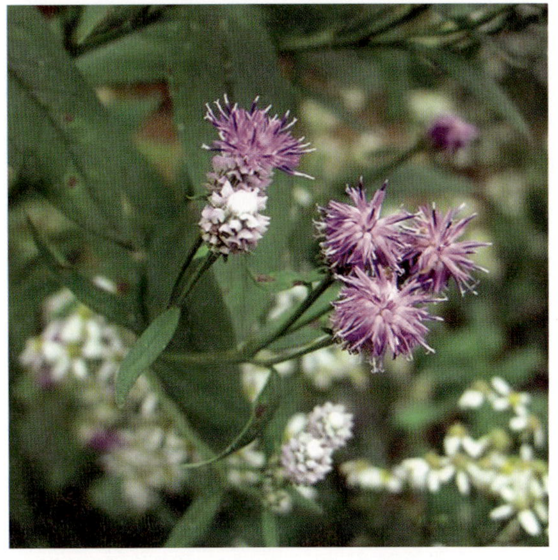

생김새

국화과의 여러해살이풀이다. 낮은 지대 초원에서 1,500m 내외로 자란다. 키가 큰 편인 각시취는 위에서 가지가 자라는데, 잔털이 있고 날개가 있는 것도 있다. 뿌리에서 나는 잎과 밑부분 잎은 꽃이 필 때까지 남아 있거나 없어지며 잎자루가 길다. 줄기에서 나는 잎은 긴 타원형이거나 타원형으로 길이 12~18cm 정도이며 날개 모양으로 갈라진다.

8~10월에 자주색 꽃이 피는데, 지름 1.2~1.6cm 정도로 원줄기 끝과 가지 끝에 달려 산방상으로 된다. 총포 (總苞)는 종(鐘) 모양으로 길이 1.1~1.3cm, 지름 1~1.4cm 정도이다. 꽃턱잎 조각(苞片)은 6~7줄로 배열된다. 모두 붉은빛 도는 원형 부속체가 있다. 꽃부리

(花冠)는 자주색이며 길이 1.1~1.3cm이고, 작은 꽃은 대롱 모양이며 흰 관모(冠毛)가 있다. 10월에 맺는 수과(瘦果)는 길이 0.3~0.5cm 정도로 자줏빛이 돌며, 관모(冠毛)는 두 줄로 길이 0.7~0.8cm 정도이다.

각시취는 산 정상 부근 초원에까지 널리 분포하는데, 특히 강원 산간 지방에서 많이 볼 수 있다.

이용법

각시취나 분취 등은 모두 산나물로 이용하는데, '나물취'나 '취나물'이라고 부른다. 각시취란 이름은 아마 자주색 고운 꽃에서 유래한 듯한데, 흰 꽃이 피는 것을 '흰각시취'라고 하며, 원줄기에 날개가 없고 잎이 날개 모양으로 잘게 갈라지는 것을 '가는각시취'라고 부른다.

주로 어린순과 잎은 나물로 먹으며, 화단에 관상초로 심는다. 한방과 민간에서는 풀 전체를 토혈, 지혈, 혈열, 조경, 간염, 진해, 황달, 고혈압 등에 다른 약재와 같이 처방하여 쓴다.

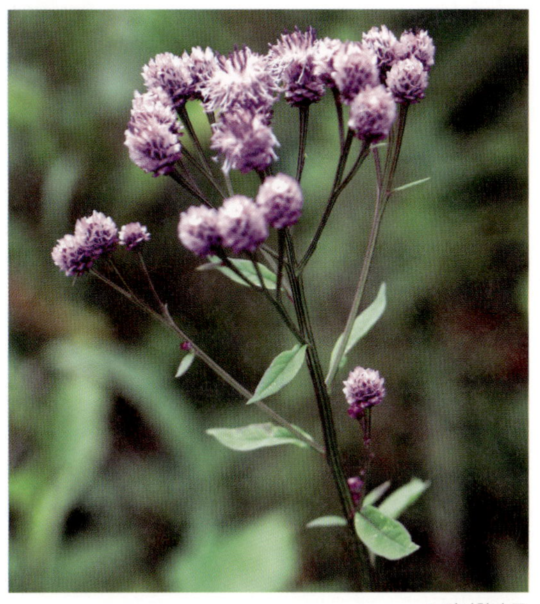

▲ 각시취의 꽃

03 Aster scaber Thunb.

참취
동풍채

총포(總苞)는 반구형이고 세 줄로 배열되었으며, 외포
는 긴 타원형으로 길이 1.5mm 정도이다. 11월에 씨
가 여무는데 씨앗은 긴 타원 모양의 피침형이고 관모
(冠毛)는 흑백색으로 짧게 나 있다.

성분과 효능

참취의 생체 100g당 단백질 3.0g, 지질 0.4g, 탄수
화물 3.0g, 회분 0.7g, 칼슘 48mg, 인 46mg, 철
2mg, 비타민A 339IU, 비타민B1 0.03mg, 비타민
B2 0.05mg, 나이아신 0.4mg 등의 영양소를 함유하
고 있다.

예부터 만성간염이나 전염성간염을 비롯한 갖가지
간질환과 기침, 가래를 치료하는 약초로 쓰였다. 진
통작용도 있어서 두통, 요통, 근육통 등에 참취 나물
을 먹거나 참취 뿌리를 날것으로 찧어 붙이면 통증
이 완화된다.

《동의학사전》에는 참취의 약성에 대하여
'말린 것에는 플라보노이드, 사포닌,

생김새

일반적으로 높이가 1~1.5m 정도이다. 뿌리
줄기가 굵고 짧으며 가지는 사방으로 갈라진다.
뿌리에서 나온 잎은 꽃이 필 때가 되면 없어진다. 줄기
에서 나오는 잎은 어긋난 형태로 나며, 아랫부분의 잎
은 날개가 달린 기다란 잎자루가 있다. 심장 모양이며,
길이는 9~24cm 정도이다. 잎 표면이 거칠고 양면에
털이 나 있으며 잎 가장자리에 이빨같은 톱니가 나 있
다. 중앙부의 잎은 날개가 달린 짧은 잎자루와 더불어
둥근 삼각형이며, 풀잎의 끝이 뾰족하고 밑부분이 심
장의 아래 부분과 닮았다. 꽃이 피는 꽃줄기에 달린 잎
은 길이 3~5cm 정도이며 흰색인데 가지 끝과 원줄기
끝에 사방으로 흩어져 난다. 꽃자루의 길이는 1~3cm
정도이다.

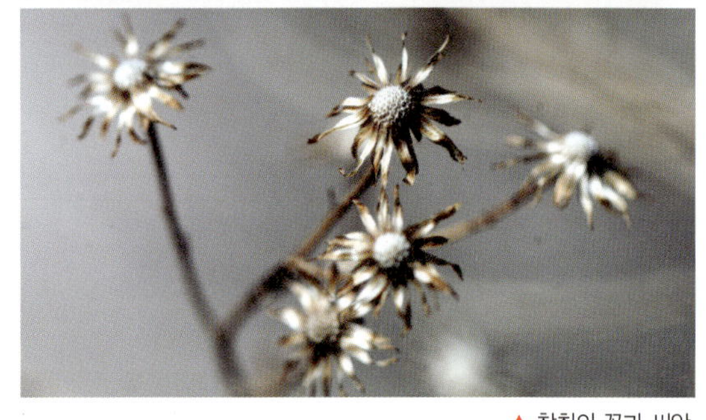

▲ 참취의 꽃과 씨앗

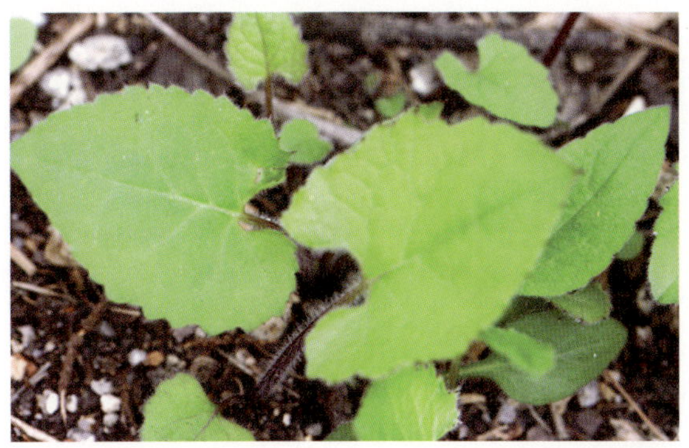

▲ 참취의 어린잎

알칼로이드가 들어 있다. 약리 실험에서 뚜렷한 담즙 분비 작용, 진통 작용을 나타낸다. 민간에서 황달, 간염, 기침, 소화 장애, 타박상, 뱀에게 물린 것 등에 쓴다. 어린잎을 산나물로 먹는다.' 라고 기록되어 있다.

이용과 활용법

매년 정월대보름날 아침에 오곡밥을 취 잎에 싸서 먹는데 이를 복(福)쌈이라며 귀하게 여겼다. 향기 나는 채소(香蔬)라고 부를 만큼 내음이 입맛을 당겨 준다.
어린순을 볶거나 양념을 해서 무쳐 먹는데, 쌉쌀하면서도 고소한 뒷맛이 좋다. 산나물의 대표격으로 손꼽힐 만큼 다양한 조리법으로 널리 알려진 것이 참취이다. 봄에 새로 나는 것을 뜯어 나물이나 쌈으로 먹는데, 쓴맛은 별로 없지만 약간 매운맛이 나므로 어린잎을 먹는 것이 좋다.

참취의 재배

시원한 기후조건에서 자라기 때문에 한여름에 비닐하우스에서 재배할 때에는 차광망을 씌워서 연화 재배하여야 먹기에 부드러워서 좋다. 배수가 양호하고 반그늘진 비옥한 밭, 유휴지, 야산 등이 재배에 적합하다.

파종 시기

파종 적기는 3~4월이며, 주간 거리는 배게 심을수록 수량이 높은 편이므로 10~30cm가 적합하다. 밭이나 야산 유휴지에 충분한 거름을 주고 파종한 다음 갈퀴로 긁어 주어 흙과 종자가 잘 섞이게 한다. 낙엽이나 짚을 얇게 덮어준 다음 충분히 물을 준다. 관수가 어려운 곳은 비 오기 전날 파종하는 것이 좋다.

정식

파종과 함께 밭을 빨리 조성하기 위해서는 곁가지를 잘라서 빈 곳에 심으면 이듬해부터 수량을 증가시킬 수 있다. 가지정식시기는 4월 하순경 곁가지에 본잎이 3~4매 돋아났을 때 옆으로 뻗어나온 곁가지를 뿌리를 붙인 채 떼어내어 정식한다. 정식 후 2~3일 동안 해가림을 해준다.
밭이 건조할 때는 물을 주어 생장을 북돋우고 수량을 증가시킨다. 종자를 수확하지 않을 때는 7월초 꽃대가 올라오면 바로 잘라주는 것이 뿌리 발육을 좋게 하고 이듬해 봄에 수량을 증가시킬 수 있다. 병충해는 거의 없으며 때로 진딧물이 발생하기도 하나 가급적 농약을 살포하지 않는 것이 좋다.
2월 하순부터 비닐을 씌워 촉성 재배를 하면 조기 출하가 가능하다. 비닐을 씌운 후 30일이 지나면 10cm 정도 자라서 1차 수확이 가능하며, 20~30일이 지나면 2차 수확을 할 수 있다. 5월 중순 후에 비닐과 차광망을 걷어 일조를 좋게 한다.

자생지 재배

노지에서 육묘한 묘를 자생지에 이식하여 재배를 하면 품질이 우수해진다.

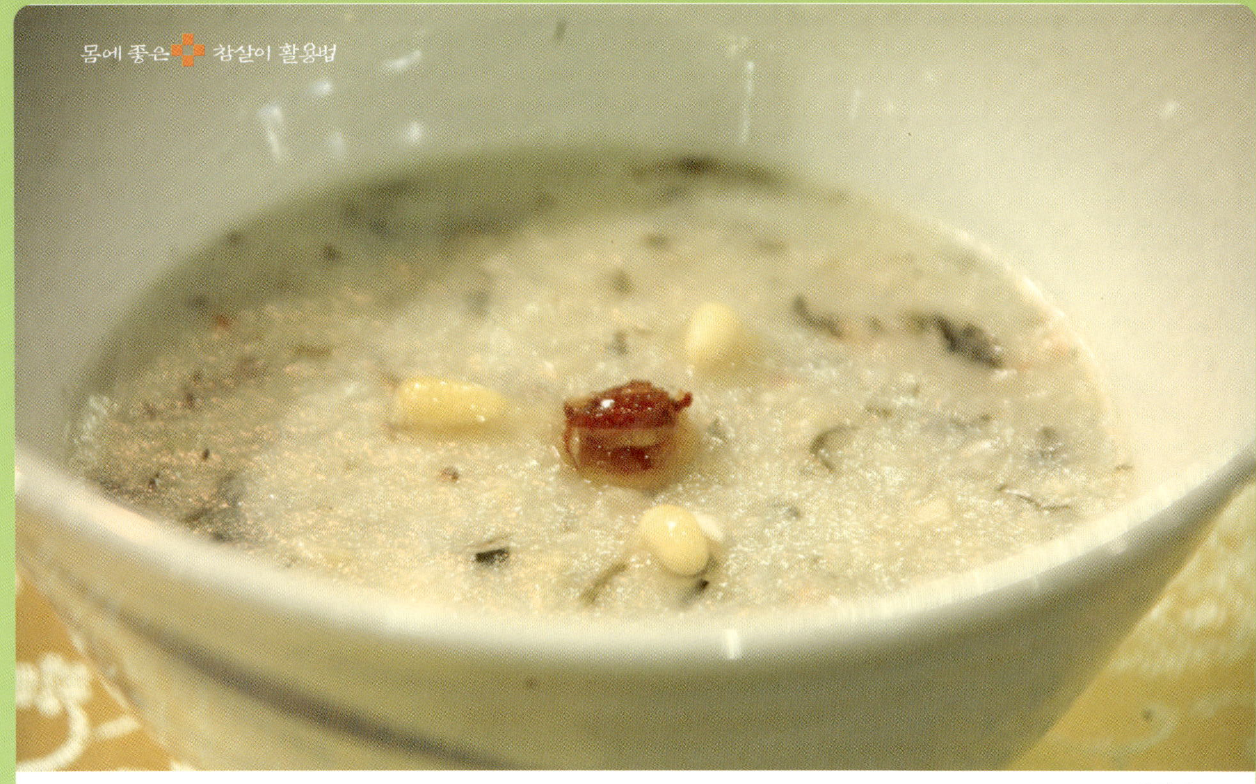

참취나물죽

참취꽃 차

만드는 법

1. 참취꽃을 따서 깨끗하게 손질한다.
2. 참취꽃은 중심부가 두껍기 때문에 그늘에서 15일 정도 말린다.
3. 잘 마른 참취꽃은 밀폐 용기에 넣어서 보관한다.
4. 말린 꽃 5~6송이를 찻잔에 넣고 끓는 물을 부어 1~2분간 우려내어 마신다.

*소스는 약간 넉넉하게 얹어야 참취의 강한 맛이 중화된다. 맛이 너무 강하다면, 소스에 산야초 발효액을 약간 넣어 부드러운 맛을 살린다.

참취 샐러드

재료
연한 참취 순 100g, 배 1/4개, 대추 2개

연두부 들깨 소스 : 연두부 1/2모, 들깨 1큰술, 들기름 1큰술, 볶은 소금 1작은술

만드는 법

1. 참취는 연한 순을 골라 흐르는 물에 씻어서 체에 밭쳐 물기를 빼 놓는다.
2. 배는 너무 크고 무르지 않은 것으로 골라 흐르는 물에 씻은 후 껍질을 벗기고 속씨를 발라낸 다음 먹기 좋은 크기로 납작납작하게 썬다.
3. 대추는 돌려 깎아 씨를 뺀 다음 굵게 채 썬다.
4. 분량의 재료를 모두 믹서에 넣고 한꺼번에 갈아 부드러운 연두부 들깨 소스를 만든다.
5. 그릇에 참취 순과 배채, 대추채를 보기 좋게 돌려 담은 후 먹기 직전 연두부 들깨 소스*를 뿌린다.

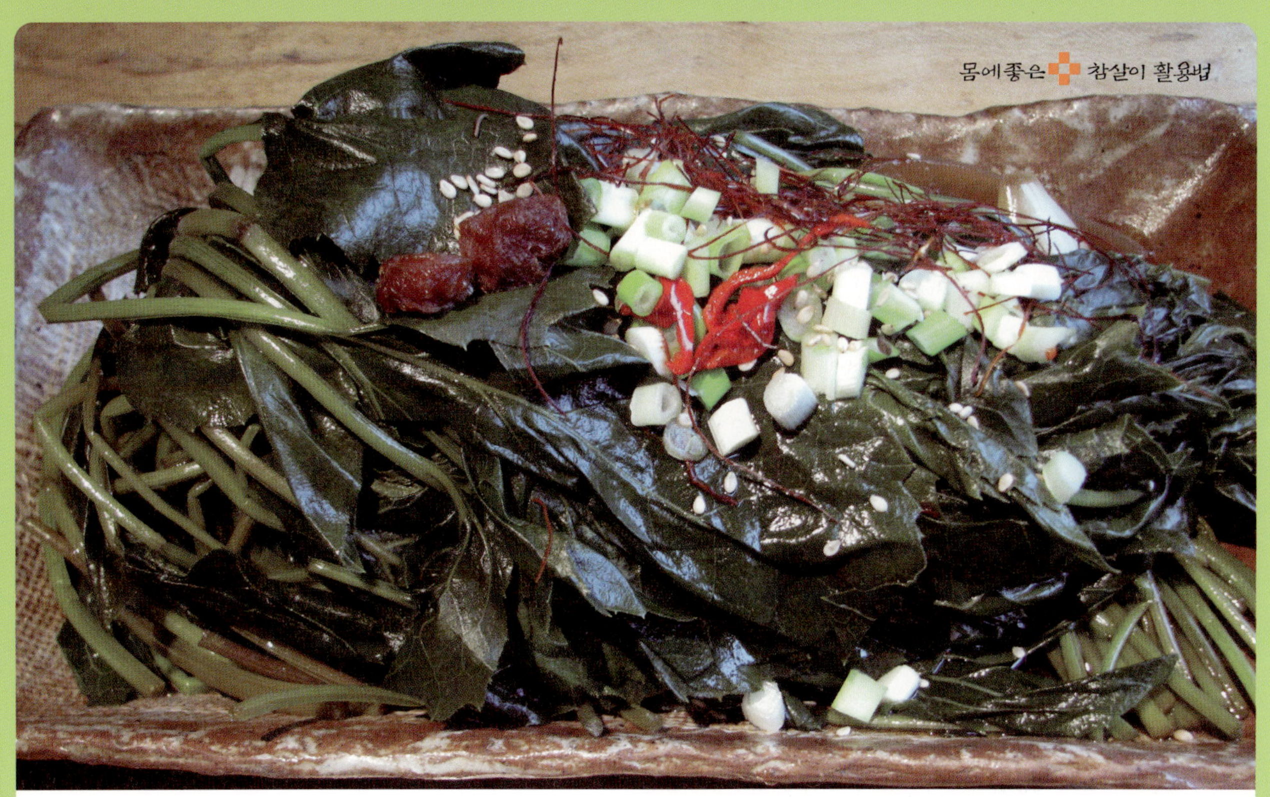

참취 장아찌

참취 장아찌

참취 장아찌를 만드는 방법은 깻잎 장아찌와 크게 다르지 않다. 맛이 잘 든 고추장에 달콤한 맛이 나도록 조청을 넣는 것이 조금 색다르며, 액젓을 넣어 구수한 맛을 살리는 것이 비결이다.

재료

참나물 500g, 간장 3컵, 다시마 달인 물 1컵, 식초 1컵, 설탕 1컵

만드는 법

1. 참취를 깨끗이 씻어 물기를 빼놓는다.
2. 간장, 다시마 달인 물, 식초, 설탕을 끓여 놓는다.
3. 단지에 1을 차곡차곡 쌓은 후 2를 붓고, 돌로 꼭 눌러 놓는다.
4. 3일이 지난 다음 3의 재료를 꺼내 놓고 간장물을 다시 끓여서 식힌 다음 붓고, 3~4일 간격으로 3회 반복한다.

참취나물죽

재료

참취나물 150g, 물 8컵, 불린 쌀 1컵, 새송이 버섯 1개, 들기름 2큰술, 들깨가루 50g, 된장 2큰술, 소금 약간

만드는 법

1. 취나물은 끓는 물에 소금 1작은술을 넣어 데쳐 물기를 꼭 짜고 3cm 길이로 잘라 들기름과 된장을 넣고 조물조물 무친다.
2. 냄비에 불린 쌀과 1의 취나물, 물을 넣고 쌀이 잘 퍼지도록 끓인다.
3. 새송이는 살짝 헹구어 2×3cm로 얇게 저며 썬다.
4. 2의 쌀알이 반 정도 익어 퍼지면 3의 새송이 버섯과 들깨가루를 넣어 잘 어우러지도록 끓인 다음 소금으로 간을 맞춘다.

04   Ligularia fischeri (Ledeb) Turcz.

곰취

호로칠, 산자완

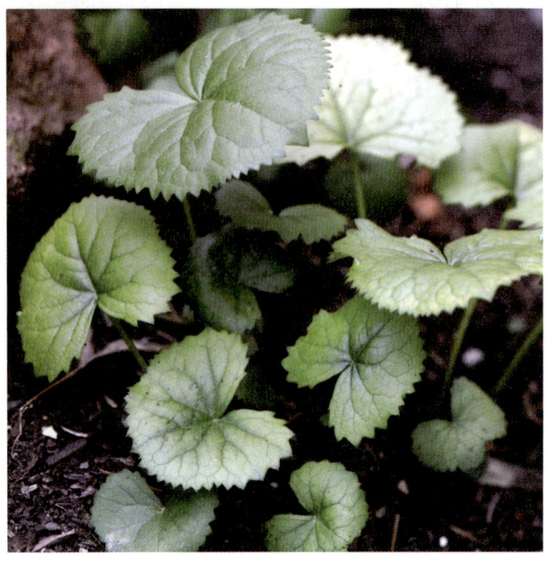

생김새

높이 30~60cm로 자라는 여러해살이풀이다. 줄기는 어두운 보랏빛을 띠며 곧게 서서 자라는데 거의 가지를 치지 않는다. 이른 봄에 자라나는 잎은 피침꼴로서 둥글게 배열되어 땅을 덮으며 잎자루에는 좁은 날개가 붙어 있다. 줄기에 나는 잎은 길쭉한 타원꼴 또는 주걱꼴로서 서로 어긋나게 자리한다. 모든 잎가장자리에 톱니를 가지고 있다. 8~10월에 줄기의 위쪽에 있는 잎겨드랑이마다 네댓 송이의 꽃이 서로 밀착된 상태로 피어난다. 5~6매의 노란 꽃잎을 가지고 있으며 꽃의 지름은 1cm 안팎이다.

우리 나라 전국 각지에 널리 분포하고 있으며 산의 양지쪽 풀밭에 난다.

성분과 효능

곰취는 단백질, 칼슘, 비타민 A와 C가 풍부한 항암식품이다. 곰취의 영양가는 생체 100g당 단백질 4.6g, 지질 0.7g, 섬유 2.6g, 당질 2.8g, 칼슘 107mg, 인 67mg, 철 3.1mg, 비타민A 1941IU, 비타민B1 0.04mg, B2 0.09mg, 비타민C 20mg, 나이아신 0.8mg 등이다.

주요 약리성분으로는 캐모마일(Chamomile), 자코빈(Jacobine), 아멜린(Amelene), 이레몰리지놀(Eremoligenol), 푸라노이레모필레인(Furanoeremophilane), 리굴라론(Ligularone), 리굴록사이드(Liguloxide), 리굴록시돌(Lifuloxidol), 페타살빈(Petasalbin) 등이 함유되어 있고, 잎의 생즙과 가열즙은 항돌연변이원성(항암효과)이 뛰어나다.

일반적으로 뿌리줄기와 잔뿌리를 함께 약재로 쓰는데, 여름과 가을에 채집하여 말린다. 이렇게 말린 뿌리는 대부분 비틀어지고 뭉쳐 있고, 뿌리줄기는 덩어리로 되어 있다. 또 윗부분에 잎 기부의 섬유가 잔존해 있으며 아래쪽에는 가는 뿌리가 많이 뭉쳐나 있다. 뿌리의 길이는 10~15cm이고, 지름은 약 2mm이며, 표면은 황갈색이다.

말린 약제는 1회에 2~4g씩 200cc의 물로 달이거나 또는 곱게 가루로 빻아 복용한다. 때에 따라 자완(개미취의 뿌리)의 대용품으로 쓰이기도 한다.

진해, 거담, 진통 억제

기침을 비롯하여 백일해, 천식 등에 대한 치료약으로 쓰이며 요통이나 관절통 등에도 효과가 있다. 혈액순환을 활발하게 해주기도 한다.

황달 치료

민간에서는 고혈압, 관절통, 간질환으로 황달이 올 때 말린 뿌리 10g에 물 약 700㎖를 붓고 달여 마셨다.

염증 제거

예부터 종기에 고름이 잡혔을 때나 유방염에 생잎을
찧어 수시로 갈아 붙였다.

이용법

봄에 어린잎을 날것으로 쌈을 싸 먹거나, 살짝 데쳐서
참기름에 무쳐 나물로 먹는다. 찹쌀풀을 발라 말린 뒤
부각도 해 먹는다.

조금 큰 잎은 양념장을 발라 김치를 담거나 된장장아
찌를 담기도 하며, 소금물에 삭혔다가 양념에 무치기
도 한다.

초여름에 딴 잎은 살짝 데쳐서 말렸다가 묵나물로 먹
는다. 맛이 쌉쌀한 편이지만 익혀도 향이 그대로 남아
있어 입맛을 돋우는 데 좋다.

국화과 식물 중 나물로 먹는 종류는 '취' 자가 붙는데,
특히 곰취는 '나물의 황제' 라 불릴 만큼 맛과 향이 뛰
어나다.

곰취는 취나물 가운데에서도 첫째로 손꼽히는
대표적인 산채이다. 어린잎을 나물이나 쌈
으로 먹는데, 나물감으로 할 때에는 데쳐
서 말려 갈무리해 두었다가 필요에 따라
조리한다.

쌈으로 먹고자 할 때에는 가볍게 데쳐서
찬물로 잠시 우렸다가 채반에 펴서 물기를
뺀 다음 식탁에 올려 놓는다.

가을에 채취하여 줄기를 따 버리고 물로 깨끗이 씻은
다음 햇볕에 말린다. 이용할 때는 잘게 썬다.

> 봄에 잎이 말발굽이나 부채처럼 생긴 커다란 나
> 물을 볼 수 있는데, 이것이 바로 '곰취' 이다. 곰
> 이 잘 먹는 풀이라 하여 붙여진 이름이다.

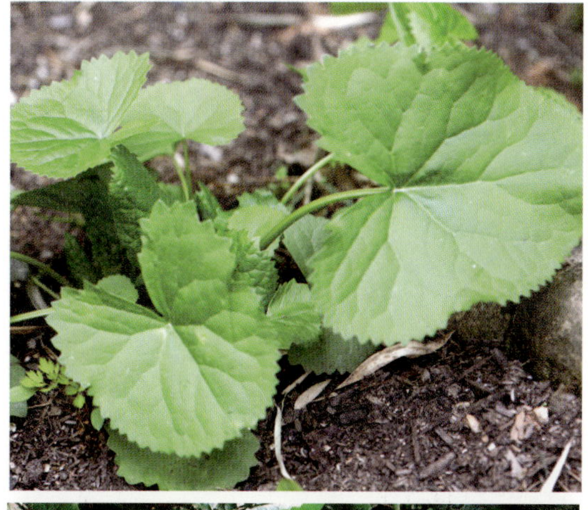

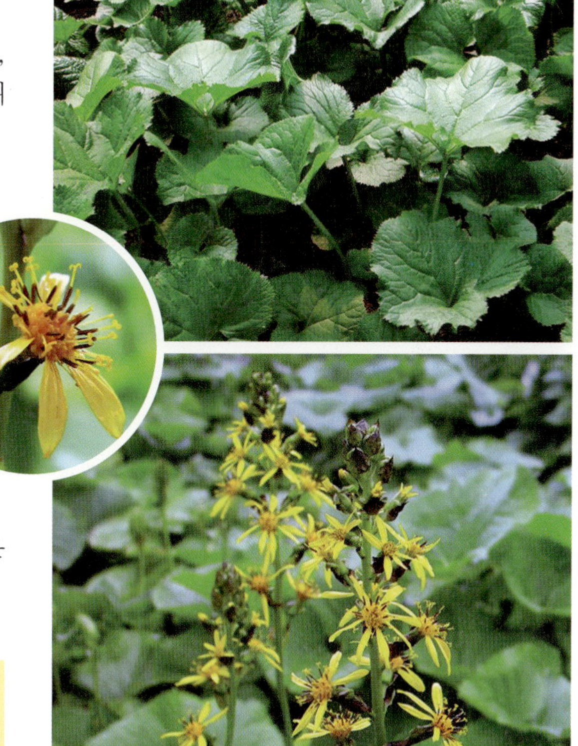

▲ 곰취의 어린잎과 성숙한 잎, 곰취의 꽃 (위부터)

곰취와 유사한 곤달비, 갯취, 화살곰취

곤달비

곤달비는 곰취와 아주 비슷하여 꽃이 피기
전까지 구별이 쉽지 않은데, 잎이 좀 더 작고
옆으로 더 벌어져 있다는 것이 차이점이다.
가장 중요한 특징은 설상화의 수가 1~3장이
라는 점이다. 지방에 따라서는 '곤데스리'라
고도 하며 억세져도 쓴맛이 덜하고 맛과 향
도 더 좋아 쌈으로는 곰취보다 훨씬 좋다.
단, 고산성 식물이어서 일반적인 노지에서
재배하기는 조금 까다롭다. 약용으로는 곰취
와 쓰임새가 같다.

갯취

갯취는 제주도와 거제도에서 자라는 우리나
라의 특산식물이며 희귀식물이다. 제주도의
서부 목장 지대나 구릉 지대에서 발견되고
있으나 전체적으로는 개체 수가 적다. 최근
거제도에서 새로운 개체군이 발견되어 관심
을 모으고 있는데, 학술적으로 일본의 종과
유사하다는 논란이 있다.
곰취와 비교해 보면 식물체의 높이가 아주
크며, 가장 중요한 특징은 잎이 타원형이고
잎의 아랫부분이 날개처럼 길게 흐른다는 점
이다. 설상화는 3~5개 정도 달린다.

화살곰취

화살곰취는 백두산을 비롯한 북부 고산 지대
에서 자라며, 식물체가 작고 줄기 끝에 크고
아름다운 두상화서가 하나씩 달리는 것이 큰
특징이다.

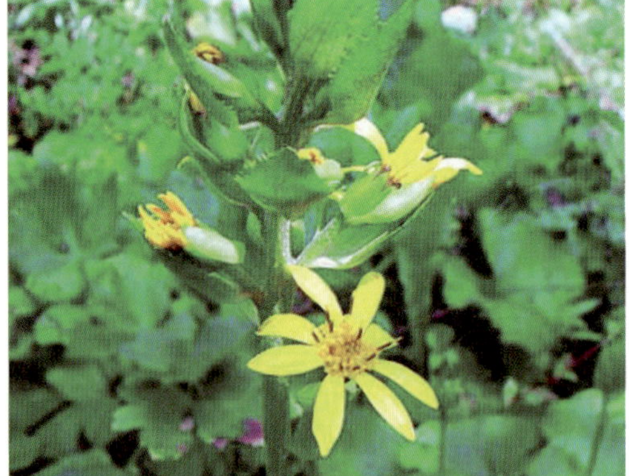
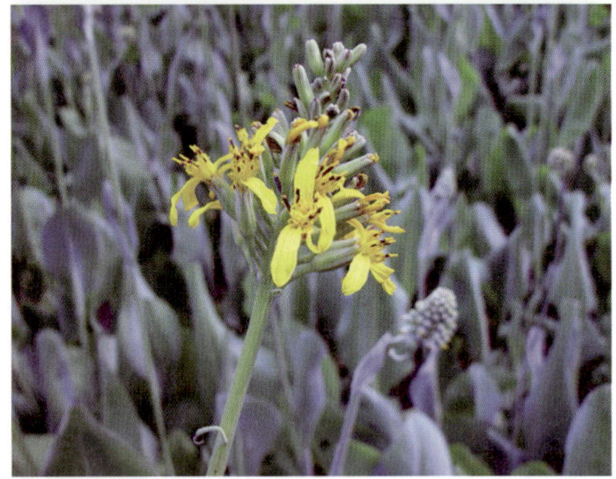
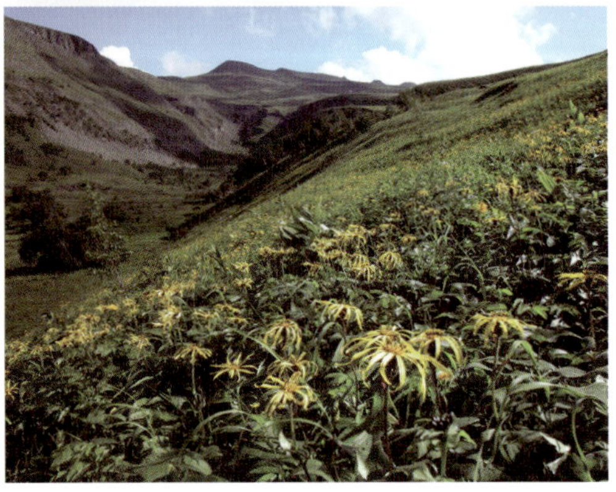

▲ 곤달비, 갯취, 화살곰취 (위부터)

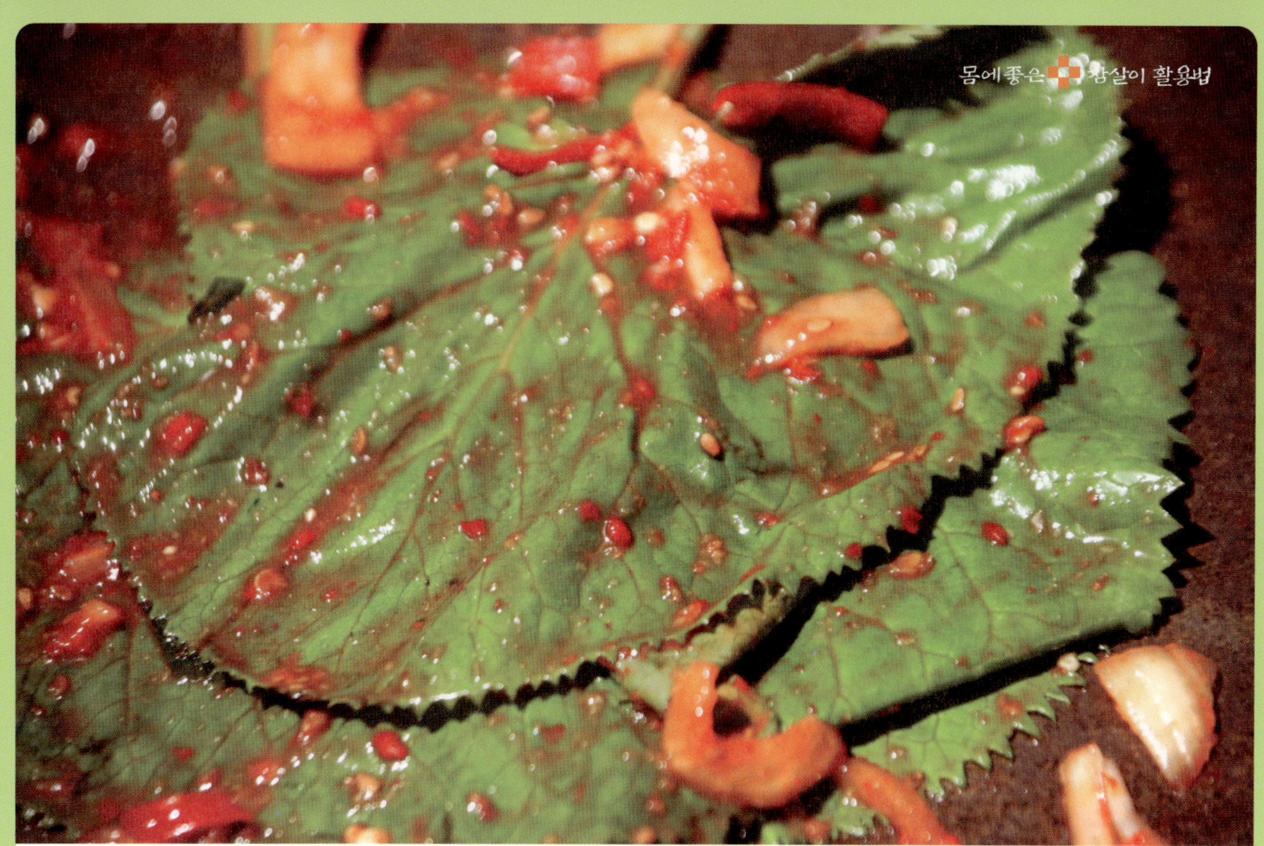

곰취 장아찌

곰취 두부쌈

어린잎을 나물로 먹는 곰취는 향미가 독특하다.
잎이 조금 거세면 호박잎처럼 끓는 물에 살짝 데쳐 쌈을 싸 먹거나 초고추장을 찍어 먹는다.

재료

곰취, 두부, 배추김치, 참기름, 간장, 깨소금 적당량

만드는 법

1. 곰취를 깨끗이 씻어 소쿠리에 건져 둔다.
2. 따끈한 두부를 한 입에 먹을 정도의 직사각형으로 자른다(시간이 경과된 두부라면 팬에 노릇노릇하게 부친다).
3. 배추김치는 두부 크기만큼 썰어 둔다.
4. 곰취 잎을 펴 두부를 그 위에 올리고 두부 위에 배추김치를 올린 다음, 모양 좋게 싼다.
5. 간장에 깨소금과 참기름을 넣은 양념장을 올려 낸다.

05 *Synurus deltoides (Ait.) nakai*

수리취
산우방

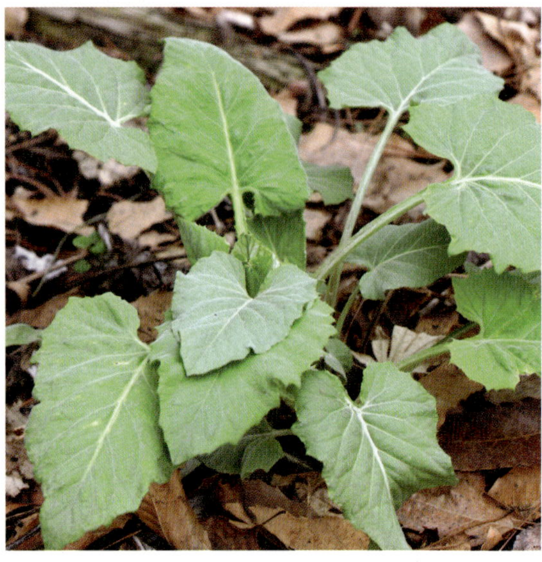

생김새

다년생초본으로 고산지대에 자란다. 높이 50~100cm 정도이다. 잎은 난상 긴타원형으로 서로 어긋나 있으며 잎 뒷면이 흰빛이다. 꽃은 9~10월에 보라색 또는 흑자색, 자주색으로 피는데, 꽃받침이 가시처럼 날카롭게 둘러싸고 있어 곤충이나 사람의 접근이 어렵다. 열매는 11월에 맺는다.

성분과 효능

수리취에는 일반적으로 클로로필(Chlorophyll), 비타민C, 알부민(Albumin), 푸로라민(Prolamin), 리그닌(Lignin) 등이 함유되어 있다.

당뇨병에 효과가 좋고 그 외 소종, 소염, 이뇨, 해독작용을 가지고 있다. 최근에는 항암작용도 밝혀져 새로운 현대약용식물로 인기를 얻고 있다.

당뇨병 치료

당뇨병에 수리취를 열탕으로 달여서 하루에 2~3회 나누어 복용한다. 계속 복용하여 혈당이 차츰 내려가서 정상이 되면 중단했다가 다시 복용한다. 수리취는 독성이 없기 때문에 진하게 달여서 용량을 조금 많이 먹어도 괜찮다.

소염작용

민간요법으로 종기가 부어 오르고 통증이 올 때, 줄기와 잎을 짓찧어 부은 부분에 붙여 하룻밤을 지나면 통증이 없어지고 부위가 가라 앉는다.

이용법

수리취는 초봄에 돋아난 부드러운 잎을 식용하는데, 쓴맛이 강하지만 영양가가 높아 어린순을 데쳐서 나물 무침과 볶음, 국거리, 묵나물 등으로 이용한다.
또한 어린잎은 떡에 넣어 먹는데, 단오의 절식(節食)인 수리취 절편이 대표적이 예이다.

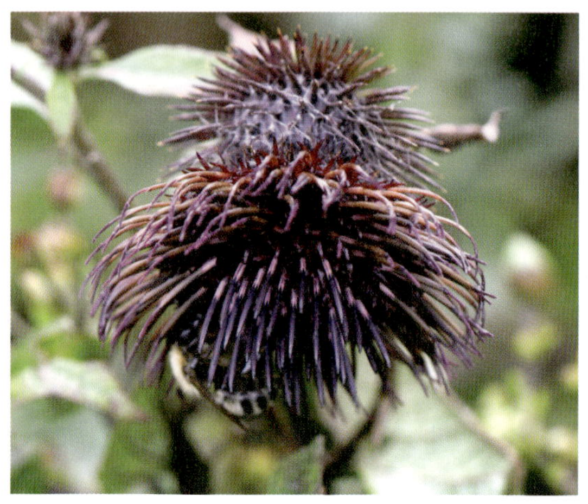

▲ 수리취의 꽃

수리취의 재배

수리취는 내음성, 내습성, 내한성이 대체로 강하다. 햇볕이 잘 들고 보수력이 있으며 배수가 양호하고 비옥한 사질양토가 재배적지이며 20% 정도 해가림이 되는 곳에서 키우면 품질이 연하고 좋다.

번식은 주로 종자와 포기나누기로 가능하다. 종자번식은 가을에 채종하여 그 해 11월에 직파하거나 노천 매장을 했다가 이듬해 3~4월에 파종한다. 봄 파종 시에는 수리취를 지베렐린 5~10ppm에 30분간 물속에 담갔다가 파종하는 것이 좋다.

모판에서나 분주한 종묘의 정식에서나 모두 주간거리를 사방 10cm로 심는 것이 수량도 높고 길고 연한 순을 생산하는 데 좋다. 분주는 늦가을이나 이른 봄에 싹이 트기 전 포기를 캐내어 뿌리를 붙여 정식한다.

수확할 때까지 2~3회의 제초작업과 초여름의 진딧물 구제, 장마기에 배수작업 이외에는 특별히 관리상 어려운 점은 없다. 어린순이 15~20cm 정도 자랐을 때 연한 줄기 부위까지 뜯어서 수확한다.

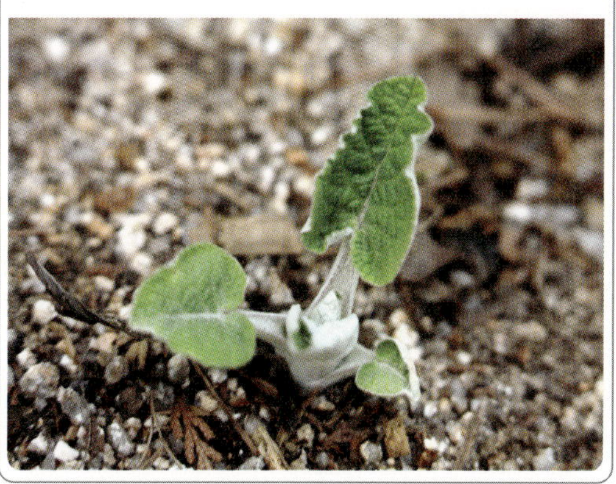

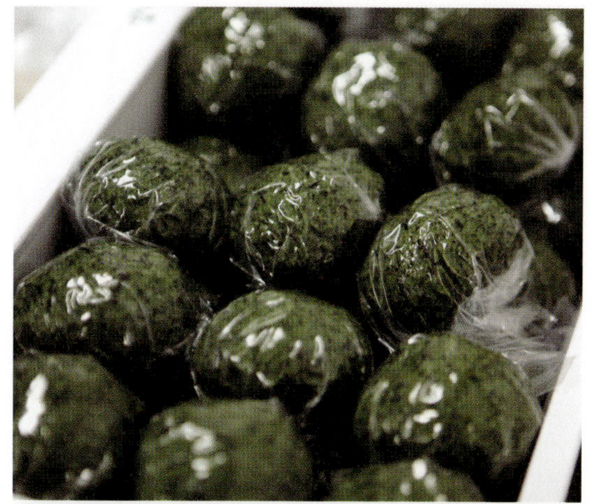

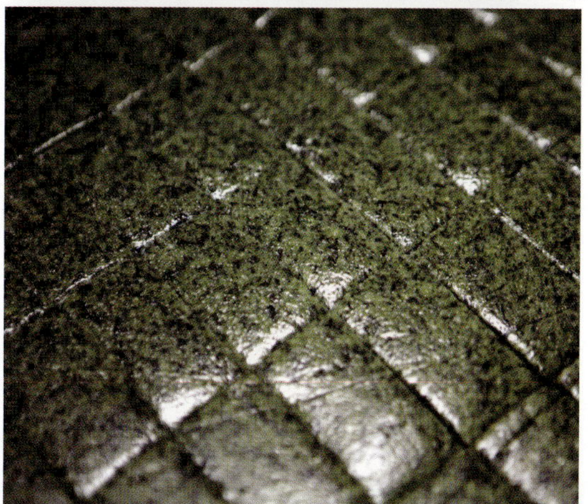

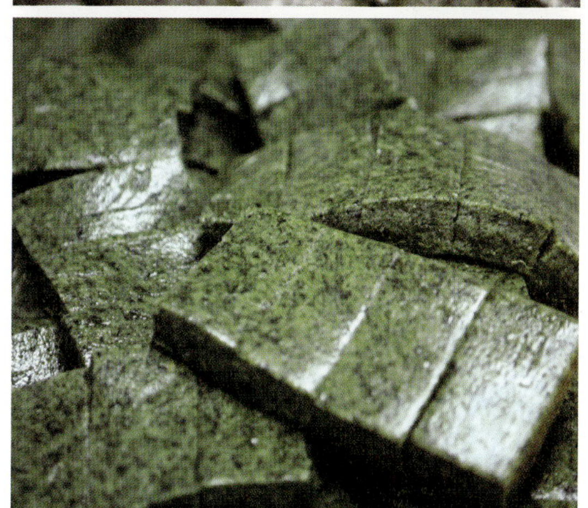

▲ 수리취 절편

06 Aster tataricus L.

개미취

자원, 반혼초, 탱알

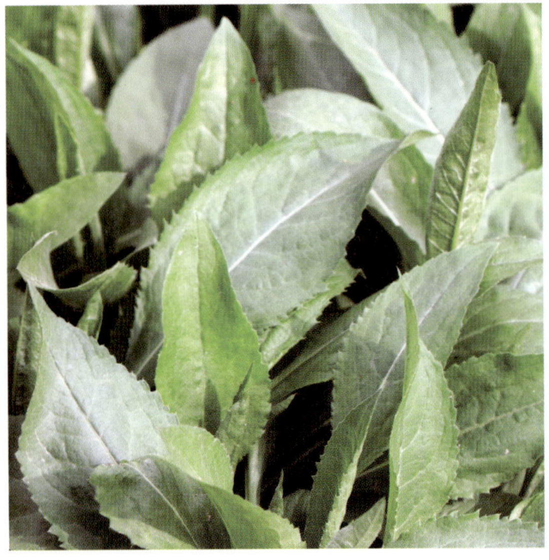

생김새

개미취는 깊은 산의 습지에서 자라는 여러해살이풀로 3월이 되기 전에 땅으로 퍼지면서 싹이 나온다. 근경이 짧고 윗 부분에 가지가 갈라지며 짧은 털이 나 있다.

뿌리에서 나는 잎은 꽃이 필 때쯤 되면 떨어지며 잘 자란 것은 깊이가 50~60㎝ 정도 된다. 가장자리에 물결 모양의 톱니가 있으며 5~6월에 부드러운 잎을 채취하여 데쳐 먹기도 한다. 줄기에서 나는 잎은 어긋나서 자라고 계란형 또는 긴 타원형으로 끝은 날카롭고 밑은 둥글고 가장자리는 톱니 모양이다.

꽃은 7~10월에 엷은 자주색으로 핀다. 가지끝과 원줄기 끝에 산방상으로 달린다.

성분과 효능

개미취는 풀 전체에 향기가 나며 한방에서는 뿌리와 뿌리줄기를 '자원'이라 부른다. 자원에 함유되어 있는 성분은 사포닌으로 가수분해 후엔 포도당이 생긴다. 이외에도 시오논, 퀘르세틴 등의 성분이 더 들어 있다.

자원은 지해제, 화담제로서 성질은 따뜻하고 맛은 약간 맵다. 질이 윤택하므로 각종 해수의 초기의 발열증이든 또는 만성증이든 모두 사용한다. 이뇨작용도 있다.

진해, 거담작용

노인성 천식, 해수에 효과가 있으며, 독성과 부작용이 없어 어린이나 임신부의 기침에도 좋은 약이다. 폐경에 작용하기 때문에 담을 삭이고 기침을 멈추게 한다.

가래에는 잔뿌리를 말려 두었다 달여 먹으면 가래를 삭이고 피부에 윤기가 흐르게 하며 갈증도 멎게 한다. 급성 기관지염, 폐농양에도 쓴다.

소염, 소종작용

소염과 소종을 돕는 작용도 있어 인후의 통증 치료에 좋다.

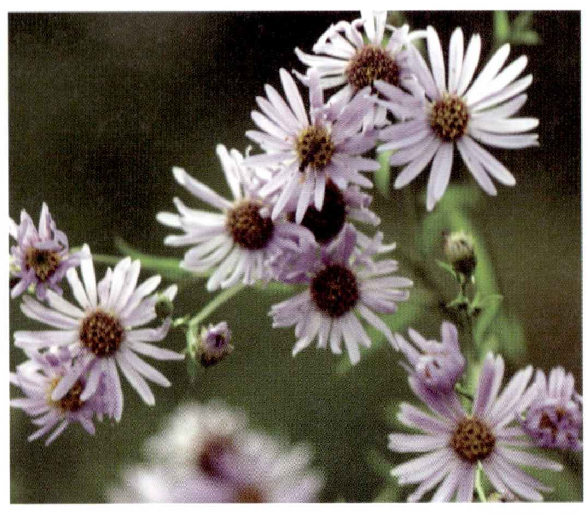

▲ 개미취의 꽃

항암작용
뿌리엔 항암작용이 있어 달여서 먹으면 암을 억제할
수 있다.

벌개미취
Aster Koraiensis

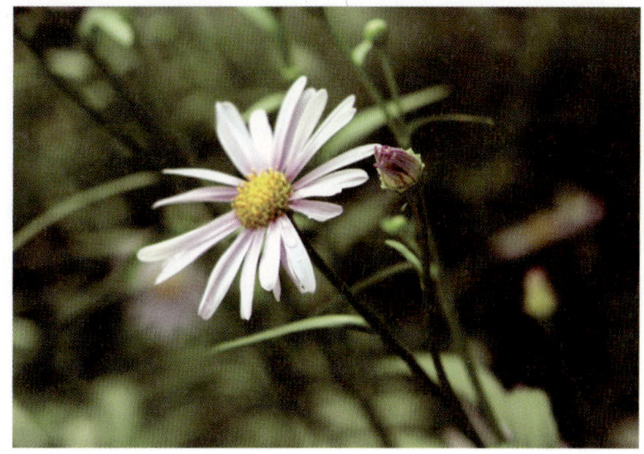

생김새

높이는 50~60cm 정도이다. 줄기는 곧게 자라는데
개미취보다 통통하고 가는 홈이 있으며, 자랄수록 가
지를 많이 친다. 잎은 아주 길쭉하고 밋밋하며, 가장
자리에 잔 톱니가 드문드문 있다. 꽃은 8~9월에 가
지마다 국화를 닮은 연한 자주색 꽃이 달린다. 열매
는 10월에 길쭉한 타원형으로 여문다.

효능

한방에서는 뿌리를 '조선자원(朝鮮紫苑)'이라고 한다.
기침을 가라앉히고, 가래를 삭혀주며, 소변이 잘 나
오게 하고, 폐를 튼튼히 해주며, 균을 없애는 효능이
있다.

심한 기침이나 천식, 소변불리, 유방염 치료
예부터 민간에서는 뿌리 10g에 물 약 700㎖를 붓고
달여 마셨다.

이용법

봄에 어린잎을 따서 데쳐낸 후 물에 담갔다가 갖은
양념으로 나물을 무친다. 데쳐서 물에 우린 것을 말
렸다가 묵나물로도 먹는다.

섬쑥부쟁이
Aster glehni Fr. Sohm.

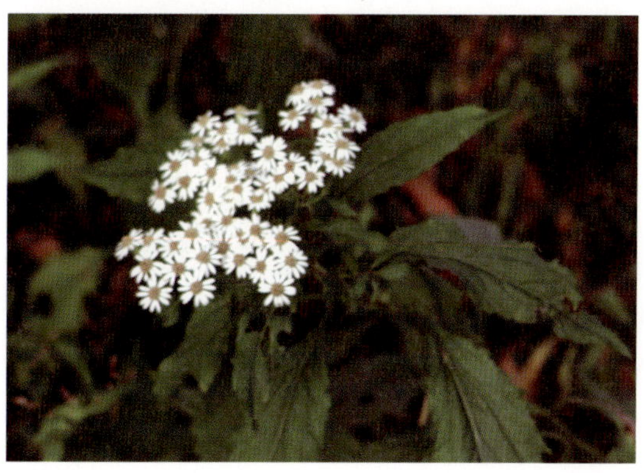

생김새

높이는 60cm 정도이다. 밑에서 가지가 갈라지며 갈
라진 털이 있다. 잎은 어긋나고 줄 모양의 바소꼴로
너비 5mm 정도이다. 잎 가장자리가 밋밋하지만 밑
부분의 잎은 얕은 물결 모양인 것도 있다.
꽃은 5~6월에 노란색으로 피며 총상꽃차례를 이룬
다. 작은꽃자루는 능선이 있고 거의 수평으로 자라지
만 열매는 위로 향한다. 열매는 공 모양의 흰색 장과
로 한 개의 검은씨가 있는데, 길이는 4cm 정도이다.

섬쑥부쟁이는 춘궁기에 허기를 달래주던 나물
이라는 뜻에서 '부지깽이나물' 이라 하였다 지금
도 울릉도에서는 부지깽이나물이라 한다.

이용법

섬쑥부쟁이의 지상부는 쑥부쟁이의 지상부와 함께
생약에서는 '산백국' 이라고 하여 소염과 천식을 가
라앉히는데 사용하였다. 어린잎과 줄기는 나물로 이
용한다. 산채(山菜) 또는 재배하여 나물로 먹거나 특
산품으로 판매한다.

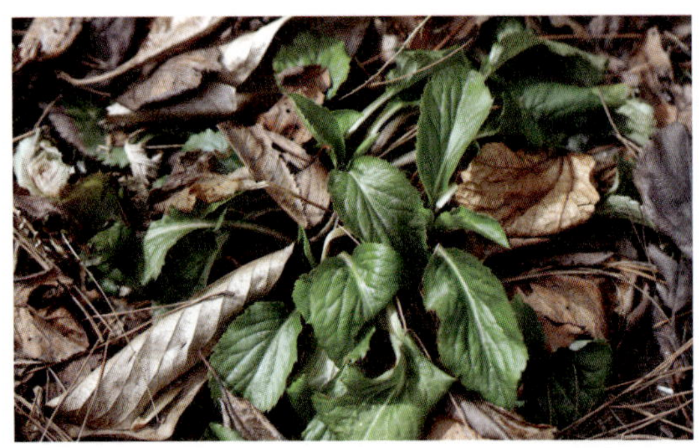

봄에 돋아나는 새싹은 높이가 10~15cm일 때 밑동부
터 채취하며, 초여름~초가을에는 잎이 부드러울 때
잎자루가 달린 부분을 채취한다. 국화과 특유의 상큼
한 향이 있고 쓴맛이 강하므로, 데쳐서 물에 담갔다
가 무침이나 볶음, 튀김으로 이용한다.

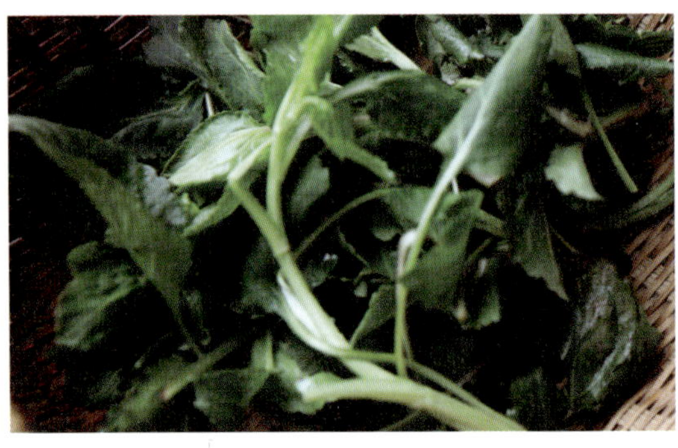

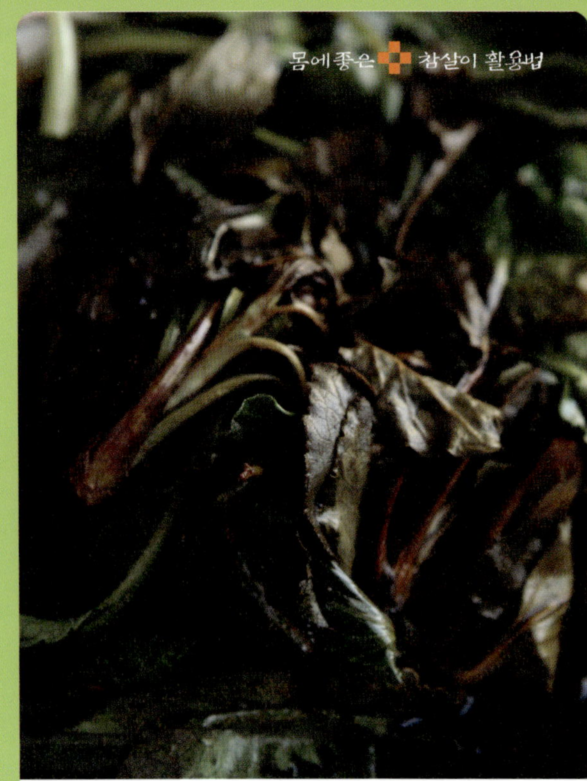

섬쑥부쟁이 장아찌

섬쑥부쟁이 발효액

> **재료**
> 섬쑥부쟁이 어린잎, 흑설탕 적당량

만드는 법

1. 싱싱한 어린잎을 채취하여 깨끗이 손질한다.
2. 동량의 흑설탕으로 잘 버무려 차곡차곡 쌓아
   용기 안에 담아 겹겹이 설탕을 뿌리고 마무리
   로 위덮이를 해 준다. 불필요한 잡균의 침입을
   방지하고 충분한 발효력을 유지시켜 2~3개월
   내에 즙액을 걸러내어 따로 발효시킬 수 있다.
3. 건져낸 섬쑥부쟁이 잎이 아직 질감이 있다면
   장아찌로 변신시킬 수 있다.

07 Cacalia pseudo-taimingasa

병풍취

병풍쌈, 어리병풍

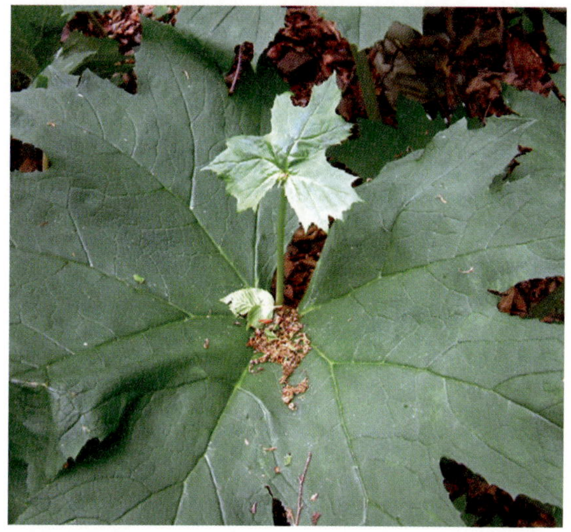

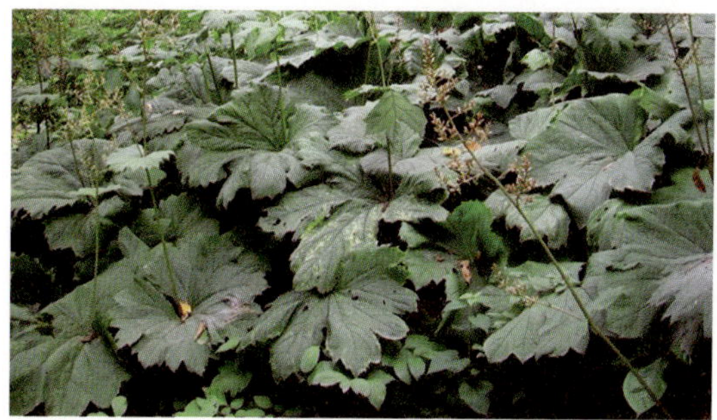

▲ 병풍취의 성숙된 잎

이용법

향이 독특하고 잘근잘근 씹히는 맛이며, 비타민 A와 B가 풍부하다.

봄에 어린 생잎을 쌈으로 먹거나, 소금물에 2~3일 담갔다가 간장이나 고추장에 박아 장아찌를 만든다. 살짝 데쳐서 갖은 양념을 하거나 참기름에 볶아서 나물로도 먹는다. 커다란 잎은 푹 삶아서 말려두고 묵나물로 먹는다. 나물대는 삶아서 간장에 무치거나, 볶음이나 튀김으로 식용한다.

생김새

높이는 50~100cm 정도이다. 뿌리는 가늘고 여러 갈래로 갈라진다. 줄기는 곧게 올라오며 붉고 가는 줄이 세로로 있다. 잎은 한 줄기에 1장씩 줄기를 감싸듯이 난다. 잎 가장자리는 여러 갈래로 갈라지고 들쑥날쑥한 톱니가 있다. 꽃은 7~9월에 노란빛을 띤 하얀 작은 꽃 여러 송이가 한데 모여 달린다. 열매는 10월에 하얗게 여문다.

깊은 산의 습한 곳에서 한 줄기에 아주 커다란 잎 하나가 펼쳐지고, 꽃대만 길게 올라온 풀을 드물게 볼 수 있는데, 바로 병풍취이다. 잎이 펼쳐진 모습이 병풍처럼 보이는 쌈이라 하여 붙여진 이름이며, '어리병풍' 이라고도 부른다.

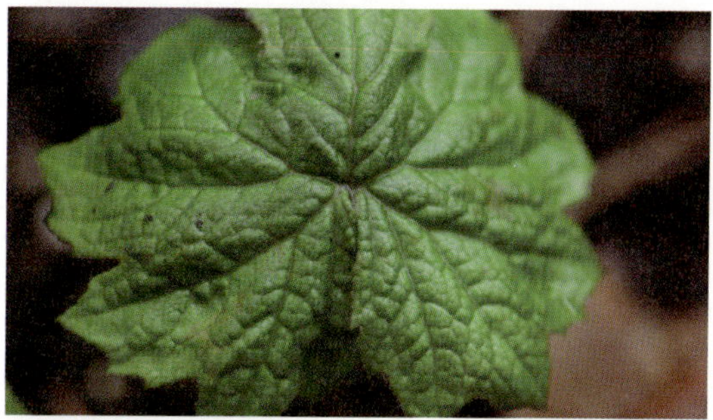

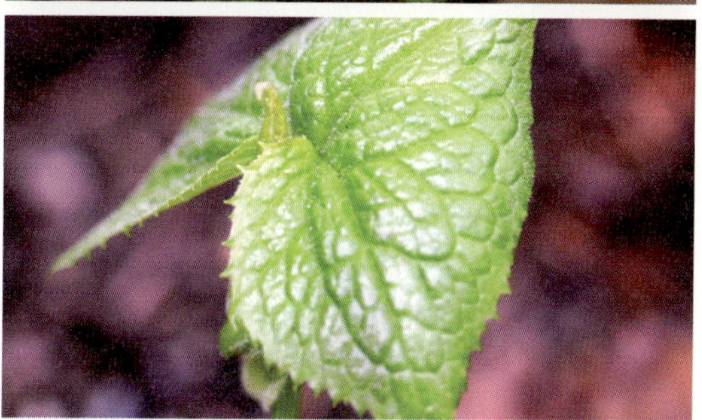

▲ 병풍취와 박쥐나물의 새싹 (위부터)

27

08 Ainsliaea acerifolia

단풍취

딱취, 괴발딱취, 개발딱주

산 속 깊은 곳에서 줄기에 가지가 없고, 손바닥만한 단풍잎처럼 생긴 잎들이 빙 둘러난 풀을 볼 수 있는데 바로 단풍취이다. 잎이 단풍잎을 닮았다고 해서 붙여진 이름이다.

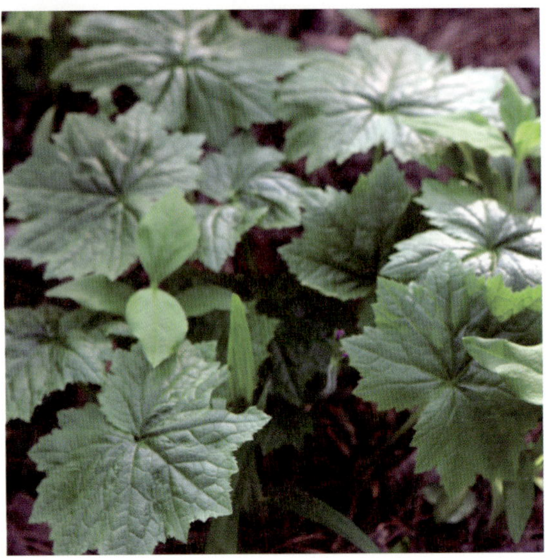

B2(0.49mg), Na(5.26mg), K(0.46mg), Mg(117.15mg), Fe(20.39mg) 등이 함유되어 있다.

이용법

잘근잘근 씹히는 맛이 있어 입맛을 돋우는 데 좋다. 봄에 어린잎을 살짝 데쳐서 된장에 무쳐 먹거나, 초장에 찍어 나물로 무친다. 데쳐서 말려 두었다가 겨울 내내 묵나물로 먹기도 한다.

생김새

높이는 80cm 정도이다. 뿌리는 가늘고 여러 갈래가 옆으로 뻗는다. 줄기는 곧게 자라며 갈색빛이 돈다. 잎은 줄기에 돌려나는데, 손바닥모양으로 펼쳐지고 앞뒷면에 잔털이 있다. 잎 가장자리는 불규칙하게 갈라지며 톱니가 있다.
꽃은 7~9월에 기다란 꽃대가 올라와 연보랏빛의 작은 꽃들이 층층이 달린다. 열매는 10~11월에 넓적한 타원형으로 여문다.

성분

단풍취는 100g당 회분(6.42mg), 조단백(23.65mg), 조지방(6.03mg), 비타민C(1.71mg), 비타민B(1.82mg),

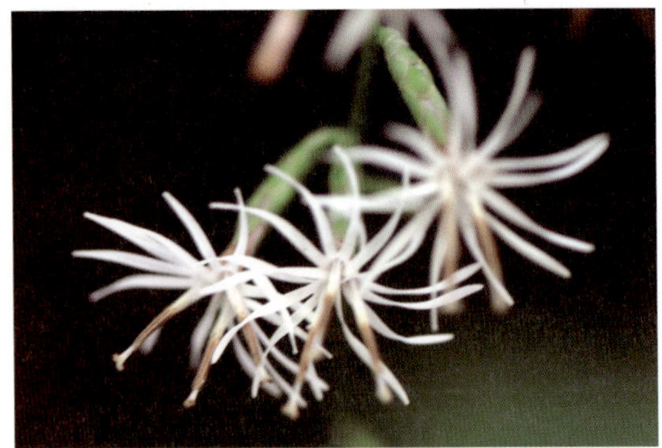

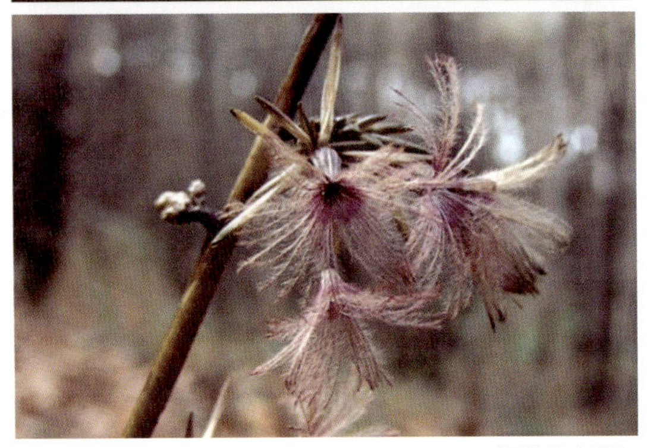

▲ 단풍취 꽃의 변화

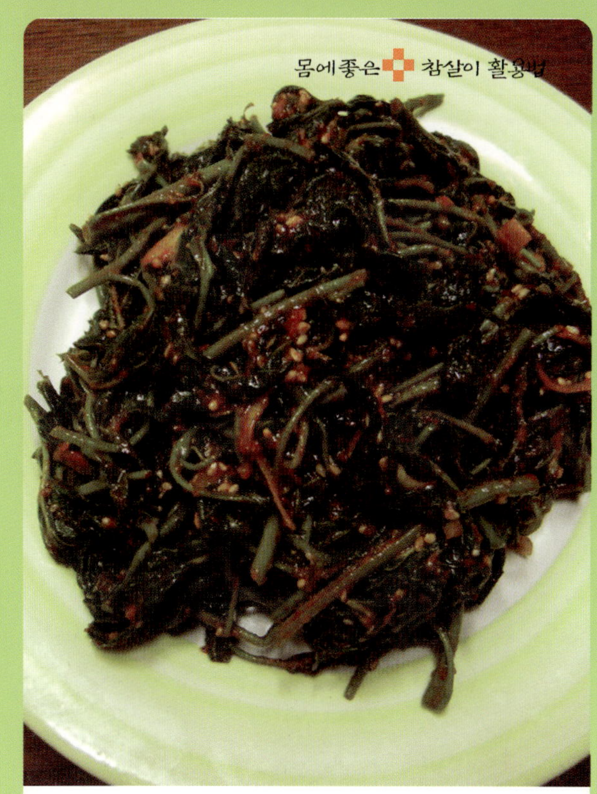
단풍취 무침

단풍취의 재배

단풍취는 반 그늘지고 습하며 토질이 비옥한 곳이 재배에 적합하다. 번식은 종자번식과 포기나누기로 가능하며, 자생지에서는 여문 종자가 떨어져 이듬해 발아하여 군락을 이루어 생장한다.

파종 전에 기비로 10a당 퇴비 2,000kg, 계분 200kg을 뿌려주며 이랑 사이 30cm, 포기 사이 10cm 간격으로 조파 또는 점파한다. 복토는 1cm 정도로 하고 충분한 토양 수분이 유지되도록 관수를 해준다.

단풍취는 반음지성 식물이므로 30% 정도 차광을 해주고 잡초는 손으로 뽑아준다. 6월 상순부터 8월 하순까지 크고 연한 잎을 수확하며 한 그루에서 잎을 다 따지 말고 3~4장 붙여 둔다.

채종을 목적으로 할 때는 10월 중순~11월 중순경에 꽃대로부터 손으로 종자를 훑거나 꽃대를 잘라 말린 후 털어서 수확한다.

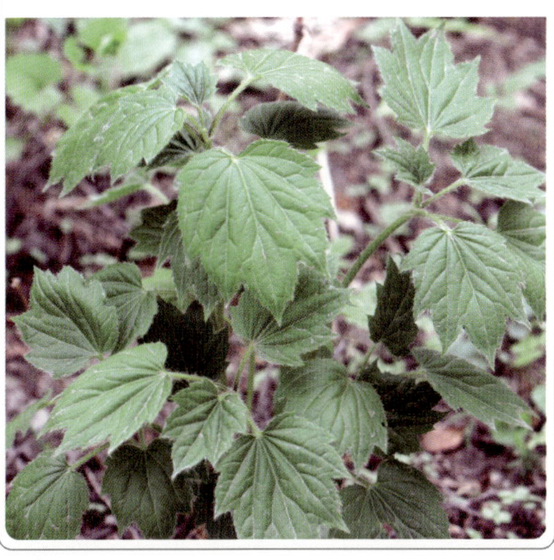

단풍취 무침

재료
단풍취의 어린잎과 줄기 적당량

만드는 법

1. 싱싱한 단풍취를 줄기와 함께 다듬어 이물질을 걷어낸다.
2. 끓는 물에 1~2분간 데쳐낸다.
3. 찬물에 10여분 정도 담그어 짜낸다.
4. 취향에 따라소스를 다양한 방법으로 만들 수 있는데, 주로 된장을 이용한 퓨전 소스로 나물을 무친다.

09 | Saxifraga stolonifera Meerburgh

바위취
범의귀, 호이초

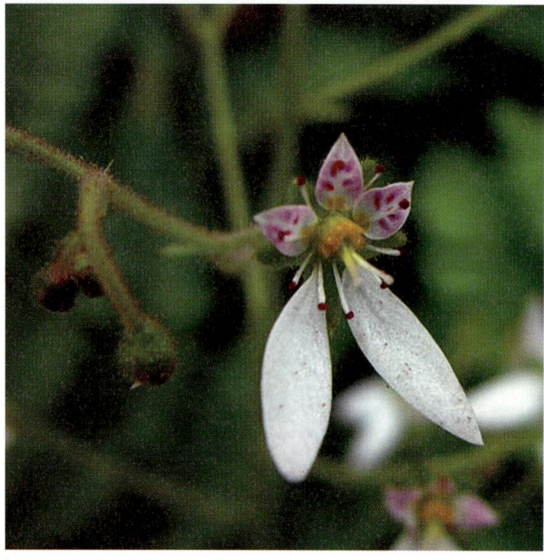

생김새

높이는 50cm 정도이다. 어릴 때는 몸체가 연하고 수분이 많다. 몸 전체에 붉은 갈색을 띤 긴 털이 많다. 잎은 둥글며, 잎 가장자리에 둥글둥글한 톱니가 있다. 꽃은 5월에 길쭉한 꽃대 끝에 하얗게 핀다. 꽃잎은 모두 5장으로, 2장은 귀처럼 쫑긋하게 길며, 나머지 3장은 아주 작다. 열매는 10월에 여문다.

산 속 바위 곁이나 습지에서 잎 모양이 꽃처럼 둥근 키 작은 풀을 볼 수 있는데, 바로 바위취이다. 바위 근처에서 나는 나물이라 하여 붙여진 이름이다. 잎이 범이나 호랑이의 귀를 닮았다 하여 '범의귀' 또는 '호이초(虎耳草)' 라고도 한다.

성분과 효능

이뇨에 효과가 있는 질산칼륨이나 염화칼륨을 함유하고 그 외 타닌과 고미질인 베르게닌(Bergenin)을 함유하고 있다.

독을 없애고, 열을 내리며, 풍을 없애고, 염증을 삭히며, 위와 장을 튼튼히 해주는 효능이 있다. 심한 기침 감기, 기관지염, 아이의 경기, 자궁 출혈, 풍기가 있을 때 약으로 처방한다.

어린이의 경련, 간질, 백일해, 해열

생엽을 10장 정도 뜯어 잘 씻고 물기를 빼고 자연염을 조금 넣어 비비고 그 즙 3~5cc를 입에 넣어 주면 특효이다.

중이염(中耳炎)과 이루(耳漏)

즙을 내어 1~2방울 귀에 넣고 탈지면으로 살짝 막아 준다. 매일 갈아 준다.

종기, 창, 동상

생엽을 불로 그을려 연하게 하여 환부에 붙인다. 빨아내기 소염에 효과가 있다.

귀의 염증(민간요법)

줄기와 잎으로 생즙을 내어 귓속에 몇 방울 떨어뜨린다.

바위취의 외용

❶ 잎을 채취하여 잘라 씻는다.
❷ 종기의 고름제거에는 불에 가볍게 쬐어 굽는다.
❸ 걸쭉하게 하여 가제에 넓게 편다.
❹ 환부에 하루 1~2회 갈아 붙여 준다.
❺ 화상, 동상, 종기 등에는 생잎을 비벼서 환부에 붙인다.

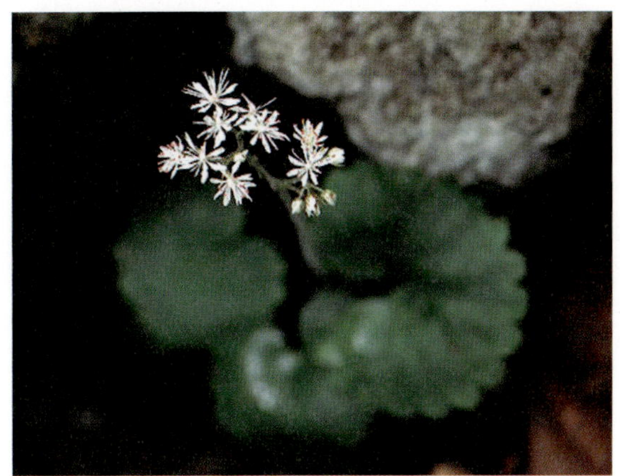

▲ 구실바위취의 꽃과 잎

바위취를 이용한 요리

❶ **튀김:** 씻어서 물기를 빼고 찹쌀죽에 뒷면을 묻혀서 약간 낮은 온도에 튀긴다.
❷ **초된장 무침:** 가능한 한 연한 잎을 모아 소금을 한줌 넣은 끓는 물에 잘 삶아 물에 헹군다. 잘 짜서 잘게 썬 것을 된장, 미림, 초로 무친다.
❸ **겨자 무침:** 2의 때와 같이 삶아 잘게 썬 것을 간장과 겨자로 무친다.
❹ **깨 무침:** 2와 같이 하여 깨, 간장, 미림이나 꿀로 무친다.

위와 장이 약할 때, 심장병, 신장병, 여성 질환, 발열, 아이의 몸이 허약할 때(민간요법)
뿌리째 캐어 말린 줄기 15g에 물 약 700ml를 붓고 달여서 마신다.

습진, 화상, 독충에 물려서 아플 때, 종기나 여드름, 옻이 올랐을 때(민간요법)
줄기와 잎을 찧어 생즙을 바른다.

동상과 치질(민간요법)
잎, 줄기를 달여 아픈 곳을 수시로 담근다.

심한 코감기나 목감기(민간요법)
잎, 줄기로 낸 생즙을 수시로 양치질한다.

이용법

봄에 어린순과 잎을 채취하여 날것을 쌈으로 먹거나, 초장에 찍어 먹는다. 쌉쌀한 맛이 있으므로, 살짝 데쳐서 갖은 양념으로 나물을 무치기도 하며, 된장국을 끓이거나 튀김으로 이용한다.
데친 것을 말렸다가 묵나물로도 먹는다.
약으로 사용할 때에는 잎과 줄기를 꽃이 핀 후 캐어 그늘에 말려 사용한다.

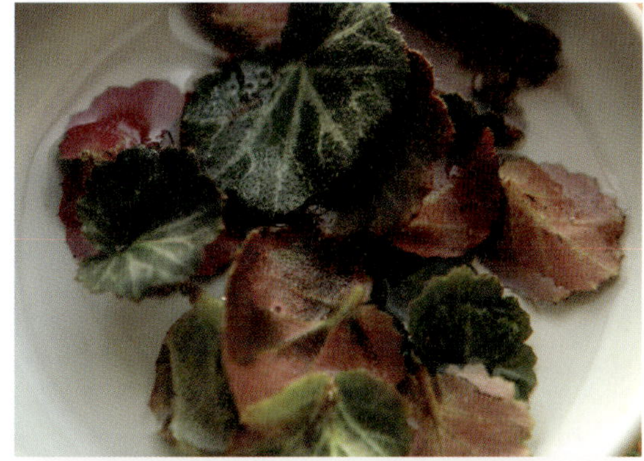

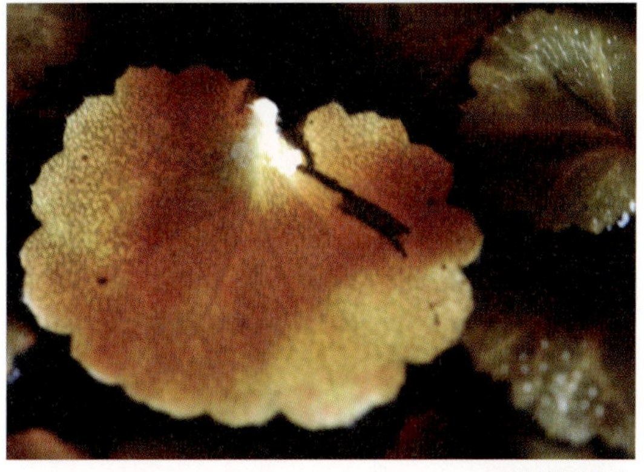

▲ 바위취 발효액

10 | Petasites japonicus (S. et. Z.) Max.

머위
봉두채, 관동화

잎 가장자리에는 불규칙한 톱니가 있다.

녹색의 잎자루의 깊이는 60㎝나 되며 윗부분은 홈이 있고 밑부분은 자줏빛이 돈다. 암꽃과 수꽃이 각기 다른 포기에서 피는데, 양성을 모두 가진 작은 꽃은 씨를 맺지 못하고 자화서의 암꽃만이 열매를 맺는다.

성분과 효능

머위는 가식부 100g당 생머위가 열량 29kcal, 수분 89.2%, 단백질 2.5g, 지질 0.7g, 당질 4.8g, 섬유 1.3g, 회분 1.5g, 칼슘 98mg, 인 51mg, 철 5.0mg, 비타민A 1419IU, 비타민B1 0.02mg, 비타민B2 0.07mg, 나이아신 1.9mg, 비타민C 20mg 등이며, 삶은 머위줄기는 열량 20kcal, 수분 92.5%, 단백질 3.2g, 지질 0.7g, 당질 1.7g, 섬유 1.3g, 회분 0.6g, 칼슘 81mg, 인 44mg, 철 1.7mg, 비타민A 1281IU, 비타민B1 0.02mg, 비타민B2 0.06mg, 나이아신 1.2mg 등이 함유되어 있다.

머위에는 베타시토스테롤(B-sitosterol), 산신 (Xanthine), 촐 린 (Choline), 페 타 시 놀 (Petasinol), 퀘르세친(Quercetin), 캄프페롤

생김새

산과 들의 습지에서 자라는 여러해살이풀로 아주 짧은 뿌리줄기가 사방으로 뻗으면서 번식한다.

이른 봄에 잎이 나오기 전에 높이 5~45㎝의 꽃대가 나오고 꽃이 피어난다. 작고 연한 녹황색 꽃들이 모여 둥글고 작은 모양의 꽃차례를 만들고, 이것들이 또 다시 둥글게 모여 꽃차례를 만든다. 꽃은 비늘과 같이 생긴 받침 잎에 둘러싸여 땅 위로 나타나는데, 꽃잎이 없고 여러 송이가 둥글게 뭉친다. 암꽃의 빛깔은 희고 수꽃은 연한 노란색이다.

꽃이 진 다음 잎은 뿌리줄기로부터 자라나며 길고 둥근 콩팥 모양으로 굵은 잎자루를 가지고 있다.

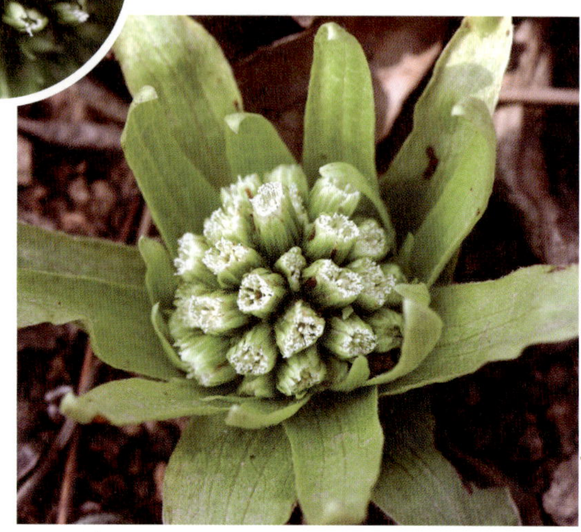

▲ 머위의 꽃. 겨울을 깨고 나오는 꽃이라 하여 '관동화' 라 하기도 한다.

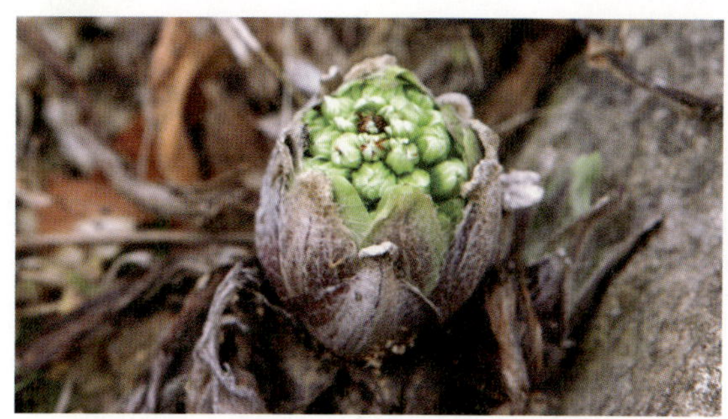
▲ 머위의 꽃봉오리

(Kaempferol) 등의 약리성분이 함유되어 있으며 항돌연
변이원성 효과가 있다.

머위의 꽃봉오리에는 쓴맛 물질인 페라시틴, 정유, 쿠
에르쩨틴과 캠페돌이 있다. 이 꽃봉오리를 '관동화
(Tussilago-)'의 대용품으로 쓰기도 한다.

머위의 성질은 서늘하고 맛은 맵고 달다. 전초를 '봉
두채(蜂斗菜)'라고 하는데, 주로 해독작용을 하며 어혈
을 내보내고 편도선염, 창독 그리고 독사에 물린 데를
치료한다.

머위의 꽃봉오리와 전초는 관상용 뿐만 아니라 건위,
진해, 해독, 해열, 상처치료에 효과가 있는 약이 되며
차나 술을 담그기도 한다.

뿌리는 약재로 쓰며 가을에 채취하여 햇볕에 말려 잘
게 썰어 쓴다. 적용질환은 기침, 인후염, 편도선염, 기
관지염이며 뱀, 벌레 물린 상처의 치료에도 쓴다. 말린
약재는 1회에 3~6g씩 물에 달여 마시거나 생즙으로
복용한다. 외용으로는 생뿌리를 짓찧어 쓴다.

기침, 담, 천식

새순(날것) 20g에 물 2컵을 넣고 약한 불에 반 분량이
되게 달인 것을 1일분으로 하여 식전 또는 식간에 나
누어 마신다.

건위와 식욕증진

새순 10~20g을 앞서와 같이 달여 마신다.

해열

햇볕에 말린 근경 20g에 물 2컵을 넣고 약한 분에 반
분량이 되게 달인 것을 1일분의 양으로 하여 식전 또
는 식간으로 나누어 마시는 것이 좋다.

이용법

머위는 주로 새순을 식용으로 이용한다. 봉오리 속의
새순을 소금 한 줌을 넣은 끓는 물에 데쳐서 가늘게
썰어 기름에 볶고 된장과 미림으로 맛을 낸다.

또 날것을 잘게 썰어 알루미늄호일에 넣고 술, 간장
을 쳐서 구이요리를 한다. 날간장에 볶거나 소금절
임, 된장조림을 하면 보존식도 된다.

데쳐서 썬 머위와 매실 몇 개를 넣고 우려낸 국물에
조리면 산미가 있는 매실조림이 되며, 삶은 머위나물
은 말려서 묵나물로도 이용할 수 있다.

또한 껍질을 벗긴 엽병을 찜, 절임, 국 건더기, 나물
무침, 볶음, 조림, 장아찌 등으로 조리해 먹으며, 잎
은 삶아서 쓰고 아린 맛을 우려낸 다음 쌈을 싸 먹기
도 한다. 머위의 엽병 껍질은 방부효과가 있으므로
산채류를 염장할 때 적당량 넣고 절이면 곰팡이가 생
기지 않는다.

채 피지 않은 꽃봉오리를 따서 살짝 데치고 잘게 썰
어서 셀러리, 양념무침, 튀김 등을 조리하며 과자나
냉동가공품으로 이용하기도 한다.

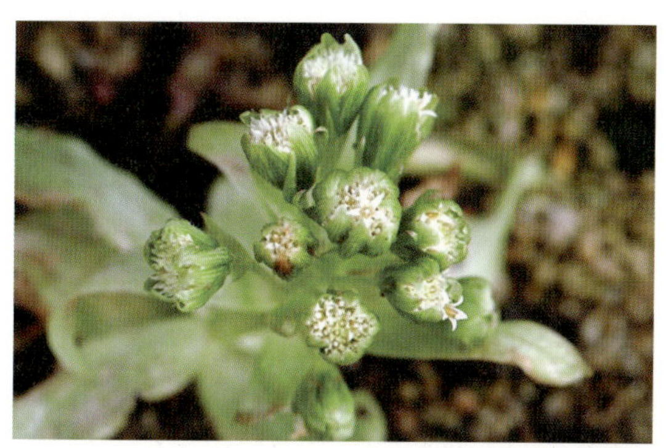
▲ 머위의 새순

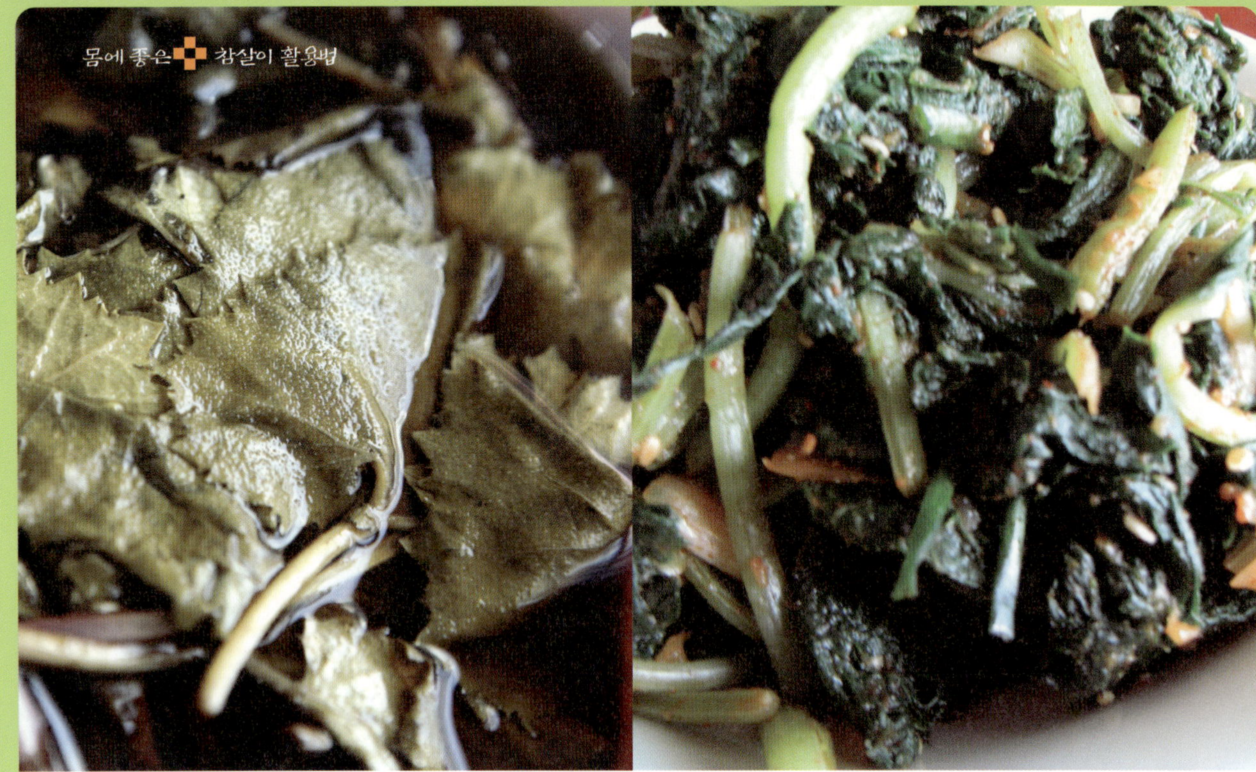

머위잎 장아찌와 된장무침

머위잎 된장장아찌 **1**

재료

머위 줄기 400g, 간장 2컵, 꿀 또는 설탕 1컵, 통고추 적당량

만드는 법

1. 머위줄기는 껍질을 벗기고 잘라서 삶는다.
2. 간장, 꿀 또는 설탕을 넣고 검게 조린다.
3. 씨를 뺀 통고추를 넣고 조리면 맛이 더 좋다.

머위잎 된장장아찌 **2**

재료

머위잎 50장, 소금과 참기름 약간
장아찌 양념 : 된장 1/2컵, 설탕 1큰술, 홍고추 2개

만드는 법

1. 머위잎은 너무 넓지 않은 것으로 준비해 줄기 끝을 잡고 껍질을 벗긴다.
2. 넓은 그릇에 머위가 잠길 정도로 물을 붓고 소금을 뿌린다. 1시간 정도 절인다.
3. 준비한 재료를 모두 섞어 장아찌 양념을 만든다.
4. 머위잎에 양념한 된장을 발라서 하루나 반나절 정도 두었다 먹는다. 이때 참기름을 약간 뿌려 맛을 더해도 좋다.

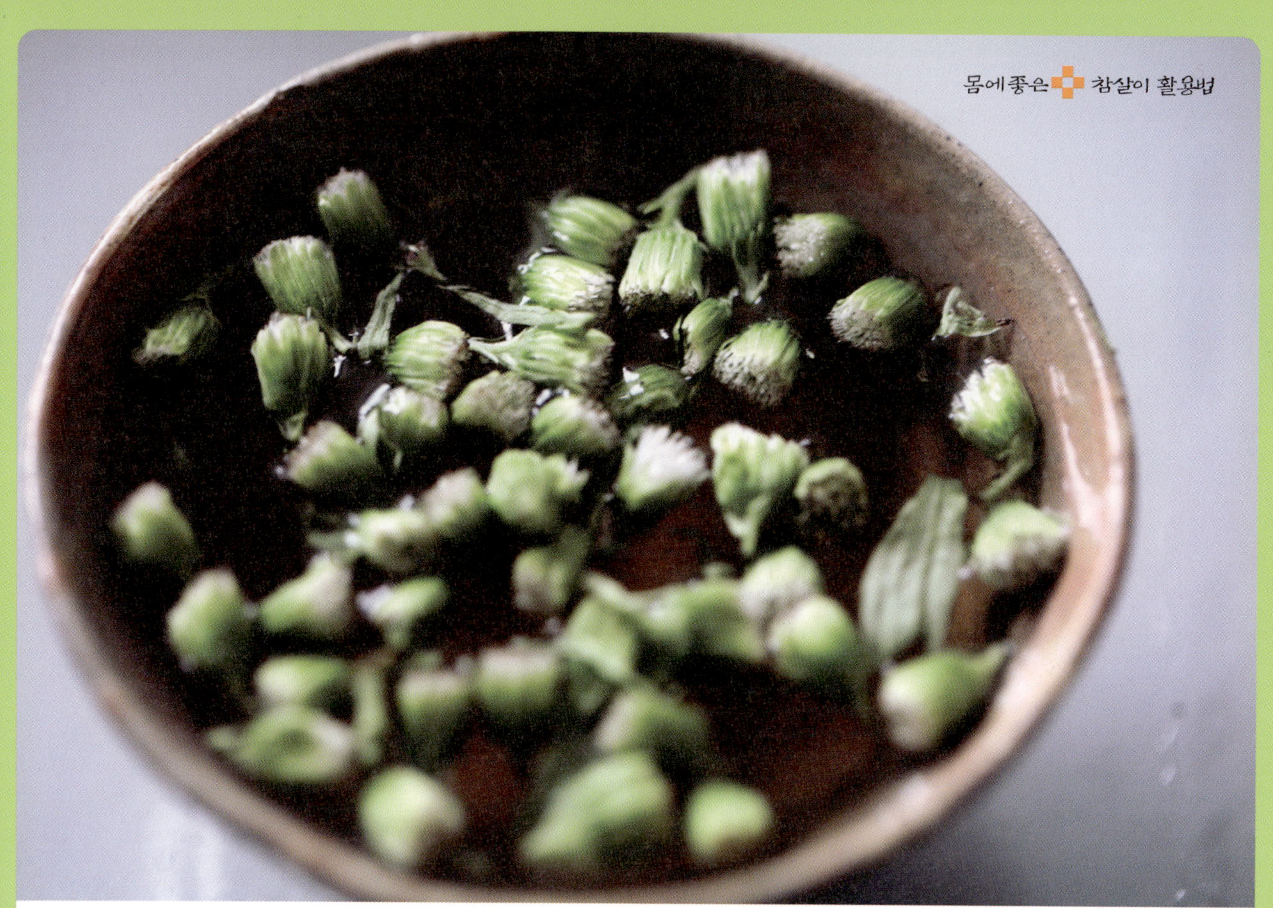

머위주

머위주

머위는 암수딴그루의 다년생 초본이며 잎은 꽃이 떨어져야 나온다. 약효 성분으로는 켈세틴, 쓴맛의 정유(精油)가 들어 있으며 건위, 진해, 거담의 효과가 있다. 아름다운 호박색의 쌉쌀한 맛과 향기가 잘 조화된 약술이 만들어진다.

재료
머위잎 또는 꽃봉오리 150~200g, 소주 1000ml, 설탕 5~10g

만드는 법

1. 봉오리가 달린 새순은 그대로 넣고, 잎은 잘 씻어 물기를 완전히 뺀 다음 3cm 정도로 썬다.
2. 용기에 재료를 넣고 소주를 붓는다.
3. 설탕을 넣고 밀봉한 다음 시원한 곳에 6개월 정도 숙성시킨다. 재료를 건져 낼 필요가 없다.
4. 음용시 용량의 제한이 없으나 지나치지 않도록 한다.

털머위
Farfugium japonicum, 연봉초

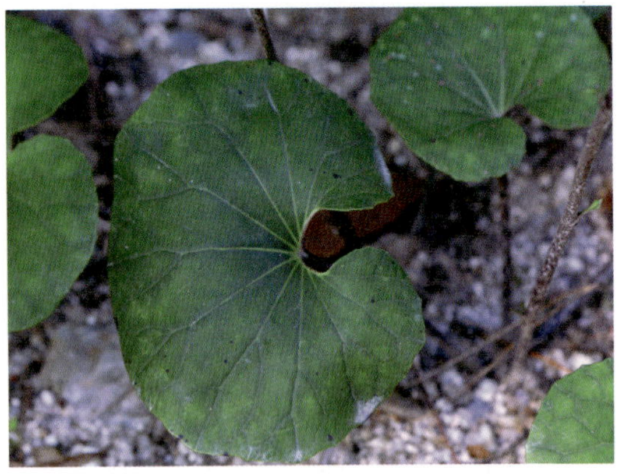

생김새

높이는 약 40cm이다. 번식력이 아주 강하고, 군락을 이루며 자란다. 잎은 머위와 똑같이 생겼지만, 머위보다 잎이 더 두껍고 윤곽이 선명하며 겉이 반짝반짝하다. 잎이 어릴 때는 많은 털이 붙어 있다.
꽃은 9~10월에 길게 올라오는데, 노란 꽃 여러 송이가 뭉쳐서 달린다.

효능

한방에서는 줄기와 뿌리를 '연봉초(蓮蓬草)'라고 한다. 열을 내리고, 독을 풀어주며, 종기를 삭히고, 혈액순환을 활성화시키는 효능이 있다. 기관지나 림프선의 염증, 생선 식중독으로 설사할 때 약으로 처방한다. 줄기를 뿌리 째 캐어 그늘에 말려 사용한다.

생선을 먹고 배가 아플 때(민간요법)
뿌리 째 캐어 말린 줄기 15g에 물 약 700㎖를 붓고 진하게 달여 마신다.

심한 치통, 어깨결림(민간요법)
잎과 줄기로 생즙을 내어 수시로 바른다.

종기, 화상, 타박상, 습진, 독충에 물렸을 때(민간요법)
생잎을 찧어 수시로 갈아 붙인다.

유방 염증(민간요법)
생잎을 불에 구워 천으로 감싸 붙인다.

한겨울 바닷가 주변에서 머위와 비슷한 풀이 무성하게 군락을 이룬 것을 볼 수 있는데, 이것이 바로 털머위이다. 이는 어린잎에 털이 많이 붙어 있어서 붙여진 이름이다.
또한, 일본에서 나는 머위라고 하여 '왜머위'라고도 하며, 곰취와 똑같은 꽃을 피운다고 하여 '말곰취'라고도 한다.

털머위 이용시 주의점

털머위는 독성이 있어서 나물로 잘 먹지 않는다. 예전에는 부드러운 줄기를 따서 껍질을 벗기고 잿물에 하룻밤 동안 담가 독을 우려낸 뒤, 데쳐서 나물로 무치거나 된장국을 끓여 먹었다.

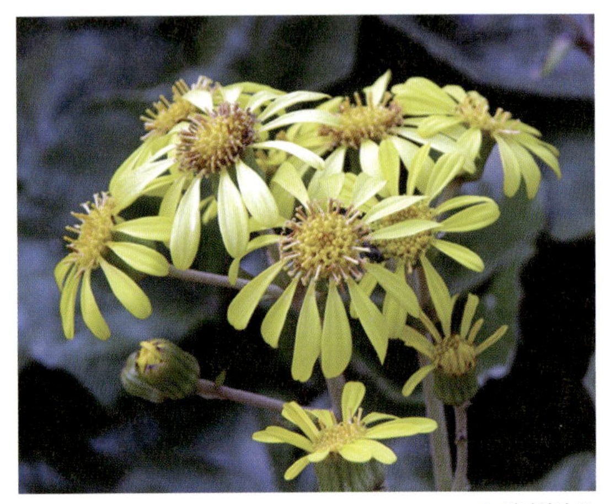

▲ 털머위의 꽃

관동화
Tussilago farfara

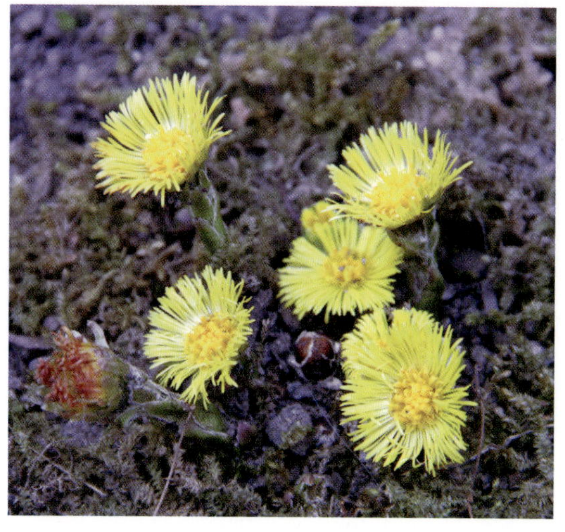

생김새

꽃봉오리가 꽃대 끝부분에 달려 있으며 불규칙한 막대 모양이다. 꽃대에는 엷은 자색의 비늘 모양의 잎이 붙어 있다. 이 비늘잎은 넓은 난형이며, 끝이 뾰족하며 약 20매의 포편(苞片)으로 이루어져 삼각형과 같은 모양을 이루고 있다. 내면은 백색의 솜털이 있고 설상화(舌狀花)와 통상화가 들어 있으며, 꽃대를 절단하면 백색의 실 모양의 솜털이 있다.

효능

관동화에는 사포닌, 탄닌, 점액, 칼슘, 칼륨, 아연, 알칼로이드 등이 함유되어 있어서 진해, 거담제 외에도 외과용으로 생잎을 궤양이나 종기에 붙이면 진통 치료가 된다. 성질은 따뜻하고, 맛은 시며 특이한 향이 있다.

관동화는 잎이 머위와 흡사하고 꽃은 민들레와 닮은 식물로 기침을 멎게 하는 오랜 역사를 지닌 약초다.

오늘날에도 진정 치료를 겸한 거담제로 약효가 인정되고 있으며 모든 호흡기 계통 질환의 치료에 잘 든다.

관동화의 효과는 자완과 비슷하며, 진해의 처방 중에 두 약물을 배합하여 효과를 얻고 있다. 소송(蘇頌)은 '폐(肺)를 따뜻하게 하여 수(嗽)를 치료하는 가장 좋은 약물이다' 고 하였다. 진해, 거담약으로서 해수, 후비, 폐옹, 폐위, 토혈 등에 사용한다.

서양에서는 '콜츠후트' 라 불렸는데, 수천 년 동안 여러 가지 처방에서 생약 요법과 사탕으로 사용되었다. 경구용 재재는 기침 및 기타 호흡기계 질환을 치료하고자 만들어졌는데, 콜츠후트 잎을 태울 때나 콜츠후트로 만든 담배를 피울 때 나오는 연기는 천식과 기관지염을 치료할 때 사용된다.

예부터 콜츠후트의 꽃은 약초의 효과를 상징하는 꽃으로 알 정도였다. 오늘날에도 진정 치료를 겸한 거담제로 약효가 인정되고 있으며 모든 호흡기 계통 질환의 치료에 잘 든다.

콜츠후트 잎의 주된 성분 중의 하나는 점액질이다. 이 대분자 다당류는 물과 함께 콜로이드 용액이나 겔을 형성하는데, 이것이 인두 점막을 감싸서 점활제 효과를 발휘한다고 알려져 있다.

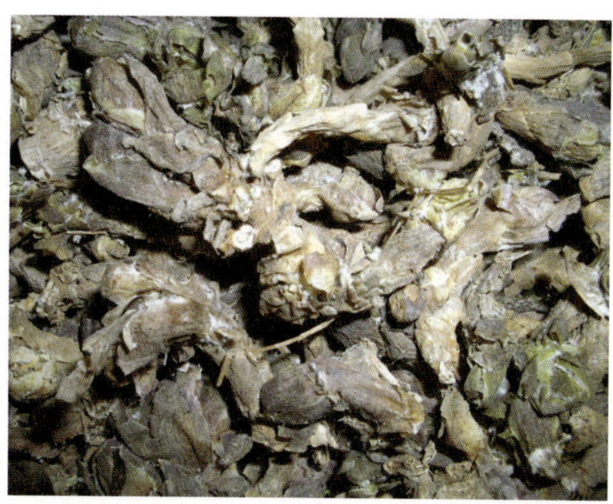

▲ 건조시킨 관동화의 꽃

관동화는 12월과 1월 사이에 꽃봉오리가 땅 속을 뚫고 올라와 3월에 활짝 핀다. 때문에 옛사람들은 관(款)을 '이른다(至也)', '도달한다'는 뜻으로 사용하여, 겨울의 찬기운이 동결(凍結)할 때 이르러 백 가지 약초 가운데 빙설(氷雪)을 뚫고 꽃봉오리가 땅 속에서 올라온다는 뜻으로 이름지었다고 한다.

중국 문헌상에는 백제와 신라시대에 우리 땅에 관동화가 자생하였다는 기록이 있으나, 《동의보감》이 편찬될 당시에는 없어졌던 것으로 보인다. 관동화의 학명인 Tussilago는 라틴어의 Tussis 즉, '기침'과 Agere '운반하다'의 합성어로서 '기침이 날라가 버린다', 곧 진해제라는 뜻을 가지고 있다. 종명의 Farfara는 Far(곡물)+Ferere(있다)는 말로 잎 뒷면에 털이 밀생하여 하얗기 때문에 붙여진 이름이라 한다.

영명인 Colts foot는 꽃봉오리와 꽃대(花莖)의 모양이 망아지(Colt)의 발(foot) 같아 보인다 하여 붙여진 이름이다.

이용법

관동화를 포제할 경우에는, 꽃에 남은 자루와 모래, 흙덩이를 없앤 후 사용한다.

깨끗한 관동화에 정제한 벌꿀과 적당량의 끓인 물을 넣고 휘저어 조금 뜸을 들인 다음, 솥에 넣고 약한 불에 약간 볶으면 색이 노르스름하게 되는데 손에 들어붙지 않을 정도로 볶아 꺼내어 식힌 것이 '밀동화'이다(보통 관동화 50kg에 정제한 벌꿀 12.5kg을 쓴다). 밀동화의 맛은 맵고 성질은 따뜻하다.

윤심폐하고, 익오장하며, 제번하고 쇠약해진 것을 보하며, 가래를 삭이고, 기침을 멎게 하는 효능이 있다. 폐결핵으로 인하여 생긴 토혈, 심허에 의한 경계를 치료한다. 세간(洗肝)하고 눈을 밝게 하며 중풍을 치료한다.

밀동화를 내복할 때는 2~10g을 달여서 먹는다. 달여서 추출액을 만들어 먹거나, 환제나 산제로 만들어 복용한다.

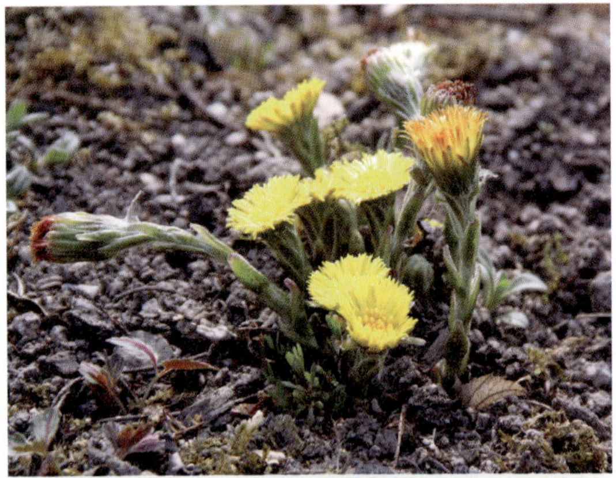

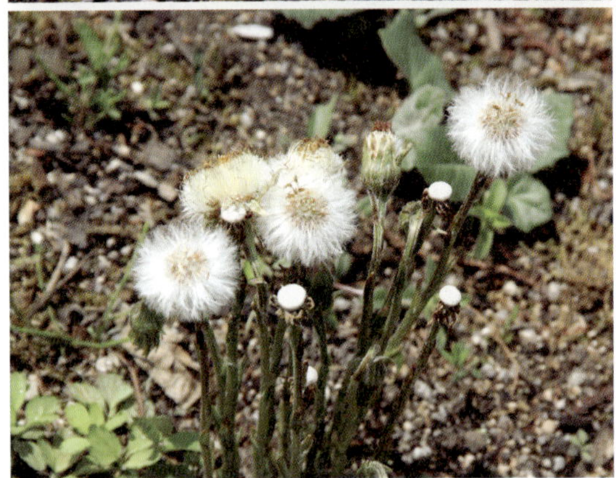

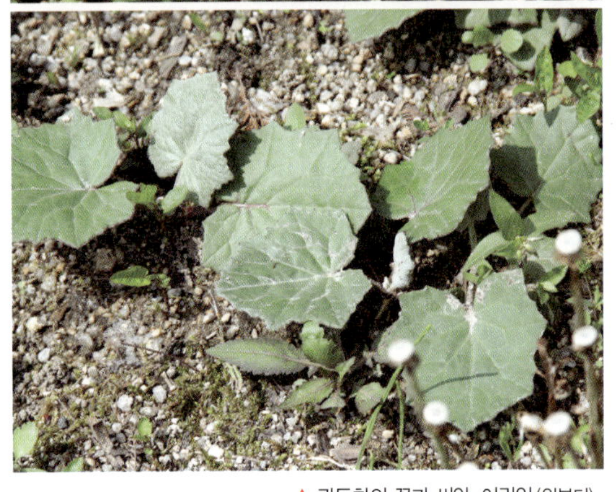

▲ 관동화의 꽃과 씨앗, 어린잎 (위부터)

제2장

여러 쑥 참살이

쑥 / 물쑥 / 사철쑥 / 개사철쑥 / 비쑥 / 개똥쑥
제비쑥 / 맑은대쑥 / 웜우드 / 서던우드 / 타라곤

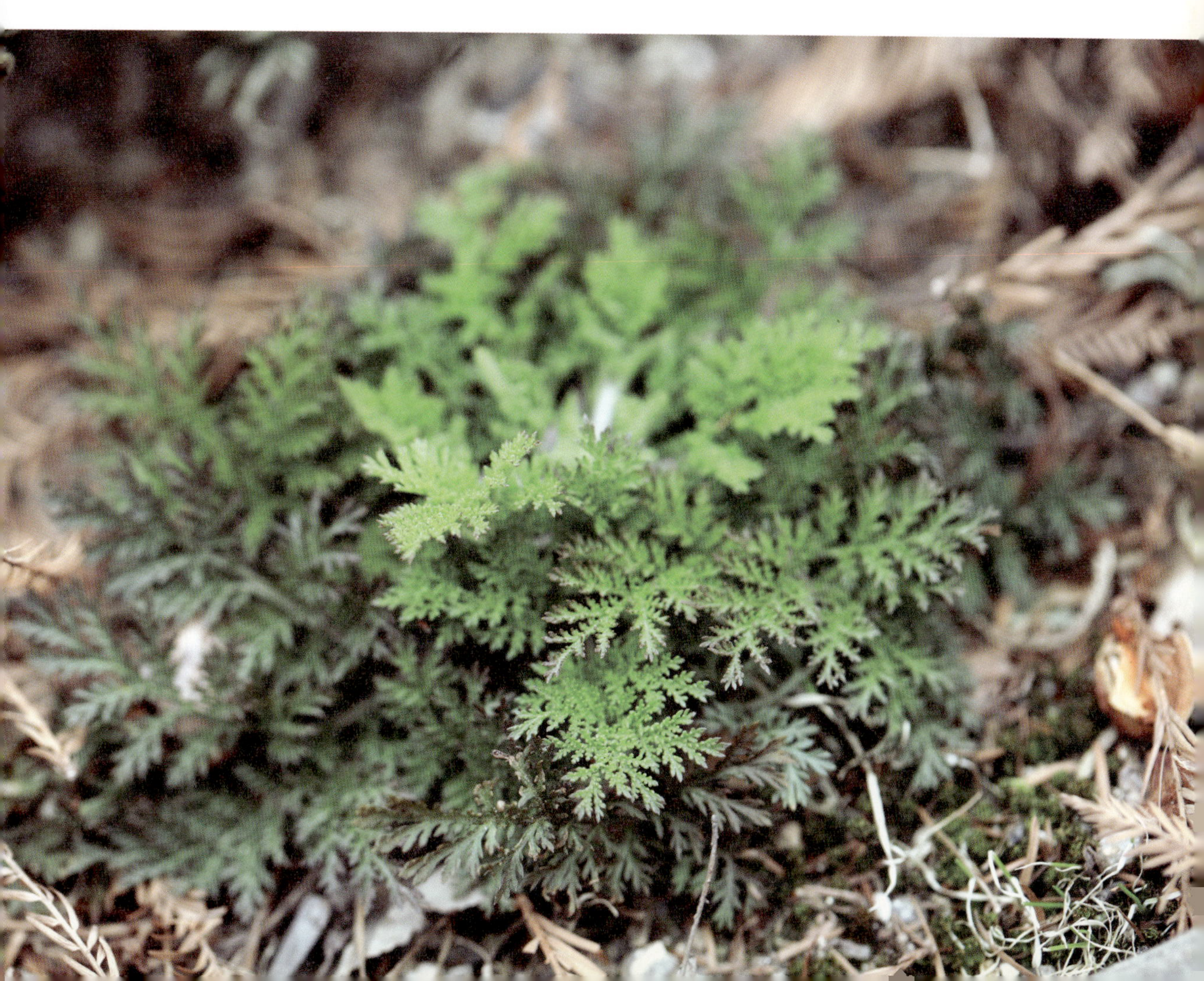

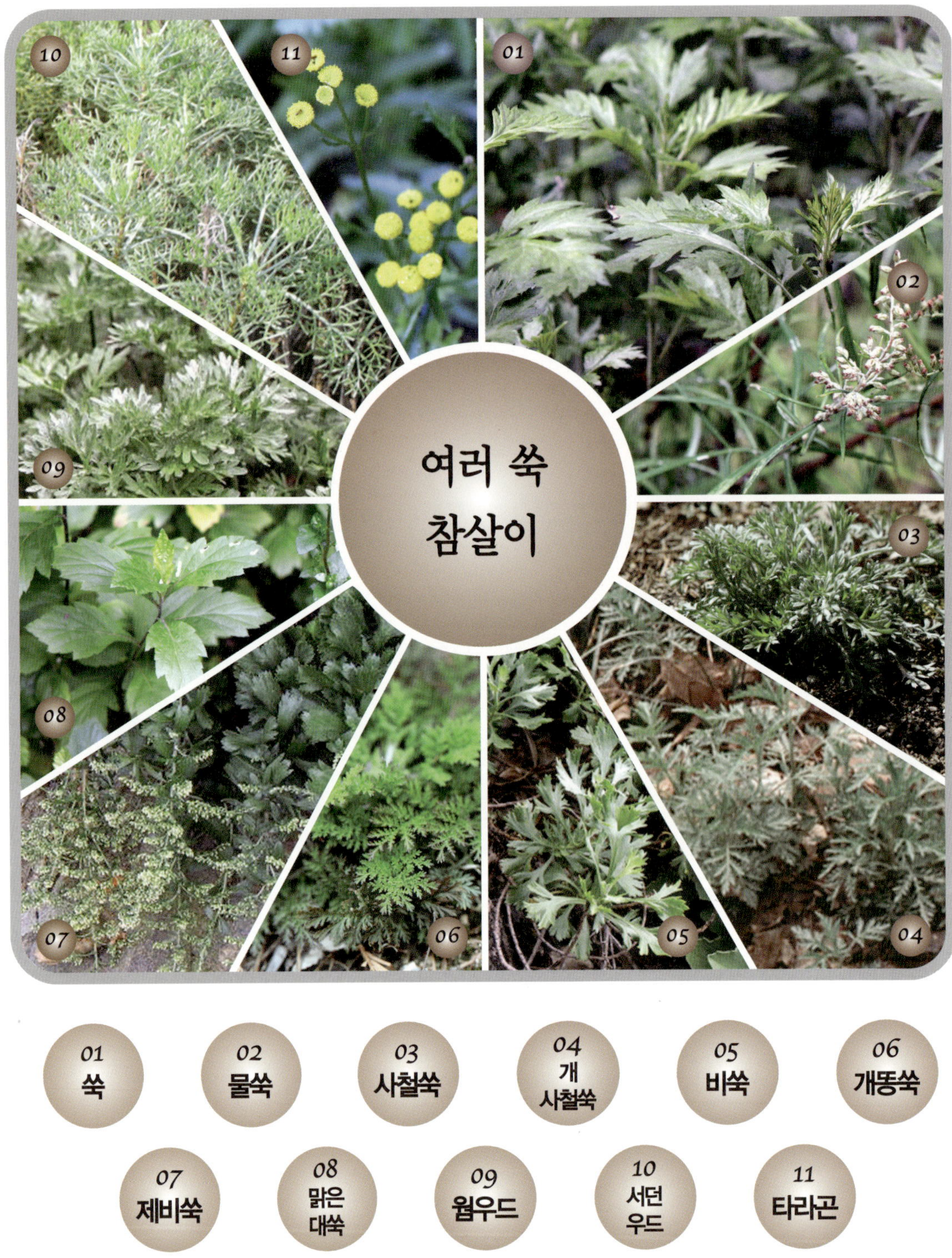

여러 쑥
참살이
01 쑥
02 물쑥
03 사철쑥
04 개 사철쑥
05 비쑥
06 개똥쑥
07 제비쑥
08 맑은 대쑥
09 웜우드
10 서던 우드
11 타라곤

01

Artemisia vulgaris L.
Artemisia princeps var. orientulis (Pampan) Hara.

쑥
애엽

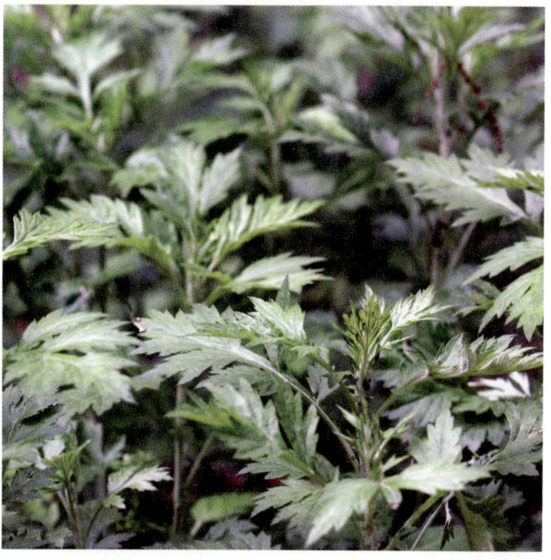

생김새

쑥은 국화과에 속하는 여러해살이풀로 높이는 60~120㎝에 달하며 전체가 거미줄 같은 섬유질의 털로 덮여 있다.

줄기는 곧게 서고 잎은 어긋나며 길쭉한 달걀꼴에 한두 번 깃털 모양으로 중간 정도까지 갈라진다. 갈라진 잎 조각은 타원꼴로서 겉은 녹색이고 뒷면엔 흰털이 빽빽이 나 있다. 뿌리에서 나온 잎과 밑부분의 잎은 나중에 쓰러지며 줄기에서 나온 잎은 타원형이며 깃 모양으로 깊게 갈라진다.

싹은 번식력이 강하여 땅속줄기는 옆으로 뻗고 줄기는 많은 갈래로 나눠지며 끝에 7~9월에 담갈색 혹은 노란색의 작은 꽃이 송이 모양처럼 핀다.

쑥의 외형적 특징

쑥의 가장 큰 특징은 잎 뒷면이 희다는 것인데, 이는 잎 뒷면에 털이 촘촘하게 나 있기 때문이다. 현미경으로 살펴보면 이 털은 한 개가 중간에서 둘로 나뉘어져 알파벳의 T자와 같은 모양이다.

식물의 잎 뒷면에는 대개 호흡을 하기 위한 숨구멍이란 것이 있는데, 숨을 쉬는 동안에는 대개 이 숨구멍으로 물도 흘러나오게 마련이다. 메마른 땅에서 살아가야 하는 쑥이 수분이 달아나는 것을 막기 위해, 수많은 가는 털을 촘촘히 얽어서 통기성을 떨어뜨린 것이다.

예부터 떡을 만들 때 쑥을 넣는 것은 떡에 향기나 색깔을 내기 위함이 아니라, 쑥의 털이 쌀과 얽혀서 찰기를 만들어 내기 때문이다.

밤에 쑥을 보면 마치 풀 전체에 흰 꽃이 피어 있는 듯이 보인다. 이는 스스로 잎을 세워서 닫기 때문에 잎 뒤의 흰색이 드러나 마치 전체가 흰 꽃처럼 보이는 것이다.

건조한 곳에서는 낮에는 더워도 밤에는 거꾸로 춥다. 때문에 식물이 잎을 펴고 있으면 방사 냉각의 영향으로 잎의 온도가 내려가 버린다. 그래서 쑥은 잎을 닫고 온도를 지키는 것이다.

또한 벌레나 잡균이 활개를 치고 있는 황야에서 자라는 쑥은 살아남기 위해 여러 가지 정유(精油) 성분을 만들어낼 수 있게 되었다. 쑥에서 강한 향기가 나는 것은 이 때문이다.

효능

쑥은 맛이 쓰고 성질은 따뜻하다. 인체의 비경, 간경, 신경에 작용한다. 일반적으로 정혈·해독·활혈·강장·강정·소염·진통·이뇨·지혈효능이 있다.

음력 5월 5일쯤 꽃피기 전에 채취하여 생으로 쓰거나 말려서 초(炒)해서 쓴다. 생으로 쓰면 성질이 차고 약간의 독성을 가지며, 쑥잎을 말려 볶거나 시루에 찌면 성질이 따뜻해지고 독성이 적어진다.

감기 예방과 위장병 치료

쑥을 말려서 시루에 쪄서 이용하면, 감기를 예방하고 위장을 따뜻하게 하며 토사곽란이나 전근(轉筋) 심복통을 치료하고 혈액순환을 돕는다.

각종 부인병 치료

쑥을 초(炒)해서 다른 약과 배합하면, 부인병의 자궁출혈이나 대하 또는 임신 중 유산기가 있을 때 지혈과 복부를 따뜻하게 하여 태아를 보호한다.

이용법

쑥은 자라나는 시기에 따라 어릴 때인 2~3월에 식용으로 쓰고, 영양과 수분이 많은 5~6월 성장기에는 내복약으로 쓴다. 또 노령기에는 뜸쑥이나 외용약 또는 모기 구충약으로 이용한다.

우리나라 각지에서는 겨울이 끝날 무렵에 햇빛이 있는 양지에 돋아난 쑥의 새싹을 볼 수 있는데, 예부터 조상들은 이를 채취하여 향긋한 쑥국이나 개떡에 넣어 먹었다. 이 어린 쑥잎은 냉동보관하였다가 한 여름에 찹쌀죽에 무쳐 기름에 튀겨 튀각을 만들어 먹기도 한다.

뜸쑥을 만들 때, 요즘에는 쑥을 분쇄기에 빻아 걸러 쓰지만, 옛날에는 잘 마른 쑥잎을 찹쌀이나 복령을 같이 넣고 짓찧어 체로 쳐서 찹쌀가루와 복령가루는 버리고

부드러운 섬유질만 골라 약간의 유황을 섞어 애주(艾炷)를 만들어 뜸쑥으로 썼다.

애(艾)란 《시경(詩經)》에 처음으로 기록되었는데, '다스린다, 자른다' 는 뜻이 있다. 쑥을 '애엽' 이라고 부르는 것은 사람에게 온갖 질병이 발생하는 것을 다스린다, 자른다는 의미를 내포하고 있다.

우리나라에는 쑥의 종류만 40여 종이 있는데, 그 중에서 약으로 쓰는 것은 황해쑥, 참쑥, 쑥, 한인진 등이다. 특히, 쑥(Artemisia Princeps Var. Orientalis)은 '사재발쑥' 이라고 하여 약용으로는 으뜸으로 치고 있다.

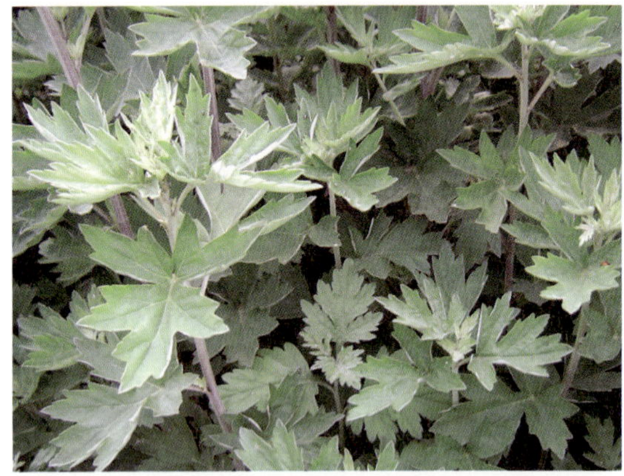

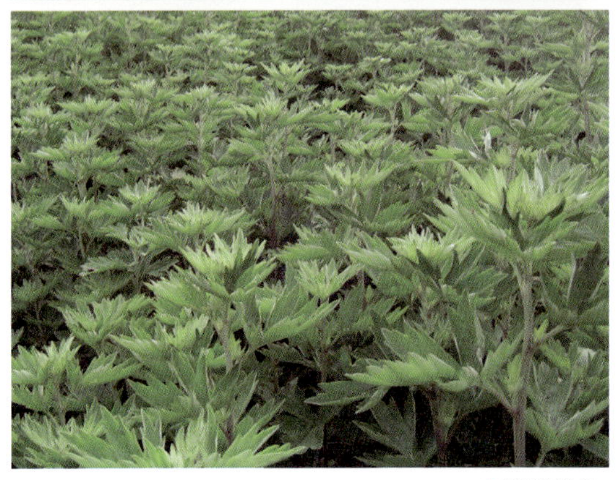

▲ 황해쑥의 잎

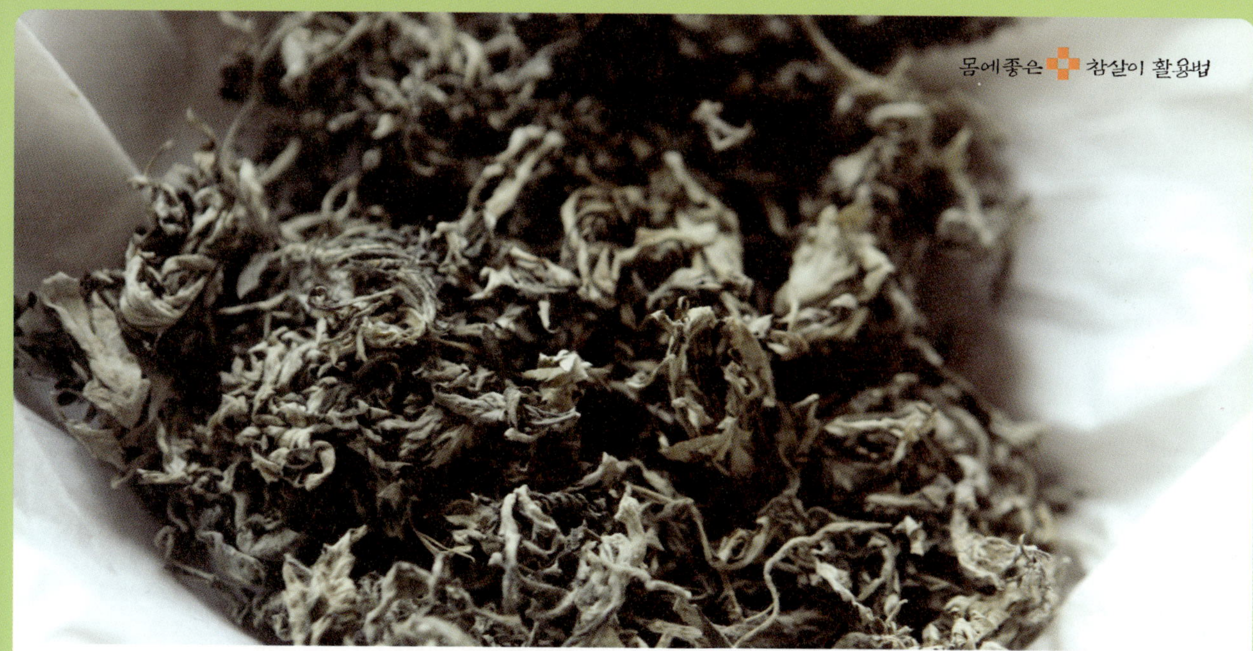

쑥 차

쑥 차

쑥 차는 위장병에 효능이 있으며, 변비·요통·냉병·부인병·신경통·천식 등 그 효과 범위가 넓다. 일례로 쑥 차만을 마시고 만성위장병을 완치한 실례가 많다. 가능하면 바다 바람을 쐬어 독성이 적고 향이 순한 바닷가의 쑥을 쓴다. 단오를 전후한 쑥이 가장 효능이 높다고 한다.

재료

쑥잎, 물, 결명자 적당량

만드는 법

1. 쑥잎은 전초를 채취하여 말린 다음 잎을 따는 것이 편리하다.
2. 햇볕에 잘 말려 딴 쑥을 종이 봉지에 넣어 통풍이 잘 되는 곳에 매달아 두고 쓴다.
3. 말려 보관한 쑥잎 10~15g을 물 500cc에 넣고 은근한 불에 달인다(단방차).
4. 쑥차가 너무 쓰면 결명자와 쑥잎을 3 : 2 비율로 넣어서 달인다(복방차).
5. 하루 2~3회로 나누어 마신다.

쑥 잡곡차

쑥에는 비타민 A, C가 많이 들어 있어 감기를 예방하고 복통과 토사 출혈을 치료한다. 그리고 해열·진통·해독·구충·혈압 강하·소염 작용을 한다.

재료

쑥 200g, 현미(찹쌀) 150g, 율무 100g, 수수 100g, 검정콩 100g, 검정깨 25g, 보리 25g

만드는 법

1. 쑥은 깨끗이 씻어 물기를 빼내고 찜통에 찐 다음 그늘에 말린다.
2. 잡곡은 깨끗이 씻어 물기를 빼고 솥에 볶는다.
3. 준비된 재료를 한꺼번에 갈아서 분말을 만들어 방습제를 넣은 통에 보관한다.
4. 분말 1큰술을 찻잔에 넣고 끓는 물을 붓는다.
5. 기호에 따라 꿀이나 설탕을 타서 마신다. 음용은 하루 3회 정도가 적당하다.

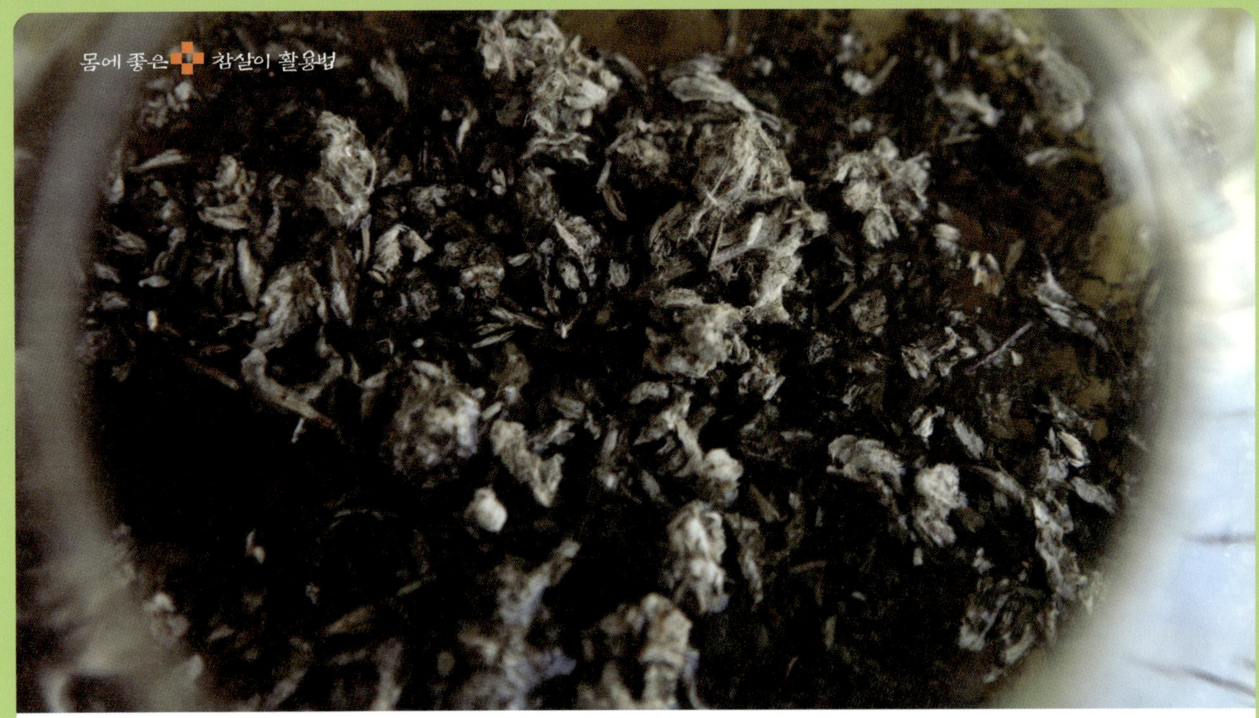

쑥 생강차

쑥 생강차

쑥 생강차는 부인의 고민을 해결해 주는 약차로, 평소
자주 마시면 고질적인 생리통을 없앨 수 있다. 월경
주기가 길 때나 손발이 찬 사람에게도 효과가 있다.

재료
쑥 6g, 생강 6g, 물 300㎖, 흑설탕 15g

만드는 법

1. 쑥과 생강을 깨끗이 씻은 후 물기를 뺀다.
2. 다관에 쑥과 생강을 넣고 물을 부어 끓인다.
3. 끓기 시작하면 불을 줄인 후, 10분 정도 더 끓인다.
4. 건더기는 체로 걸러 내고 물만 찻잔에 따라 설탕
   이나 꿀을 타서 마신다.

쑥 주

비타민 A와 C가 다량으로 함유되어 있어 야맹증과
피부의 미용에 좋으며, 위장을 튼튼히 해주고 천식에
도 약효가 크다. 강장 · 건위 · 정장 · 진정 · 이뇨 등에
유효하며, 응급시의 소염 · 지혈 등에도 특효가 있다.

재료
쑥, 소주, 설탕 적당량

만드는 법

1. 단오를 전후하여 쑥을 따서 깨끗이 씻은 후, 그늘
   에 말렸다가 잘게 썬다.
2. 쑥의 2~3배로 소주를 넣고, 설탕을 1/3 정도로
   넣는다. 설탕은 나중에 다 첨가하여도 좋다.
3. 밀폐된 용기에 넣고 보관한다. 한 달이 경과하면
   음용할 수 있지만, 담황색으로 완전히 익으려면
   2개월 이상 보관하여야 한다.
4. 하루 2~3회 한 잔씩 복용한다.

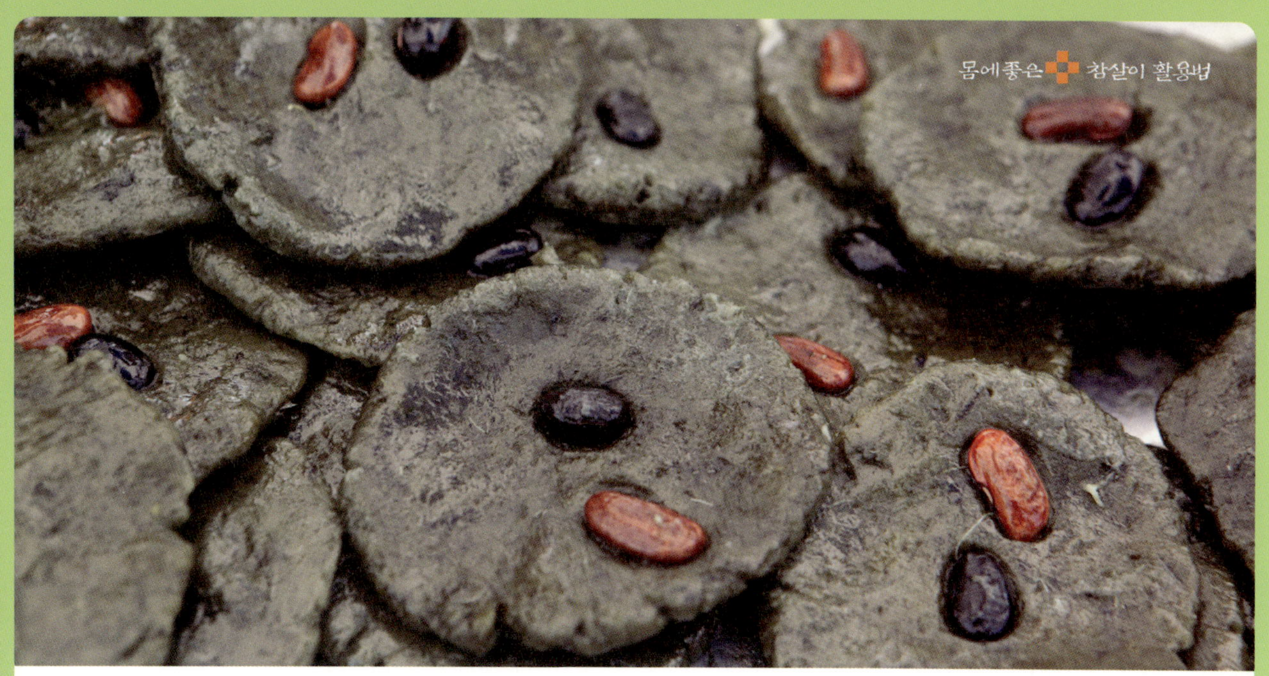

쑥 떡

쑥 생즙

쑥 생즙은 맛이 쓰고 향이 진하여 복용하기가 쉽지 않다. 하지만 장시간 쑥의 좋은 성분을 섭취하고 싶은 사람들에게 간편하게 이용할 수 있다는 장점이 있다.

쑥 생즙은 건강을 위한 음용 외에, 신경통이나 관절염·피부병·타박상이나 벌레에 물렸을 때 사용하는데, 환부에 열이 있으면 냉습포(冷濕布)를 하고, 차가우면 온습포(溫濕布)를 한다.
이 때 탈지면을 환부 크기로 알맞게 잘라서 쑥 추출액에 듬뿍 찍어 환부에 대고 기름종이나 비닐로 감싼다. 그리고 그 위를 수건으로 덮어서 고정시키는데, 탈지면이 마르면 다시 붙인다.

만드는 법

1. 생쑥을 냄비의 반 정도 넣고, 물이 냄비의 80% 정도가 될 때까지 붓는다.
2. 물이 1/30이 될 때까지 약한 불에 졸인다.
3. 쑥을 졸인 후 식혀서, 40도 정도의 소주를 물의 1/3 정도 넣고 2~3일간 보관한다.
4. 2~3일이 지난 후 추출액이 될 때까지 약한 불에 졸인다.

쑥 팩

만드는 법

1. 약쑥을 채취하여 깨끗이 씻은 후 곱게 빻는다.
2. 계란은 흰자만 사용하는데, 가루로 만든 약쑥에 계란 흰자를 넣어 잘 섞는다.
3. 따뜻한 물로 농도를 맞춘다.
4. 묽게 된 경우에는 거즈를 이용하여 팩을 한다.
5. 얼굴에 고루 바르고 20~30분이 지난 뒤 따뜻한 물로 닦아낸다.

*쑥 주스

기본적으로 쑥 생즙과 같은 방법으로 만든다. 생즙에 꿀이나 토마토, 사과, 배 또는 당근 등을 첨가하면 마시기가 편해진다. 쑥과 야채, 과일의 비율은 7대 3정도로 하는데, 기호에 따라 양을 달리해도 된다.
쑥은 다른 재료와 같이 복용을 한다고 약효가 떨어지는 것이 아니기 때문에 평소에 섭취하지 못했던 과일과 야채를 함께 먹으면 효과가 커진다.

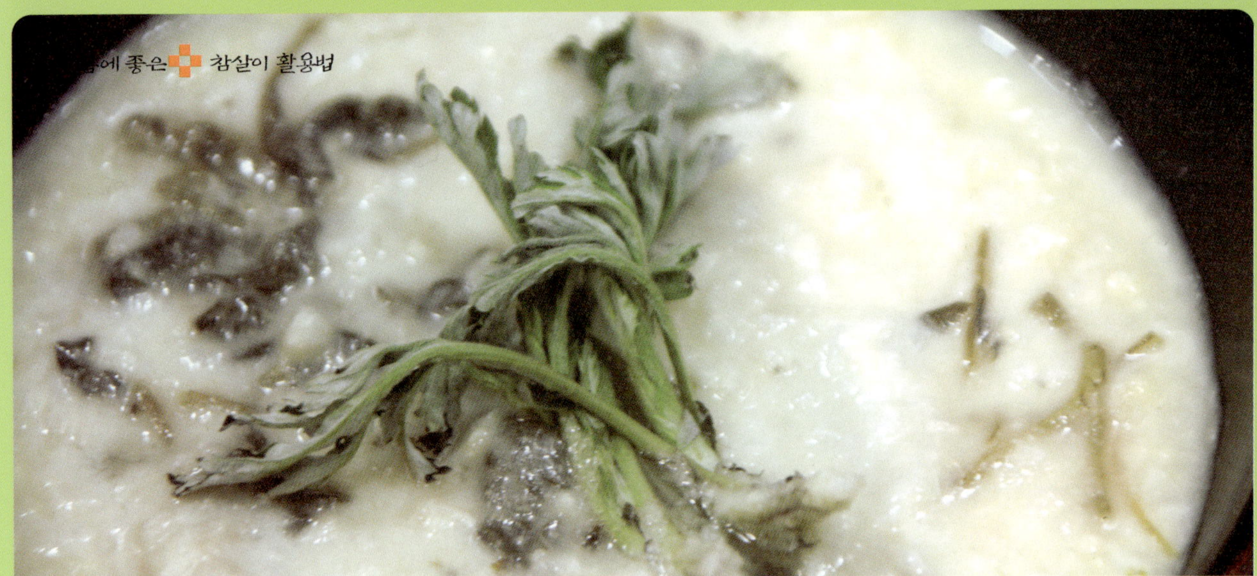

쑥 죽

쑥 튀김

> **재료**
>
> 쑥 100g, 녹말가루 50g, 튀김가루 50g, 간장 1큰술, 레몬즙 1큰술, 참기름, 깨소금, 얼음, 소금, 튀김 기름 약간

만드는 법

1. 쑥은 깨끗하게 손질한 뒤 모양을 살려 튀김가루를 살짝 묻혀 놓는다.
2. 녹말가루와 튀김가루를 1대 1로 섞어 묽게 반죽을 한다. 이때 반죽은 가볍게 하며 젓가락으로 살살 섞은 뒤 얼음을 넣어 준다. 얼음을 이용하면 재료를 튀겼을 때 바삭바삭해진다.
3. 쑥을 반죽에 살짝 담갔다 뺀 뒤 기름에 튀긴다.
4. 간장 1큰술, 레몬즙 1큰술, 참기름 약간, 깨소금 약간을 섞어 튀김을 먹을 때 사용할 양념간장으로 내 놓는다.

쑥 죽

쑥 죽은 쌀과 어린 쑥잎을 넣어 끓이는 죽으로, 배탈이 났을 때 소화를 돕는 좋은 음식이다. 감기 등으로 식욕이 떨어졌을 때 구기자와 함께 '구기자 쑥 죽'을 끓여 먹기도 한다.

> **재료**
>
> 쑥 50g, 쌀 한 컵, 구기자 반 컵, 소금 또는 국간장 약간

만드는 법

1. 쌀은 깨끗이 씻어 2시간 정도 물에 불려서 물기를 빼 놓는다.
2. 구기자는 깨끗이 씻어서 미지근한 물에 우린다.
3. 쑥잎은 끓는 물에 데쳐서 찬물에 헹구어 쓴맛을 우려내고 꼭 짜서 곱게 다져 놓는다.
4. 냄비에 참기름을 두르고 쌀을 볶은 다음, 구기자 우린 물을 부어 잘 저으면서 죽을 쑨다.
5. 쌀이 적당히 퍼지면 준비한 구기자와 쑥을 넣고 한소끔 끓인다.
6. 소금이나 국간장으로 간을 한다. 장조림 간장을 곁들여도 좋다.

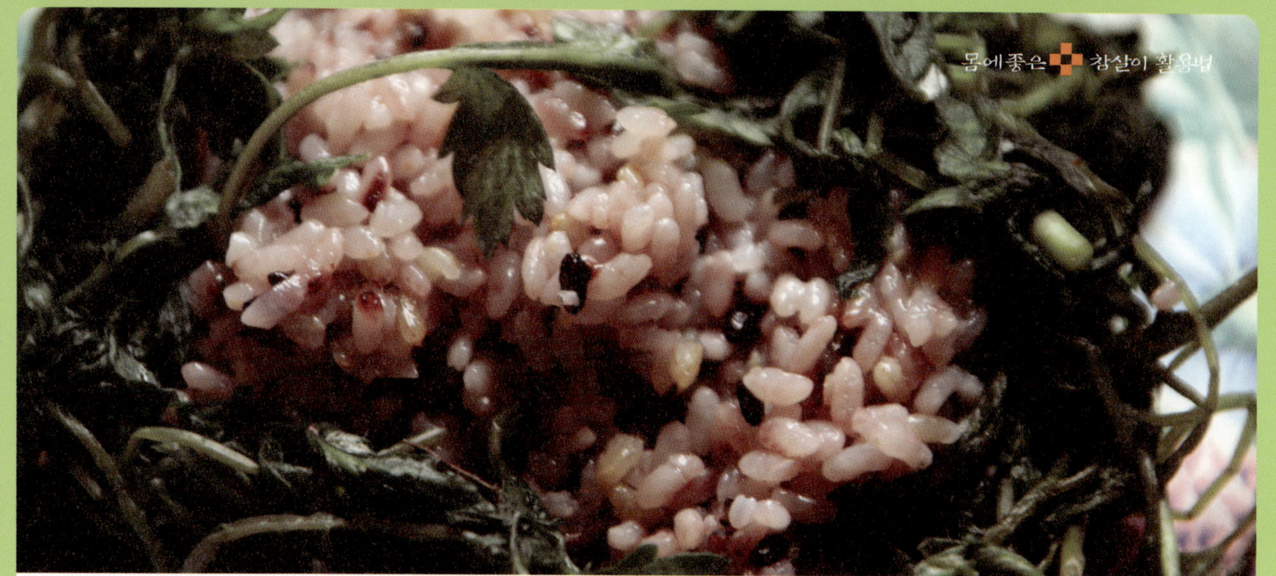

쑥 밥

쑥 버섯 영양밥

재료

쌀 2컵, 쑥 50g, 양송이버섯 3개, 생표고버섯 2개, 팽이버섯 1/2봉지, 대추 4개, 밤 5개, 다시마 1조각, 물 4컵, 소금 약간, 올리브 오일 2큰술

양념장 : 간장 4큰술, 다진 파 2큰술, 조미술 1큰술, 참기름 1큰술, 깨소금 1큰술, 다진 홍고추 1/2큰술

만드는 법

1. 쌀은 잘 씻어 불려 놓았다가 물기를 빼 놓는다.
2. 쑥은 어리고 연한 것으로 깨끗이 다듬어 씻는다.
3. 양송이버섯은 껍질을 벗겨 얇게 썰고 생표고버섯은 기둥을 떼고 가늘게 채썰고, 팽이버섯은 밑둥을 잘라내고 잘 씻어 놓는다.
4. 대추는 씨를 발라내어 반으로 자르고, 밤은 껍질을 벗겨 2~3등분한다.
5. 냄비를 달군 후, 올리브 오일을 두르고 쌀과 밤을 넣어 볶다가 물을 붓고 다시마를 넣고 소금으로 간을 하여서 끓인다.
6. 5가 끓기 시작하면 손질한 재료들을 모두 넣고 밥을 짓는다.
7. 밥알이 알맞게 퍼지면 뜸을 충분히 들이고 위의 재료들을 잘 섞어 양념장과 함께 낸다.

쑥 밥

쑥밥은 잡곡밥이나 콩나물밥처럼 처음부터 쌀과 함께 조리하는 것이 아니라, 밥을 뜸들일 때 연한 쑥을 넣고 고루 섞는 것이다. 이때 쑥을 너무 많이 넣으면 향이 진하게 나서 밥을 많이 먹을 수 없게 되니 조금만 넣어 색다른 풍미를 느낄 수 있도록 한다.

재료

어린쑥 50g, 멥쌀, 간장 4큰술, 다진 파 1큰술, 다진 마늘, 고춧가루, 통깨, 참기름 1큰술씩

만드는 법

1. 어리고 연한 쑥으로 골라 씻어 물기를 뺀다.
2. 쌀은 깨끗이 씻어 냄비에 물을 붓고 안친다.
3. 처음에는 센 불로 끓이다가 끓어오르면 중불로 줄여 끓인다.
4. 쑥을 밥 위에 얹고 뜸을 들인다.
5. 간장, 다진 파, 다진 마늘, 고춧가루, 통깨, 참기름을 섞어 양념장을 만들어 곁들인다.

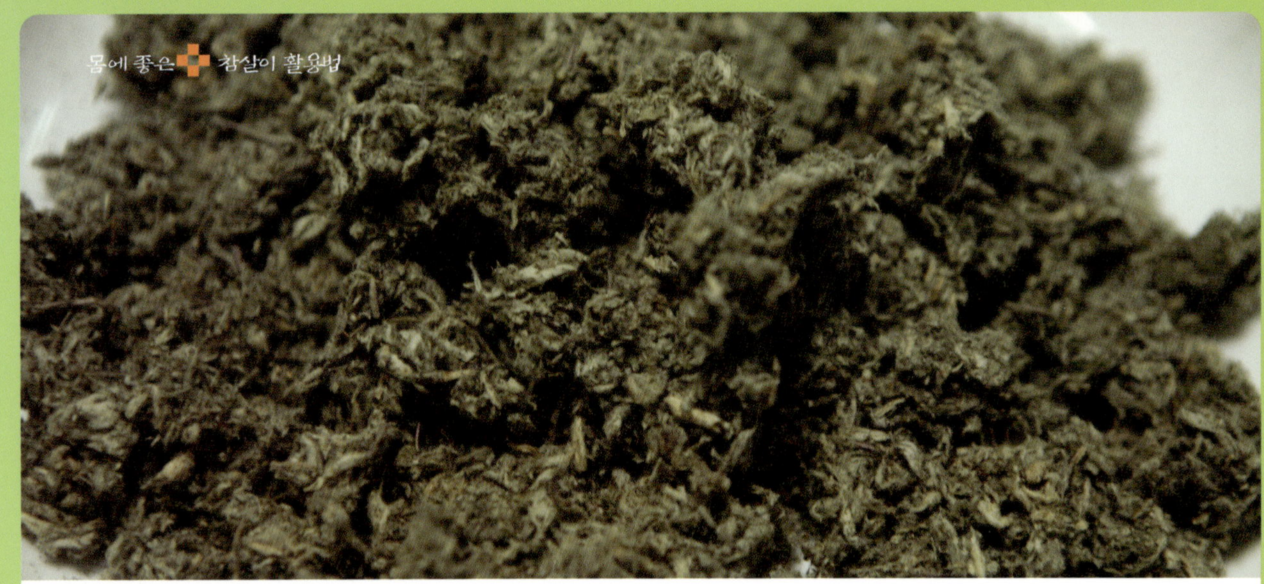

쑥 완자탕

> **재료**
>
> 쑥 100g, 쇠고기 100g, 두부 1/4모, 간장 1큰술,
> 다진 파 1큰술, 다진 마늘 1/2큰술, 된장 2큰술,
> 깨소금 · 참기름 · 후춧가루 약간, 굵은 파 1/2대,
> 보리새우나 멸치 10g

만드는 법

1. 쑥을 씻어 다듬어 둔다.
2. 쇠고기는 잘게 다지고 두부는 칼등으로 으깬다.
3. 보리새우는 끓는 물에 푹 삶아 육수로 준비한다.
4. 파의 일부는 다지고 일부는 어슷하게 썬다.
5. 볼에 준비한 고기와 두부를 넣고 치대어 완자를 만든다. 삶은 쑥을 다져서 완자 반죽에 같이 넣고 완자를 만들어도 좋다.
6. 4의 냄비에 된장을 풀고 끓으면, 5의 완자를 넣고 끓이다 쑥을 넣고 부드럽게 끓인다.
7. 6에 어슷 썬 굵은 파를 넣고 소금으로 간을 맞춰 그릇에 담아낸다.

쑥 된장국

술을 마신 후 속이 거북하거나 입맛이 없을 때 먹으면 좋다.

> **재료**
>
> 쑥 80g, 날콩가루 2/3컵, 멸치국물 6컵, 된장 4큰술,
> 다진 마늘 · 대파 · 소금 약간

만드는 법

1. 쑥은 깨끗이 씻어 건져 놓는다.
2. 멸치는 내장을 빼고 다듬어 씻은 다음 물을 붓고 끓인다.
3. 끓인 멸치를 걸러내어 멸치국물을 만든다.
4. 대파는 어슷하게 썰고 마늘을 다진다.
5. 날콩가루에 1의 쑥을 묻혀 넣는다.
6. 3의 멸치국물에 다진 마늘을 넣고 된장을 풀어 한소끔 끓인다. 또 콩가루를 묻힌 쑥을 한 잎씩 넣고 끓인다.
7. 6에 대파를 넣고 소금으로 간을 맞추어 그릇에 담아낸다.

02 Artemisia selengemsis Turcz

물쑥
유기노초

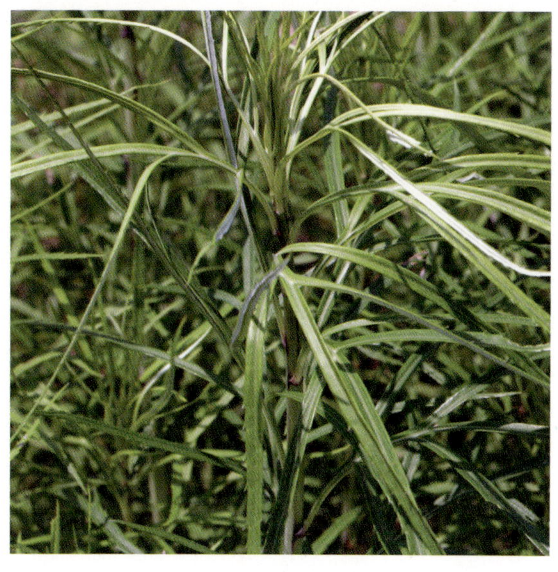

효능

활혈 · 통경작용

유기노초는 산후에 어혈이 몸속에 남아있어 복통이
생기는 경우나 넘어져서 생긴 타박상으로 인한 어혈
에 쓴다.

하루 복용량은 4~12g으로 많이 먹으면 토하거나 이
질을 일으킨다. 비위가 허약하여 설사가 심하거나 기
혈이 모두 허약한 자는 복용을 삼가한다.

지혈작용

심장성 수종을 다스리며, 이때 가루로 만들어 차나
술로 복용한다. 금속에 찔려 피가 나와 멎지 않을 경
우 가루 내어 붙이면 효과가 빠르며 화상에도 쓴다.

이용법

물쑥은 7~8월에 꽃이 피기 전에 전초를 채취하여 햇
볕에 말려서 쓰거나 가루를 내어 쓴다. 또는 생즙을
내어 먹기도 하고 바르기도 한다.

대체로 씻어 말린 것을 술에 잠깐 담가둔 뒤 건져내
어 쪄서 땡볕에 말려 쓴다.

생김새

봄에 지난 해의 뿌리에서 싹이 나온다. 뿌리줄기가 옆
으로 뻗으면서 무더기를 이루며 피며, 줄기는 똑바로
서서 높이가 60~120cm 정도로 자란다. 잎은 서로 어
긋나고 잎 길이는 3~5cm이다. 3개의 갈래로 가늘게
나눠진다. 갈래는 피침형으로 끝이 뾰족하고 길다. 폭
은 6~8mm이며 가장자리에 가는 톱니가 드문드문 있
다. 앞면에는 털이 없고 뒷면에는 흰 털이 난다.

8~9월에 줄기의 위쪽에 있는 잎겨드랑이에서 종 모양
의 황갈색 꽃이 나오는데, 지름이 3mm 정도의 두화로
조밀조밀하게 달려 줄기 상부 전체가 큰 원추상의 꽃
차례를 만든다. 주로 중부지방 이북의 냇가나 습지에
서 자란다.

물쑥을 다른 말로 '유기노초'라 하는데, 여기서
'유기노'란 이름은 중국 남조시대 송나라의 고
조(高祖)인 유유(劉裕)의 어릴 적 이름인 '유기'
에서 따온 말이다.

어느 날, 어린 유기가 무술연습을 하다가 베인
상처에 물쑥을 즙내어 발랐더니 신기하게 치료
가 되어 그 뒤로는 마을에서 어떤 사람이 상처
가 나면 물쑥을 짓찧어서 붙여 주어 잘 나았다
고 한다.

그 뒤 유기는 의병대에 들어가 수령이 되고, 나
중에는 임금이 되어 그 약초의 이름을 자기 이
름을 따서 '유기노'라 하였다고 한다.

03 Artemisia capillaris Thunberg

사철쑥

인진호, 생당쑥

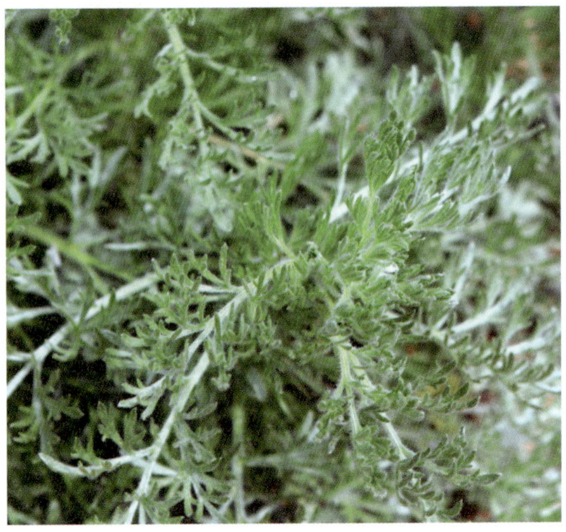

생김새

국화과에 속하는 여러해살이풀로 높이는 1.5m까지 자란다. 줄기의 밑 부분은 나무처럼 딱딱하고 가지가 많이 갈라진다. 어릴 때는 비단 같은 털로 덮여 있다. 봄에 뿌리에서 나온 잎은 두 차례 깃털 모양으로 갈라지고 솜털이 빽빽하게 나며 개화 후에 없어진다. 꽃이 달리지 않은 가지의 잎은 넓으며 로제트(Rosette)형이다. 줄기의 잎은 털이 없고 가늘게 갈라진다. 뿌리에서 나온 잎은 여름에 마르고 줄기에서 나온 잎은 가을에 마른다.

줄기나 가지 끝에 많은 황색 꽃이 원뿌리꼴로 모여 핀다. 꽃잎은 없고 꽃은 8~9월에 피며, 9~10월에 열매를 수과로 맺는다. 바닷가의 모래나 묵은 밭, 냇가 자갈밭 등에 야생하며 포기상으로 자란다.

효능

한방에서는 사철쑥의 어린잎을 '인진쑥'이라 부르며 약재로 쓴다. 정식 학명은 '인진호(茵蔯蒿)'이다. 인진쑥은 사철쑥이 기원식물이지만, 《동의보감》에서는 더위지기를 대용식물로 삼았다. 북한에서는 '생당쑥'으로도 불린다.

인진쑥은 부인병 예방이나 콜레스테롤을 억제하는 데도 좋다. 특히 여성들의 경우 생리불순, 수족냉증에 탁월한 효과가 있으며, 하루 80g 정도 먹으면 환절기 감기 예방과 치료에 좋다.

이용법

4~5월 초봄에 한 뼘쯤 자란 것을 베어 말려서 쓴다.

중국에서는 '인진호(茵蔯蒿)'라 부르며, 어린싹은 '면인진(綿茵蔯)'이라고 하여 사용한다.

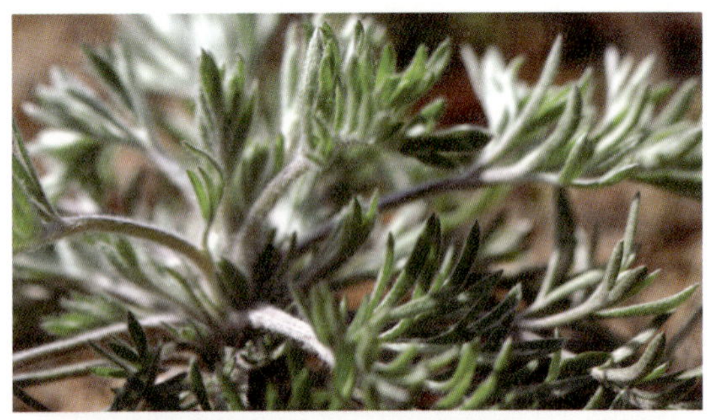

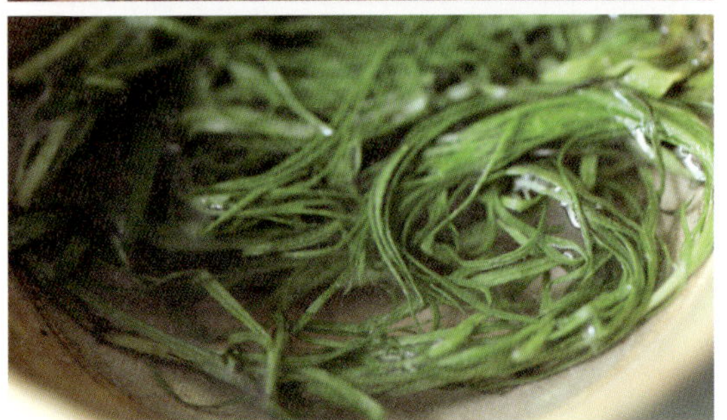

▲ 사철쑥으로 만든 차

더위지기
Artemisia iwayomogi K.

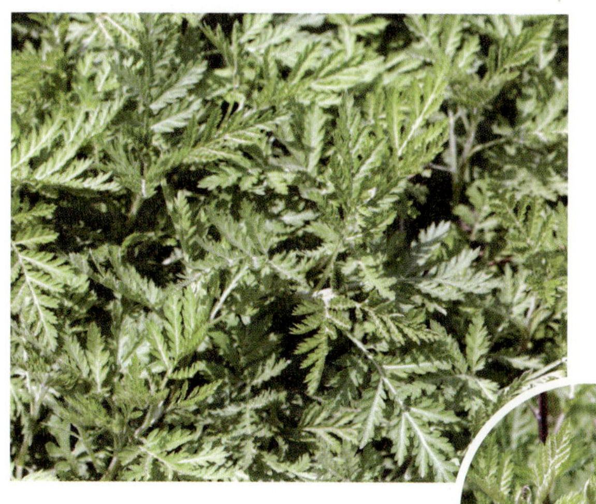

성분과 효능

더위지기쑥에는 담즙 분비를 촉진시키는
카피라린이라는 성분이 있어 지방간, 황달
등 간 기능 개선에 탁월한 효과를 발휘한다.
더위지기쑥은 급성 및 만성 간염, 위염, 배뇨장애 등에
사용된다. 예로부터 간질환의 특효약으로 사용되어 왔
다. 또한 이담·이뇨작용, 해열작용 등의 효과가 있다.
《동의보감》에서도 열이 뭉쳐 생긴 황달로 인해 몸이
노랗게 되고 소변이 잘 통하지 않는 증상을 치료한다
고 기록되어 있다.

이용법

더위지기가 사철쑥의 대용식물로 사용되기 시작한 것
은 고려시대부터로, 줄기와 잎은 음력 5월과 7월에 채
취한다.
주로 봄에 싹의 높이가 10cm 정도가 되었을 때 채집
하는데, 이담작용의 유효 성분인 스코파론의 함유율은
개화기에 제일 높아 2%에 이른다고 한다.

더위지기 이용시 주의점

더위지기는 이용시 불기운을 멀리하고, 그늘
에서 말려야 한다.

더위지기는 음력 3월에 채취한 것을 최고로 치기도
하는데, 이때가 양기가 가장 강한 시기이며 부드러운
잎과 줄기가 이 시기를 지나면 뻣뻣해지고 쓴맛이 강
해지기 때문이다.
어린싹은 쑥차 등의 재료로 쓰면 좋은데, 약용으로
사용할 경우에는 약효가 워낙 탁월하므로
시기를 따지지 않고 가을에서 꽃 피기 전
까지 성장한 것을 채취해 이용한다.

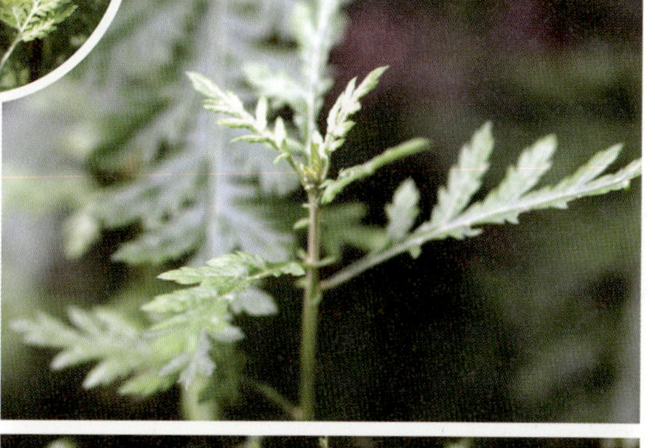

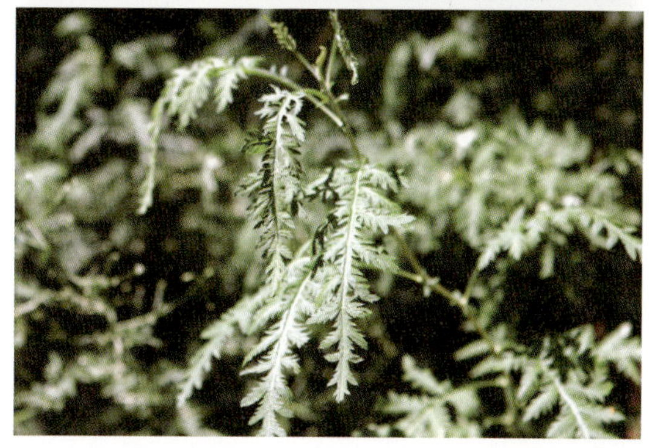

▲ 더위지기의 잎

04 *Artemisia apiacea* Hance

개사철쑥

청호

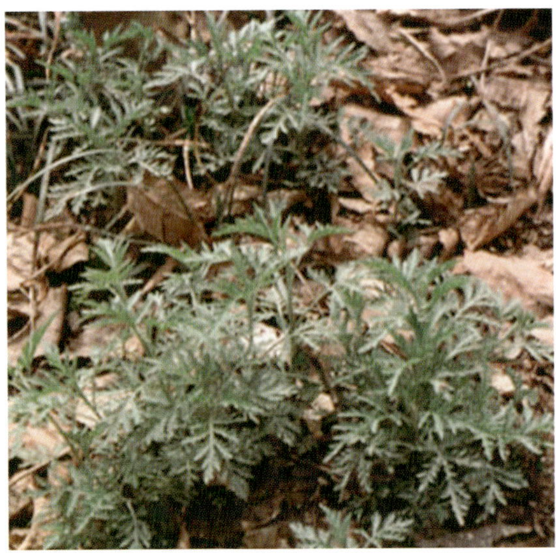

생김새

국화과의 1년초로 높이는 1m가량이고 전체가 매끄럽고 털이 없으며 가지가 많다. 줄기는 원기둥 모양으로 어릴 때는 청록색으로 표면에 가는 세로 홈이 있으며 하부는 조금 목질화되었고, 상부는 잎겨드랑이 사이에 분지가 나와 있다.

잎은 어긋나며 2회 깃모양으로 완전분열되었다. 뿌리에서 돋은 잎과 밑부분의 잎은 꽃이 필 때 쓰러진다.

꽃은 7~9월에 황록색의 꽃이 피며 반구형이다. 가지 끝과 원줄기 끝에 한쪽으로 치우쳐 있는 총상화서에 달리며 꽃자루는 길이 2~6mm이다. 꽃의 크기는 개똥쑥에 비해 좀 더 크고 반(半) 공모양이다. 암꽃의 꽃부리는 길이 1.5mm 정도이고, 양성화의 꽃부리는 길이 1.8mm 정도이며, 수과는 길이 1mm 정도로 장타원형이고 털이 없다. 수과는 사각원형 내지 타원형으로 아주 작으며 갈색이다. 결실기는 9~10월이다.

성분과 효능

개사철쑥에는 고미질(苦味質), 정유, Abrotanine, 비타민 A가 함유되어 있다. 성질은 차고 맛은 쓰고 약간 맵다. 해열·양혈·이담작용을 한다.

개사철쑥의 뿌리를 청호근(菁蒿根), 열매를 청호자(菁蒿子)라 한다. 또 줄기 속에 작은 구멍을 뚫고 살고 있는 벌레는 '청호두충', 잎을 증류하여 얻은 액체를 '청호로'라 하는데 모두 약용한다.

전초에 열을 제거하고 더위를 풀며 제증하는 효능이 있다. 온병서열(溫病暑熱), 골증노열(骨蒸勞熱), 학질, 황달, 소양을 치료한다. 내복할 때는 8~12g을 물로 달여 복용하거나 환을 짓거나 가루 내어 쓰며, 외용 시에는 짓찧어 붙이거나 가루를 바른다.

씨앗은 가을에 열매가 성숙했을 때 과지(果枝)를 제거하고 털어서 햇볕에 말린다. 내복할 때는 4~8g을 물로 달여서 복용하거나 가루로 만들어 복용한다. 외용 시에는 탕액으로 씻는다.

이용법

개사철쑥은 향기롭고 질이 연하다. 봄에 어린순을 나물로 먹는다.

여름에 꽃피기 전에 줄기와 잎이 푸른 것을 골라 지상 부분을 잘라내고 그늘에서 말려 이용한다.

중국에서는 황화호(黃花蒿) 즉 '개똥쑥'을 청호로 쓰기도 하며, 동북지역에서는 빈호(濱蒿) 즉 '비쑥'을 청호로 사용한다. 모호(牡蒿) 즉 '제비쑥'은 상해, 강소, 사천 등지에서 청호로 쓰이고 있다.

05 Artemisia scoparia Wald. et Kitaib.

비쑥

빈호

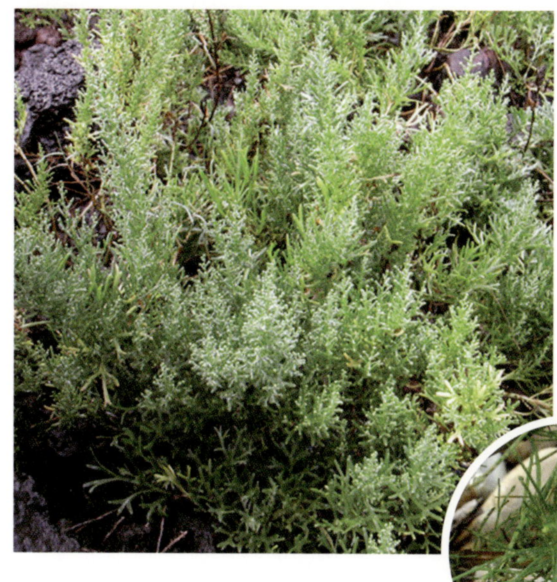

생김새

한해살이풀로 높이는 60~90cm이며 전체에
회백색 털이 있다. 뿌리는 굵고 방추형이며 대개
윗부분에서 가지가 갈라진다. 근생엽은 꽃이 필 때 없
어지며 경생엽은 어긋나고 적갈색이다. 잎의 길이는
3~5cm이고 너비는 2~5cm이다. 1~2회 깃 모양으로
갈라지는데 갈래는 실 모양으로 끝이 날카롭고 톱니가
없으며 잎자루는 길다.
꽃은 황갈색이고 지름 1.2~1.5mm의 두상화서가 줄
기 끝에 큰 원추화서 모양을 이루며 꽃이 피기 전에는
밑으로 처진다. 개화기는 8~9월인데, 사철쑥에 비해
서 꽃이 대형이다.
일반적으로 바닷가의 모래땅에서 자란다.

성분과 효능

전초와 뿌리에 정유 성분이 있으며, 정유 함량은 꽃
이 필 무렵 제일 높다.
더불어 알칼로이드, 수지, 유기산인 레몬산, 사과산,
싱아산, 초산, 프로피온산, 카페산, 클로로겐산, 피로
갈롤 계통의 탄닌질(3.6~4.7%), 콜린, 옥시쿠마린인
디메틸에스쿨레틴 등이 함유되어 있으며, 0.92%의
스코파론이 있다.

비쑥 정유로 만든 약은 이뇨, 진통, 진경 및 억균작용
이 있으며 오줌과 같이 결석이 떨어져 나오게 한다.
전초를 달임약은 이담작용이 있는데, 어린식물 즉 뿌
리잎이 특히 효과가 있다.

갖가지 기생충증, 기침, 가래, 두통, 열나는 데, 척수
신경근염, 간질, 신경쇠약, 곽란, 설사 등을 치료
하는 데도 쓴다. 중국에서는 비쑥도 인진쑥
에 포함하여 함께 약용하고 있다.

이뇨작용

전초를 우려낸 액과 정유는 동물실험에
서 이뇨작용이 있는 것으로 밝혀졌다.
정유는 또한 설사작용도 한다.

각종 부인병치료

비쑥은 특히 여성들의 질병에 좋다고 하여 민간에서
는 산후하혈, 자궁출혈 등에 흔히 쓴다.
안태작용이 있어 임신한 여성의 보약으로도 좋다고
알려져 있다.

이용법

이른 봄철에 갓 돋아난 새싹을 쑥처럼 국을 끓여 먹
거나 떡을 만들어 먹는다. 여름철에는 잎과 꽃이삭이
붙은 윗가지를 베어 그늘에 말려 이용한다.

06 Artemisia annua L.

개똥쑥

황화호

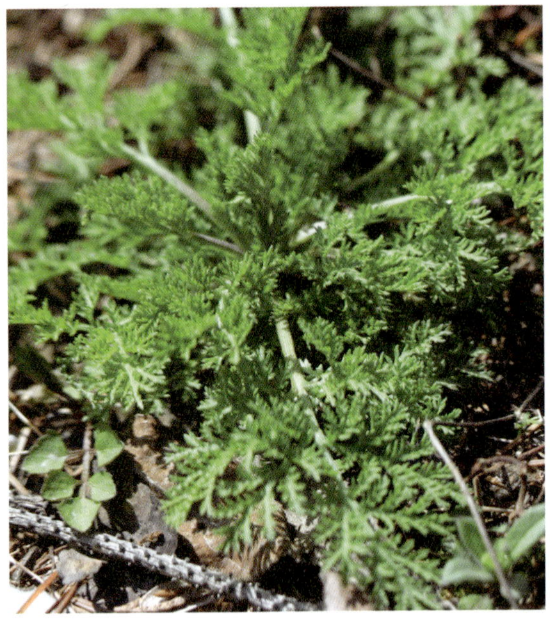

성분과 효능

건조시킨 식물체에는 수분이 9.7%, 에틸에테르 가용물질 5.6%, 물 가용 물질 26.6%, 에틸 알코올 가용물질 0.8%, 반 섬유소 11.6%, 섬유소 8.5%, 목질소 9.6%, 단백질 9.3%, 회분(灰分) 10.1%, 탄닌류 2.4%가 함유되어 있다.

일반적으로 열을 내리고 학질을 치료하며 풍을 제거하고 가려움증을 멈추는 효능이 있다. 또한 고혈압, 소아 경풍, 열로 인한 설사, 악창개선(惡瘡疥癬)을 치료하며 항말라리아, 항생제, 해열제, 강장제로 사용된다.

개똥쑥은 중국에서 몸을 차게하는 허브로 인식되어 만병에 사용하였는데, 특히 강장, 소화불량에 식용하였다. 최근 연구에서 말라리아와 항암치료에 큰 효력이 있는 것으로 밝혀졌다.

하루 3.75~12g을 물로 달여서 복용하며, 외용시에는 개어서 바른다.

식물체에서 강한 개똥냄새가 난다고 하여, '개똥쑥' 이라고 불리게 되었다.

생김새

길가나 황무지에서 자라는 1년생 초본이다. 줄기는 높이 150cm까지 되며 많은 가지를 치고 털은 없다. 잎은 3회 우상으로 가는 열편으로 갈라지고 종열편(終裂片)은 폭이 0.3mm, 표면에 분상의 가는 털이 난다.
꽃은 8~10월에 피며 다수의 두화가 모여 대형의 원추화서를 이룬다. 두화는 구형으로 폭이 1.5mm, 털이 없다. 열매는 길이 0.7mm이다.
동유럽, 아시아의 넓은 지역과 북아메리카에 자생하고, 중국 동부에서 상업용으로 재배한다. 옛날에는 인디아, 아프리카 그리고 발칸지역에서 재배되었다.

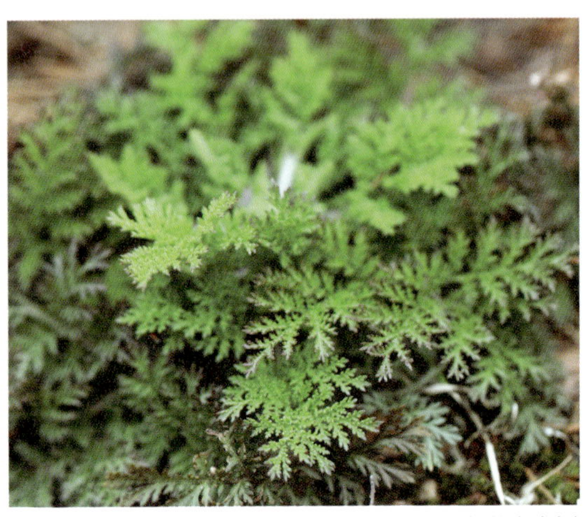

▲ 개똥쑥의 어린잎

07 Artemisia japonica THUNB.

제비쑥

모호, 모호근, 취애, 청호, 백화호, 유호

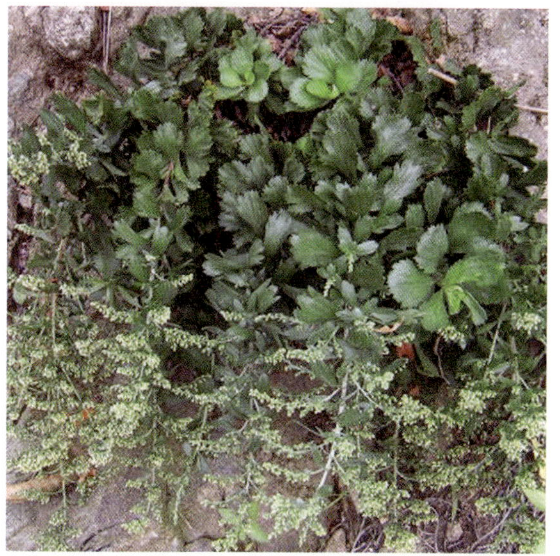

중앙이 양성화로 꽃부리의 끝부분은 5개로 갈라져 있다. 수술은 5개이고 꽃밥은 합생하여 암술머리의 주위를 둘러싸고 있다. 암술은 한 개이고 중앙에 있으며 암술머리는 사람의 머리 모양이다.

제비쑥은 전국 각지에 분포하며 메마른 땅에서 난다.

성분과 효능

해열, 발한, 소종 등의 효능이 있으며 간에 이롭다. 적용질환은 감기, 학질, 폐결핵, 주기적인 발열현상, 편도선염 등이다. 그 밖에 습진이나 옴 또는 외상출혈 등의 치료약으로도 쓰인다.

열을 내리고 표증(表證)을 풀며 기생충을 구제하는 효능이 있다. 감기로 인한 신체의 열, 과로로 인한 기침, 조열, 소아의 감(疳)으로 인한 열, 학질, 구창, 개선(疥癬), 습진을 치료한다.

잎과 줄기를 약재로 쓰는데, 여름과 가을에 채집하여 햇볕에 말린다. 질병에 따라서는 생풀(生葉)을 쓰기도 하며, 건조된 것은 쓰기에 앞서서 잘게 썬다.

생김새

다년생 초본 식물로 높이가 60~90cm 정도이다. 줄기는 직립한다. 잎은 어긋나고 줄기의 중간 이하의 잎은 기부가 쐐기모양이며 끝부분이 깃 모양으로 3개로 갈라져 있다. 가운데 열편이 비교적 넓고 역시 깃 모양으로 3개로 갈라져 있다. 중간 이상의 잎은 실 모양으로 밋밋하다. 잎의 양면은 녹색이고 털이 없다.

두상화서는 원추화서 모양으로 배열되어 있는데, 공 모양으로 지름이 약 1.5mm이다. 꽃떡잎은 3~4층이다. 꽃턱 위에 양성(兩性)화와 암꽃이 붙어 있다. 꽃부리는 모두 대롱 모양으로 되어 있다.

암꽃은 꽃턱의 바깥둘레에 위치하고 꽃부리 중앙에 암술이 한 개만 있으며 암술머리가 2개로 갈라져 있다.

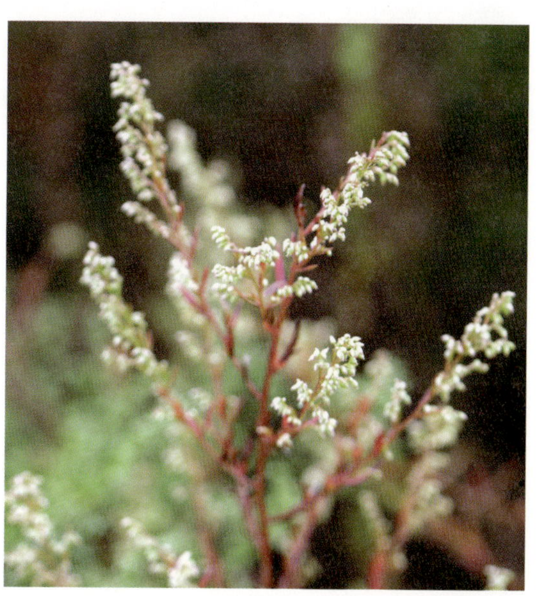

▲ 제비쑥의 꽃

전초는 줄기가 원기둥 모양으로 지름은 1~3mm이며 표면은 흑갈색 혹은 갈색이다. 질은 단단하고 꺽은 단면은 섬유상으로 황백색으로 중앙에 흰색의 고갱이가 성글게 있다.

남은 잎몸은 황록색 혹은 흑갈색이며 대부분 부서져서 일정하지 않고 주름이 있으며 질은 약하고 떨어지기 쉽다.

꽃차례는 황녹색이고 꽃떡잎에 긴 타원형의 갈색 종자가 여러 개 있다. 향기가 있고 맛은 약간 쓰다.

건조된 약재를 1회에 2~4g씩 200cc의 물로 뭉근하게 달여서 복용한다. 습진, 옴, 외상출혈에 대해서는 생풀을 짓찧어서 환부에 붙인다.

이용법

어린순을 나물로 먹으며 죽이나 밥에 넣기도 한다. 또한 쑥과 함께 쑥떡을 만드는 재료로 쓴다.

쓴맛이 있으므로 데쳐서 몇 차례 물을 갈아가면서 충분히 우려낸 다음 조리할 필요가 있다.

모호근
Artemisia japonica T.

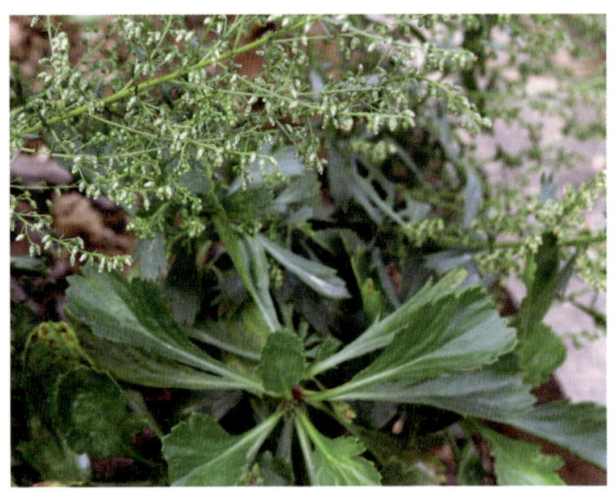

효능

제비쑥의 뿌리로 맛은 쓰고 약간 달며 성질은 따뜻하다. 주로 풍습으로 인한 비통(痺痛), 한습(寒濕)으로 인한 부종을 치료한다.

풍습으로 인한 비통(鼻痛)이나 두통을 치료할 때에는 모호근 40g을 달여서 복용한다.

한습(寒濕)으로 인한 부종을 치료할 때에는 모호근 40~80g을 물 한 사발에 넣어 반 사발이 되도록 달인 후, 막걸리 80g을 타서 복용한다.

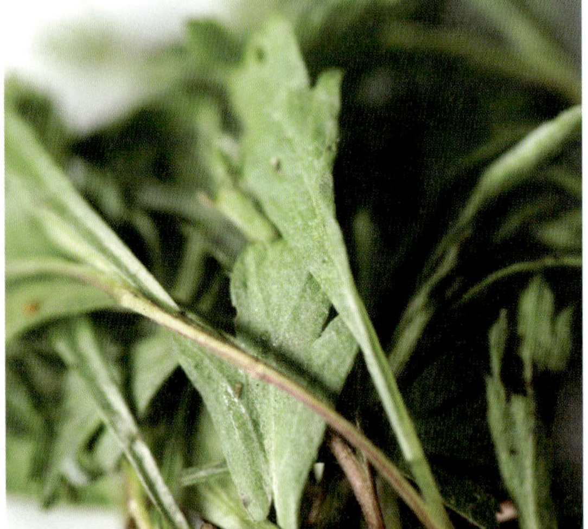

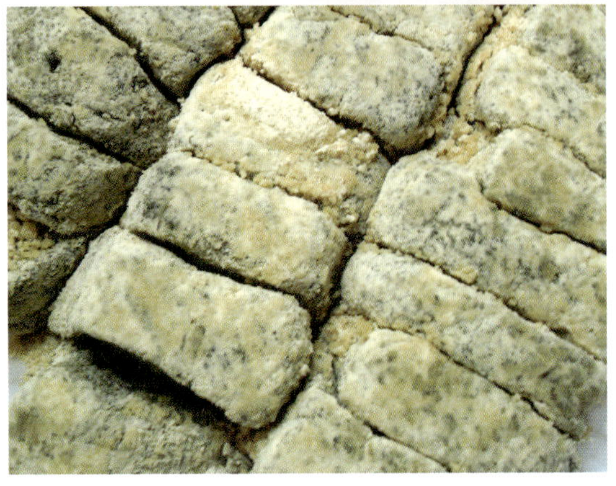

▲ 제비쑥 떡

08   Artemisia keiskeana MIQ.

맑은대쑥

개제비쑥, 개쑥, 암려, 암호, 회호, 취호

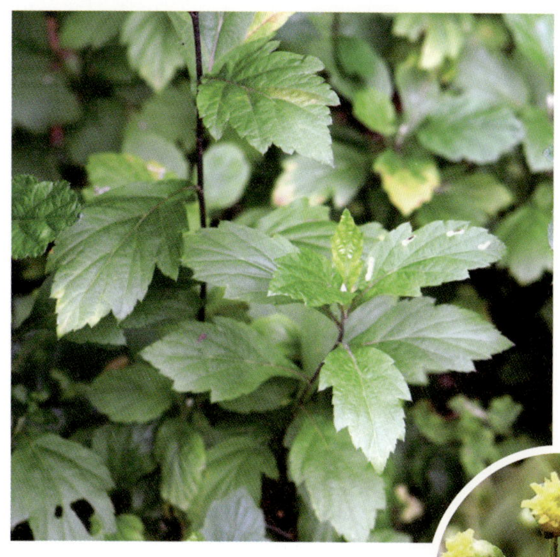

생김새

여러해살이풀로 가는 줄기는 곧게 서서 30~60cm의 높이로 자라며 가지는 많이 치지 않는다. 줄기와 잎 뒷면에는 갈색 빛의 솜털이 있다. 뿌리에서 자라나는 잎은 계란꼴이고 줄기에 나는 잎은 피침꼴로서 상반부가 몇 갈래로 얕게 갈라진다. 줄기에 나는 잎은 서로 어긋나게 자리한다. 꽃은 7~9월에 줄기 끝에 이삭 모양으로 뭉쳐 피는데, 꽃잎은 없고 수술과 암술이 3mm 정도의 굵기로 둥글게 덩어리져 있다. 꽃의 빛깔은 연한 노란빛이다. 전국 각지에 분포하고 있으며 산의 밝은 숲속이나 숲가와 같은 자리에 난다.

꽃 모양은 제비쑥과 비슷한 외모를 가졌는데, 맑은대쑥 쪽의 꽃이 약간 큰 편이다.

성분과 효능

맛은 쓰고 매우며 성질은 따뜻하다. 꽃을 포함한 줄기와 잎 모두를 약재로 쓴다. 꽃이 피어 있는 8~9월에 전초를 채취하여 햇볕에 말린다. 쓰기에 앞서서 잘게 썬다. 강장(强壯), 통경(월경이 잘 나오게 함) 등의 효능이 있으며, 멍든 피를 풀어주고 풍습을 없애주기도 한다. 관절의 통증, 풍습으로 인한 마비와 통증, 월경폐지, 타박상 등에 쓰인다.

건조된 약재를 1회에 5~10g씩 200cc의 물로 달이거나 생즙을 내어서 복용한다. 또한 씨를 말려 두었다가 달여서 차로 복용하면 강장효과를 얻을 수 있다.

이용법

이른 봄에 어린싹을 나물로 무쳐 먹으며 떡에도 넣는다. 또는 쌀과 함께 죽을 끓여서 먹기도 한다. 쓴맛을 지니고 있으므로 데쳐서 잘 우려낸 다음 조리한다. 때로는 쓴맛을 중화시킬 만하게 짙은 양념을 넣어 버무려 먹어도 좋다.

암려자
Artemisia Keiskeana M.

효능

맛은 쓰고 매우며 성질은 따뜻하다. 겨울에 채집한다. 어혈을 배출시키고 습을 수렴하는 효능이 있다. 여자의 어혈로 인한 월경 중지, 산후 어혈로 인한 복통, 타박상, 풍습비통을 치료한다.

8~12g을 달이거나 가루내어 환제, 산제로 만들어 복용하거나 짓찧어 즙을 짜서 복용한다. 어체습열사가 없는 사람은 복용에 주의한다. 임신부는 금한다.

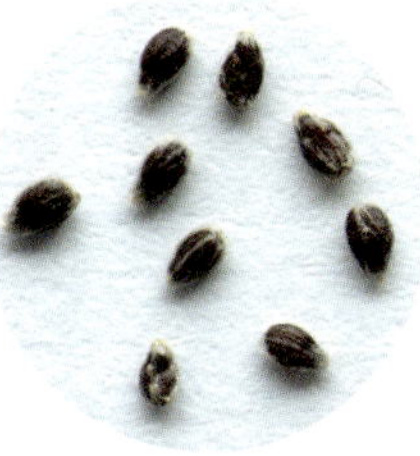

09 Artemisia absinthium

웜우드
Wormwood

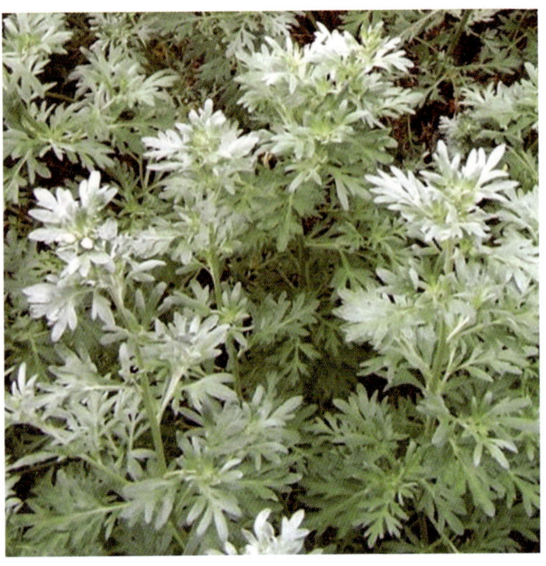

웜우드는 강장(强壯), 소화촉진 작용이 있어서 약용하며 잎은 차로 달여 마시면 우울증, 황달 등에 좋다. 꽃도 건조시켜 잎과 동일하게 이용한다.
예부터 구충 및 방충제로 쓰여 왔는데, 지금도 주머니에 넣어서 방충제로 쓰며 모스팩이라 불리는 방충 낭의 뺄 수 없는 재료의 하나다. 또한 연(鉛) 중독의 독성을 약하게 하는 역할이 있다.

이용법

웜우드는 일명 '앱신(Absin)' 이라고도 하며 예부터 술을 만드는데 이용되었다. 향이 짙어 프랑스의 강한 술인 Absinthe주와 Vermouth주를 빚는 원료로 쓰였는데, 알코올 도수가 70%나 되는 독한 술의 하나이다.

웜우드 이용시 주의점

웜우드는 요리에는 사용하지 않으며, 임산부와 어린이는 이용을 피하는 것이 좋고, 단기간 사용하는 것이 바람직하다.

생김새

다년초로서 60~120cm로 자라며 밑쪽이 목질화한다. 전체에 회백색의 털이 덮여 있어서 은빛으로 보인다. 잎은 호생하며 쑥처럼 깊이 갈라져 있으며 2~3회 우상복엽으로 길이 10cm, 폭은 5cm이다. 여름에 밑쪽에서 작은 노란색의 두상화가 이삭처럼 붙는데 원추형의 총상화서로 핀다.

성분과 효능

웜우드는 잎과 꽃 모두에 독특한 향기와 쓴맛이 있다. 잎에 방부효과가 있어서 예전에는 소화불량, 간질병에 쓰였고 간장, 담낭에 자극을 주므로 황달 등에 쓰이는 유명한 약초다.

웜우드는 예부터 유명한 약초로 재배해 왔는데, 특히 구충(驅蟲)과 해독의 효과가 뛰어나다. 때문에 벌레라는 뜻의 이름 'Worm' 이 붙여졌다.
학명인 Artemisia는 그리스 신화에서 분만중인 여성을 돕는 신인 아르테미스(Artemis)의 이름에서 비롯된 것인데, Artemisia 속(屬) 식물은 월경을 촉진하고, 분만 때 외용약으로 찜질하면 출산을 빠르게 하며 산후의 통증을 완화하는 데에 쓰인다. 때문에 다산과 탄생을 관장했던 여신 다이아나(Diana)에게 바치는 약초로 쓰였다.
서양에서는 약쑥을 '베르무다(Wermuda)' 라고 지칭하는데, 이 말은 영어의 웜우드(Wormwood)와 독일어 베어무트(Wermut)의 옛날 언어 형태이다.

10   *Artemisia abroranum L.*

서던우드
Southernwood

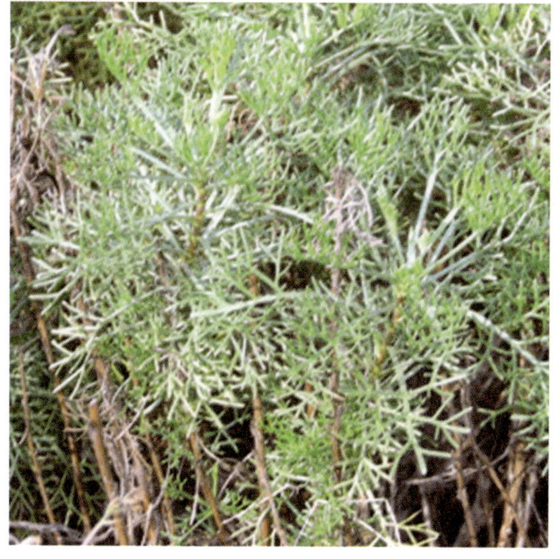

생김새

다년초이며 높이는 90cm 정도로 자란다. 잎은 은색이 낀 녹색이며 깊이 찢어져서 실같이 가늘다. 여름에서 가을에 걸쳐 노란 단추 같은 꽃이 피는데, 추운 지방에서는 거의 볼 수 없다. 줄기는 목질화가 되면 매끄럽고 황갈색이 된다.

반상록성의 다년생으로 씨와 꺾꽂이로 번식이 된다. 남유럽이 원산지이며 영국에는 16세기에 도입되었고 미국에는 초기 이주자가 가지고 간 것으로 보인다.

성분과 효능

다른 아르테미시아계(타라곤, 웜우드 등)와 마찬가지로 강한 살균력, 방부력을 가진 에센셜 오일인 압산톨을 함유하고 있어 기생충 구제에 효과가 있다.

어린싹으로 만든 허브차는 월경을 촉진하고 강장효과에도 뛰어나다.

이용법

서던우드는 가늘고 부드러운 잎을 지녔고 독특하고 강한 향이 있다. 쑥처럼 어린잎은 감미료와 맥주나 케익의 향미를 내는데 쓰이며, 강장효과가 있어 허브차로 이용을 하기도 한다.

은색이 낀 녹색잎은 둥글게 깎아 화단의 둘레를 꾸미는 생울타리로 이용한다. 서던우드에 함유된 정유는 아르테미시아 중에서 레몬향 같은 가장 달콤한 향기가 난다. 과일이나 채소에 붙은 벌레를 없애는 방충효과도 있어서 과수, 채소, 화초밭에 심기도 하며 닭벼룩을 방제하기 위해 닭장 주위에도 심는다. 특히 장미화단의 둘레를 꾸미면 그 향이 장미에 붙어 진딧물을 방지할 수 있다.

옛날부터 양복 사이에 이 풀을 뿌렸는데, 이 잎은 장뇌 같은 냄새가 나서 벌레가 싫어한다고 한다. 또 이 향은 졸음을 깨운다고 하여 교회에 나갈 때 부인들이 긴 설교에 견디도록 꽃다발을 만들어 가지고 갔다는 이야기도 있다.

여름에서 가을에 걸쳐 노란 단추 같은 꽃이 피는데, 줄기는 목질화가 되면 매끄럽고 황갈색이 된다. 이 줄기를 삶아 노란색 염료로도 쓴다. 이탈리아에서는 머그워트와 같이 요리에도 쓰이고 있다.

> 서던우드는 Southern(남쪽)과 Wood(나무)가 합쳐져 만들어진 이름이다. 유럽의 남부에 자생하며 목질화하는 식물이기 때문이다.

11 Artemisia dracunculus L.

타라곤
Tarragon

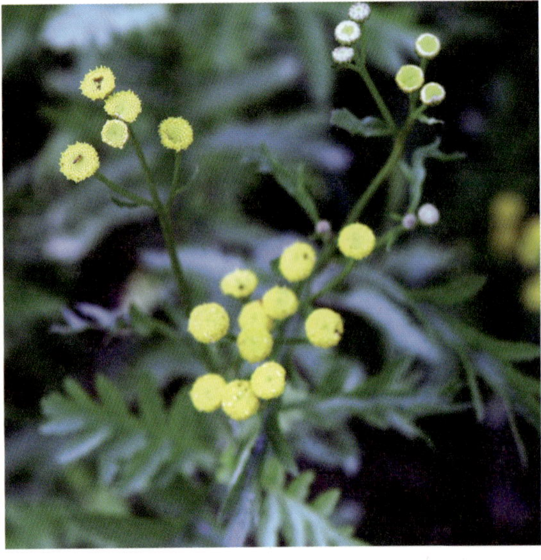

생김새

다년초로서 높이 50~60cm로 자라며, 꽃이 피어도 결실이 되지 않아 불임성(不稔性)인 것이 특색이다. 잎은 버들잎처럼 좁고 갸름하며 윤기가 있고 짙은 녹색이다. 7~8월에 노란색의 총알모양의 조그만 꽃봉오리가 맺히지만 꽃이 피지는 않는다.

성분과 효능

강장제로서 머리, 심장, 간장 등을 크게 이롭게 한다. 유럽에서는 16~17세기에 그 약효가 널리 존중되기도 했는데, 상류사회에서만 쓰이던 귀중한 약초라 한다. 타라곤은 이 밖에도 산화방지와 살균작용이 있어서 위(胃)에도 좋다.

이용법

타라곤은 미식(美食)을 즐기는 프랑스에서 허브의 여왕으로 여길 만큼 달콤한 향기와 약간 매콤하면서도 쌉쌀한 맛이 일품이어서 프랑스 요리에는 없어서는 안 되는 향신료이다.

지금은 약초보다도 향신료로서의 위치가 더 크며, 프랑스 요리의 여러 가지 소스에 중요하게 쓰인다.

타라곤은 닭, 생선 등의 요리에 잎사귀 하나만 넣어도 요리의 맛을 완전히 바꿔 놓을 만큼 신비한 향신료이다. 타라곤 비네갈(향식초)은 과실식초에 타라곤 잎을 수 주일간 담근 것인데, 향이 든 비네갈을 샐러드 드레싱이나 마요네즈, 마리네소스 등에 이용하면 풍미가 매우 좋다.

타라곤의 재배

타라곤은 결실을 볼 수 없어도 주로 꺾꽂이와 포기나누기로 번식시킨다.

여름에 잎을 수시로 수확할 수 있다. 꽃봉오리가 달리기 직전에 에센셜 오일(精油)이 가장 많이 함유되어 있으므로, 대량 재배 시에는 이 시기가 수확의 적기이다. 수확할 때는 줄기째 베어서 서늘한 곳에서 재빨리 건조시키고 밀폐용기에 보관하는데, 1년에 2~3회 수확할 수 있다. 단, 잎에 상처를 내면 오일이 소실되며 변색의 원인이 되므로 주의해서 상품가치를 손상시키지 않도록 한다.

B. C. 5000년경부터 그리스인이 재배하고 있었다는 역사가 오랜 약초이다. 타라곤(Tarragon)이란 이름은 프랑스어의 '에스트라콘(Estragon)'의 사투리라 하며 어원은 종명으로도 되어 있는 라틴어의 'Dracunculus' 즉, 작은 용이라는 뜻이다.

제3장

난초과 참살이

보춘화 / 건란화 / 한란 / 장거란 / 자란 / 독산란 / 두견란 / 사철란
타래난초 / 새우난초 / 손바닥난초 / 병아리난초 / 청닭의난초
오공란 / 개불알꽃 / 광릉요강꽃 / 털복주머니란 / 석곡 / 천마

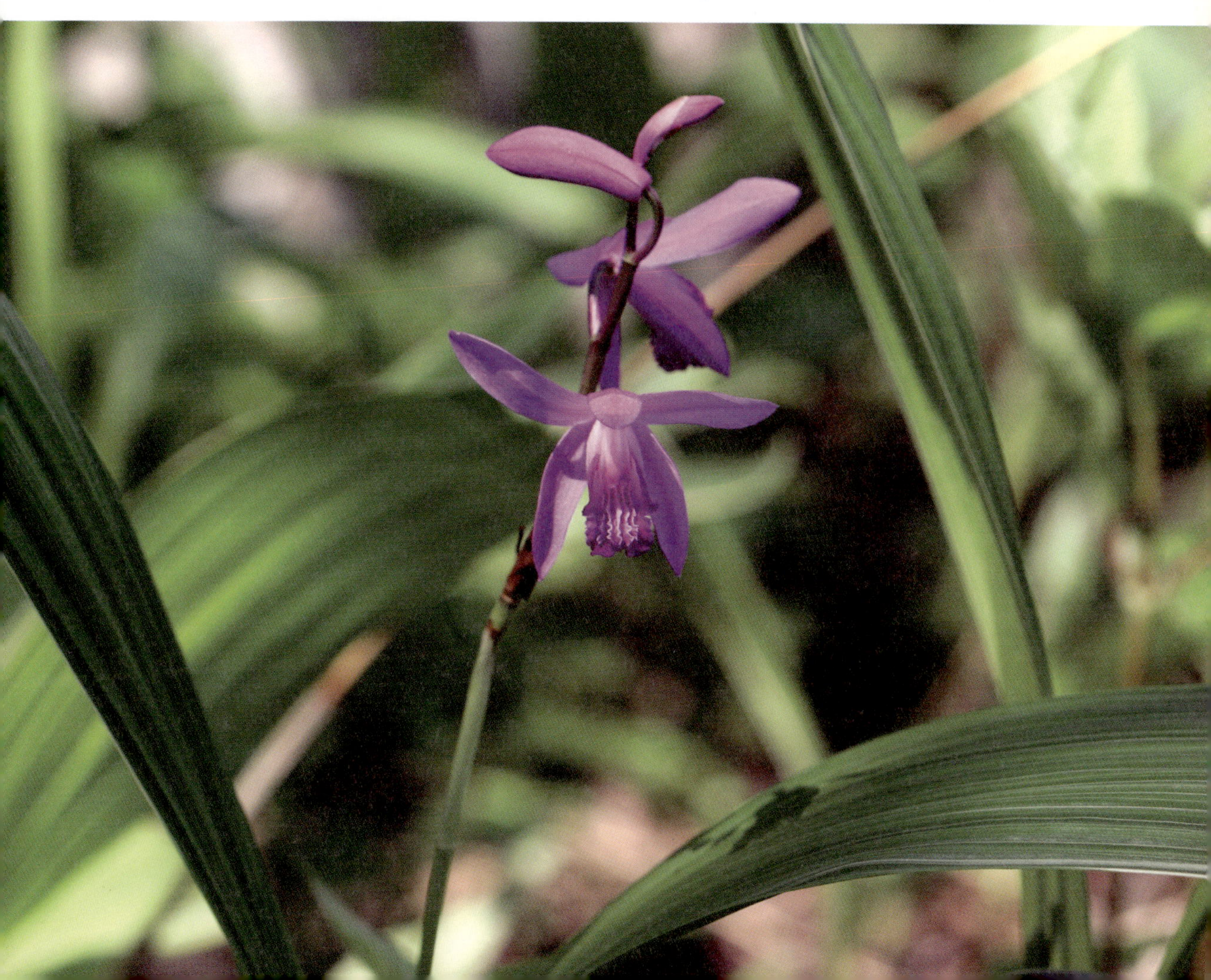

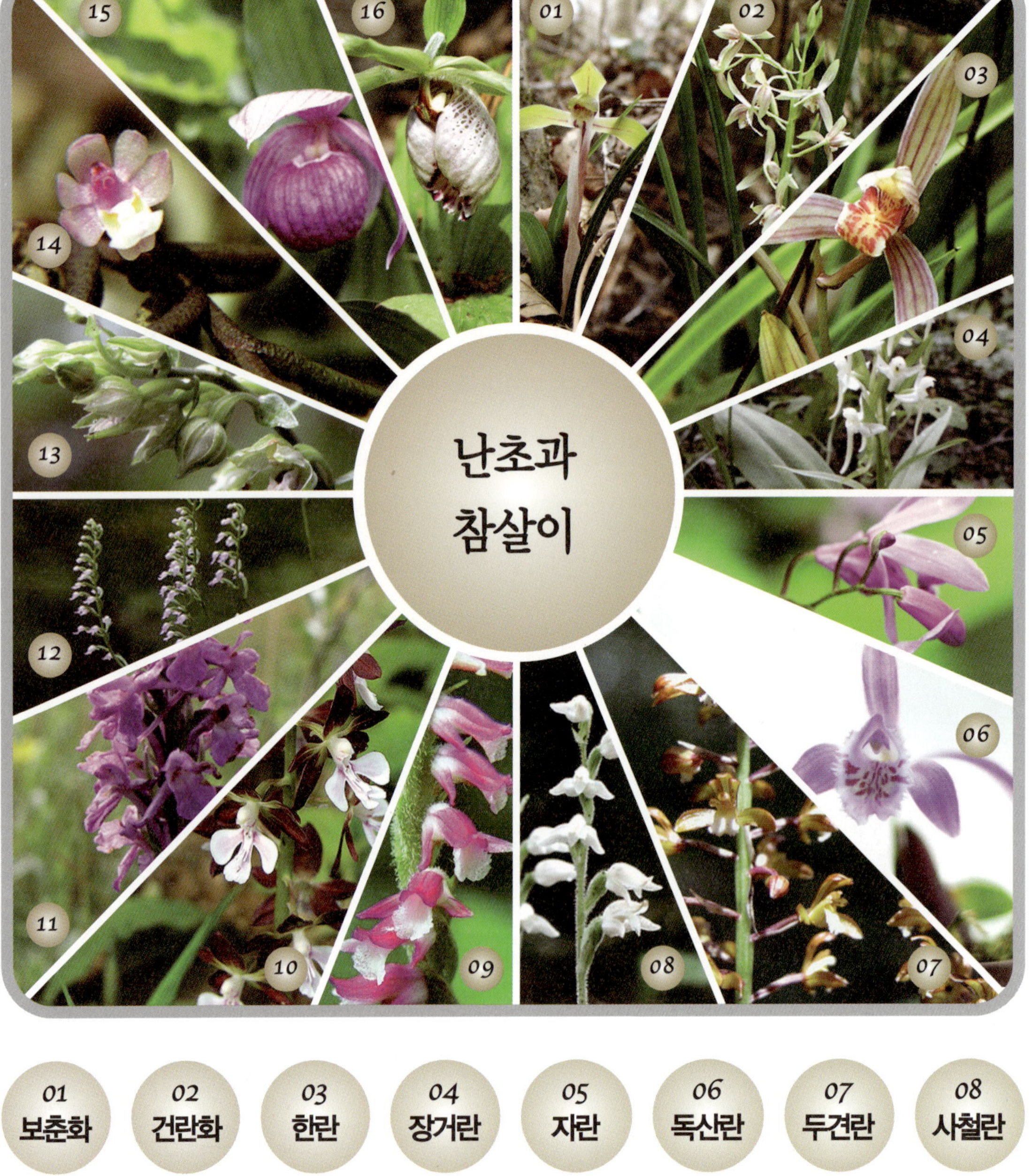

01 보춘화
02 건란화
03 한란
04 장거란
05 자란
06 독산란
07 두견란
08 사철란
09 타래 난초
10 새우 난초
11 손바닥 난초
12 병아리 난초
13 청닭의 난초
14 오공란
15 개불알 꽃
16 광릉 요강꽃

01 Cymbidium goeringii Reichb. fil.

보춘화

춘란

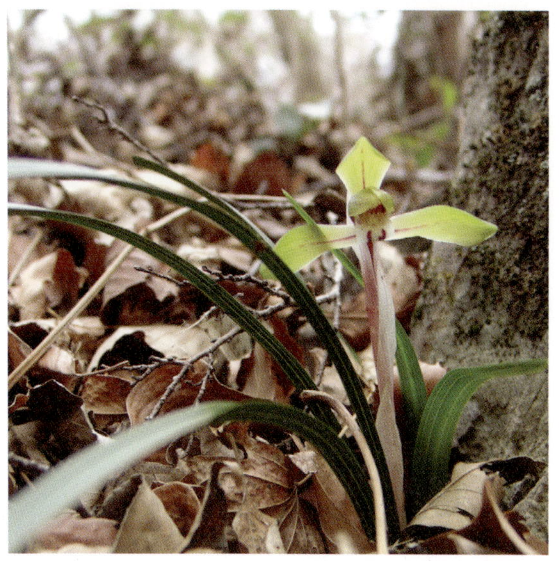

생김새

잎은 뿌리에서 총생하며, 선형으로 높이가 20~50cm, 폭은 6~10cm이며, 뒤로 젖혀져 구부러진다. 잎끝은 뾰족하고, 가장자리에는 미세한 거치가 있다. 잎은 두껍고 반질거리며 진록색을 띠는데, 생육환경 조건에 따라 형태가 다르게 나타난다.
3~4월에 연황록색의 꽃이 피는데, 높이는 10~25cm로 꽃대 끝에서 1개의 꽃이 핀다. 포는 초상엽과 비슷하지만 초가 없고 피침형이며, 길이는 3~4cm로 끝이 뾰족하다.
꽃받침 잎은 다소 육질이고 도피침형이며, 길이는 3~3.5cm로서 끝이 둔하고, 꽃잎도 꽃받침 잎과 비슷하지만 약간 짧다.

순판은 백색 바탕에 붉은 자홍색 점무늬가 있다. 안쪽은 울퉁불퉁하고 중앙에 홈이 있으며, 끝이 3개로 갈라진다. 중앙 열편은 크고 암술모양 젖혀지며, 암술대는 길이가 15mm 정도이다.
열매는 곧게 서며, 길이는 5cm 정도로 아래로 갈수록 가늘어지고, 길이 5~6cm의 대가 있다. 국수발 같은 흰 뿌리는 사방으로 뻗는다.

성분과 효능

보춘화에는 알칼로이드(Alkaloid), 타닌(Tannin), 글루코사이드(Glucoside), 카로틴(Carotine) 등이 함유되어 있다. 성질이 평하며 독성이 없다. 한방에서는 폐출혈(肺出血)이나 혈뇨(血尿)를 멈추게 하는 데 이용한다.

향을 오래 맡으면 폐를 깨끗이 하고, 담을 제거하며, 기침을 멈춘다. 또한 소화를 돕고 신(腎)을 보하며 이뇨작용을 하며, 류머티즘, 설사, 편두통을 없앤다.
《삼국유사》에 보면, 수로왕이 장가들 때 인도에서 뱃길로 오는 허황후를 맞이하면서 함께 온 신하에게 난액(蘭液)으로 만든 음료와 술을 내렸다는 기록이 있는데, 예부터 난꽃을 생(生)으로 먹으면 폐를 깨끗이 하고 담을 제거해 기침을 멈추게 하는 효과가 있다고 한다.

이용법

꽃잎에 수분이 적어지면 꽃을 따서 찻잔에 띄운다.
난은 영양분을 향기로 발산하기 때문에 꽃은 떨어져도 은은한 향기를 지니고 있다. 때문에 난을 두고 '천하의 제일 향'이라 한다.
녹차에 꽃송이를 넣어 비닐 랩에 싸두면 은은한 난향이 찻잎에 배는데, 하룻밤 지난 뒤 꽃잎과 차를 함께 다관에 넣어 우려 마시면 짙으면서도 맑은 향을 느낄 수 있다.

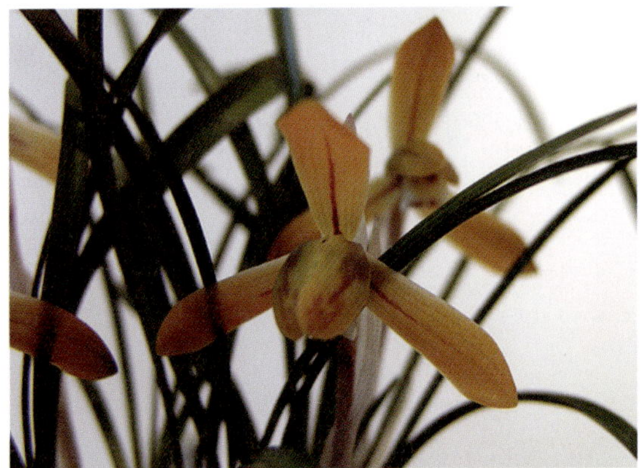

▲ 춘화의 한 종류

우리나라에서 자생하고 있는 보춘화는 일반적으로 향기가 미약하거나 거의 없다. 그러나 제주도와 전남 완도지역에서 중국춘란처럼 향기가 나는 종류가 자생하고 있다.

난은 보통 화분에 식재하여 감상하는데, 흔히 녹소토나 마사토를 굵기별로 구분하여 사용한다. 이들 식재용토는 배수와 통풍이 잘 되면서도 보습력이 있는 특성을 지니고 있다. 간혹 습도가 높은 온실에서는 목부작(木附作)이나 석부작(石附作)을 만들기도 한다.

보춘화(報春花)는 봄이 왔음을 알리는 꽃이라는 의미로 이름지어졌는데, 근래에는 '춘란(春蘭)'이라는 명칭이 더 많이 일반화되어 있으며, C. Virescens Lindley라는 학명을 사용하기도 한다.

속명의 Cymbidium은 그리스어의 Kymbo(배)라는 뜻과 Eidos(모양)이라는 뜻의 합성어이다. 설판이 배의 선형과 비슷한 데서 유래되었다.

보춘화는 통풍이 잘 되는 소나무와 참나무의 숲 속에서 자라는 상록성의 지생란(地生蘭)이다.

잎의 나비가 0.2~0.3cm로 좁은 것을 '세엽춘란(Var. Angustatum)', 설판에 반점이 없고 순백색인 것을 '소심춘란(For, Soshin)', 붉은색 꽃이 피는 것을 '적화춘란(For, Aurantioruber)'이라고 한다.

보춘화의 재배

보춘화는 수태나 바아크, 하이드포볼, 경석 등에 심는다. 때로는 배수가 잘 되는 굵은 모래에 심기도 한다. 화분용토가 마른 듯할 때 재관수하며, 관수할 때는 충분히 관수하며, 실생 또는 분주로 행한다.

개화기까지는 빛을 필요로 하며, 개화 후에는 반그늘에서 잘 자란다. 3~5℃ 이상에서 월동하며, 10~21℃에서 잘 생육한다. 또한 환기를 요한다. 개화를 위해서는 0~5℃에서 30~45일간 두었다가 5~21℃에서 재배하면 220~230일 만에 개화한다.

자생지

전 세계에 분포하는 70여 종의 심비디움(Cymbidium)속 가운데 내한성이 가장 강한 종류에 속한다.

보통 우리나라 남부와 중남부 해안의 삼림 아래서 자생하는데, 황해도 서흥, 장산곶, 경기도 용인, 광주, 강원도 원주 치악산, 삼척, 강릉, 고성을 연결하는 선 이남 등 다소 건조한 소나무숲이나 참나무 혼효림(混淆林)에서도 자란다. 많은 원예품종이 있다.

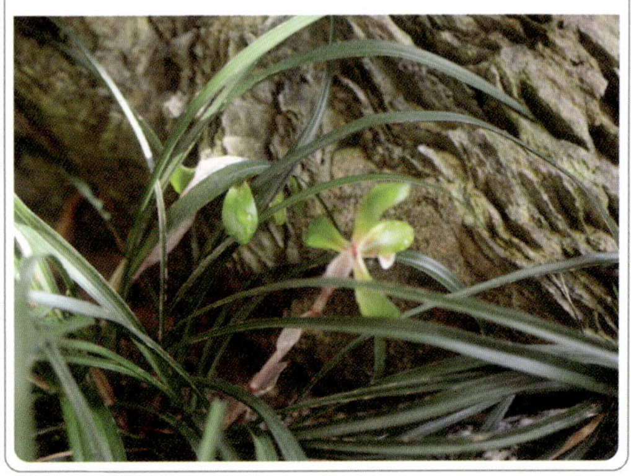

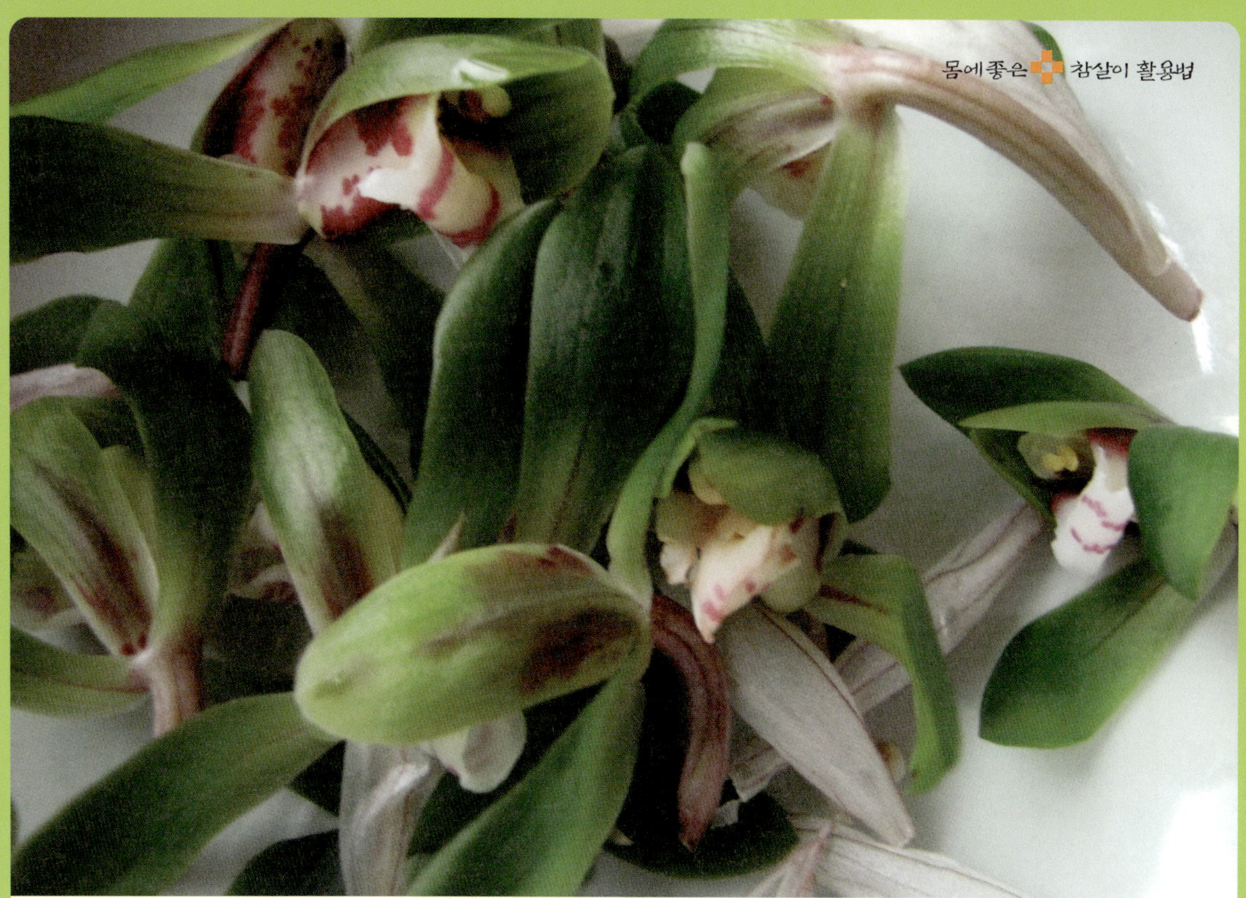

보춘화꽃송이

보춘화꽃 차

만드는 법 1

1. 꽃봉오리를 깨끗이 손질하여 꽃의 무게와 동일한 분량의 소금을 넣고, 물을 한 번 끓여서 식혀 꽃에 붓고 꽃이 떠오르지 않게 나무젓가락이나 망으로 눌렀다가 3~4일 후에 냉장 보관한다.
2. 차로 마실 때는 꽃봉오리 1~2송이를 찻잔에 넣고 끓는 물을 부어 첫 물은 바로 따라 버리고 두 번째 물부터 마신다.

만드는 법 2

1. 난초의 꽃봉오리를 따서 깨끗이 손질하여 지퍼백에 얇게 펴서 냉동시켜 두었다가 사용한다.
2. 차로 마실 때는 얼린 꽃 1~2송이를 찻잔에 넣고, 끓는 물을 부어 1~2분간 우려 내어 마신다.

춘란주

강장, 건위, 이뇨작용이 있다.

재료

춘란 꽃 200~250g, 소주 1000㎖, 설탕 5~10g

만드는 법

1. 꽃잎을 잘 보이도록 전체가 투명한 용기를 준비하여 꽃잎이 상하지 않도록 주의해서 넣는다.
2. 소주와 얼음 설탕을 넣고 잘 봉한다.
   숙성 중에 열이나 공기가 들어가면 색이 바래지므로 반드시 비닐 테이프 등으로 입구를 확실하게 막는다.
3. 시원한 곳에서 6개월 이상 숙성시킨다.
4. 황갈색 또는 붉은색 술이 완성되면 이용한다.

02 Cymbidium ensifolium (L.) Sw.

건란화
추란

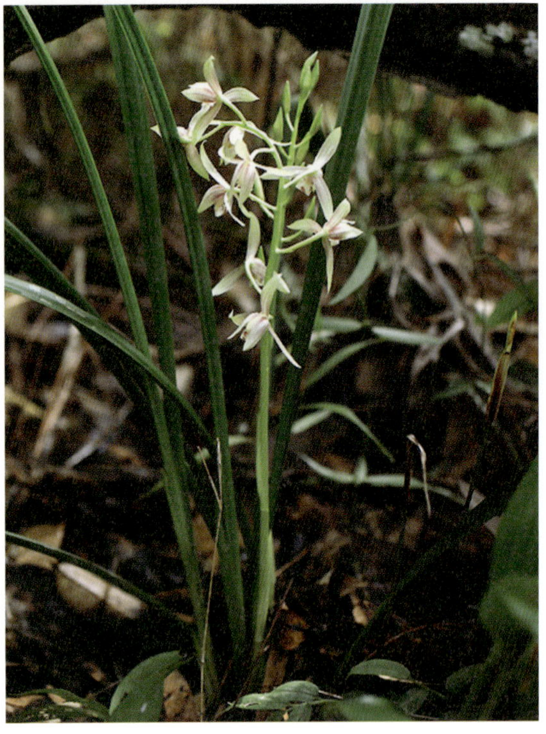

생김새

여러해살이 상록 식물로, 뿌리는 긴 원기둥 모양이고 뭉쳐 있으며 굵다. 잎은 뿌리나 땅속줄기에서 직접 땅 위로 나오고 다발을 이룬다. 잎몸은 실처럼 가늘고 긴 피침형이며 길이가 30~40cm, 너비 7~12mm이며 조금 단단하고 진한 녹색이다.

총상화서는 곧게 자라고 꽃줄기가 보통 잎보다 조금 짧으며 칼집 모양의 꽃떡잎이 있다. 꽃은 3~9송인데 지름이 3~4cm이다. 꽃받침은 둥그스름한 네모꼴의

피침형으로 길이가 2~2.5cm이며 끝부분이 짧게 뾰족하다. 색은 연한 황록색을 띠며 자줏빛의 가는 줄이 있다.

입술 모양의 꽃잎은 난형의 둥그스름한 네모꼴이고, 가장자리가 밋밋하거나 3개로 얕게 갈라져 있으며 밖으로 말려져 있고 황록색이다. 적색이거나 갈색의 반점이 있다.

효능

맛은 맵고 성질은 평하며 독이 없다. 이기(理氣), 관중(寬中), 명목(明目)하는 효능이 있다.

만성 해수, 가슴이 답답한 증상, 설사, 청맹내장(靑盲內障)을 치료한다. 내복할 때는 차에 넣어 마시거나 물로 달여 복용한다.

만성 해수의 치료
건란화(建蘭花) 4송이를 물로 달여서 복용한다.

건란의 개화기는 여름과 가을인데, 주로 산골짜기에서 야생한다. 재배는 각지에서 하며 품종은 매우 많은데, 그 중에 꽃이 순백색의 것이 양품이다. 이를 '소심란(素心蘭)'이라고 부른다. 건란은 뿌리(建蘭根)와 잎(建蘭葉)도 약용으로 쓴다.

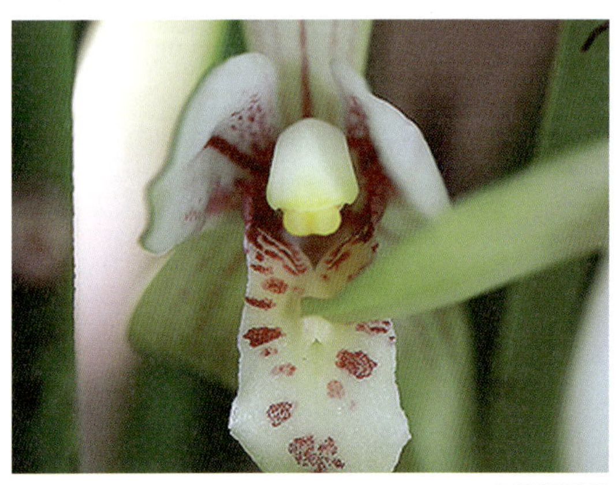

▲ 건란화의 꽃

건란근
乾蘭根

효능

건란근을 약으로 쓸 때에는 수시로 채취하여 신선한 것을 쓴다. 맛은 맵고 성질은 평하다.
순기(順氣), 화혈(和血), 이습(利濕)하고 부기를 가라앉히는 효능이 있다. 해수로 인한 토혈, 직장 궤양 출혈, 자궁 출혈, 임질, 백탁(白濁), 백대하, 타박상, 작은 종기를 치료한다. 또 월경 불순과 여성의 건병(乾病)을 치료한다.
내복할 때에는 신선한 건란근 20~60g을 달여서 복용하거나 갈은 즙을 복용한다. 외용시에는 찧은 즙을 바른다.

폐결핵으로 인한 기침과 토혈 치료

건란의 신선한 뿌리를 짓찧은 즙에 설탕을 넣고 약한 불에 장시간 고아서 1회 20g을 복용한다.

요혈 통증 치료

건란의 신선한 뿌리 60g, 총백 3~5개를 물로 달여서 흑설탕을 넣어 복용한다.

건란엽
乾蘭葉

효능

건란엽은 일 년 내내 채취할 수 있는데, 신선한 것을 그대로 쓰거나 햇볕에 말려 쓴다. 맛은 맵고 성질은 평하며 독이 없다. 주로 여러 가지 종기에 바르며, 경락을 풀어 통하게 하고 풍사(風邪)를 선설(宣泄)한다.
청열(淸熱), 양혈(凉血), 이기(理氣), 이습(利濕)하는 효능이 있다. 해수, 폐농양, 토혈, 각혈, 백탁(白濁), 백대하, 창독, 정종을 치료한다.

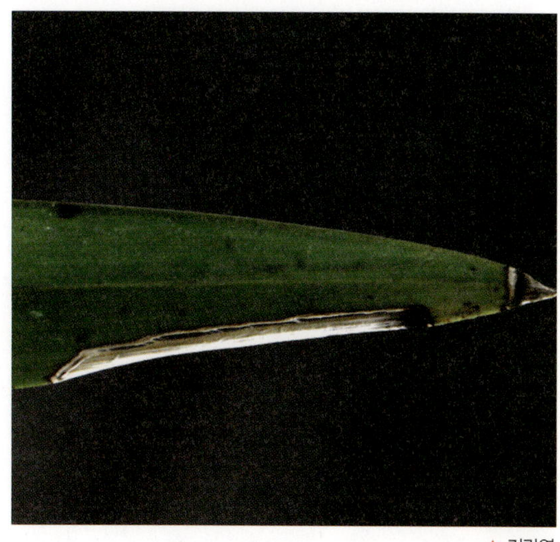

▲ 건란엽

습열(濕熱)을 청리(淸利)하고 결비성위(快脾醒胃), 선통폐기(宣通肺氣), 조수도(調水道)하는 효능이 있다.
제풍사(除風邪), 이기(理氣)한다. 백탁(白濁), 백대하와 여성의 건병(乾病)을 치료한다.
청폐제열(淸肺除熱), 퇴황해독(退黃解毒), 조기양영(調氣養營), 생률지갈(止生渴津), 소담지해(消痰止咳), 양혈(凉血), 지혈(止血)한다. 폐옹폐열(肺癰肺熱), 열이 나고 기침이 나는 증상, 각혈, 해혈을 치료한다.
내복할 때에는 신선한 건란엽 20~40g을 달여서 복용하거나 갈아서 가루낸 것을 복용한다. 외용시에는 찧은 즙을 바른다.

과로로 생긴 병으로 인한 해수의 치료

말린 건란화 잎 37g과 홍록함초(紅鹿含草, 홀씨주머니가 달린 녹함초) 18.5g을 불로 벌겋게 될 때까지 말린 다음 갈아서 가루로 만든다.
끓인 물에 가루약 7.4g과 설탕을 넣어 복용한다.

폐열폐옹(肺熱肺癰)으로 인한 해수의 치료

전초를 달여서 1일 3회, 1회 37g을 복용한다.

<table>
<tr><td>03</td><td>Cymbidium kanran Makino</td></tr>
</table>

한란
Kanran

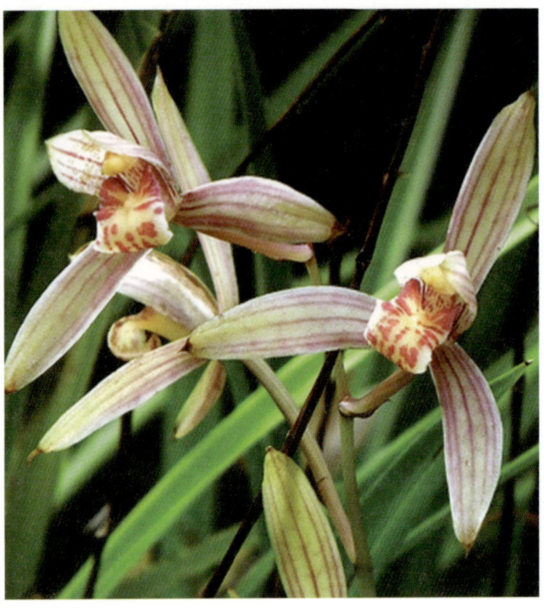

생김새

상록 다년초로 잎은 길이가 20~70cm 정도 자라는데, 선형으로 곡선을 그리며 뒤로 늘어져 있다. 잎폭은 6~17mm로 끝이 뾰족하며 가장자리는 매끄럽다.

개화기는 12~1월이고, 연한 황록색 또는 홍자색이 도는 꽃이 핀다. 꽃대는 25~60cm 정도 자라고, 기부에는 초상엽이 있으며, 꽃대에는 5~12개의 꽃이 총상으로 핀다.

꽃에는 향기가 있으며, 포는 선형으로 혁질인데 길이는 8~30mm로써 끝이 뾰족하다. 꽃받침 잎은 벌어지고 길이 3~4.5cm로 넓은 선형이며, 꽃잎은 피침상 선형으로 길이는 2~3cm, 폭은 4.5~5.5mm이다.

순판은 꽃받침 길이의 반 정도 되는데 뒤쪽으로 구부러져 있고, 백색 바탕에 자주색의 점무늬가 있다. 굵은 뿌리가 사방으로 뻗는다.

이용법

보통 분화재배하며 관상용으로 이용된다.

한란의 재배

제주도 한라산에 자생하는 지생란으로 경석이나 바아크, 하이드로볼에 심어 재배한다.

많은 원예품종들이 있으며, 청한란·홍한란·자한란 등이 있다.

겨울에는 광선을 요구하며, 개화 후에는 반그늘에서 잘 자란다. 5℃ 이상에서는 월동하고 10~21℃에서 잘 자라며, 약간 다습한 것을 좋아한다. 환기를 요한다.

11월 말부터 2월 초순까지 관수량을 줄이고 그늘을 지어주고, 5℃ 정도의 저온을 유지시키면 휴면이 타파된다.

종자는 없으며, 일반적으로 분주와 조직배양으로 번식한다.

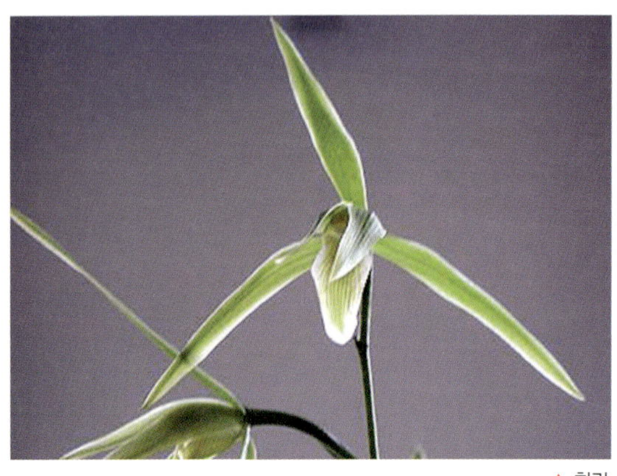

▲ 한란

04 Platanthera japonica (Thunberg.)Lisdley

장거란
갈매기난초

개화기는 여름이고 정생하는 총상 화서로 꽃은 10개 정도이며 백색이다. 뒷면 꽃받침 조각은 배(舟) 모양이고 옆면 꽃받침 조각은 넓근 달걀 모양이며 좌우가 같지 않다. 순판은 선 모양으로 길이는 1.5cm이다. 꿀주머니는 아래로 드리워지는데 3~6cm에 달한다.

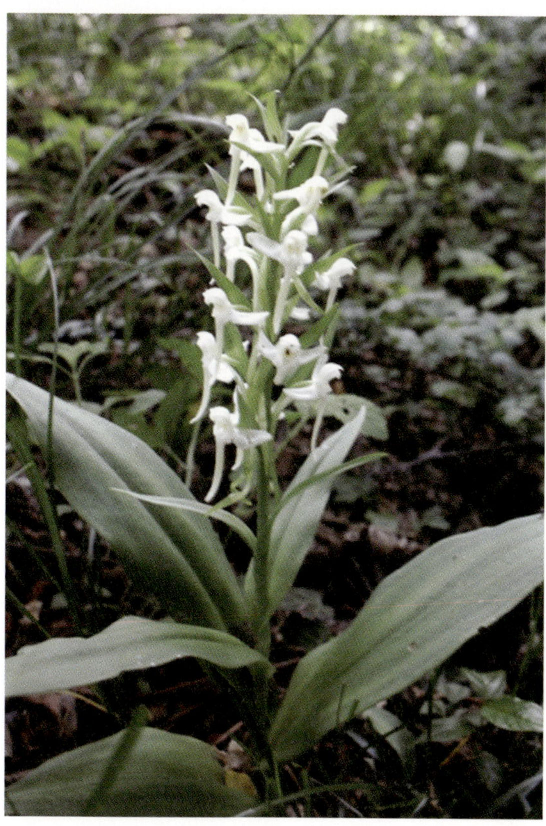

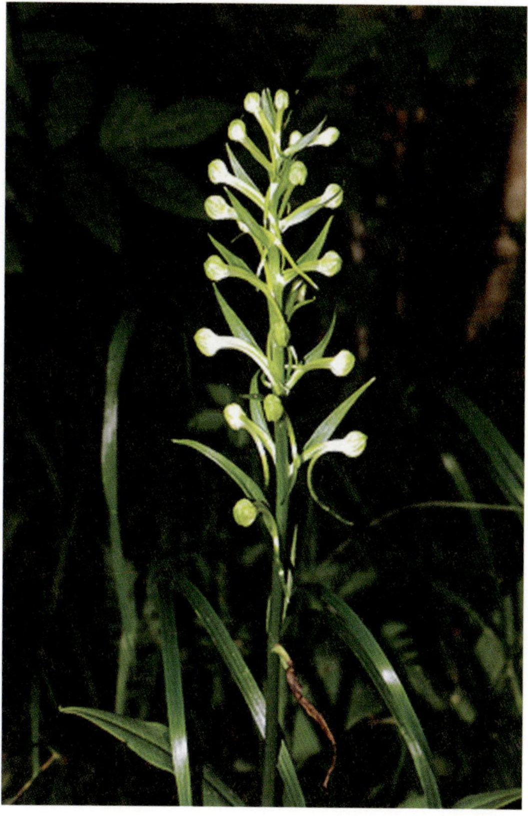

▲ 장거란의 꽃봉오리

생김새

다년생 초본으로 높이는 80cm에 달한다. 줄기는 바로 서고 굵고 단단하고 잎은 어긋나고 둥근 달걀 모양이거나 긴 타원형이며 선단은 뾰족하다. 기부는 칼집 모양으로 줄기를 싸고 있으며 양쪽은 반들반들하고 광택이 있으며 잎맥은 평행하고 가장자리가 밋밋하다. 상부의 잎은 점차 좁고 작아지며 꽃떡잎 모양이 된다.

효능

여름에 채집하는데, 채집 후 씻어서 흙을 제거하고 썰어서 햇볕에 말린다.

맛은 달고 성질은 평하며, 혈액 순환을 촉진시킨다. 폐를 촉촉하게 하고 기침을 멎게 하며 담을 제거한다. 폐열에 의한 기침, 담천기옹(痰喘氣壅)을 치료한다. 내복할 때에는 12~20g을 달여서 복용한다.

05   *Bletilla striata* (Thunb.) Reichb. f.

자란
백급, 백약, 백근, 양각칠

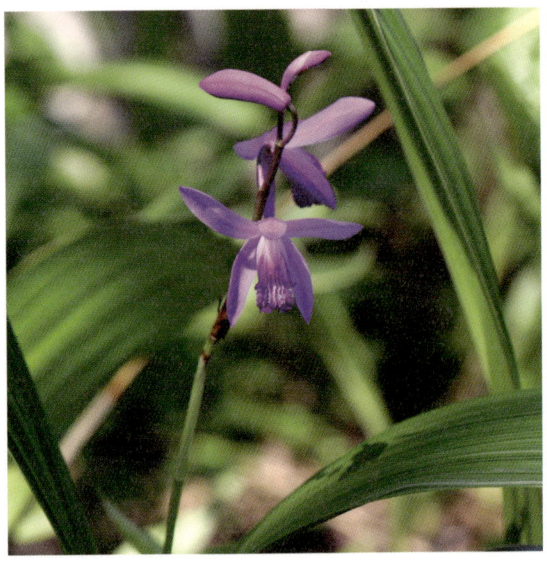

성분과 효능

자란의 식물체에는 알칼로이드(Alkaloid), 글루코스 (Glucose) 등이 함유되어 있다.

신선한 덩이줄기에는 수분 14.6%, 전분 30.48%, 포도당 1.5%가 함유되어 있다. 또한 정유와 점액질도 함유한다. 뿌리는 백급(Mannan)을 함유한다. 성질은 서늘하고 맛은 달거나 쓰다.

자란은 수렴, 지혈효과가 있다. 한방에서는 구경(球莖)을 백급(白及), 백약(白藥), 백근(白根) 또는 양각칠(羊角七)이라고 하여, 피를 토할 때에 내복하게 하고 상처난 부위에 바른다.

폐위 치료

백급 · 아교 · 관동 · 자원을 같은 양으로 달여서 복용한다.

폐열로 인한 토혈 치료

백급을 갈아서 미세한 분말로 하여, 1회 8g을 끓인 물로 복용한다.

생김새

난초과의 여러해살이풀로, 난상 구형의 구경(球莖)이 있으며 구경은 달걀꼴의 둥근 형태이고 속은 흰색이다. 잎은 기부에서 5~6장이 어긋나고, 장타원형에서 피침형이며 길이가 15~30cm이다. 또 세로로 잔주름이 있으며 끝이 뾰족하다.

포엽(苞葉)은 길이가 2~3cm로 꽃이 피기 전에 탈락한다. 화경(花莖)은 잎 사이에서 나오는데, 가늘지만 단단하고 질기다.

개화기는 5월~6월로, 꽃은 홍자색으로 화려하게 피며 총상화서(總狀花序)로 3~7송이가 달린다. 꽃대는 길이가 3~70cm로서 아래쪽으로 잘 굽어지는 듯하지만 쉽게 꺾이지 않는다. 전남 일부지역에서 자란다.

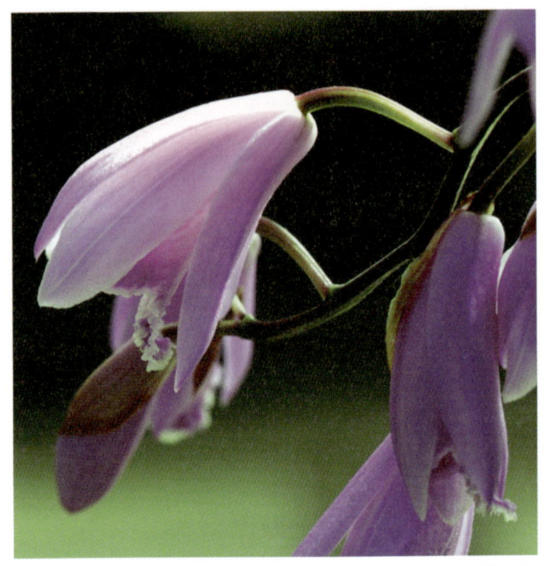

▲ 자란의 꽃

이용법

자란은 자생지에서는 찾아보기 어렵지만 시장에서는 어렵지 않게 구할 수 있다. 약재로 쓸 때는 건조시킨 덩이줄기를 이용한다.

자란의 덩이줄기는 손바닥 모양으로 편평하고 2~3개로 분지되며 길이가 1.5~4.5cm, 두께가 약 0.5cm이다. 표면은 황백색이고 가는 주름이 있으며, 돌기된 줄기의 흔적이 있고 밑면에는 다른 덩이줄기와 이어진 흔적이 있다.

줄기의 흔적을 중심으로 하여 둘레에 다갈색의 동심원의 무늬가 있고, 그 위에 가는 뿌리의 흔적이 있다. 질은 단단하여 잘 부러지지 않는다. 횡단면은 반투명한 각질 모양이며 분산된 관다발점이 있다. 냄새는 없고 맛은 담담하며 약간 쓰며 점액성이 있다.

자란의 뿌리줄기는 백색이며 밝은데, 크고 견실하며 수염뿌리가 없는 것이 양품이다.

구경에서 추출한 전분(澱粉, Starch)은 풀을 만드는데 이용하기도 한다.

보랏빛 꽃을 가졌다해서 ‘자란’ 이라 부르고 한방에서는 ‘백급’ 이라고 부른다. 종명의 스트리아타(Striata)는 ‘힘줄이 있는’ 이라는 뜻인데, 잎에 맥이 뚜렷해서 붙여진 이름이다.

간혹 잎에 흰색 줄이 있는 복륜자란(For, Albomarginata)이 있지만, 일본에서 도입된 것이다. 우리나라 자생종 중에는 흰색의 꽃이 피는 종류가 간혹 있는데, 이것을 백화자란(For. Gebina)이라고 한다. 꽃의 빛깔은 개체에 따라 농담(濃淡)의 차이가 있다.

자란의 재배

보통 화분에 식재하여 기른다. 우리나라 자생란의 꽃색 중에서는 적자색이 가장 또렷하고 화려하여 관상가치가 매우 높다.

남부지방에서는 노지(露地)에서 다량 재배가 가능하다.

자연분구(自然分球)에 의하여 증식되기도 하고, 종자의 발아가 비교적 잘 되는 편이어서 수태(水苔)나 이끼가 있는 곳에 종자를 뿌려두면 발아하기도 한다.

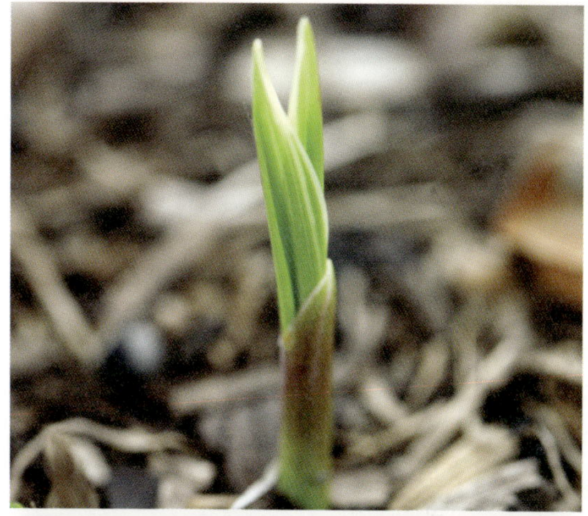

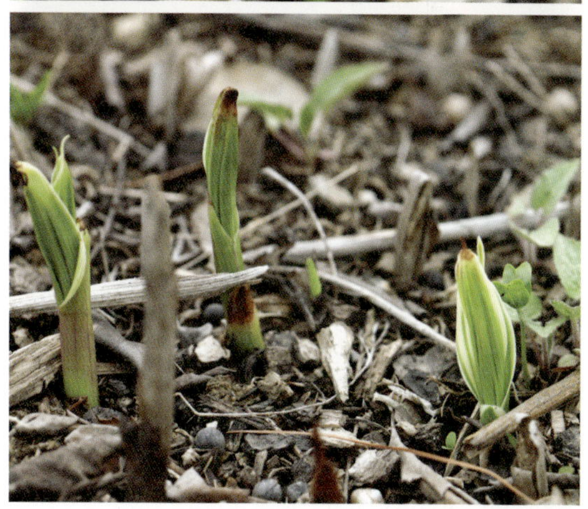

▲ 자란의 새싹

06 *Pleione bulbocodioides*(Franch.) Rolfe.

독산란

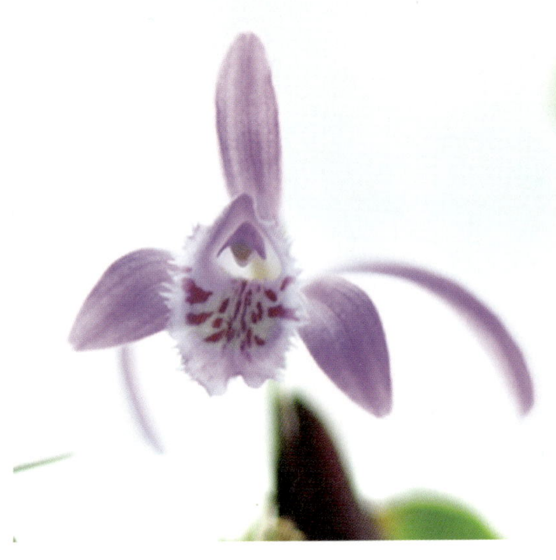

생김새

다년생 초본 식물로 높이는 1.5~2cm이다.

가인경(假鱗莖)은 좁고 달걀 모양이거나 원뿔꼴의 목이 긴 병 모양이다. 잎은 1개이고 타원형 모양 피침형이며 길이는 약 10cm, 너비는 약 2cm이며 가인경의 꼭대기에 난다.

꽃자루는 직립하고 꽃은 1개이며 아랫부분에 2~3개의 잎집이 있다. 꽃떡잎은 긴 타원형이고 길이는 2~3cm이다. 꽃받침 조각은 거의 직립하고 피침형이며 길이는 4cm이다. 꽃잎은 선 모양에 가깝고 길이는 약 4.5cm이다.

순판은 쐐기 모양의 기부로부터 점차 넓어지고 길이는 4cm이며 뚜렷하지 않게 3개로 갈라졌고, 중앙 열편이

부등변 사각형으로 가장자리는 톱니 모양이며 윗면에 용골판(龍骨瓣) 모양의 돌기가 없다.

씨방은 밑에 있고 가늘다. 삭과는 긴 타원형이고 직립하며 씨방자루까지의 길이는 약 3cm이다. 산골짜기의 암석 위에서 자란다.

이용법

독산란(獨蒜蘭)은 말린 가구경(假球莖)을 약재로 쓴다. 독산란의 가구경은 사각원형이거나 불규칙한 덩어리 모양으로 지름이 1~1.5cm이다. 꼭대기가 점차 돌기 되었고 기부는 수염뿌리의 흔적이 있다.

윤대(輪帶)는 오목한 부위에 있기 때문에 그다지 뚜렷하지 않다. 표피를 벗긴 것의 외측은 황백색, 담백색 또는 노르스름한 회색이며 표피가 있는 것은 연한 갈색이거나 갈색이며 반들반들하고 주름과 홈이 있다. 질은 단단하여 잘 꺾이지 않으며 절단면은 각질이고 반투명하다. 희미한 방향이 있고 맛은 담백하고 약간 쓴맛이 있으며 약간 찰기가 있다. 독산란의 꽃과 잎도 약용한다.

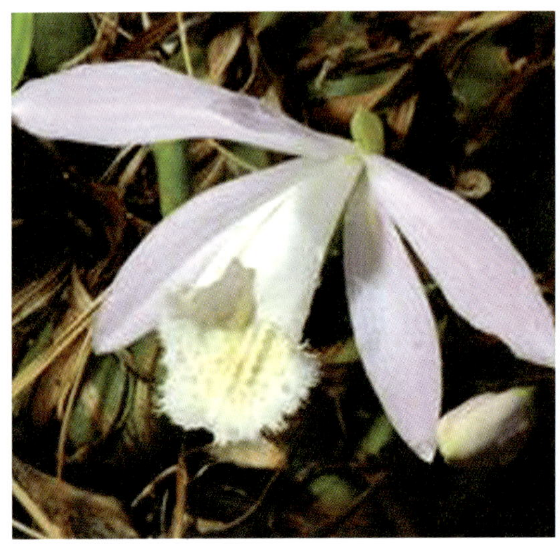

▲ 독산란의 꽃

07 Cremastra variabilis (Bl.) Nakai.

두견란

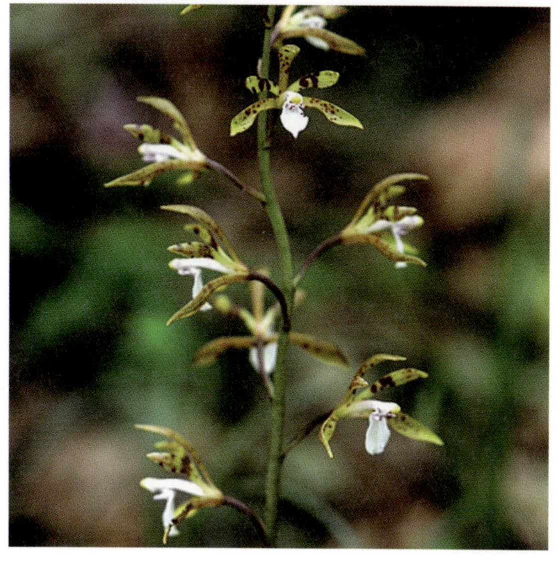

생김새

다년생 초본 식물로 높이는 40cm 정도이다. 가인경(假鱗莖)은 달걀 모양 구형이고 다육질이다. 선단에는 잎이 1~2개 있다. 잎몸은 피침형 긴 타원형이고 길이는 20~30cm, 너비는 4~5cm이며 선단은 약간 뾰족해지고 기부는 쐐기 모양이며 밋밋하고 3주맥이 통해 있다.

개화기는 여름으로 꽃자루는 잎겨드랑이에서 나와 직립하고 3개의 칼집 모양의 잎이 소생하며 줄기를 안고 있다. 총상화서는 길이가 10~20cm이고 10~20개의 꽃이 있으며, 한 쪽에 달려 있다. 꽃받침은 실모양 피침형이고 얇은 막질이며 길이는 약 3cm이고 끝이 날카롭게 뾰족하다.

꽃은 아래로 드리워지고 녹색 또는 홍자색이다. 꽃받침 조각과 꽃잎은 선모양 역피침형이고 길이는 3~3.5cm이며, 끝이 뾰족하고 순판이 비후하다. 기부는 약간 부풀어 있으며 선단은 거의 3개로 갈라지고 양측의 열편은 피침형이며 가운데 열편은 긴 타원형이다. 암술은 길이가 2.5cm이다.

삭과는 길이가 2~2.5cm이고 자루가 없으며 아래로 드리운다. 산골짜기의 그늘지고 습한 곳에서 자란다.

성분과 효능

두견란(杜鵑蘭)의 뿌리줄기는 점액 및 Glucomannan을 함유한다. 맛은 달고 약간 매우며 성질은 차다.

포제해서 이용할 때에는 두견란의 수염뿌리를 전부 제거하고 깨끗이 씻은 후, 맑은 물에 2~4시간 담가 수분이 스며들면 꺼내어 썰어서 햇볕에 말린다. 짓찧어 부수어 써도 좋다.

내복할 때에는 4~8g을 달여서 복용한다. 또 갈아서 즙을 만들거나 환제, 산제로 만들어 쓴다. 외용시에는 갈아서 만든 즙을 바르거나 가루내어 개어서 바른다. 정허체약(正虛體弱)한 환자는 복용에 주의한다.

이용법

두견란(杜鵑蘭)은 말린 가구경(假球莖)을 약재로 쓴다. 두견란의 말린 가구경은 공 모양으로, 뾰족한 구형이거나 약간 편평하며 지름은 1~2cm이다. 표면은 갈색이거나 회갈색이며 가늘고 작은 주름이 있다.

가구경의 주위는 황금색이고 실 모양인 수염 및 흑색의 가는 수염이 밀생 또는 소생하나 수염뿌리와 겉껍질은 제거되어 있는 경우도 있다.

질은 견실하고 속은 황백색이거나 흑색으로 거칠다. 맛은 싱겁고 약간의 방향이 있으며 물을 만나면 점성을 띠게 된다. 크고 충실하며 절단면이 황백색이고 질이 단단한 것이 양품이다.

두잎약난초
Cremastra unguiculata Finet

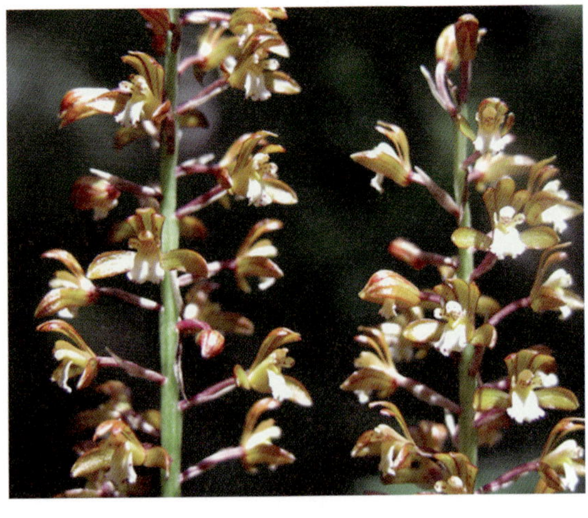

생김새
잎은 길이는 10~15㎝이고, 장타원형으로 2장이 가짜
구경(僞球莖, Pseudobulb)에서 나오며, 털이 없고 매끈하
며 뾰족하다. 잎자루는 길이가 4~6㎝로 3개의 맥이
있다. 5월~6월에 개화하는데, 꽃은 황갈색으로서 10
송이 내외가 핀다. 약난초와는 달리 만개하면 활짝 벌
어진다. 순판(脣瓣, labellum)의 윗부분이 직각이고, 매년
1개의 새로운 위구경이 생기며, 전년도의 위구경과의
사이에 가느다란 지하경(地下莖)으로 이어지는 것이 약
난초와 다른 점이다.

성분과 효능
두잎약난초의 식물체에는 알칼로이드(Alkaloid), 타닌
(Tannin), 글루코사이드(Glucoside), 카로틴(Carotene) 등이
함유되어 있다. 위구경을 채취하여 한약제로 이용한다.
약간의 독성이 있으며, 뱀이나 벌레 또는 미친개에 물
렸을 때 환부에 찧어 바르면 해독에 효과가 있다. 또한
유옹(乳癰), 변독(便毒)을 제거하는 효능이 있다.

창종의 치료
경엽을 짓찧어 꿀과 함께 고약으로 만들어 상처에 붙
이면 맑은 피가 나온다.

혈림(血淋)으로 인한 제복(臍腹) 및 음경 삽통(澁痛)의
치료
능소화 40g과 지벽화(地蘗花)를 그늘에서 말려 짓찧
고 체로 쳐서 산제를 만든다. 1회 12g씩 물 1컵으로
반이 될 때까지 달여서 찌꺼기를 버리고 식전에 온복
한다.

제주도 한라산 서쪽 해발 300~500m 지역의
숲 속에서 자라는 상록성의 다년생 지생란이며,
흔히 볼 수 없는 남방계(南方系) 식물로서 우리
나라 특산의 희귀식물이다.

두잎약난초의 재배

상록성으로서 내음성(耐陰性)이 매우 강한 식
물이기 때문에 화분에 식재하여 음지에서 기
르기도 한다. 자생지에서는 위구경의 자연분
구에 의하여 증식이 되고, 드물게는 종자로
번식하기도 한다.

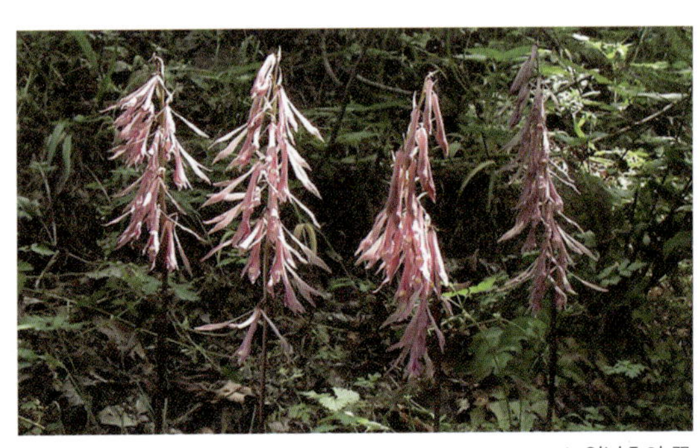

▲ 약난초의 꽃

08   Goodyera schlechtendaliana Reichb. fil.

사철란

대반엽란(大斑葉蘭)

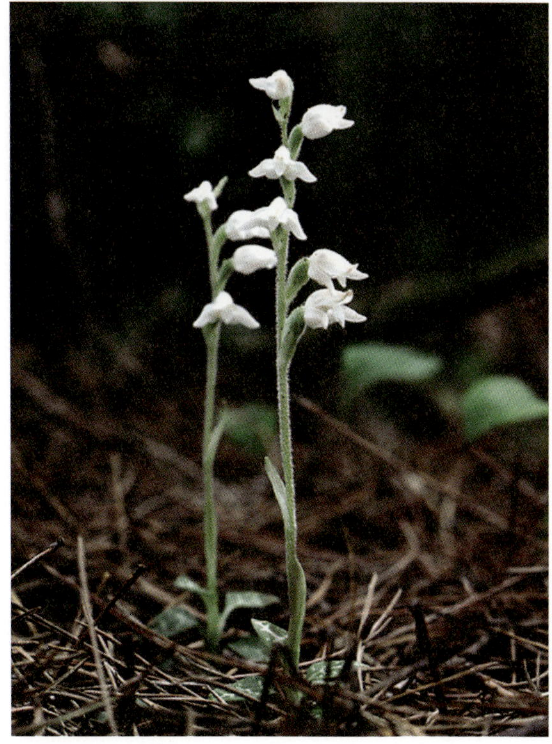

생김새

다년생 초본 식물로 높이는 12~25cm이다. 줄기의 기분에 육질인 포복 뿌리줄기가 있다. 잎은 줄기의 밑부분에 어긋나고 좁은 달걀 모양이거나 달걀 모양이며 길이는 2~5cm, 너비는 1~2.5cm이다.
끝이 날카롭고 기부는 원형이거나 약간 패인 심장형이며 회백색의 그물 모양 무늬가 있다. 잎자루의 기부에는 막질로 된 잎집이 있다.

개화기는 8~9월로 꽃자루에 2~3개의 비늘 조각이 있으며, 기부는 잎집 모양이다. 총상화서에는 5~12개의 꽃이 한쪽에 치우쳐 있으며 선모가 나 있다. 꽃떡잎은 달걀 모양 피침형이다. 꽃은 백색 또는 약간 붉은 색이 난다. 꽃받침 조각은 달걀 모양 피침형이고 갑자기 뾰족해졌으며 길이는 8~11mm이다. 꽃잎은 달걀 모양 도피침형이고 갑자기 뾰족해졌으며 순판과 꽃받침 조각의 길이는 같다.
기부는 반공 모양으로 팽대되었고 내부에 털이 있는 주머니로 되어 있으며 끝에는 타원형 모양 피침형인 긴 부리가 있다. 암술대는 짧고 꽃밥은 직립하였고 2개의 화분 덩어리가 암술대의 선단에 있는 부리 모양 부분에 붙어 있다. 삭과는 길이가 8~12mm이다.

사철란의 재배

사철란은 수태에 재배하거나, 일반 배양토인 밭흙 : 부엽 : 천사를 3 : 5 : 2의 비율로 혼합하여 재배한다.
반그늘 또는 그늘에서 잘 자라고, 7℃ 이상에서 월동하며, 10~21℃에서 잘 자란다. 충분히 관수하고, 공중습도는 약간 다습하게 관리한다. 또한 환기를 요한다.
번식은 삽목과 분주로 행하는데, 줄기의 마디를 잘라서 수태나 이끼에 심고 포기나누기를 해도 된다. 종자의 무균발아법을 이용하면 대량 증식이 가능하다.

이용법

사철란은 내음성(耐陰性)이 강하기 때문에 실내조경 시에 지피용 소재로 쓰인다.

속명의 **Goodyera**는 영국의 식물학자인 **J.Goodyer**의 이름에서 비롯되었다. 종명의 Schlechtendaliana는 독일의 분류학자 'Schlechtendal의' 라는 뜻이다. 보통 사철란을 대반엽란(大斑葉蘭), 애기사철란을 소반엽란(小斑葉蘭)이라고 한다. 사철란은 깊은 산 숲 속에서 자라는데, 잎에 얼룩이 진 것처럼 무늬가 있어서 '얼룩난초' 라고도 한다. 또 잎에 흰 반점(斑點)이 없는 것은 '청사철란(For. Similis)' 이라고 한다.

애기사철란(소반엽란)
小斑葉蘭

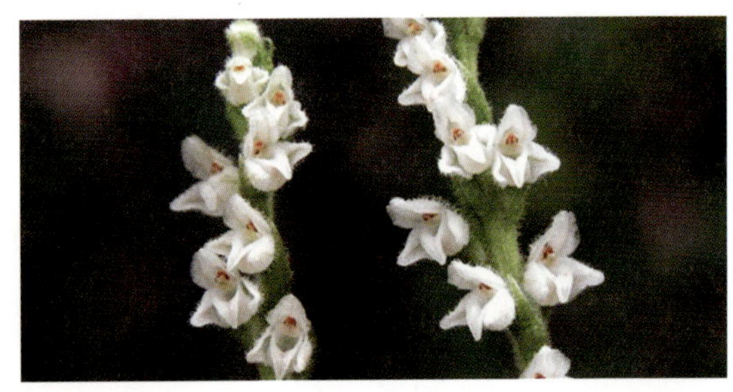

반엽란근
斑葉蘭根

성분과 효능

반엽란근의 식물체에는 알칼로이드(Alkaloid), 타닌(Tannin), 글루코스(Glucose) 등이 함유되어 있으며, 약간 단맛이 있고 독성은 없다.
한방에서는 봄과 가을에 채취하여 말렸다가 기관지염의 치료제나 타박상 또는 골절에 의한 통증을 멎게 하는 데 이용한다. 또한 허(虛)를 보양하는 효능이 있다.

신기허약, 두목현훈, 사지무력의 치료
인삼 40g을 닭고기와 함께 찌거나 돼지고기와 함께 약한 불에 고아서 복용한다. 또는 달여서 복용한다. 아침, 저녁 빈속에 반 그릇씩 복용한다.

사철란이 자라는 숲에는 비슷하지만 조금씩 다른 식물들도 있는데, 꽃에 붉은 빛이 나서 관상가치가 높은 것은 붉은사철란(G.macrantha), 잎에 무늬가 없으며 잎 가장자리에 주름이 지는 것을 섬사철란(G. maximowicziana), 사철란보다 작은 애기사철란(G.repens), 그리고 잎에 진한 자색과 흰 줄이 나 있어 아주 보기 좋은 털사철란(G.velutina) 등이다.

생김새

다년생 초본 식물로 대반엽란보다 작고 높이는 10~20cm이다. 3~7개의 잎이 줄기의 밑부분에 어긋나고 달걀 모양 또는 달걀 모양 타원형이며, 길이는 1~2.5cm, 너비는 7~18mm이다. 끝이 뾰족하거나 약간 무디며 기부는 원형이거나 넓은 쐐기 모양이다. 꽃은 백색 또는 황백색이고 꽃받침 조각은 삼각형 모양의 달걀형이고 길이는 약 4~5mm이다.

효능

근경 및 뿌리를 약용는데, 여름과 가을에 채집하여 신선한 것 그대로 쓰거나 햇볕에 말려 쓴다. 맛은 달고 성질은 따뜻하며 독이 없다.
열을 내리고 해독하고 혈액 순환을 촉진시키며 통증을 완화시킨다. 또 딱딱한 것을 유연하게 하고 결(結)을 풀어주는 효능이 있다. 기관지염, 관절의 동통, 타박상, 나력, 옹종창절(癰腫瘡癤)을 치료한다.
내복할 때에는 신선한 것 40~80g을 달이거나 짓찧어 즙액을 복용한다. 또 술에 담가 우려내어 먹는다. 외용시에는 짓찧어 붙인다.

폐질환에 의한 기침치료
반엽란(斑葉蘭) 20g을 고기와 함께 고아서 복용한다.

09 Spiranthes sinensis (Pers.) Ames

타래난초
용포

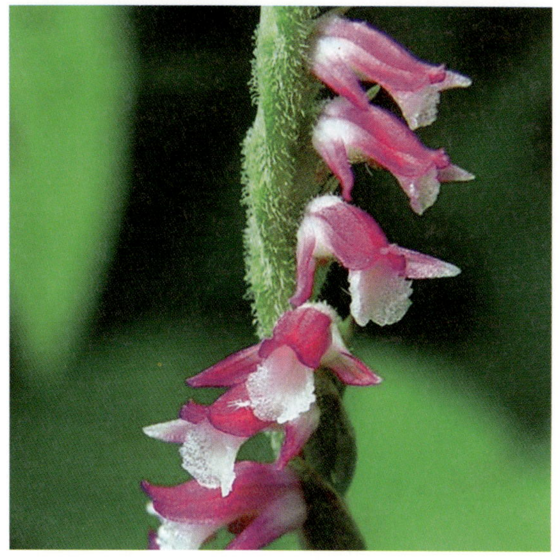

생김새

다년생초본으로 뿌리는 굵으며, 높이는 10~40cm이다. 근생엽은 길이 5~20cm, 나비 3~10mm이며 경생엽은 피침형으로 끝이 뾰족하다.

5~8월에 분홍색 꽃이 피며 수상화서를 이루는데, 화서가 나선형으로 비틀린다. 포(苞)는 길이 4~8mm, 꽃받침조각은 피침형으로 길이 4~6mm, 측화판(側花瓣)은 꽃받침 조각보다 약간 짧으며 위쪽의 화판과 함께 투구 모양을 한다. 순판(脣瓣)은 백색으로 꽃받침조각보다 약간 길고 끝이 다소 뒤집어지고 가장자리에 잔톱니가 있다. 삭과는 곧추서고 길이 6~7mm이다.

난과식물 중에서 세계적으로 가장 광범위하게 분포하여 자라고 있는 식물로 한반도 전역에 분포한다.

해안가의 저지대로부터 한라산의 정상 부근에까지 양지바른 초지에서 광범위하게 자라는데 특히, 초지의 잔디밭이나 논뚝, 밭뚝 등지에서도 흔히 볼 수 있다. 가을철과 겨울철에는 잎이 로제트(Rosette)화되어 지펴면에 달라붙어 월동한다.

타래난초는 이름 그대로 타래처럼 꽃이 나선 모양으로 돌아가며 핀다. 흰 레이스와 같은 꽃잎이 아래로 한 장 나와 있고, 그것을 뒤덮으려는 듯한 모양으로 핑크 색깔의 꽃잎이 투구처럼 겹쳐 있다.

흰꽃이 피는 것을 흰타래난초(Gor. Albiflora)라고 한다. 원예품종으로 잎에 각종 무늬가 있는 종류와 왜성, 둥근잎 등 다양한 형태의 변이종들이 품종화되어 있다.

타래난초의 생태

내한성이 강한 양지성 식물로 장일성(長日性)의 반상록성 지생란이다.

위쪽 꽃잎에 수술과 암술이 겹쳐져 있다. 수술 끝에는 접착제가 붙은 꽃가루 덩어리가 준비되어 있다. 타래난초는 이 커다란 꽃가루 덩어리를 자신을 찾아오는 벌레의 몸에 통째로 붙여 버린다. 그리고 암술 끝은 더 찰기가 있는 접착제를 준비하고 기다리다가 벌레가 다가오면 잽싸게 벌레에 붙어 있는 꽃가루 덩어리를 떼어낸다. 타래난초는 이렇게 해서 한 번에 가루받이를 끝내 버린다.

타래난초의 씨앗은 난균이라는 곰팡이 무리를 불러 모아 자신의 몸에 기생하도록 하여 필요한 영양분을 얻는다.

<table>
<tr><td>10</td><td>Calanthe discolor Lindley</td></tr>
</table>

새우난초
구절충

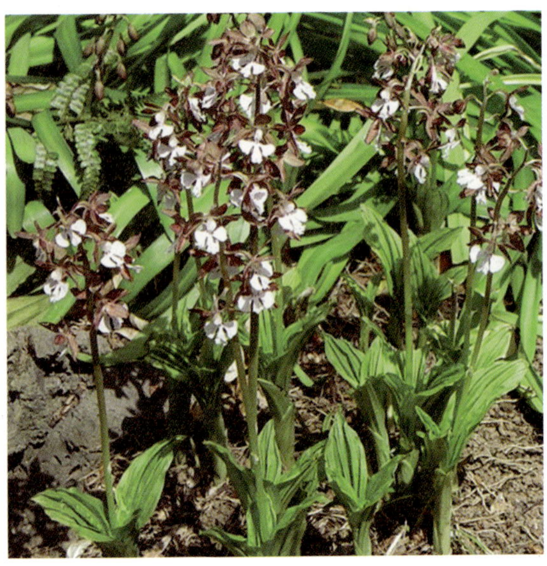

생김새

여러해살이풀로 다 자라면 높이가 성인의 무릎 높이쯤 된다. 밑 부분이 포개지고 주름이 깊은 잎사귀가 2~3장 나오고 그 가운데서 꽃대가 쭉 올라온다. 잎은 긴 타원형으로 길이가 15~25cm 정도 되며, 상록성이지만 다음해 봄에 교체된다.

꽃은 봄에 피는데 자생지에서는 4~5월이 개화 적기이고, 중부 지방에서는 보통 따뜻한 온실이나 실내에서 키우기 때문에 3월이면 꽃을 볼 수 있다.

꽃자루가 올라오고 여기에 줄줄이 꽃송이들이 달린다. 새우난초의 꽃은 갈색과 백색, 연분홍색이 섞인 특별한 빛깔이고, 길이는 1cm가 안 되어 다른 종류보다는 짧은 편이다.

난초과 식물 중 꽃이 가장 진화된 개체로, 꽃 모양은 아름답고 독특하고 선명한 색을 가지고 있다. 가을에 익는 열매는 삭과로 아래로 늘어진다.

효능

한방에서는 봄 또는 여름철에 전 식물체를 채취하여 한약재로 이용하는데, 타박상을 업었을 때의 응혈(凝血)을 풀어주거나, 욕창 또는 탈장(脫腸)시에 이용한다. 독성은 없다.

뿌리에 마치 새우처럼 마디가 있기 때문에 '새우난초'라 한다(이 마디는 일 년마다 한 마디씩 생긴다). 속명인 카란데(Calanthe)는 '아름답다'라는 뜻의 그리스어 카로스(Calos)와 '꽃'이라는 뜻을 가진 안토스(Anthos)의 합성어로, 예부터 아름다운 꽃의 대명사로 인식되었다.

꽃받침이 자갈색이고 설판이 붉은색인 '붉은새우난초(For. Rosea)', 꽃받침이 황록색이고 설판이 흰색인 '푸른새우난초(For. Viridaalba)', 꽃받침이 붉은 빛을 띤 황갈색이고 설판이 흰색인 '주황새우난초(For. Rufoaurantiaca)'. 꽃받침이 자갈색이고 설판이 노란색인 '노랑새우난초(For. Luteus)' 등 꽃색의 변이가 다양할 뿐만 아니라, 자연교잡종도 많다.

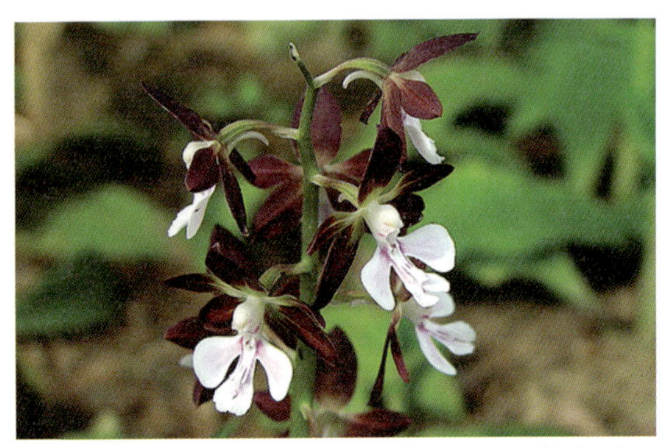

▲ 새우난초의 꽃

금새우난초
Calanthe striata R. Br.

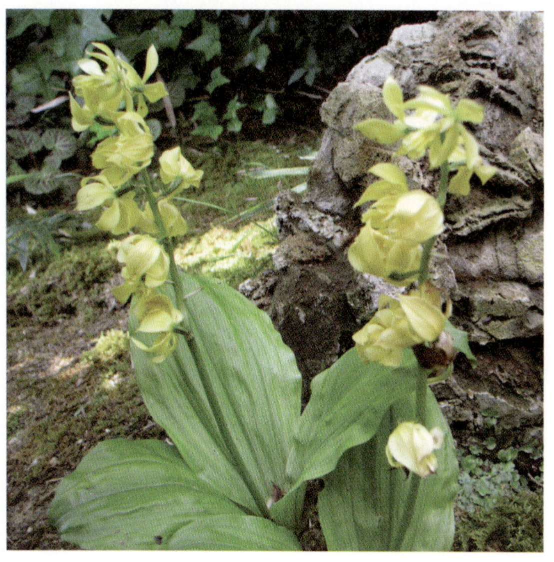

속명의 Calanthe는 그리스어의 'Kalos(아름다운)'와 'Anthos(꽃)'의 합성어이다. 종명의 Striata는 '줄이 있는'이라는 뜻이다.
우리나라에는 이 속의 종류가 새우난초(Calanthe discolor Lind.)와 여름새우란(C. reflexa Max.)을 합하여 모두 3종이 있다.

금새우난초의 재배

금새우난초는 숙근성 다년초로 관화식물로 자생지 이외의 곳에서는 내성이 약하다.
배양토는 밭흙 : 부엽 : 천사 : 피트모스 : 석회석 : 골분을 25 : 10 : 20 : 40 : 2 : 3의 비율로 혼합하여 재배한다.
개화기까지는 광을 요하며, 개화 후에는 반그늘과 10~25℃에서 잘 자라며, −5℃ 이상에서 월동하고 휴면을 요구한다.
배수가 잘 되게 하며, 충분히 관수 관리한다. 공중습도는 다습하게 관리하며, 환기가 잘되게 관리한다. 실생 또는 분주로 행한다.

생김새

잎은 지면에서부터 2~3매가 난다. 길이는 20~30cm, 폭은 5~10cm로 넓은 타원형이다. 엽맥은 세로로 종맥이 있으며 주름이 져 있다. 잎끝은 뾰족하고, 기부는 좁아져서 엽병이 된다.
개화기는 4~5월로 색은 황색이며, 꽃대는 30~40cm 정도 길게 나와 1~2개의 포엽이 있다. 포엽 길이는 5~10mm로 피침형이다. 꽃의 직경은 2~3cm이며, 꽃대에 7~13개가 총상화서로 핀다.
꽃받침은 난상 타원형이다. 길이는 25cm 내외로 폭은 10cm 정도 된다. 꽃잎은 꽃받침보다 약간 작고, 중앙의 열편은 끝이 오목하며, 순판은 3개로 깊이 갈라져 있다. 거는 길이가 6mm 내외로 꽃잎보다 짧다.
근경은 짧고 옆으로 누우며, 성글게 뿌리가 뻗어 있다. 주로 제주도를 비롯해 남해 섬 지방에서 자란다. 위로는 안면도에서도 볼 수 있다.

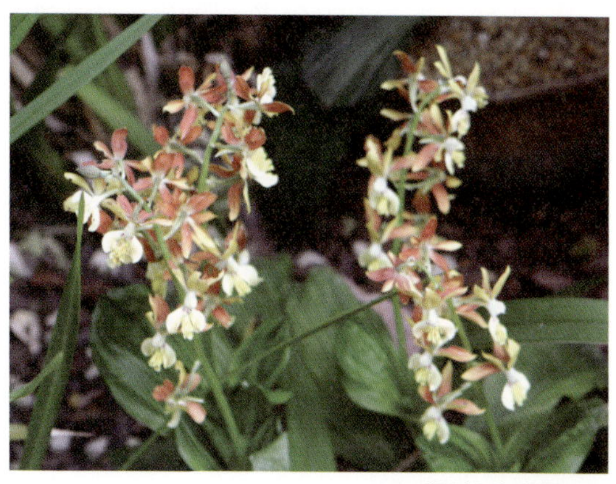

▲ 새우난초의 어린꽃과 잎

11 Gymnadenia conopsa R.Br

손바닥난초

수장삼, 장삼, 불수삼, 수아삼

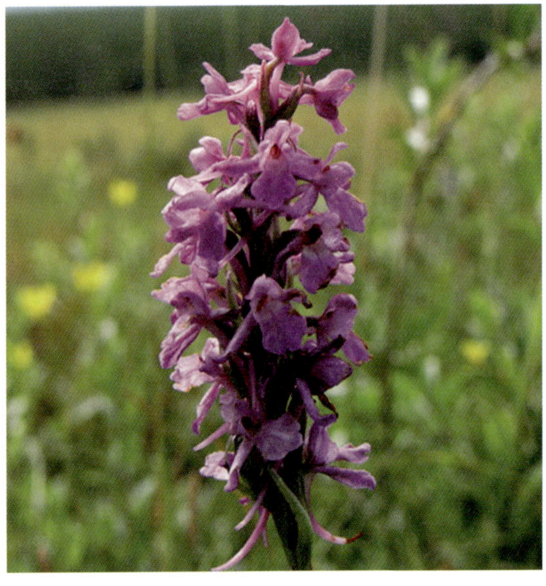

땅 속에 있는 저장기관과 뿌리의 형태가 마치 포동포동 살찐 어린 아기가 손가락을 편 손바닥 모양을 연상하게 하여 '손바닥난초' 라는 이름이 붙여졌다.

부처님의 손모양을 닮았다고 해서 '불수삼(佛手蔘)' 이라고도 하며, '장삼(掌蔘)', '수아삼(手兒蔘)' 등의 별칭도 있다.

간혹 흰 꽃이 피는 것이 품종으로 구분되어 있는데, 이러한 종류를 흰 '손바닥난초(For. Leucantha)' 라고 한다. 뿌리의 모양이 독특하여 '뿌리난초', 또는 새발처럼 생겼다고 하여 '새발난초' 라고도 한다.

바깥꽃덮이 조각은 긴 원 모양의 달걀 모양이고 중앙 꽃덮이 조각은 안으로 오목하게 들어간다. 측꽃덮이 조각은 아래로 굽어 있으며, 내꽃덮이 조각은 2개로 넓은 달걀 모양이고 비스듬하다.

효능

한방에서는 한약재로 이용하는데, 병을 앓은 뒤 신체가 허약하거나 피가 부족할 때 또는 타박상을 치료할 때 다른 약제와 함께 사용한다.

생김새

해발 1,500m 이상 되는 고산지대의 양지쪽 풀밭에서 자라는 낙엽성의 다년초이다. 높이는 30~80cm이다. 덩이줄기는 4~6개로 갈라지고 손바닥처럼 두꺼우며 보통 2개이고 처음 생겼을 때는 흰색이지만 나중에 황백색이 된다.

줄기는 바로 서고 기부에 연한 갈색의 잎집이 있다. 경엽은 4~7개이고 긴 원 모양 피침형이며 기부는 줄기를 감싸고 있고 끝은 점차 뾰족해진 모양이다.

개화기는 7월~8월로, 수상화서는 정생하고 길이는 6~15cm이다. 꽃은 많고 연한 홍색 또는 연한 홍자색이다. 꽃떡잎은 타원 모양 피침형이다.

손바닥난초의 재배

통기성이 좋은 녹소토(鹿昭土)나 화산회토, 수태(水苔) 등과 같은 식재료에 심고 통풍이 잘 되면서도 햇볕이 잘 드는 곳에서 기른다. 분구(分球)나 포기나누기로 번식시키고, 종자를 Hyponex배지나 MS배지 또는 누드손(Knudson) 배지에 무균적으로 파종하여 번식시킨다.

12 Amitostigma gracilis Schechter

병아리난초
독엽일지창

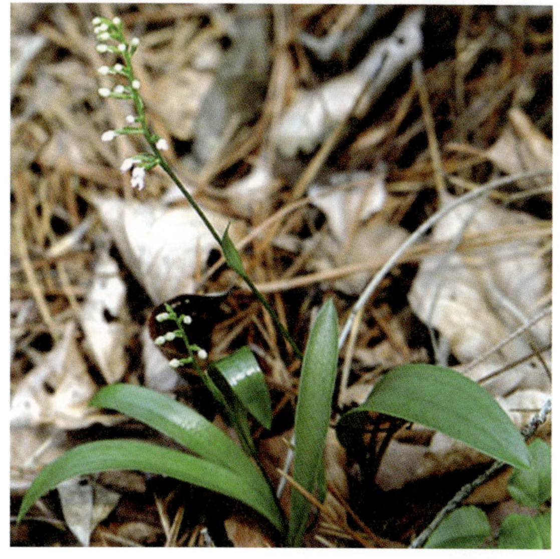

꽃은 기본적으로 자주색이지만 간혹 흰 꽃이 피는 것도 있는데, 이러한 종류를 '흰병아리난초(For. Mansguricum)' 라고 한다.

성분과 효능

식물체에는 글루코사이드(Glucoside)와 알칼로이드(Alkaloid)가 함유되어 있으며, 독성은 없다. 맛은 달고 성질은 서늘하다.

전초는 여름에 채취하고 덩이줄기는 일 년 내내 채취할 수 있다. 신선한 것을 쓴다. 한방에서는 '독엽일지창(獨葉一枝槍)' 이라고 하여 식물체를 6~8월에, 그리고 근경을 연중 어느때나 채취하여 약으로 이용한다. 독사에 물렸을 때에 구급 해독용으로 근경을 환부에 붙이고, 타박상이나 토혈의 지혈에 이용한다.

독사에게 물린 상처와 종독의 치료
꽃이 피기 전에 뿌리줄기를 짓찧은 즙이나 쌀뜨물을 부어 가며 같은 즙을 국부에 바른다.

타박상과 토혈의 치료
꽃이 피기 전 줄기를 40~80g을 달여서 복용한다.

생김새

여러해살이 작은 식물로 높이는 8~15cm이다. 줄기는 가늘고 길다. 잎은 하나인데 거의 뿌리나 땅속줄기에서 나오며 긴 타원형이다. 길이가 3.5~6cm, 너비는 9~15mm이며 끝 부분이 뾰족하거나 약간 무디다. 개화기는 6~7월이다. 꽃은 연한 자줏빛으로, 5~12개 작은 꽃이 한 쪽으로 모여 총상화서(總狀花序)를 이룬다. 꽃떡잎은 작고 피침형이다.
꽃덮이는 짧은데 모여서 주머니 모양을 이룬다. 입술 모양의 꽃잎은 비교적 깊고 3개로 깊게 갈라져 있다. 기부(基部)에는 닭의 뒷발톱 모양의 뿌리가 있으며, 암술대는 짧다.
삭과는 긴 타원형으로 결실기는 9~10월이다.

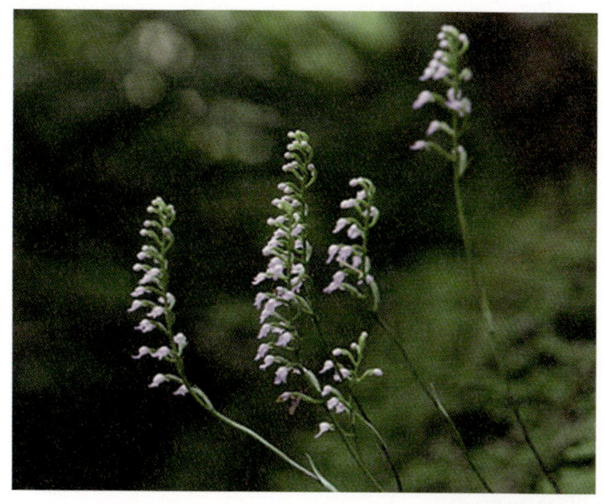

▲ 병아리난초의 꽃

13 Epipactis papillosa Fr.et Sav.

청닭의난초

계소자화

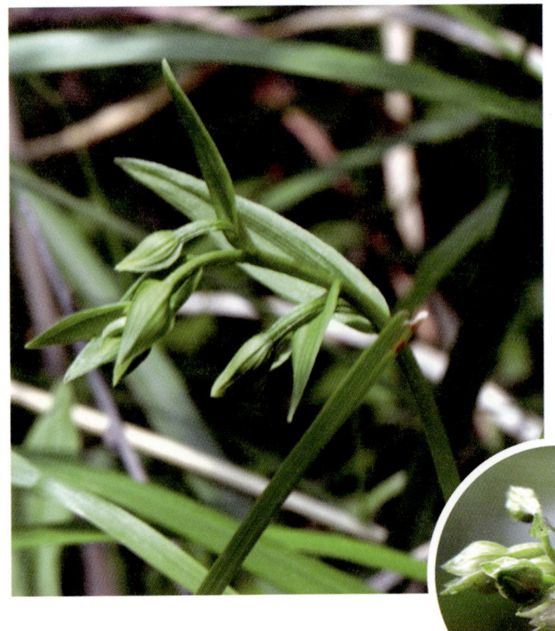

생김새

여러해살이풀로 높이는 30~50cm이다. 줄기
는 곧고 전체에 보드라운 털이 있다.

잎은 어긋나고 타원형 모양이거나 난형의 타원형 모양
이고, 길이는 6~8cm, 너비는 2.5~5cm이다. 앞쪽의
끝은 뾰족하고 기부(基部)는 줄기를 감싸고 있으며 나
란히맥이다. 잎맥에는 짧은 털이 있다.

총상화서는 줄기 끝에 나고 10여 송이의 꽃이 피어 있
으며 자줏빛이다. 꽃떡잎은 잎 모양이고 꽃자루가 있
으며 녹색을 띠는데, 겉면은 자줏빛이다. 약간 아래로
굽어 있으며 꽃덮이는 안쪽으로 굽어 있다. 토산(土山)
의 잡초 속에서 자란다.

청닭의난초의 재배

금강산 이북의 고산지대 숲 속이나 양지바른
초원지대의 풀밭에서 자라는 낙엽성의 다년
생 지생란이다. 자생지에서는 종자로 번식이
이루어지며, 원예적으로는 근경을 이용한 포
기나누기로 증식시킨다.

식재는 사각화분의 아래쪽에 가느다란 난석
을 채우고, 털이끼를 말려서 가루로 만들어
그 위에 1cm 두께로 깔고 분무기로 물을 적신
다음 종자를 뿌린다.

파종한 후에는 마르지 않도록 관리하고, 투
명한 비닐이나 유리를 화분 위에 덮어주어
23℃ 정도로 온도를 유지한다.

성분과 효능

맛은 달고 성질은 평하다. 주로 여름과
가을에 채취한다. 보중익기(補中益氣)
하는 효능이 있다. 병이 나은 뒤의 신체
허약이나 토사(吐瀉), 산증을 치료한다.

병후 신체가 허약해졌을 때의 치료
계소자화 40g을 돼지고기와 함께 약한 불에 푹 삶아
서 먹는다.

토사의 치료
계소자화 20g을 오랜 시간 약한 불에 삶아서 하루에
3번 복용한다.

방광산기(膀胱疝氣, 睾丸腫大)의 치료
계소자화 37g, 호장(虎杖)·소목통(小木通) 각 20g을
술에 담가 하루에 세 번, 한 번에 20cc를 복용한다.

14 Saranthus scolopendrifolius Mak.

오공란
지네발란

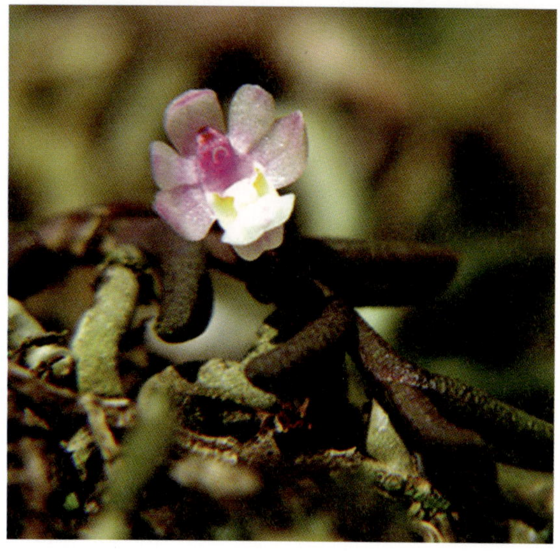

성분과 효능

식물체에 Loroglossin, Quercitrin, Pectinstoffe 등이 함유되어 있다. 맛은 쓰고 성질은 약간 차며 독성은 없다. 주로 열을 내리고 해독하며 지혈하는 효능이 있다. 한방에서는 기관지염, 신장염, 구강염, 각혈 등에 이용한다. 일 년 내내 채집할 수 있다. 신선한 것을 그대로 쓰거나 햇볕에 말려 쓴다.
내복할 때에는 20~40g을 달여서 복용한다.

소아 경풍의 치료

신선한 오공란 20~40g을 달여서 복용한다.

기관지염, 객혈의 치료

오공란 20g에 설탕을 넣고 가열해서 복용한다.

만성 부비강염의 치료

오공란 40g을 달여서 막걸리와 섞어서 복용한다.

신우신염의 치료

신선한 오공란 40g을 달여서 복용한다.

생김새

줄기는 가늘고 길게 포복하고 마디가 많으며 질은 단단하다. 잎은 어긋나고 가죽질이며 2줄로 배열되어 있고 선상 피침형이며 길이는 3~6mm이다. 잎집은 짧고 줄기와 합착한다.
개화기는 7월~8월로 꽃은 작고 연한 홍색이며 단일하게 난다. 꽃받침은 숟가락 모양의 긴 타원형이고 끝은 둔하다. 꽃잎은 같은 모양인데, 약간 짧고 순판(脣瓣)의 뒤쪽에는 주머니 모양의 꿀주머니가 있다. 가운데 열편은 삼각형 모양의 달걀 모양으로 밋밋하고 선단은 뾰족하다.
삭과는 긴 거꿀달걀꼴이다. 바위 표면 또는 나무 껍질에 착생한다. 제주도 산방산, 전남 목포, 유달산, 고흥 동래도 등지에서 자생한다.

전체적인 모양이 마치 지네가 기어가는 형상을 연상케 하여 '지네발란' 이라고도 한다.

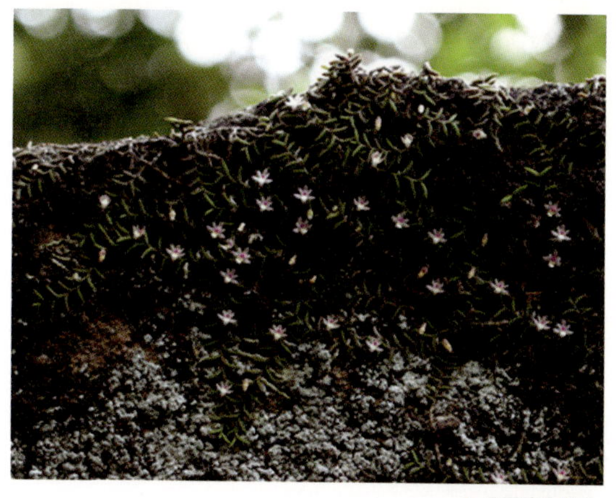

▲ 오공란의 생태

15 Cypripedium macranthum Sw.

개불알꽃

작란화

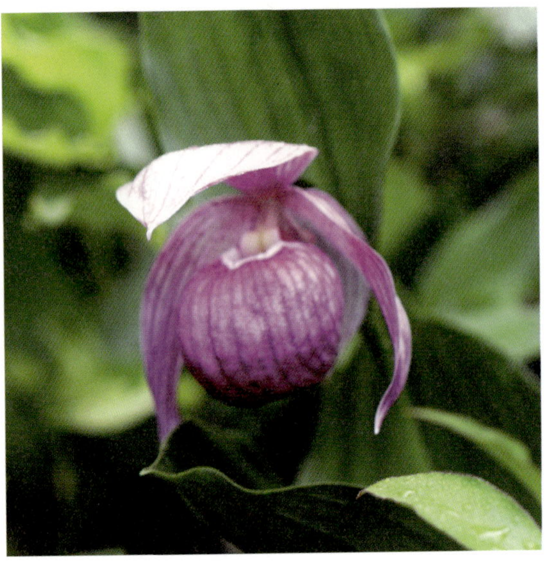

개불알꽃은 꽃 모양이 특이하고 화려하지만, 향기는 별로 좋지 않아 누린내가 난다. 이 누린내 때문에 '개불알꽃'이라는 이름이 붙여졌다고 한다. 꽃이 피면 시들지 않고 오래가며, 여러 개가 모여서 자란다.

효능

한방에서는 '작란화'라 부르며 약으로 쓴다. 이뇨 · 소종 · 활혈 · 진통 등의 효능이 있다.
뿌리를 포함하여 식물체 전체를 류머티즘 · 타박상 등에 처방한다. 꽃은 그늘에 말린 뒤 갈아서 분말로 만들어 지혈에 사용한다.

개불알꽃의 재배

남부와 중부 · 북부의 깊은 산 초원에 자생한다. 화단에 재배하며, 촉성재배가 되므로 분화식물로도 재배된다.

생김새

높이 30~60cm로 자라는 여러해살이풀이다. 줄기는 어두운 보랏빛을 띠며 곧게 서서 자라는데 거의 가지를 치지 않는다. 이른 봄에 자라나는 잎은 피침꼴로서 둥글게 배열되어 땅을 덮으며 잎자루에는 좁은 날개가 붙어 있다. 줄기에 나는 잎은 길쭉한 타원꼴 또는 주걱꼴로서 서로 어긋나게 자리한다. 모든 잎가장자리에 톱니를 가지고 있다.
8~10월에 줄기의 위쪽에 있는 잎겨드랑이마다 네댓 송이의 꽃이 서로 밀착된 상태로 피어난다. 5~6매의 노란 꽃잎을 가지고 있으며 꽃의 지름은 1cm 안팎이다. 우리 나라 전국 각지에 널리 분포하고 있으며 산의 양지쪽 풀밭에 난다.

속명의 Cypripedium은 Kypris(여신 비너스)와 Pedion(슬리퍼)이라는 뜻의 합성어로 혀모양의 꽃잎에서 비롯되었다. 종명의 Macranthum은 '꽃이 크다'는 뜻이다.
개불알꽃은 꿀이 흠뻑 고여 있는 것처럼 보이고 달콤한 냄새까지 풍기지만, 꽃 속을 들여다보면 바싹 말라 있다. 벌이 꿀을 얻으려고 아랫입술 모양의 꽃잎에 내려앉으면, 개불알꽃은 윗입술 모양의 꽃잎을 덮어 벌을 가두어 버린다.
꿀벌이 밖으로 나가려고 애쓰다 보면 꽃가루 기둥을 지나치게 되고 자기도 모르게 꽃가루 주머니를 집어 들게 된다. 이렇게 같은 벌이 두 번은 속았을 때 가루받이가 완성된다. 처음에는 꽃가루를 묻히고, 다음에는 다른 난초의 암술에 발라주어 가루받이를 성공시키는 것이다.

우리 나라에는 다섯 종의 개불알꽃속(屬)이 자란다.

큰개불알꽃

'노랑개불알꽃' 이라고도 부른다. 북부 지방 산과 초원 등지에서 높이 40cm 정도로 자라고 6~7월에 꽃이 핀다.

왕개불알꽃

'큰요강꽃' 이라고도 알려져 있다. 중부와 북부 지방의 산속 그늘진 곳에서 높이는 50cm 정도로 자라고 5~6월에 꽃이 핀다.

털개불알꽃

'참개불알꽃, 조선요강꽃' 등으로 부르는데, 한국특산식물로 섬 지방을 본토의 깊은 산 초원에서 자란다. 높이는 50cm 정도이고 5~6월에 꽃이 핀다.

광릉요강꽃

'치마난초, 광릉개불란' 등으로 부르는데, 경기도 광릉의 숲이나 가평 지방 깊은 산에서 높이 40cm까지 자라고 6~7월에 꽃이 핀다.

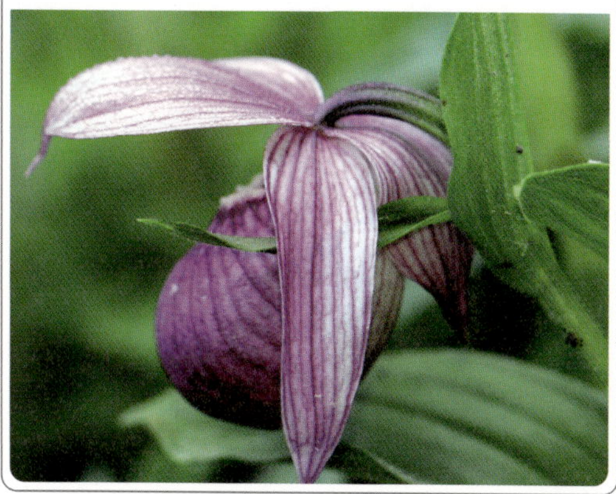

오공칠

Cypripedium franchettii Wilson

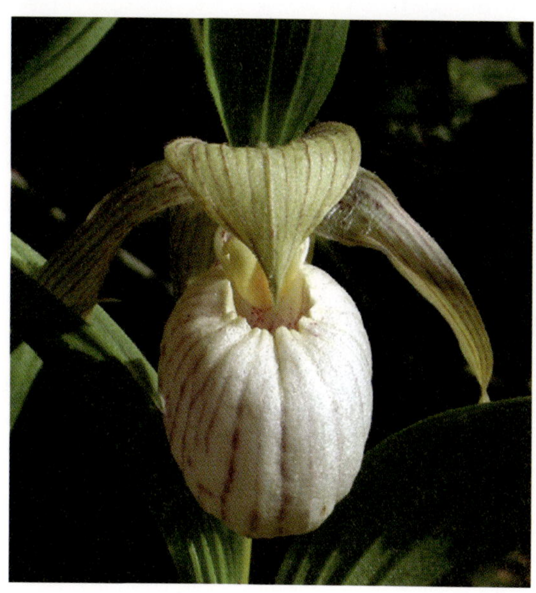

생김새

다년생 초본 식물로 뿌리줄기는 가로 뻗고 갈색의 수염뿌리가 많이 나 있다. 줄기는 직립하는데, 높이는 20~35cm이다. 포기 전체에 흰색의 부드러운 털이 밀생하여 있다.

줄기는 어긋나고 달걀 모양 타원형이며, 길이는 8~16cm이다. 선단은 뾰족하고 기부는 줄기를 감싸고 있으며 밋밋하고 양면은 부드러운 털로 성글게 덮여 잇거나 털이 없다.

개화기는 5~6월이다. 꽃은 1개가 줄기 끝에 정생하고 크기가 크며 자홍색이다. 꽃덮이 조각은 안쪽과 바깥쪽의 2륜으로 나뉘어 있다. 꽃잎은 피침형이고 중앙의 순판(脣瓣)은 납작한 공모양의 주머니 모양이며 입구는 작고 세밀한 톱니가 있고 표면에는 홈이 있다. 수술은 2개만이 발육한다.

결실기는 9월이다. 하위 씨방이고 삭과는 타원형이다. 고지대의 한랭하고 습윤하며 비옥한 산성토의 삼림에서 잘 자란다.

효능

가을에 채집한다. 뿌리와 뿌리줄기를 꺼내어 깨끗이 씻어서 햇볕에 말린다.

맛은 쓰고 매우며 성질은 따뜻하고 독이 조금 있다. 이뇨하고 부종을 없애며 혈(血)을 잘 순환하게 하고 어혈을 제거한다. 또 풍사(風邪)를 몰아내고 습사(濕邪)를 없애며 통증을 멎게 하는 효능이 있다. 전신의 부종, 하지의 수종, 백대, 임증, 풍습성 동통, 타박상, 노상(勞傷)을 치료한다. 꽃은 그늘에서 말린 후에 가루내어 지혈하는 데에 쓴다.

내복할 때에는 8~12g을 달여서 복용하거나 주침하여 복용한다.

티벳개불알꽃(서장작란)

西藏杓蘭

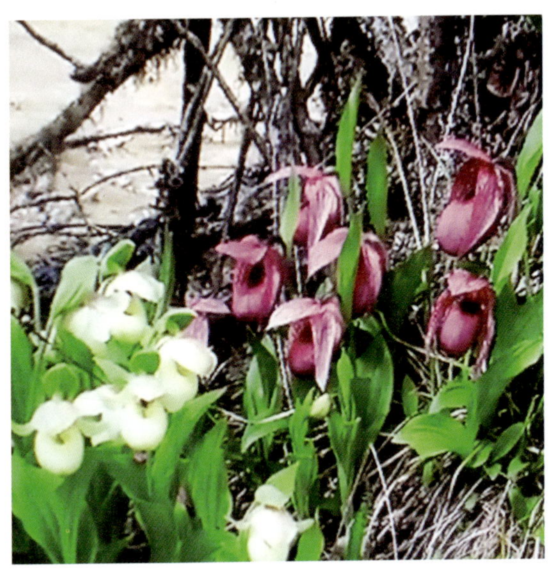

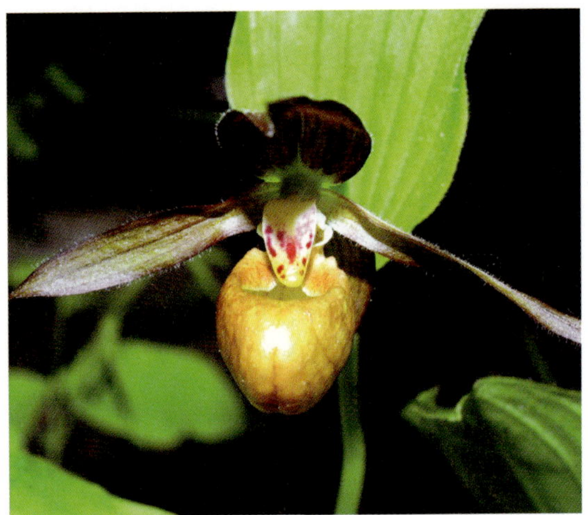

▲ 노랑개불알꽃

생김새

잎은 끝이 짧고 점차 뾰족해지며 기부(基部)가 좁아져 칼집 모양으로 되어 줄기를 감싸고 있다. 가장자리가 밋밋하고 잎의 앞면이 진한 녹색이며 잎의 뒷면은 연한 녹색이고 양면에 모두 가는 털이 덮여 있다.

개화기는 5~7월로, 꽃은 하나씩 있는데 큼직하고 줄기 끝에 핀다. 꽃받침과 꽃잎은 모두 황등색이고 자줏빛 맥(脈)이 많이 있다. 입술처럼 생긴 꽃잎은 주머니 모양이고 적자색이다.

그늘지고 축축한 산비탈과 숲가에 자란다. 티베트 등지에 분포되어 있다.

효능

7~9월에 채취해 쓴다. 맛은 쓰고 성질은 조금 따뜻하며 독이 약간 있다.

소변이 잘 나오게 하고, 부기를 가라앉히며, 통증을 멎게 하고, 혈액 순환을 촉진시키는 효능이 있다. 류머티스성 요퇴통(腰腿痛), 다리에 난 수종, 타박상, 임질, 백대하를 치료한다. 내복할 때에는 8~12g을 달여서 복용한다.

16 Cypripedium japonicum THUNB

광릉요강꽃

선자칠, 연잎요강꽃, 광릉개불란, 치마난초

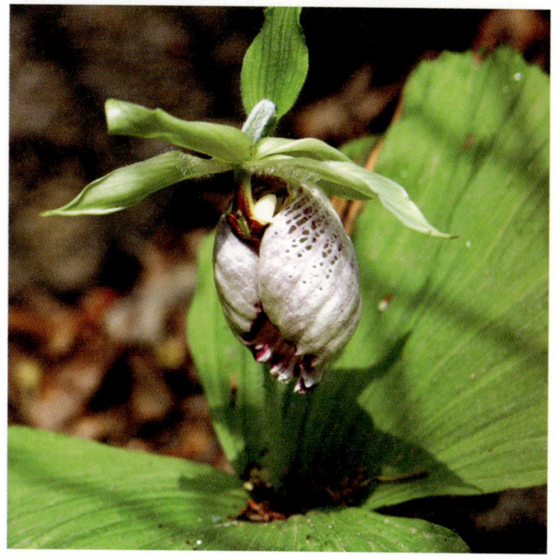

효능

맛이 약간 시고 떫으며 독성이 있다. 한방(漢方)에서는 '선자칠(扇子七)'이라고 하여 해독, 진통 또는 피의 순환을 촉진시키는데 이용한다.

광릉요강꽃의 재배

자연분주(自然分株)에 의하여 증식이 되고, 인공적으로 번식시키고자 할 경우에는 싹이 붙어 있는 근경(根莖)을 잘라서 배수와 통기성이 좋은 배양토에 묻고 음지에서 관리하여 싹을 틔운다.

개화기는 4~5월로 분화로 이용하며, 통기성이 좋으면서 보습력이 있는 토양이 재배 적지이다. 통풍이 잘 되고 시원하면서도 햇볕이 약간 드는 곳에서 재배해야 하며, 음지에서 재배하면 잎과 줄기가 연약하여 쉽게 꺾이고, 흙과 접해 있는 기부가 잘 썩으니 주의한다.

생김새

줄기가 높이 40cm에 달한다. 지하경이 옆으로 뻗고 마디에서 뿌리가 내리며, 거친 털이 있다.

잎은 아래쪽 3장 정도가 초 모양이고, 위쪽의 2장은 근접해서 어긋나며, 부채꼴의 원형으로 지름이 10~22cm이다. 엽맥이 부채꼴의 방사상으로 퍼지며 세로로 주름이 있고, 밑부분에 작은 털이 드물게 있다. 포(苞)는 장타원형으로서 끝이 날카롭고 뾰족하며, 화경은 높이가 15cm 정도인데 곧추서고, 꽃은 지름이 8cm 정도로 1송이가 줄기 끝에 달린다. 아래 쪽을 향하여 담녹색에 가까운 흰색 꽃이 핀다.

순판(脣瓣)은 찌그러진 주머니모양이고 자주색 반점이 있다.

경기도 광릉의 숲 속에서 극히 희귀하게 자라는 다년초이다. 잎이 마치 연잎처럼 생겼고 꽃이 요강처럼 생긴 데서 '연잎요강꽃'이라는 이름이 유래되었다. '치마난초, 광릉개불란'이라고도 한다.

일본과 중국에서도 흔하지 않게 분포하는 것으로 알려져 있다. 일본에서 광릉요강꽃의 자생지는 노간주나무와 삼나무가 자라는 숲이나 왕대 숲이다.

대만의 대만요강꽃(Cypripedium formosanum)은 광릉요강꽃에 비해 번식과 개화가 쉬워 원예화한 지 오래 되었다.

17 *Cypripedium guttatum var. koreanum Nakai*

털복주머니란

털개불란, 털개불알꽃, 참개불알꽃

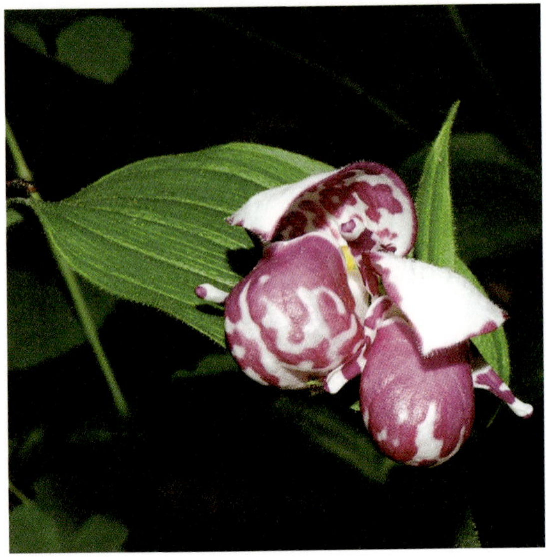

백두산의 해발 2000m 이상의 지역에서 이끼가 있는 풀밭에서 자라는데, 근경이 옆으로 뻗으면서 마디나 근경 끝에서 새싹이 돋아나 군락을 형성한다. 이 밖에 전남 지리산, 강원도 금강산, 황해도, 평북, 함남 부전령 포태산, 함북 백두산 등지에서 자생한다.

성분

털복주머니란의 식물체에는 알칼로이드(Alkaloid), 타닌(Tannin), 카로틴(Carotene), 글루코사이드(Glycoside) 등이 함유되어 있다.

털복주머니란의 재배

화분에 식재하여 관상용으로 기르고, 통기와 배수가 잘 되는 배양토를 사용한다. 부엽토나 피트모스(Peat moss), 그리고 중간 크기의 난석과 혼합하여 사용한다.
통풍이 잘 되는 시원한 곳에서 햇볕을 잘 쪼이면서 기른다.

생김새

높이 30cm 정도로 복주머니란속 중에서는 키가 가장 작다. 줄기에 연한 털이 있는 것이 특징이다. 지하경이 옆으로 뻗으며 마디에서 뿌리가 내린다. 잎은 길이가 7~15cm이고, 난형 또는 타원형으로 2장이 어긋나는데 줄기를 감싸며 맥(脈) 위로는 짧은 털이 있고 잎 끝이 뾰족하다.

7월 말경에 꽃이 핀다. 꽃은 줄기 끝에서 1송이가 피는데 아래쪽을 향해 달리며, 지름이 3~5cm이다. 녹색을 띤 황갈색에 자주색 반점이 있다. 넓은 난형의 상악편은 길이가 2~2.5cm이며 끝이 둔하고, 측악편은 타원형으로 길이가 1.5cm 정도이며 끝이 두 갈래로 갈라진다.

간혹 흰색의 꽃이 피는 종류가 있는데, 이를 '흰 털복주머니란(For. Albiflora)' 이라 한다.

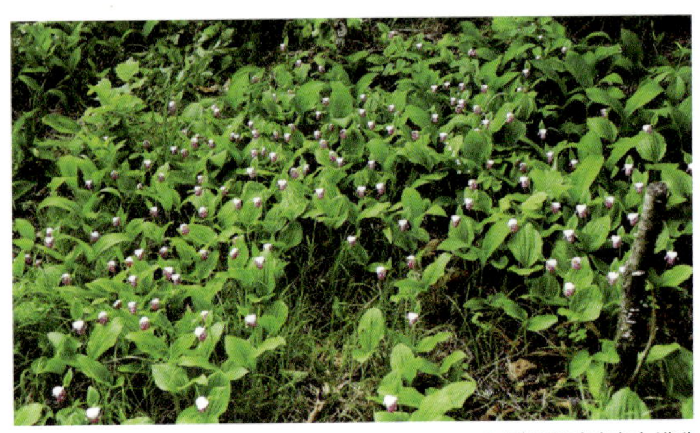

▲ 털복주머니란의 생태

<table>
<tr><td>18</td><td>Dendrobium moniliforme(L.) sw.
Dendrobium nobile Lindl.</td></tr>
</table>

석곡

석란, 임란, 두란, 죽란

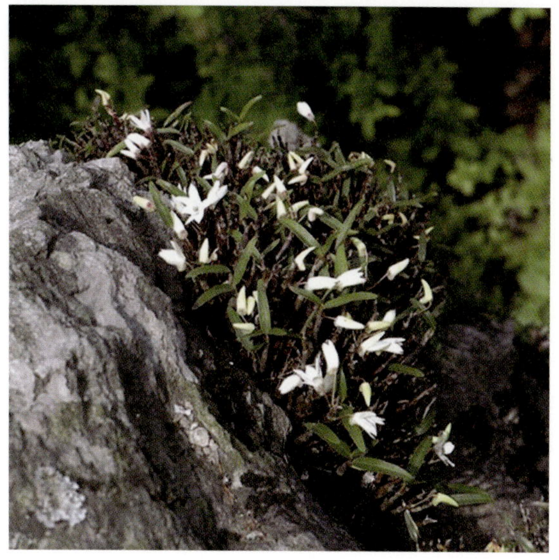

생김새

우리나라 남부지방의 바위와 고목 등에 붙어서 자라는 착생란이다. 높이는 20㎝ 정도로 곧추 자란다. 뿌리줄기에서 굵은 뿌리가 많이 나며 여러 개의 대가 나오는데, 여기에 대나무의 마디를 축소한 것과 같은 길이 1.5~3㎝의 짧은 마디가 있다. 오래된 묵은 줄기의 잎은 탈락하여 없어지고 줄기만 남는다.

잎은 피침형으로 혁질(革質)이며, 길이는 3~7㎝이다. 여러 개가 어긋나며 짙은 녹색이고, 윤기가 있으며 끝이 다소 둔하다.

꽃은 5~6월에 피는데, 원줄기에 1~2송이씩 달리며 흰색 또는 연분홍색이며 향기가 있다. 꽃받침은 피침형이고 끝이 뾰족하며 꽃받침 조각은 길고 가느다란

'거(鉅)'를 이룬다. 순판은 약간 짧고 뒤에 짧은 거가 있으며 밑부분으로 암술을 양쪽에서 감싼다.

꽃은 전년도에 자란 줄기의 상부 마디에서 피고 줄기가 기부에서 나오기 때문에, 오래 된 것일수록 그 수가 많아져서 다발처럼 포기를 이루기도 한다.

제주도, 전남 해안 도서지방, 전북 고창 선운사, 경남 등지에 분포한다.

성분과 효능

식물체에는 덴드로빈(Dendrobine)이 함유되어 있으며, 한방에서는 다른 약재와 더불어 위-비-신장 등을 보(補)하는 데 이용한다.

성질은 차고 맛은 달고 담담하며, 독성이 없는 것으로 알려져 있다. 주로 청폐 · 생진작용을 한다.

이용법

돌이나 나무등걸이에 부착시켜 기르거나 화분에 식재하여 감상한다. 줄기는 약으로 이용하거나 분말로 만들어 물에 타서 차로 마시기도 한다.

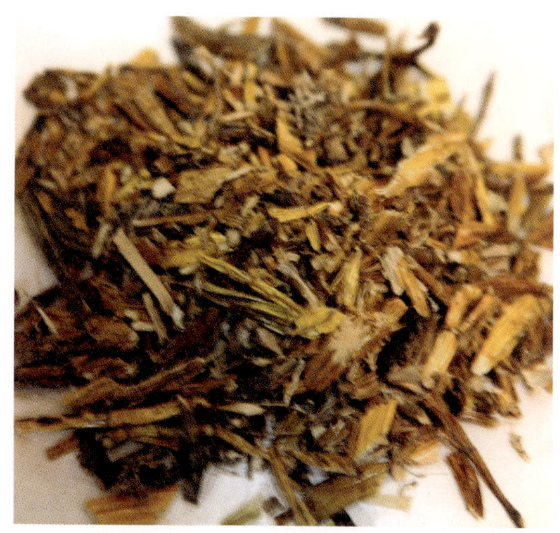

▲ 약재로 쓰이는 석곡

석곡의 속명인 덴드로비움(Dendrobium)은 그리스어의 '나무'라는 뜻과 '산다'라는 뜻의 합성어로 '나무 위에서 산다'는 의미이다.

석곡은 '석란(石蘭)', '임란(林蘭)', '두란(杜蘭)'이라고도 하며, 줄기에 대나무처럼 마디가 있어서 '죽란(竹蘭)'이라고도 한다.

덴드로비움 속에는 세계적으로 1,800여 종이 있는데, 우리나라에서는 유일하게 석곡 한 종만이 자생한다. 담홍색의 꽃이 피는 것을 '분홍석곡(For.Subrufescene)'이라고 하는데, 흔하지 않다.

석곡의 재배

꽃을 잘 피게 하기 위해서는 9~10월경에 15~20일 동안 물을 주지 않고 햇볕을 충분히 쪼이면서 밖에 두고 찬이슬을 맞도록 한다. 그 후, 온실이나 비닐하우스에 들여 놓으면 이듬해에 꽃이 잘 핀다.

포기나누기를 하여 증식시키거나 간혹 줄기 끝에 달린 싹, 즉 높눈(高芽)을 따서 화분에 심기도 한다. 한편, 줄기삽목은 줄기를 잘라서 수태를 깐 삽목상(揷木床)에 눕히거나 세워두고 온도를 23℃ 정도로 유지해 주면 마디에서 새싹이 발생하므로 번식시키기가 쉬운 편이다.

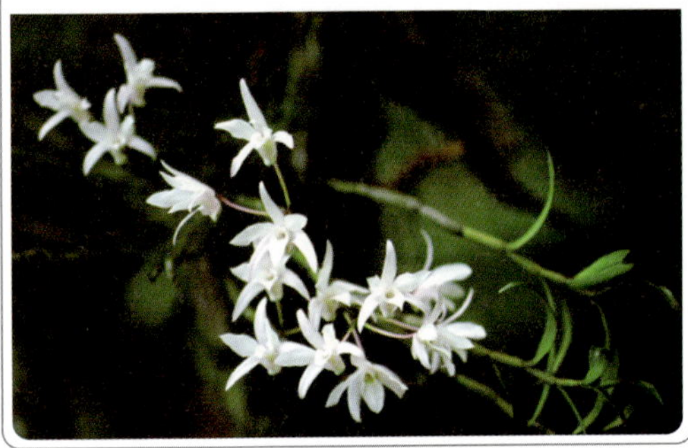

19	Gastrodia elata Blume

천마

동마, 춘마

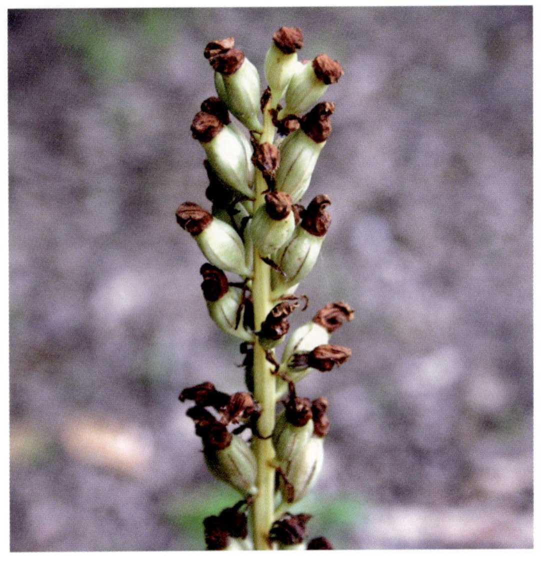

생김새

잎이 없는 무엽란(無葉蘭)의 일종이다. 개화기는 6~8월이다. 화경은 원주상으로 높이가 60~120㎝ 정도 되며 황갈색이다. 꽃도 역시 황갈색이고, 하나의 꽃대에서 20~50송이가 달리는 양성화이다.

꽃대는 길이가 1m 이상이지만, 착화 부위는 길이가 10~30㎝인 총상화서이다. 꽃받침은 3장이 합쳐져서 피고 길이가 7~8mm이며, 기부가 팽대(膨大)되고, 위끝이 3열편으로 구성되어 있다. 열편 안에는 2장의 꽃잎이 있고, 설판의 높이가 측악편 길이의 2/3 정도이다.

난균(蘭菌)과 공생하는 부생식물(腐生植物)로 땅속에 타원형의 괴경(塊莖)이 있다.

괴경은 길쭉한 감자나 고구마처럼 생겼고, 길이가 7~15㎝이며, 매년 새롭게 형성된다. 황적갈색의 비늘잎은 막질로 되어 있고, 길이가 1~2㎝이며, 밑부분이 좁아져서 원줄기를 감싼다. 종자는 9월에 익는다.

성분과 효능

식물체에는 Vanillin, Vanillylalcohol, 비타민A, Quercitrin, Loroglossin, Glycoside, Alkaloid 등이 함유되어 있으며, 독성은 없다.

겨울철에 채취한 것을 '동마(冬麻)', 봄철에 채취한 것을 '춘마(春麻)'라고 하는데, 약효는 동마가 월등하게 우수한 것으로 알려져 있다.

땅속줄기는 약으로 쓰이는데, 한방에서는 중풍, 현기증, 간질, 경기, 두통, 요통, 신경쇠약증, 변비 등의 치료에 이용하고, 특히 허(虛)할 때 이용하는 중요한 강장제(强壯劑)로 이용된다.

자연산은 국내 수요에 미치기 못해 많은 양을 중국에서 수입하였지만, 1982년 '천마 재배법' 개발에 성공한 이래로, 요즘은 지역마다 천마 재배에 성공하여 가격도 싸지고 응용 범위도 넓어지고 있다.

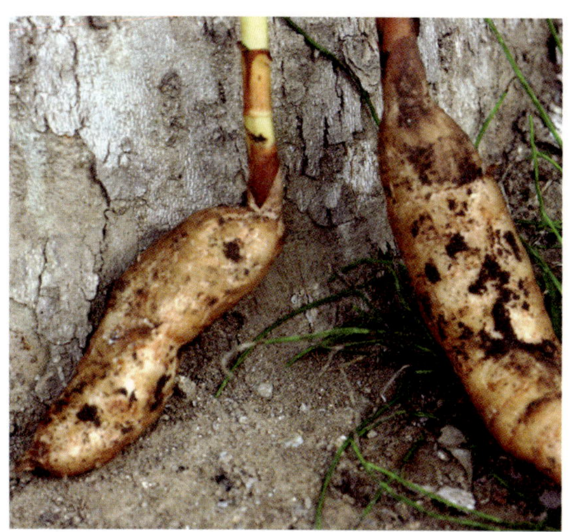

▲ 천마의 뿌리

천마의 재배

재배지는 배수가 잘 되는 5~10% 경사진 산기슭이 적당하고, 토질은 사질 양토가 알맞다. 가능하면 해발 200~500m인 곳이 좋지만, 그 이하의 고도에서도 인공재배가 가능하다.

천마가 생육하기에 알맞은 환경조건은 생육온도 20~25℃, 습도 50~60%, pH 5.5~6.0이다. 간간이 햇볕이 잘 드는 동남쪽 경사지(5~20%)로서 통풍이 잘 되는 곳이 알맞다.

식재재료로는 상수리나무, 참나무, 갈참나무, 굴참나무 등 지름이 9~12㎝인 참나무류의 원목, 그리고 부엽(腐葉)과 생엽을 1:1로 혼합하여 완숙시킨 퇴비를 준비한다.

원목은 길이 0.9~1.2m로 자르고 드릴을 이용하여 사방 4열로 구멍을 뚫는다. 구멍의 크기는 지름 1~1.5cm, 깊이 3cm 정도가 적당하고, 간격은 6~7㎝로 하는 것이 좋다. 구멍에는 톱밥에서 배양한 뽕나무버섯균(Armillariella mellea)의 균주(菌株)를 접종하고 코르크나 스티로폼 마개로 막는다.

접종이 끝난 원목은 구덩이를 파고 땅속에 묻되, 깊이 0.3~0.4m로 흙을 파낸 다음 바닥을 잘 고르고 부엽토를 넣는다. 원목은 15~20㎝ 간격으로 줄을 지어 높이고, 그 사이사이에 천마의 자구(子球)인 종마(種麻)를 5~10㎝ 간격으로 식재한 다음 위에 부엽토를 10~20㎝ 덮어준다.

마르지 않도록 가끔씩 관수(灌水)해 주고, 5월과 8월경에 가끔씩 제초해 주면서 관리한다. 또한 5월과 9월 사이에는 매달 1회씩 감자 10㎏을 삶아서 물 100L에 희석한 감자액을 천마가 식재된 포장의 상부 전면에 뿌려 준다. 식재 2~3년 후에 수확한다.

한라천마
Gastrodia pubilabiata Sawa

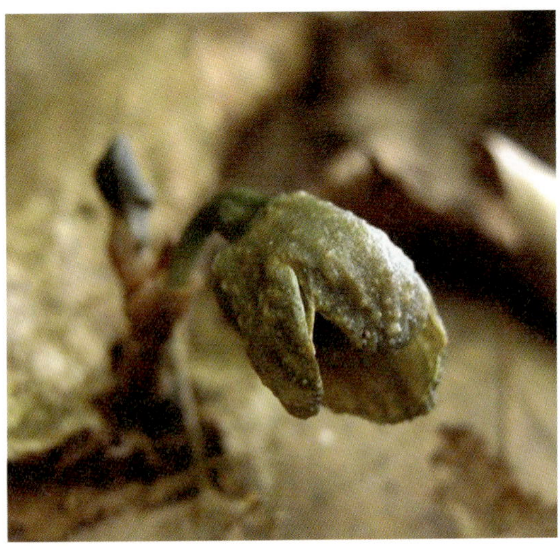

생김새

제주도 한라산 해발 500~600m의 숲 속에서 자라는 부생식물(腐生植物)로 잎이 없고 꽃만 피는 무엽란(無葉蘭)의 일종이다. 지하경은 다소 굵고 긴데, 비늘과 털이 있다.

개화기는 8~9월이다. 꽃대는 지표면에 붙어 있거나 약간 올라오며 연한 적갈색이다. 꽃은 녹갈색으로 크기는 1cm 정도인데, 하나의 꽃대당 1~5송이가 줄기 끝에서 피며, 설판은 황백색이다.

한라천마는 지표면을 자세히 관찰하지 않으면 꽃을 찾기가 어려운 소형 식물이다.

한라천마의 재배

인공적으로 번식시키기가 쉽지 않아 관상용으로 재배하기가 어렵고, 가꾸고자 할 때에는 자생지의 흙과 함께 옮겨 심어야 한다.

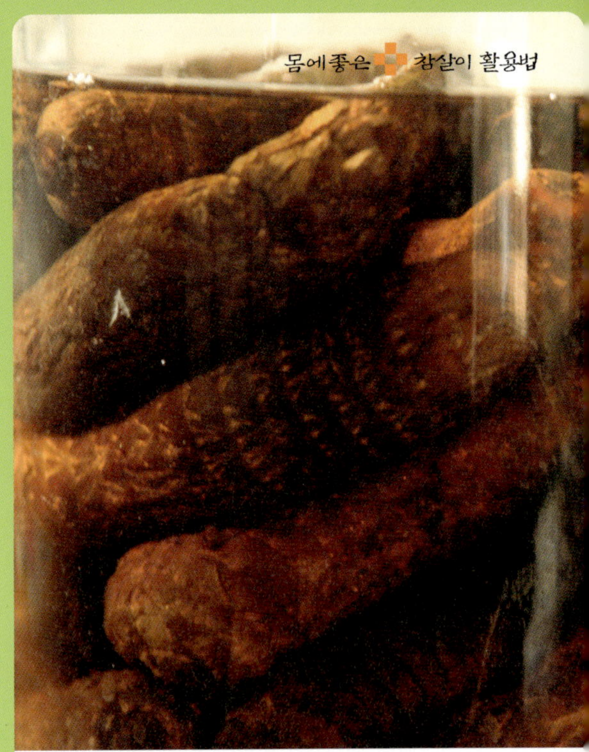

천마주

천마주

스트레스로 인한 신경성질환 및 고혈압, 중풍의 예방에 효능이 크다. 특히 뇌질환계통에 효과적으로 알려져 있다.
예부터 민간에서는 정자수를 증가시켜주는 효과가 있다고 알려져 있으며, 강정주로 이용된다.

재료

천마 600g, 소주 1.8L(25도이상)

만드는 법

1. 천마는 가능하면 생것을 사용하고, 생즙을 내어 사용하면 더욱 좋다. 날것을 말려서 사용하기도 한다.
2. 바짝 말린 천마를 잘게 썬은 다음, 재료의 약 5배 정도 소주를 넣고 밀봉한다.
3. 소주에 솔잎, 잣 등 약재와 혼합하여 6개월 이상 숙성시킨다.
4. 하루에 작은 컵으로 1~2컵 정도 마신다.

제4장

마디풀과 참살이

메밀 / 소루쟁이 / 범꼬리 / 며느리배꼽 / 쪽
호장근 / 여뀌 / 마디풀 / 대황 / 수영

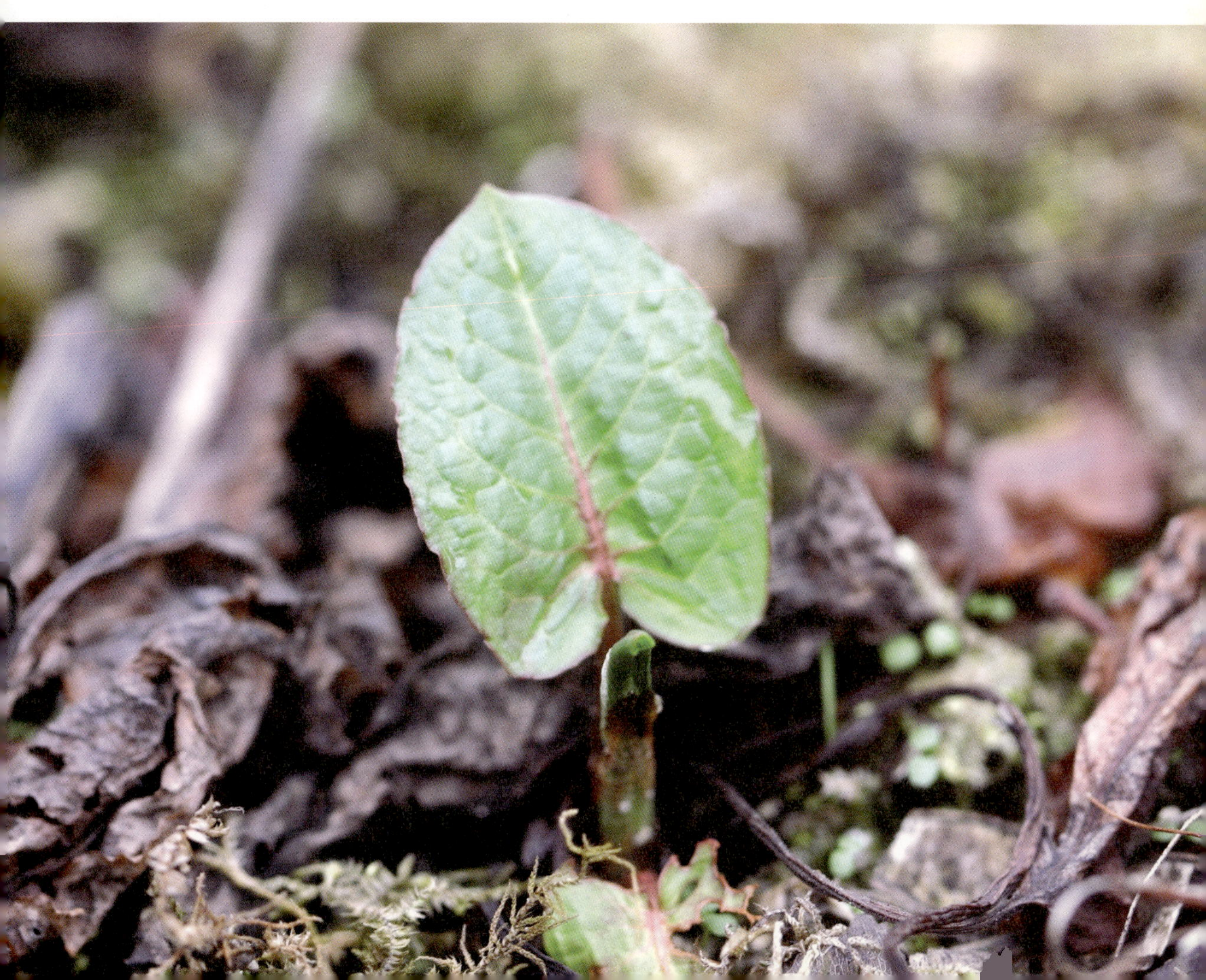

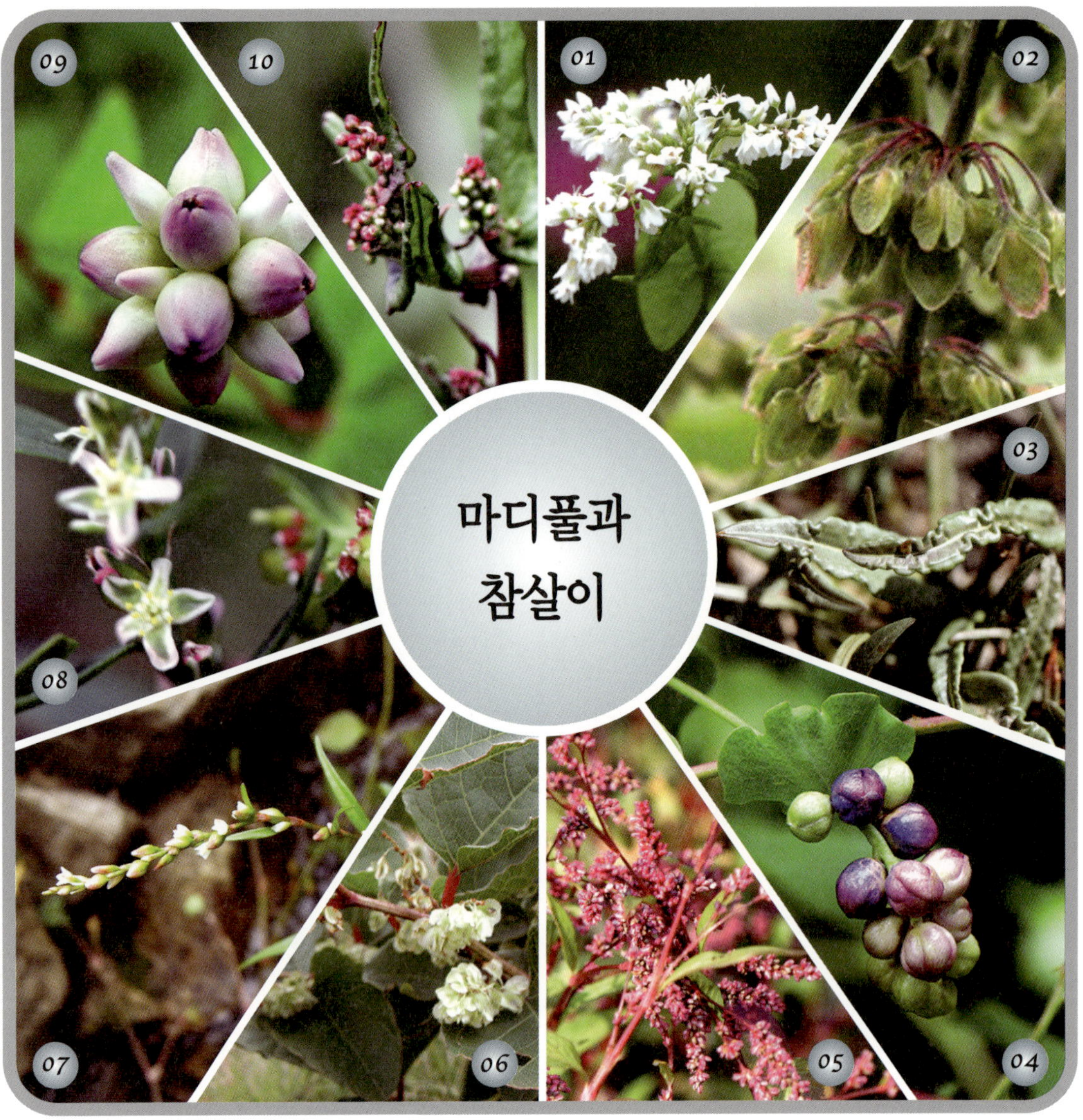

01 메밀

02 소루쟁이

03 범꼬리

04 며느리배꼽

05 쪽

06 호장근

07 여뀌

08 마디풀

09 대황

10 수영

01 Fagopyrum esculentum Moench

메밀
교맥칠

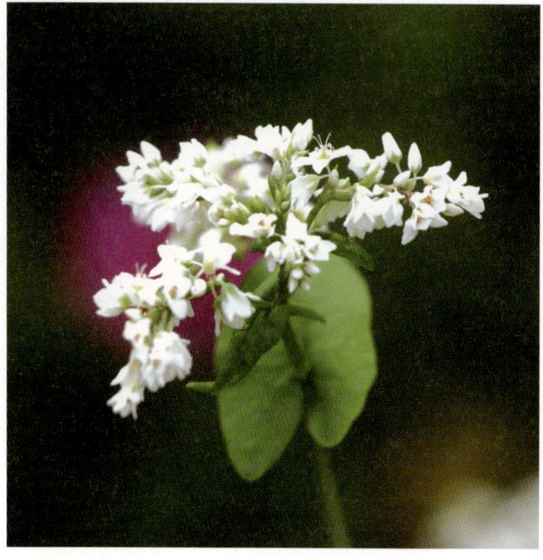

생김새

한해살이풀로 높이가 50~100cm 정도이다. 줄기는 곧추 자라며 속이 비어 있고 붉은 빛이 돈다. 잎은 서로 어긋나며 심장형이고, 끝이 뾰족하며 광택이 난다. 개화기는 7~10월경이다. 흰색 또는 담분홍색 꽃이 피며 열매는 9~10월에 열린다. 주로 식용식물로 재배하며 야생화 한 것도 있다.

중앙아시아 북부가 원산지이며, 중국에서는 당나라 때 이 작물이 알려졌고 송나라 때 널리 재배되었다. 우리나라에서는 삼국시대 이전부터 재배하여 왔다고 한다.

효능

성질은 서늘하고 맛은 달다.

피를 차게 하고 어혈을 없애며 습(濕)을 제거하고 해독하는 효능이 있다. 토혈, 비혈, 이질, 자궁출혈과 대하, 풍습비통, 부스럼, 화상을 치료한다.

내복할 때에는 7.4~11.1g을 달여서 먹거나 가루내어 복용한다. 외용시에는 짓찧어 바르거나 가루내어 개어서 바른다.

이용법

메밀 껍질을 베개 속에 넣고 자면 뇌와 눈이 맑아지고 고혈압에도 효과가 있다. 메밀 껍질 대신 검은콩, 결명자, 국화를 같은 양으로 혼합하여 베개 속에 넣어도 좋다.

동맥경화를 예방하는 메밀

메밀묵

하루에 200g 정도의 메밀을 묵으로 만들어 먹으면 좋다.

메밀주스

메밀가루에 물을 붓고 갠 후 꿀을 섞어서 따뜻한 물에 서서히 부은 후, 유자 껍질이나 레몬을 곁들여 마시면 좋다.

두뇌회전에 좋은 메밀

메밀수제비

메밀가루 한 컵을 냄비에 넣고 잘 저어 뜨거운 물을 붓고 적당하게 반죽을 한다. 그 다음 약한 불에서 주걱으로 천천히 섞으면서 잘 갠다. 다시마 등으로 양념 국물을 만들어서 메밀수제비에 붓고 양념하여 먹는다.

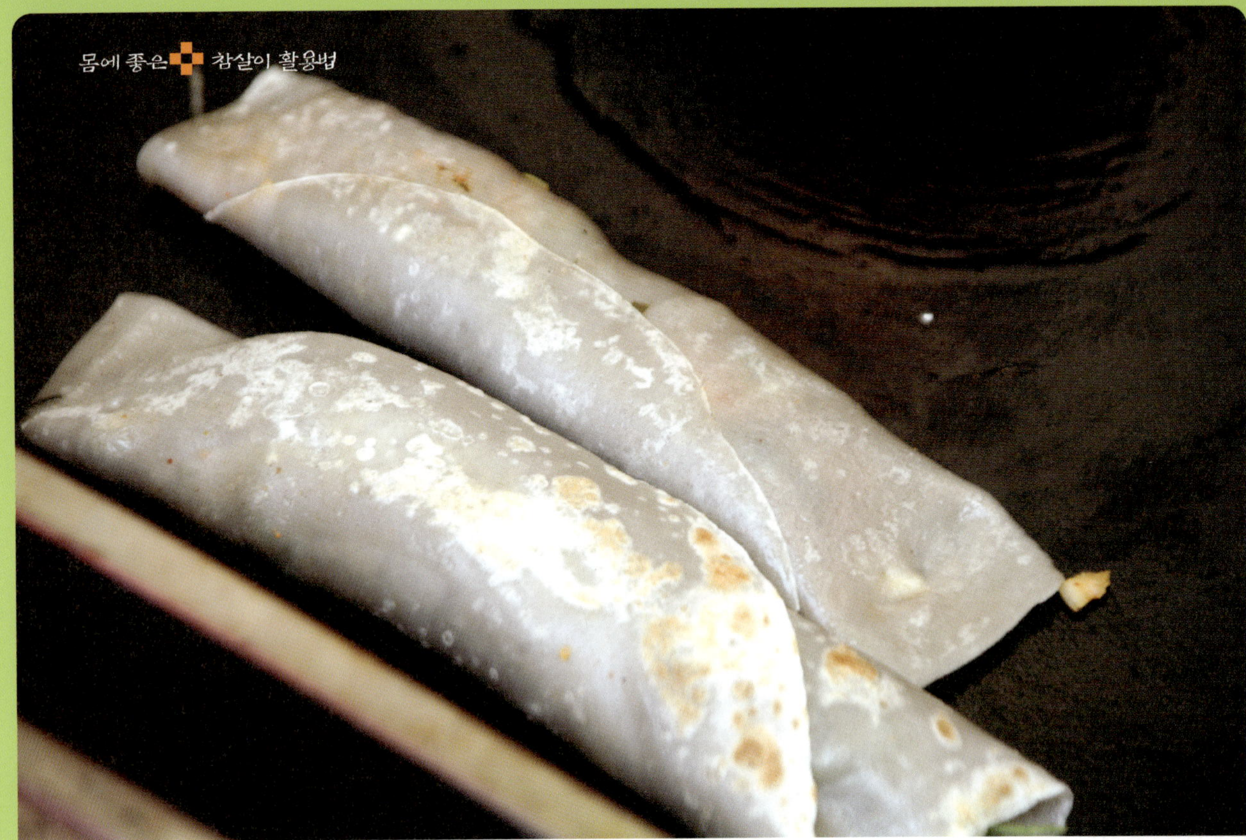

메밀부꾸미

빙떡(메밀부꾸미)

제주도 빙떡은 메밀가루 부꾸미를 말하는데, 메밀가루를 묽게 반죽하여 무채소를 넣고 부친 것을 양념장에 찍어 먹는다.
일명 '멍석떡'이라고도 한다.

재료

메밀가루 5C, 무채 200g

갖은 양념 : 파 1뿌리, 마늘 2쪽, 참기름 1Ts, 깨소금 1Ts, 소금 1/2Ts, 기름 약간

만드는 법

1. 메밀가루에 소금을 넣고 물을 부어 묽게 반죽을 한다. 메밀가루 : 물은 1 : 1의 비율로 반죽한다.
2. 무채는 곱게 썰어 끓는 물에 소금을 조금 넣고 살짝 데쳐 물기를 살짝 뺀다.
   파, 마늘, 참기름, 깨소금, 소금으로 간하여 소를 준비한다.
3. 팬에 기름을 두르고 메밀 반죽을 한 국자씩 떠서 지름이 10cm 정도 되도록 얇게 전을 부친다(양쪽을 잘 부친다).
4. 메밀전을 놓고 무채를 한쪽 끝에 놓아 김밥 말듯이 양끝을 살짝 눌러주어 속이 빠지지 않도록 한다.
5. 접시에 먹기 좋게 썰어 담고 양념 간장을 곁들여 낸다.

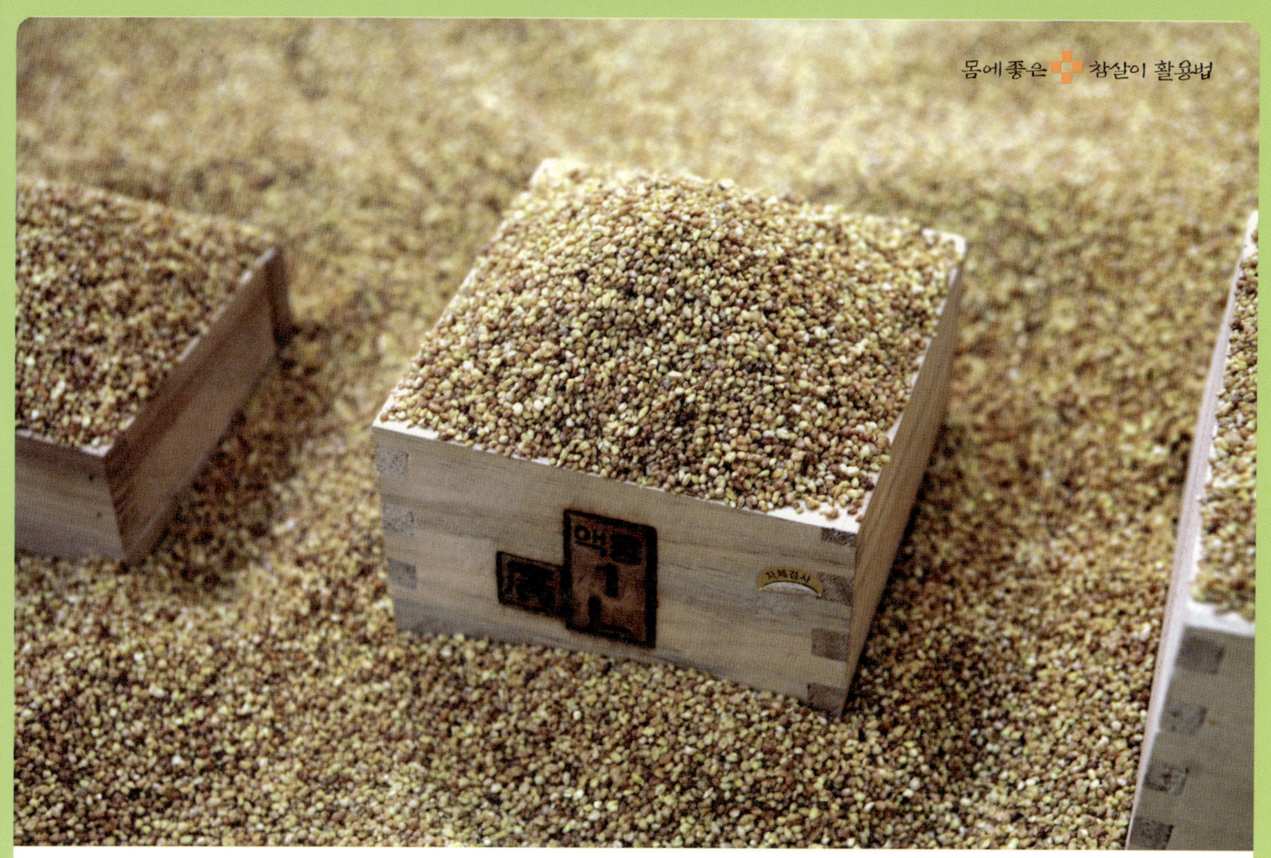

건조시킨 메밀

총떡

> **재료**
>
> 메밀가루 5C, 돼지고기 200g, 통배추김치 300g
>
> **갖은 양념** : 파, 마늘, 참기름, 깨소금, 간장, 소금,
> 설탕, 후추가루, 들기름, 지지는 기름

만드는 법

1. 메밀가루를 묽게 반죽하여 한 번 체에 내리는데,
   체에 한번 내리면 쫄깃하고 더욱 맛이 있다.
2. 파, 마늘은 곱게 채 썬다.
3. 돼지고기는 채 썰어 갖은 양념하여 볶는다.
4. 김치는 국물을 꼭 짜고 곱게 다져서 돼지고기와
   섞어 놓는다.
5. 팬에 들기름을 두르고, 메밀반죽을 한 국자씩 떠
   얇게 편 후, 소를 고루 올려놓고 말아 부친다.
6. 어슷어슷하게 썰어 담고 초간장을 곁들여 낸다.

메밀 차

> **재료**
>
> 메밀, 죽염, 물 적당량

만드는 법

1. 메밀은 방앗간에서 껍질을 벗겨온다.
2. 냄비에 노르스름하게 볶아 병이나 항아리에 담아
   냉장고에 보관한다.
3. 찻잔에 뜨거운 물을 붓고 볶은 메밀을 3~4 스푼을
   넣는다.
4. 노르스름한 물이 우러나면 죽염으로 맛을 낸다.

02

Rumex crispus L.
Rumex japonicus Houtt

소루쟁이

양제, 소리쟁이, 참소리쟁이, 금교맥

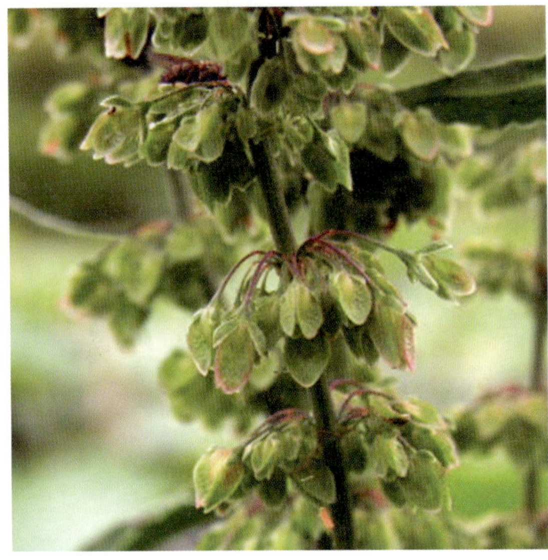

생김새

여러해살이풀로 각처의 들이나 길가 부근의 어느 정도 습기가 있는 곳에서 자란다. 지하의 물길을 따라 길게 이어져 살아간다.

높이는 30~80㎝이고 줄기는 곧다. 녹색바탕에 자줏빛이 돌며 세로줄이 많이 나 있다. 땅속에 황색의 비대한 뿌리가 나무같이 굳어 깊이 들어간다.

뿌리에서 나는 잎은 잎자루가 길고 가장자리가 물결 모양이다. 줄기에서 나는 잎은 잎자루가 짧고 양끝이 좁으며 주름살이 있다.

6~7월에 가지 끝과 원줄기 끝에서 원추화서가 발달하고 많은 연한 녹색 꽃이 돌아가며 핀다. 꽃잎은 없고 꽃지름이 4㎜ 안팎이고 초록색이다.

열매는 수과로 8~9월에 결실을 맺고 세모진다. 꽃이 핀 뒤 날개가 돋친다.

성분과 효능

연하게 올라오는 어린잎은 맛이 좋아 나물로 먹는다. 하지만 다 자란 잎은 억세고 미끌거려 먹기가 거북하다.

뿌리는 맛은 쓰며 성질은 차고 독성이 약간 있는데, 열을 내리고 통변, 이수, 지혈, 기생충을 구제하는 효능이 있다. 변비, 임탁, 황달, 토혈, 장풍, 탈모증, 기능성 자궁 출혈, 탈모증, 개선, 옹종, 타박상을 치료한다. 강장 효과도 있어 임포텐츠도 회복시키는 효능이 있으며, 수산 등을 함유하고 있어 변을 잘 볼 수 있도록 완하작용을 한다.

하루 12~20g을 물로 달여서 복용하거나 찧어서 즙으로 만들어 먹는다. 또는 달여서 물엿처럼 고아서 쓰거나 술에 담가 먹거나 가루내어 먹기도 한다.

외용시에는 찧어서 바르거나 식초를 섞어서 바르거나 갈아서 즙을 내어 바르거나 달인 물로 씻는다.

열매를 '양제실(羊蹄實)' 이라고 부르는데, '금교맥(金蕎麥)' 이라고도 부른다. 맛은 쓰고 떫으며 성질은 평하고 독이 없다.

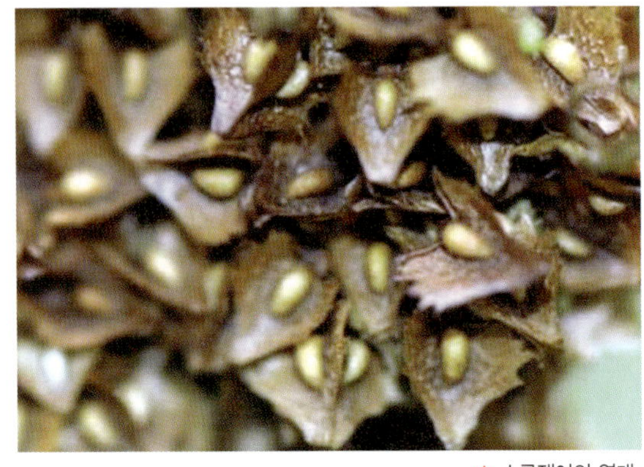

▲ 소루쟁이의 열매

주로 적리, 백리, 여러 가지 이질, 부인의 혈리를 치료한다. 하루에 4~8g을 복용한다.

잎을 '양제엽(羊蹄葉)'이라고 하는데, Quercitrin 성분이 들어 있다. 또한 비타민 C도 많이 들어 있다. 《본초강목》에서는 소리쟁이의 잎을 맛은 달고 성질은 미끄러우며 차고 독이 없다고 기록하였다.

주로 장풍변비(腸風便秘), 소아감적(小兒疳積), 목적(目赤), 설종(舌腫), 개선(疥癬)을 치료하는데 쓰인다. 하루 12~20g을 물로 달여서 복용하며, 외용시에는 찧어서 바르거나 달인물로 양치질을 한다.

기능성 자궁 출혈

말린 소리쟁이 뿌리 30g을 달여 3회로 나누어 복용한다. 또는 뿌리 분말 3g을 끓여 1일 3~4회 복용한다.

무좀

소리쟁이 뿌리 추출액은 무좀균을 죽이는 작용이 있으며, 피부병을 일으키는 여러 가지 병원균들에 대한 억누름 작용을 한다.

뿌리를 부드럽게 가루내어 20g을 70% 알콜 100ml에 담가 추출액을 만든다. 이를 하루 2~3번씩 바른다. 또한 신선한 뿌리를 짓찧어 짜낸 즙을 국소에 바르거나 소리쟁이를 식초에 담가 발라도 좋다.

생선 중독

어린잎을 삶아 먹는다. 어린잎은 생잎 그대로 쌈으로 싸서 먹기도 하지만 수산이 함유되어 있으므로 일단 데쳐서 식용하는 것이 좋다.

데친 후 한동안 놓아 두면 산화되어 푸른 빛이 누렇게 변색되므로 데친 즉시 먹도록 한다.

피부병과 종기 치료

생뿌리를 갈아서 즙을 낸 후 동량의 식초와 섞어서 환부에 자주 붙이면 좋다.

소리쟁이는 잎이 주름져 있어 바람이 불면 쏴아- 하는 소리가 나며 늦여름에 열매가 익으면 바람이 불 때 요란한 소리가 난다고 한다. 또한 줄기가 서로 부딪힐 때 소리가 난다고 하여 소리를 내는 소리꾼이라는 뜻으로 '소리쟁이'라고 부르게 되었다.

소리쟁이의 생태

소리쟁이는 종자가 땅에 떨어져 빠른 시간내에 정착되는 능력이 탁월하고, 빨리 자라 꽃이 피며, 종자를 대량으로 생산하는 능력과 또한 종자가 토양 중에서 장기간 생명력을 유지할 수 있는 특성이 있다. 때문에 토양에서는 오랜기간 살아있을 수 있고, 물속에서는 42개월, 즉 3년 반 동안 생존할 수 있다.

종자가 가벼워 바람에 날려 널리 전파되거나 종자를 먹은 야생조류와 소의 소화기관을 거쳐도 수명에 손상을 받지 않기 때문에 이들에 의해서도 널리 전파된다.

번식을 종자와 뿌리 두가지로 하기 때문에 더 잘 번식할 수 있는 여건을 갖추고 있다.

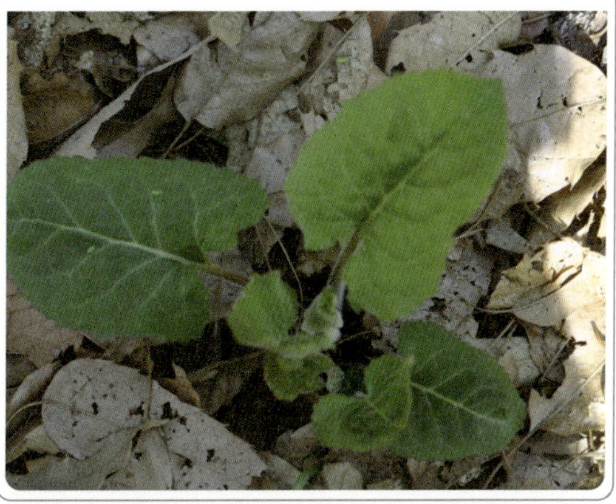

좀소리쟁이
Rumex nipponicus Franch. et Sav.

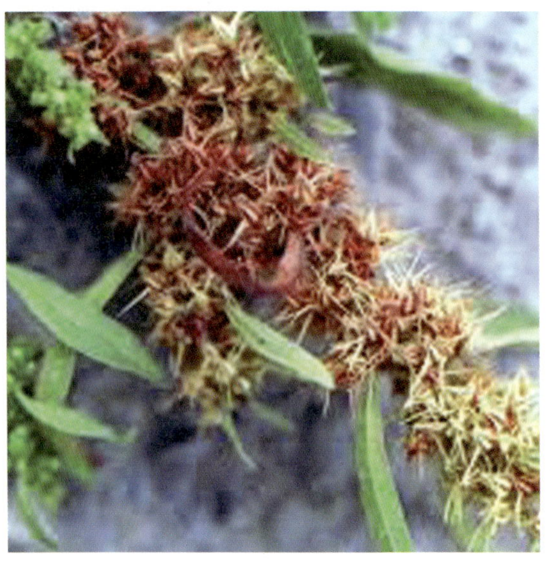

생김새

다년생 초본으로 줄기는 많은 가지를 치며 높이는 30~50cm이다. 아래쪽의 잎은 장타원상 피침형으로 길이 6~11cm이며 끝이 뭉툭하고 기부는 둥글다. 잎 가장자리는 파상(波狀)으로 주름져 있다.

꽃은 5~6월에 피며 잎겨드랑이에 녹색의 꽃이 돌려나기를 하고 화륜은 열매일 때에도 넓게 떨어져 있다.

내화피(內花被)는 삼각상 난형으로 열매일 때 길이 4~5mm, 폭 2~3mm이며 가장자리에 길이 2mm 정도의 침상 돌기가 3~4쌍 있고 중앙맥의 기부는 유체(瘤體)가 있다. 일본에 자생하며 우리나라에는 제주도와 남부지방에 분포한다.

좀소리쟁이는 소리쟁이에 비해 식물체가 작고 줄기 끝 화서까지 잎자루가 발달하며, 열매 내화피의 가장자리에 침상 돌기가 크게 발달한다.

돌소리쟁이
Rumex obtusifolius L.

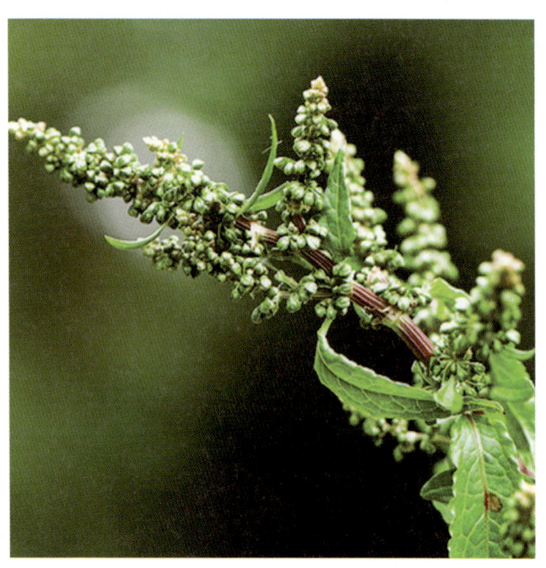

생김새

다년생 초본으로 줄기는 높이 60~120cm이다. 잎은 어긋난다. 잎 가장자리에는 주름이 지며 뒷면 맥 위에는 원주상의 돌기모(突起毛)가 있다.

경생엽은 잎자루가 짧고 피침형으로 길이 5~15cm이다.

꽃은 6~8월에 피며 담녹색으로, 계단상으로 돌려나기를 해서 총상화서를 만든다.

열매는 세모꼴로 길이는 2.5mm이며 암적색이다. 내화피는 좁은 난형으로 길이는 3.5~5mm이고 가장자리에 여러 개의 가시 모양 톱니가 있다. 3개의 유체(瘤體) 중 1개가 현저하게 부푼 것이 특징이다.

돌소리쟁이는 소리쟁이에 비해 잎이 장타원형이고 밑면이 심장저이다. 뒷면 맥 위에 원주상 돌기모가 있다.

03 Polygonum bistorta L.

범꼬리

권삼, Bistort

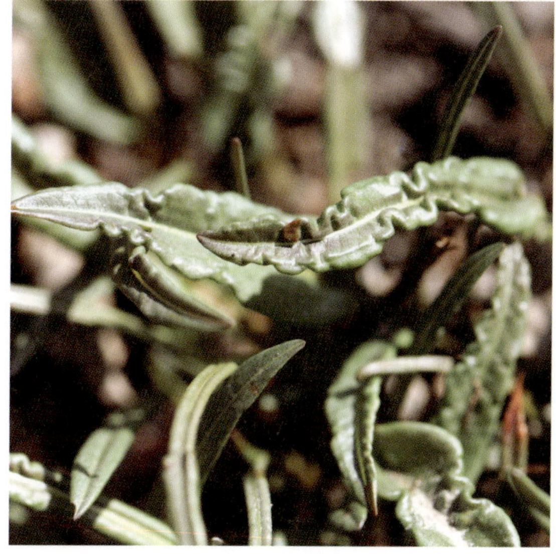

생김새

높이 60cm로 자라며 포기가 총생한다. 근생잎은 긴 잎자루가 있고 끝에 긴 세모꼴의 잎이 붙는데 위로 갈수록 작아진다.

7~8월에 줄기 끝에서 분홍색의 잔 꽃이 밀집된 수상화서로 꽃송이가 피는데, 꿀선이 있는 충매화이다.

성분과 효능

뿌리줄기에 Tannin 8.7~25.0%, Starch 12~45.81%, 당류 5.7~7.5%, Pectin, Gum, Mucilage, Resin 등을 함유하고 있다.

또한 Gallic acid, Ellagic acid, D-catechol, l-epicatechol, 6-galloylglucose와 3,6-digalloylglucoserk이 있다. 이 밖에 β-sitosterol의 이성체와 Glucose를 함유하고 있다. 잎에는 Tannin 5~10%를 함유하고 있지만 줄기에는 극소량만 함유되어 있다.

한방에서 '권삼(拳蔘)'이라 하여 근경을 수렴제로 쓴다. 굵고 크며 단단하고 단면이 적갈색이면서 수염뿌리가 없는 것이 좋다. 봄에 발아하기 전이나 가을에 줄기와 잎이 마르자마자 뿌리줄기를 채취하여 줄기와 흙을 제거하고 햇볕에 말린다. 수염뿌리는 손으로 비비거나 태워서 없앤다. 맛은 쓰고 성질은 서늘하며 약간의 독이 있다.

청열진경, 이습하고 부기를 가라앉히는 효능이 있다. 열병경축, 파상풍, 적리, 종기, 나력을 치료한다. 주로 방광염과 설사치료에 쓰이며 이질과 상기도 호흡계에 사용한다.

내복할 때에는 4~12g을 달여서 먹거나 갈아서 가루내어 환제나 산제로 하여 복용한다. 구강세척, 관수(질세정), 욕탕, 염증치료에 외용하는데, 짓찧어 바르거나 달인 물로 양치질하거나 씻는다.

실화열독이 없는 자에게는 적합하지 않으며, 음증의 외양(外瘍)에는 복용을 삼가하는 것이 좋다.

이용법

근경은 기아가 심한 구황기에 녹말을 만들어 구황식량으로 쓰였다. 잎은 시금치처럼 데쳐서 식용한다.

강장 정화 효과가 있어, 유럽에서는 겨울 동안의 대사가 떨어진 몸을 활성화시키기 위해 즐겨 먹는다.

가느다란 꽃송이가 범의 꼬리 같다하여 '범꼬리'라 부른다.

Bistort는 라틴어의 '2회(二回)'라는 뜻이고 Torta는 '꼬부라진다'는 뜻인데 굵어진 근경이 새우처럼 꼬부려 뭉쳐 있는데서 얻은 이름이다.

<table>
<tr><td>04</td><td>Persicaria perfoliata (L.) H. Gross
Polygonum perfoliatum L.</td></tr>
</table>

며느리배꼽

강판귀

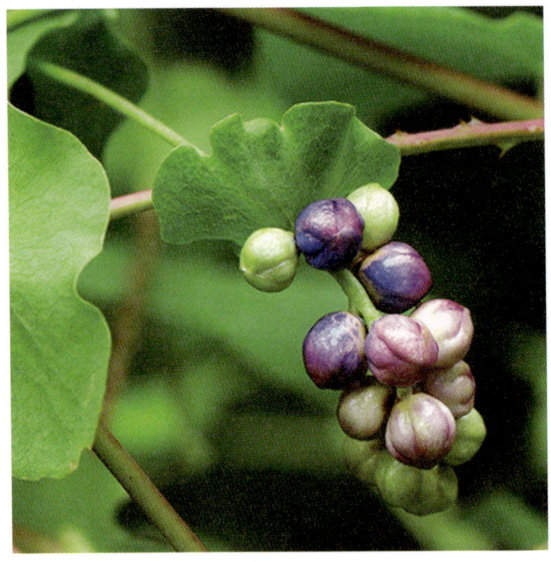

생김새

높이는 1~2m로, 뿌리는 가늘고 길게 뻗으며 잔뿌리가 있다. 뿌리껍질은 붉은 빛이 도는 갈색이다. 줄기는 가늘고 길게 뻗으며, 밑동은 위쪽이 힘없이 굽어지고 갈고리 모양의 잔가시가 있어 다른 식물이나 나무 등걸에 달라붙어 자란다.

줄기껍질은 붉은빛이 돌며 위쪽은 푸르다. 잎은 삼각형으로 어긋난다. 잎자루는 매우 길고 잎 하단 중간에 붙어 있어 잎 앞면이 움푹 패여 있으며 잔가시가 있고, 붉거나 푸른빛이 돈다. 잎 앞뒷면에는 잎맥이 얕아 비교적 밋밋하며, 잎 뒷면은 조금 희고 잎맥에 잔가시가 드문드문 있다. 잎 가장자리는 밋밋하면서도 얕은 물결처럼 굽어져 있다.

꽃은 7~9월에 흰빛이 도는 녹색으로 피는데, 둥근 잎처럼 생긴 꽃턱잎 위에 작은 꽃대가 올라와 아주 작은 꽃들이 모여 달린다. 꽃잎과 꽃받침은 따로 없고 끝이 뾰족한 타원형의 꽃덮이만 5장 있으며, 그 안에 꽃술이 있다. 열매는 10월에 위쪽에 골이 파인 아주 작은 공모양으로 여문다. 처음에 연녹색이다가 다 익으면 보랏빛이 도는 짙은 청색이 된다.

성분과 효능

한방에서는 줄기와 잎을 '강판귀', 뿌리를 '강판귀근'이라 한다. 몸속의 물을 이롭게 하고 열을 내리며, 피를 잘 돌게 하고 피를 멎게 하며, 독을 풀어주고, 염증을 삭히는 효능이 있다.

가을에 채취하여 줄기와 잎, 뿌리를 햇빛에 말려 사용한다. 맛은 시큼하고 쓰며 성질은 평(平)하다.

내복할 때에는 12~20g(신선한 것은 30~60g)을 달여서 복용한다. 외용시에는 짓찧어서 바르거나 가루내어 개어서 바른다. 또는 달인 물로 찜질하고 씻는다. 체질이 허약한 사람은 복용할 때 주의해야 한다.

황달, 설사, 치질치료(민간요법)
뿌리 60g에 물 1.2L를 붓고 달여서 마신다.

아기가 백일해에 걸렸을 때(민간요법)
뿌리 40g에 물 1.2L를 붓고 달여서 마신다.

림프선의 통증, 식도암, 소화불량, 타박상, 말라리아 치료(민간요법)
줄기와 잎 15g에 물 700ml를 붓고 달여서 마신다.

습진, 피부열, 종기, 옴, 눈병, 여드름치료(민간요법)
뿌리 달인 물로 씻어낸다.

뱀에 물렸을 때(민간요법)
잎을 생으로 찧어 바른다.

05

Polygonum tinctorium Lour.
Isatis tinctoria L.
Baphicacanthus cusia Brem.

쪽

대청, 송람, 마람, 판람근

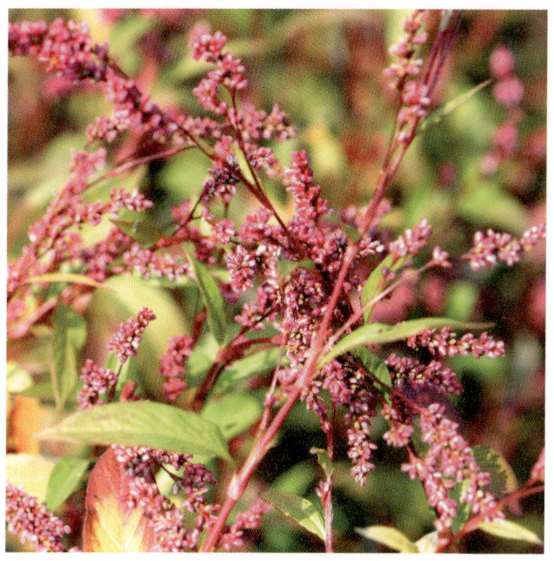

생김새

높이는 50~60cm이나 거의 털이 없고 줄기는 원통 모양이며 붉은색을 띤 자주색이다.

잎은 서로 마주보며 긴 타원형으로 짙은 남색을 띤다. 칼집 모양의 턱잎은 막질이며 가장자리에 털이 있다. 꽃은 8~9월에 피는데 적색이고 원줄기 끝과 잎겨드랑이에서 이삭처럼 달린다. 꽃잎과 꽃받침은 5개로 깊게 갈라지며 꽃밥은 연한 홍색이다.

열매는 9~10월에 열리는데 씨앗을 남실, 잎가공품을 청대(靑黛)라 하여 약용한다.

원산지는 중국이며 우리나라에는 오래전부터 재배하여 전통 염료로 사용하여 왔다.

성분과 효능

성질은 차고 맛은 쓰다. 해열 · 양혈 · 지혈 · 해독 · 소종작용이 있다.

워드

Isatia tinctoria, 靑黛

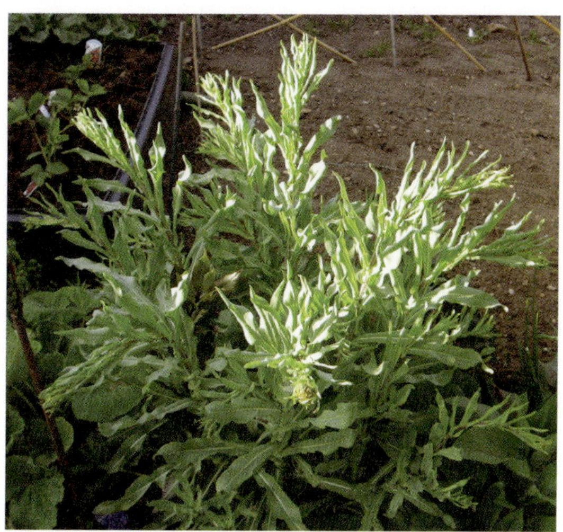

생김새

2년초로서 1m 높이로 자란다. 첫해는 잎자루가 없는 큰 잎이 로제트 형으로 퍼지며, 2년째에 꽃줄기가 길게 나오는데 줄기에 붙은 잎은 줄기를 싸듯 두 갈래로 갈라져 있다. 줄기는 청록색으로 희고 부드러운 털이 덮여 있다. 잎은 호생하며 긴쪽 잎은 피침형으로 끝이 날카롭다. 엽액에서 7~9월에 황색의 4판화가 가지 끝에 띄엄띄엄 군생하여 40cm 길이의 수상화서를 이룬다.

효능

만성 과립구 백혈병의 유효 성분인 Indigotin, Indirubin을 함유하고 있다.

수렴작용이 있는 잎을 종기, 부스럼, 지혈, 피부괘양의 파프제로 쓴다.

여름과 가을에 경엽을 채집하여 깨끗한 물에 2~3주를 담가 둔다. 잎이 흐물흐물해지면 가지를 제거하고 잎 4kg 당 석회 400g을 넣고 충분히 젓는다. 추출물이 자홍색이 될 때 물위의 거품을 걷어내고 말린 것이 청대이다.

거품이 적어지면 2~3시간 침전시켜 위의 맑은 묽을 버리고 침전물을 여과하여 찌꺼기를 버리고 다시 저어서 거품을 일으킨다. 그 거품을 떠내어 말리면 청대가 생성된다.

청대는 무겁고 단단하며 백색점이 있는 덩어리로, 체로 쳐서 불순물을 버리고 막사발에 넣고 적량의 물을 넣고 곱게 간다. 다시 물을 넣고 가볍게 저어서 미세한 가루를 물에 뜨게 하여 그것을 다른 그릇에 쏟아 부어 침전되면 윗물을 쏟아낸 후 침전된 분말을 백지를 깐 채 위에 펴서 말려 곱게 가루 낸다.

이렇게 만든 약재는 회남색 또는 짙은 남색의 매우 부드럽고 잘 날리는 가루이다. 손이나 종이에도 달라붙는다. 풋내가 나며 조금 신맛이 있다. 물에 뜰 정도로 가볍고 부드러우며 태울 때 자홍색의 불꽃이 나는 것이 품질이 좋다.

이용법

워드는 예부터 청색염료를 채취하기 위해 유럽을 중심으로 널리 재배되었으나 지금은 청색이 선명한 인디고가 더 선호되고 있다.

중국 북부에는 근사종인 I. indigotica가 있어 전통적인 무명천의 청색염료로 쓰고 있다.

고대의 전사들은 워드를 머리나 몸에 발랐다고 하는데 그것은 이 잎이 가진 지혈과 상처의 치유의 두 가지 효능 때문이었다. 그러나 독성이 있으므로 일반가정에서의 사용은 금하는 것이 안전하다.

해가 잘 들고 배수가 잘 되는 비옥한 땅이 좋다. 토양성분의 흡수가 크므로 윤작한다. 건조한 듯한 땅이 좋다. 파종은 4월에 하며 발아 적온은 20℃ 전후다. 직파해도 싹이 잘 튼다. 솎아서 포기사이 60cm로 세운다. 떨어진 씨에서도 발아할 만큼 재배는 쉽다. 4~9월까지 3~4회 수확할 수 있다.

인디고
Indigofera tinctoria L.

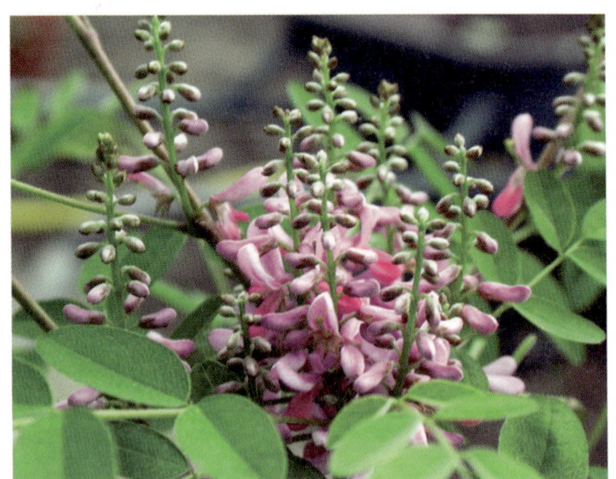

생김새

높이 2m로 자라는 낙엽관목으로 잎은 난형우상복엽으로 대생한다. 2cm 길이의 잔잎이 9~17장 붙어 있다. 꽃은 6~8월에 나비 같은 적황색의 잔 꽃이 수상화서로 핀다. 열매는 두과(豆果)이다.

효능과 이용법

줄기와 잎을 발효시켜 쪽빛(청색)의 원료로 쓰는데, 인도에서는 머리의 색을 검게 하는 육모제로 쓴다.

쪽 물들이기 ❶ 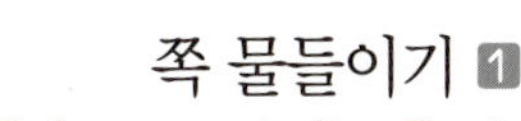 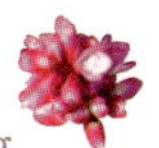
Polygonum indigo Dyeing

삼복이 지난 한여름에 쪽을 베어 항아리에 담아 색소를 우려내고 그 물에 조개를 태운 횟가루를 넣고 저어주면 색소가 가라앉게 된다.

윗물을 따라내어 버리고 가라앉은 농축염액을 니람(泥藍, 쪽물을 농축시켜 진흙 상태로 만든 것)이라고 한다. 니람을 만들어 보관해두면 짙은 남색염색이 가능하고 사계절 이용할 수 있어서 좋다.

❖❖❖ 재료

니람 4L, 잿물 40L, 막걸리 200ml

❖❖❖ 만드는 법

❶ 잿물이 가장 중요하다. 짚을 태운 재나 다른 초목의 재를 쓰기보다 쪽물을 우려낼 때 건져낸 쪽대나 명아주대, 다북쑥 대궁이를 태워서 그 재를 뜨거운 물로 내린 진한 잿물을 만든다. 미리 만들어 둔 재를 쓸 경우, 쪽물을 항아리에 앉히기 직전 재를 다시 한번 더 태워서 쓰면 덜 독하면서도 색이 잘 인다.

❷ 잿물 한 추매단지(약 40L)에 니람 한 바가지(3~4L)를 넣고 한 사발 분량의 막걸리(약 200ml)를 넣은 다음 골고루 저어 따뜻한 방에 식혜 안치듯 안친다.

❸ 항아리를 담요로 감싼 다음 25~35℃로 유지하면서 2~10일간 발효시키는데 하루에 2~3회씩 항아리 밑까지 닿도록 저어준다. 하루가 지나도 변화가 없으면 잿물의 농도와 온도가 맞지 않는 것이므로 방을 데워주고 감싼 다음 조청이나 홍시, 식혜 등을 넣어주기도 한다. 빛이 진한 배춧잎색을 띠면서 가지색 거품이 이는 상태를 '쪽물이 일었다'고 한다.

❹ 쪽물이 준비되면 젖은 천을 재빠르게 착착 담근 다음 천이 물 위로 뜨지 않게 뒤적여준다. 천에 물이 고루 들면 꺼낸

다음 바람이 잘 통하는 마당에서 두 사람이 맞잡아 흔든다. 주위 온도가 염액보다 낮으면 탁한 녹색 빛깔이 청색으로 곱게 발색된다. 처음엔 옥색이지만 여러 번 반복하면 짙은 청보라색이 된다.

쪽 물들이기 ❷ 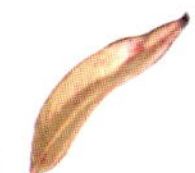
Polygonum indigo Dyeing

인디고, 실크, 면포, 초석 등 인도의 중요 수출품이 유럽 시장을 독점하게 되자, 17세기부터 영국의 동인도회사가 이를 가로채었다. 그 결과 인도의 인디고 염료는 세계시장을 점령했지만, 식민지 지배경영이 벵갈의 농업경제에 대변동을 가져왔고 인디고 생산을 담당한 농민들은 반란을 일으켰다.

이렇게 아픈 역사를 겪은 인디고는 20세기에 등장한 값싼 화학합성염료로 인해 수요가 감소하는 서러움을 겪었으나, 합성염료의 폐악을 인식하게 된 최근 새롭게 인디고의 생산이 고개를 들고 있다.

❖❖❖ 재료

니람 40g, 수산화나트륨 30g, 글로코즈 30g, 물 10L

❖❖❖ 만드는 법

❶ 물 10L에 니람, 수산화나트륨, 글루코즈를 넣고 95℃로 가온한 뒤 20분간 발효시킨다. 불을 끄고 30℃가 될 때까지 가만히 정치시켜 둔다.

❷ 속성 발효된 ❶의 염료에 침염 20분, 공기산화 10분의 과정을 4회 반복하고 충분히 씻어서 말린다.

06 Polygonum cuspidatum S. et. Z., Reynoutria japonica Houtt.

호장근

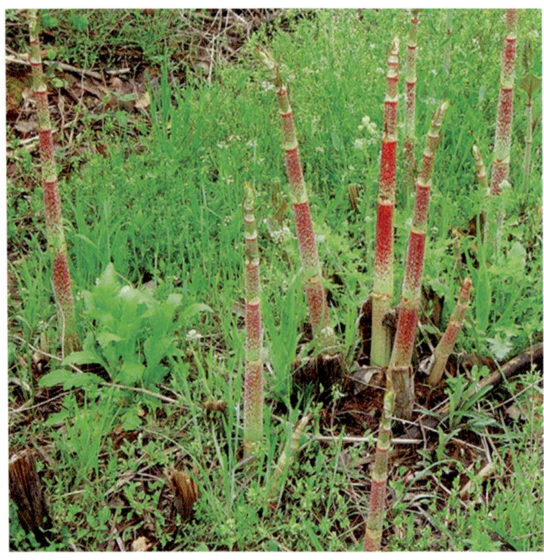

수꽃에 8개 수술이 있고 암꽃에는 암술머리가 3개로 갈라진 1개의 암술이 있다. 열매는 수과로 세모진 흑 갈색의 타원형이고 광택이 있다.

효능

성질은 평하고 맛은 달다. 거풍·이뇨·소종의 효능이 있으며 어혈을 몰아낸다. 이 밖에 이담, 소황효과가 높으며, 황달성 간염에 사용하면 항균소염, 이뇨 작용을 한다. 풍습성 동통, 황혈, 수종, 월경 불순 등에도 좋다.

어혈제거

호장근 80g을 짙게 끓여 20일 동안 계속 복용하면, 혈중의 지질을 감소시킨다. 혈액검사 후 비정상이면 다시 20일간 복용을 하며, 혈중지질이 정상화 될 때까지 반복하여 복용한다.

생김새

풀밭이나 길가에서 자라는 여러해살이풀로 높이는 1~1.5㎝에 이르고 속은 비어 있다. 땅속줄기는 목질이며 길게 뻗으면서 군락을 형성한다. 굵은 줄기가 여러 대 곧게 또는 비스듬히 뭉쳐나며, 어릴 때는 줄기에 적자색 반점이 있고 마디에 원줄기를 둘러싼 탁엽이 있다. 잎은 서로 어긋나고 길이가 6~15㎝이다. 끝이 뾰족하고 기부는 수평하며 양면에 털이 없고 가장자리가 밋밋하다.

꽃은 6~8월에 핀다. 암수딴그루에 작은 흰 꽃이 줄기 상부와 잎겨드랑이에 조밀하게 이삭 모양으로 달려 전체가 대형의 원추화서를 이룬다. 꽃받침 조각은 5개이고 바깥쪽 3개는 뒷면에 날개가 있고 꽃잎은 없다.

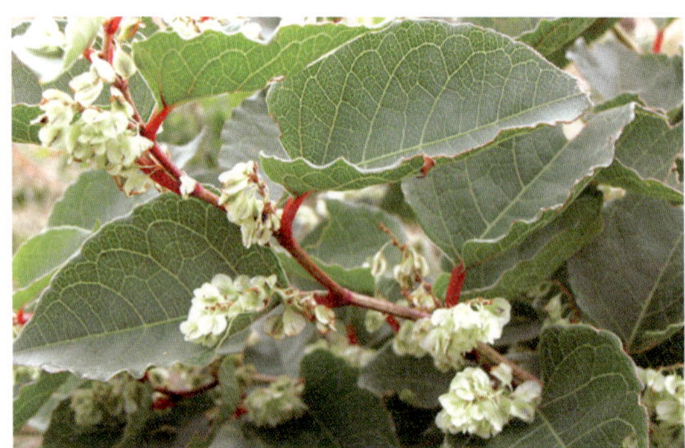

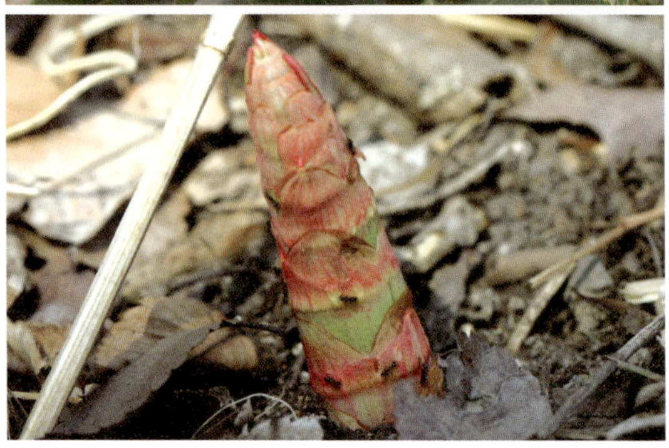

▲ 호장근의 꽃과 잎, 새순 (위부터)

<table>
<tr><td>

07   Persicaria hydropiper (L.) SPACH

여뀌

수료, Water pepper

</td></tr>
</table>

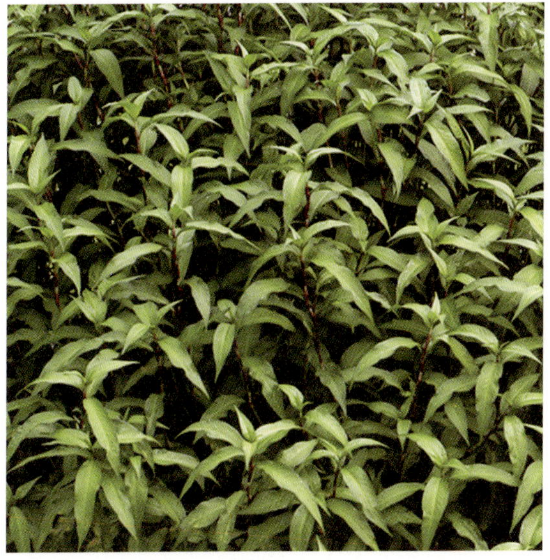

생김새

들이나 개울가의 습지에서 자라는 일년생 초본으로 종자로 번식한다. 줄기는 높이 40~80cm로 가지가 많이 갈라진다.

잎은 어긋나기를 하며 길이 4~12cm 정도의 피침형으로 양끝이 좁고 표면에 털이 없으며 녹색이다. 6~9월에 꽃이 피며, 씹으면 맵고 수상꽃차례에 약간 적색의 꽃이 핀다.

성분과 효능

플라보노이드, 알칼로이드 성분이 포함되어 있으며, Isorhamnetin, Persicarin, Tadeonal, Polygodial, Saponin, 안토시 안색소 등을 함유한다.

전초에는 매운 정유가 0.07~0.13% 함유되어 있는데 주로 Tadeonal, Isotadeonal, Confertifolin 및 Polygonone이다. Flavonoid에는 Persicarin, Quercetin, Quercitrin, Quercimetrin, Hyperin 등이 있다. Flavonoid glycoside의 함량은 과실이 익기 시작할 때 가장 높다. 잎에서의 함량은 9%이고 이후 점차 내려간다. 맛은 맵고 성질은 평하다.

습을 제거하고 체기를 내려가게 하며 풍을 제거하고 부기를 가라앉힌다. 사례 복통, 토사전근(吐瀉轉筋), 설사, 이질, 풍습, 각기, 옹종, 개선(疥癬), 타박 손상을 치료한다.

내복할 때에는 20~40g(신선한 것은 40~80g)을 달여 먹거나 짓찧은 즙을 복용한다. 외용시에는 달인 물로 씻거나 짓찧어 붙인다.

지혈작용

잎은 자궁 출혈(월경 과다증), 치창(痔瘡) 출혈과 기타 내출혈에 쓰이는데, 그 작용은 맥각(麥角)과 비슷하나 조금 약하고 진통 작용이 있는 것이 다른 점이다.

함유된 Glycoside는 혈액 응고를 촉진한다.

타박상, 발목이 접질린 데

잎줄기 20~30g을 컵 1장의 물에 넣어 반 정도로 될 때까지 진하게 달여서 식히고, 가제에 적셔 냉습포를 한다. 건조해지면 하루 2~3회 교환해 준다.

동상

화상을 입지 않을 정도의 뜨거운 물에 잎을 잘게 잘라서 넣고 환부를 담근다.

벌레에 물렸을 때

생잎을 잘 비벼서 붙여 주면 효과가 있다.

소화촉진

싹 여뀌나 여뀌식초의 담담한 맛은 위벽을 가볍게 자극하여 위액의 분비를 촉진하고 소화를 돕는다.

민간에서는 귀에 벌레가 들어갔을 때 여뀌의 생잎즙으로 꾀어내기도 한다.
또한, 수박이나 막국수를 과식하였을 때 생잎줄기를 갈아서 같은 양의 생강과 섞어서 찻잔으로 한 잔가량 마시면 효과가 있다.

이질 (민간요법)

여뀌의 잎을 비벼서 즙을 내어 2시간 간격으로 1회 5~6 방울씩 2~3번을 먹으면 효과가 있다.

종기 (민간요법)

여뀌를 진하게 달여 환부를 씻고 뜨거운 찌꺼기를 찌어 환부에 붙인다.

벌레 물린 데 (민간요법)

여뀌 잎을 즙내어 벌레 물린 자리에 바른다.

이용법

여뀌는 종류가 매우 많은데 고대에 조미료로 쓴 식용 여뀌의 대부분은 수료였다. 5월 상순 경에 어린잎을 데쳐서 물에 담가 매운맛을 빼고 조리하여 먹는다.

▌수료근
水蓼根

성분과 효능

수료근에는 철 0.42~0.64%, Anthraquinone, Glycoside, Flavonol, Phenol, Sterol, 정유를 함유하고 있다.
가을에 꽃이 필 때 채취한다. 습(濕)과 풍을 제거하고 혈액 순환을 촉진시키며 해독한다.
이질, 설사, 완통(脘痛), 치통, 풍습골통, 월경 불순, 피부 습선을 치료한다.

---

08 | Polygonum aviculare L.

마디풀
편축

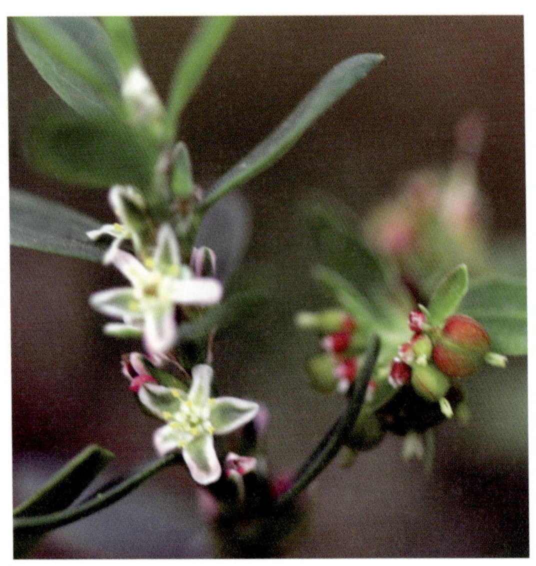

생김새

한해살이풀로 높이는 30~40㎝이다. 줄기는 털이 없고 약간 단단하며 옆으로 비스듬히 퍼지며 가지가 많이 갈라진다. 잎은 서로 어긋나고 잎자루가 짧으며 긴 타원형으로 양끝이 둔하다. 엽초 모양의 턱잎은 막질이며 흰색이고 2개로 크게 갈라진 다음 다시 잘게 갈라진다. 길이는 5~10㎝로서 가는 맥과 더불어 가장자리에 굵은 털이 있다.
꽃은 6~7월에 피며 양성으로서 잎겨드랑이에 한 개 또는 여러 개씩 달린다. 꽃잎은 없고 꽃받침은 녹색에 흰빛 또는 붉은 빛이 돌고 5개로 갈라진다. 수술은 6~8개이고 암술은 1개인데 대가 3개로 갈라진다. 열매는 수과로 세모지며 작은 점이 퍼져 있다.

<table>
<tr><td>09</td><td>Rheum coreanum nakai
Rheum palmatum L.</td></tr>
</table>

대황

장군풀, 금문대황

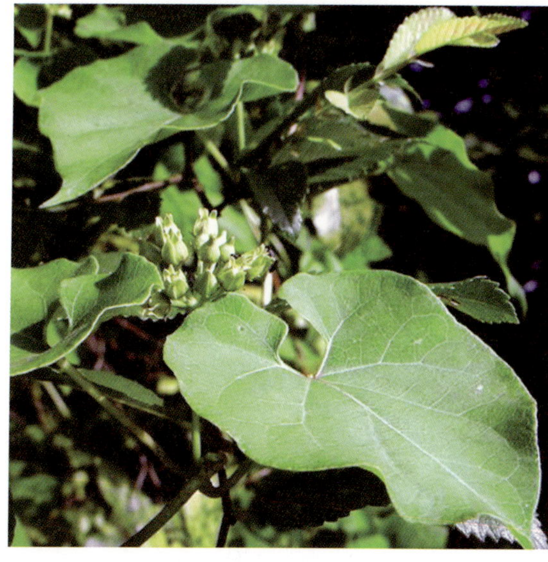

생김새

여러해살이풀로 줄기는 높이가 약 2m로 곧게 자라고 속이 비어 있다. 잎은 큰 달걀 모양이며 가장자리가 물결 모양으로 넘실거린다. 초여름에 원줄기 끝에 옅은 황녹색의 작은 꽃이 모여 핀다. 뿌리는 달걀꼴 또는 긴 원주형이며 직경이 4~10cm, 길이가 5~15cm이며 껍질은 거의 벗겨져 있다. 질은 치밀하고 단단하다. 중국의 북서부가 원산지이다. 뿌리줄기가 씨앗으로 번식한다.

성분과 효능

중국의 전국시대에 펴낸 『산해경』을 통해 이미 옛날부터 약용으로 사용해왔음을 알 수 있다. 서양에서는 Discorides의 『그리스 본초』에 기재되어 있다.

대황에는 Chrysophanol, Chrysophanic acid, Emodin, Rhein, Aloe-emodin 등이 함유되어 있다.

항균, 항염, 건위, 완하, 해열, 체온강하, 혈액순환, 담즙분비촉진, 사하작용 등이 있으며 장경색, 위장염, 소화불능, 고지혈증, 담석증, 급성황달, 간염, 변비, 어혈, 복통 등에 이용된다.

약용대황은 Rheum officinale Baillon이 주로 쓰이는데, 잎자루는 껍질을 벗기어 소금을 쳐서 생식하거나 샐러드로 식용하며 설탕을 섞어 삶아 잼을 만들기도 한다. 근경은 9월에서 10월에 채집하여 근피를 제거하고 가로로 잘라서 건조한다.

가을에 뿌리줄기를 파내서 흙을 제거하고 건조시킨 것을 약용으로 사용한다. 뿌리는 한방에서 완하제로 쓰이며 간질환, 두통, 말라리아, 진해, 강장 등에 약으로 이용한다. 입에 넣고 씹으면 가는 모래를 씹는 느낌이 있다. 인도네시아에서는 담배의 향료로도 이용한다.

뿌리가 굵고 황색이므로 '대황'이란 이름이 붙었으며, 다른 약초들에 비해 포기가 크고 튼튼하며 '장군'이란 별명이 있다.

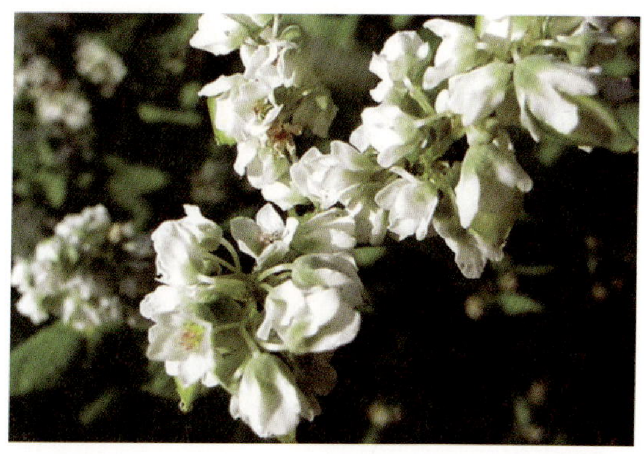

▲ 대황의 꽃

루바브
Rheum rhaponticum L.

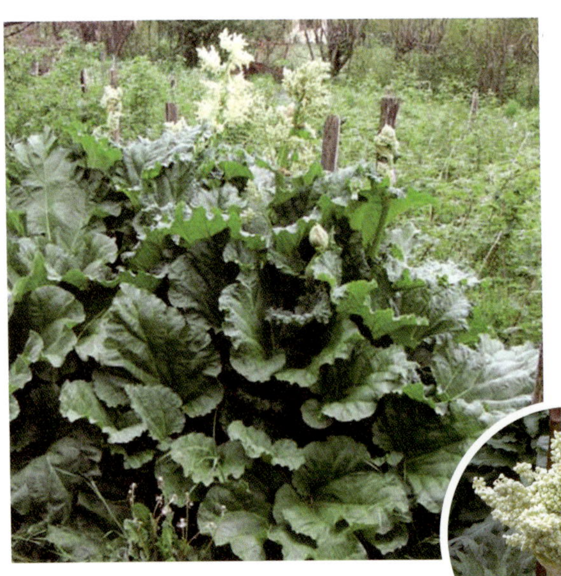

완하작용(緩下作用)이 있는 산성식품이다. 많이 먹으면 설사를 일으키므로 변비에는 좋다. 그러나 신장염이나 요도염이 있는 사람은 먹지 않는 것이 좋다.
인도네시아에서는 뿌리를 담배의 향료로 쓰며 말라리아, 아구창, 기침의 치료제와 강장제 등으로 이용한다.

이용법

봄에 나오는 잎자루를 연화시키면 신맛이 감소되므로 잎을 따버리고 잎자루만 이용한다. 껍질을 벗기고 2~3cm 길이로 썰어서 삶아 샐러드에 섞기도 하지만 주로 설탕과 함께 졸여서 잼, 젤리, 파이, 푸딩, 케이크 등에 이용한다.

상처가 없고 굵기가 균일하며 바늘이 있는 것이 양질이다. 고기의 소화를 돕는 효소가 함유되어 있으므로 식후의 후식으로 이용되고 있다.

물에 씻은 것을 잘라 물과 약간의 설탕을 넣어 부드럽게 삶아 그대로 식히기만 해도 맛있다. 잼으로 할 경우는 설탕을 듬뿍 넣고 조린다. 루바브잼은 파이재료로도 사용된다. 그 외 버터로 볶아 먹거나 생으로 얇게 잘라 먹는다.

잎에는 수산(蓚酸)이 함유되어 있어서 먹지 못하며 동이나 놋 제품을 닦는데 쓰인다. 또 주전자에 넣고 물을 끓이면 주전자 속에 낀 물때를 없애준다.

성분과 효능

루바브는 식용대황을 말한다. 대황은 완화제로 쓰이는 약초로 널리 알려져 있으나 식용대황은 다육질의 기다란 잎자루를 식용하기 위해 재배하는 다년초이다.

식용대황에는 말린산(Malic acid), 옥살린산(Oxalic acid), 시트린산(Citric acid) 등이 다량 함유되어 신맛과 쏘는 맛이 독특하며 특수한 향기가 있다.

생체 100g당 단백질 0.9g, 지질 0.1g, 당질 3.6g, 섬유 0.9g, 회분 0.8g, 칼슘 60mg, 인 30mg, 칼륨 320mg, 비타민C 12mg 등이 함유되어 있으며, 뿌리에 플라본(Falvone), 갈린산(Galic acid), 글루코갈린(Glucogallin), 팔미딘(Palmidine), 펙틴(Pectin), 피토스테롤(Phytosterol), 루틴(Rutin), 탄닌(Tannin)과 전분이 다량 함유되어 있다. 비타민C와 칼슘이 많고 식이섬유도 많이 들어 있다.

학명인 Rheum rhaponticum의 'Rheum'은 그리스 옛 이름으로서 Rha강(지금의 Wolga강) 유역에 많이 무성하고 있었기 때문에 붙여진 것이며, 종명의 Rhaponticum은 Rha+Pontus 흑해의 합성어로 흑해를 경유해서 유럽에 도입된 대황이라는 뜻이다.

10	Rumex Acetosa L.

수영

소렐, 산모

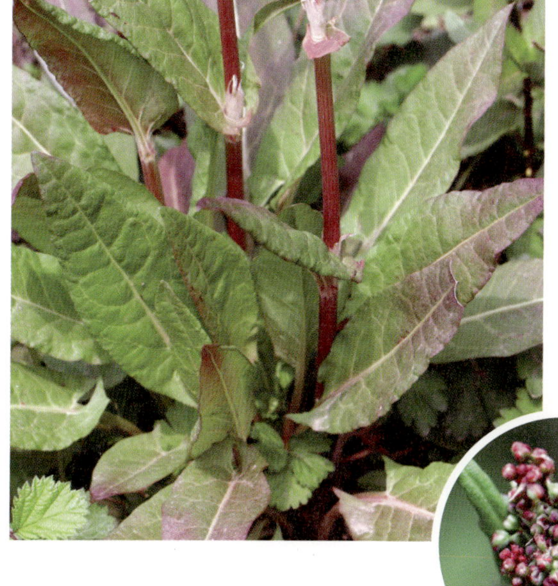

생김새

높이 30~80cm로 줄기는 곧추 서고 붉은
빛이 돌며 신맛이 난다. 근생엽은 밀생하고 경생
엽은 호생한다. 잎자루는 위쪽으로 갈수록 짧아지고
긴 창모양이다. 길이는 5~10cm로 둔두이다. 경생엽
은 피침상 타원형으로 밑부분이 줄기를 감싼다.
개화기는 5~6월로 꽃은 암수딴그루이고 원추화서에
서 윤생하며 연녹색 또는 녹자색이다. 수꽃은 화피가
6장이고 수술이 6개이다. 암꽃은 꽃받침이 6장이고
암술대가 3갈래이다. 열매는 수과로서 삼각상 타원형
이고 길이 약 2mm이다. 흑갈색, 노란색, 흰색 3개의
능선이 있고 날개 모양이다. 땅속 줄기는 짧고 굵으며
약간 크고 줄기에 능선이 있다.

성분과 효능

전초에는 산성 싱아산칼륨 1.1%, 마른잎에 아스코르
브산 750~1,200mg%(꽃피기 직전에 제일 높다. 신선한
잎에 125~145mg%)가 들어 있다.

뿌리부위에 유리형 및 결합형 크리소파놀, 에모딘,
옥시메틸안트라퀴논인 루미신, 크리소파네인, 크리
소판산이 있으며, 신선한 뿌리에는 크리소파놀안트
론, 탄닌질, 네포딘과 배당체 네포시드가 함유되어
있다.

잎에는 또한 카페산, 몰식자산, 프로토카테킨산, 클
로로겐산, P-쿠마르산, 페룰라산, 쿠에르세틴, 델피
니딘, 시아니딘, 루틴, 히페로시드, 사포닌, 철염, 루
미신이 있다.

잎에 이뇨작용이 있으므로 고대 그리스나 로마시대
의 의사들은 약초로 이용했으며 특히, 담석(膽石)을
내리는 데 효과가 있다. 잎에도 비타민C가 풍
부해서 괴혈병 예방을 위하여 소렐 잎을
식품에 함께 넣었다고 한다.

또 혈액을 맑게 하는 효과도 있다고 했
는데 간장(肝腸)기능을 강화하고 소화
를 도와서 식욕을 증진시킨다.

잎으로 만든 차는 예부터 민간약으로 해열
효과가 있다고 알려져 있으며 뿌리를 짓찧어 짠
즙은 옴 등의 피부병에 민간약으로 이용하였다.

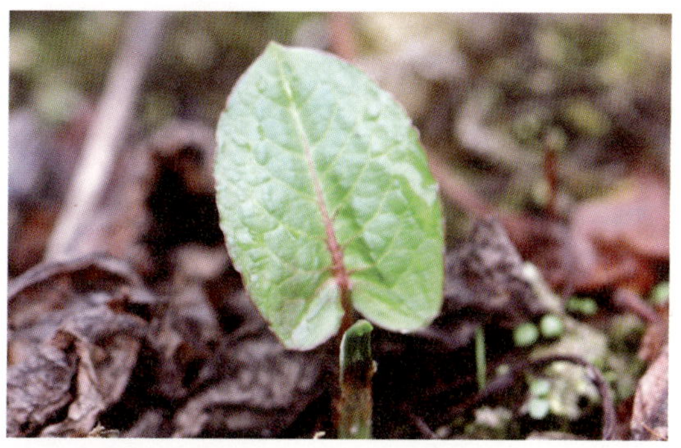

▲ 수영의 새싹

지금도 화상의 치료나 함수제(양치질약)로 널리 쓰이고 있다. 근경은 변비, 위, 내출혈에 약용한다.

피부 습진과 화상치료

전초와 춘근백피 각 75g, 안수엽 37.5g, 동청엽 37.5g 을 함께 가루내어 기름으로 개어서 바른다.

소변 불통치료

뿌리 11~15g을 달여서 복용한다.

변비치료

수영 전초 11g, 망초 15g, 지각 11g을 물로 달여서 복용한다.

토혈과 변혈치료

수영 6g, 소계와 지유탄 각 15g을 함께 물로 달여서 복용한다.

이용법

Oseile이라 불리는 프렌치소렐은 새콤해도 신맛이 덜하고 잎이 연해 프랑스 사람들이 즐겨 먹는다. 프랑스에서는 이것을 샐러드나 샌드위치, 스프, 소스 등에도 이용한다.

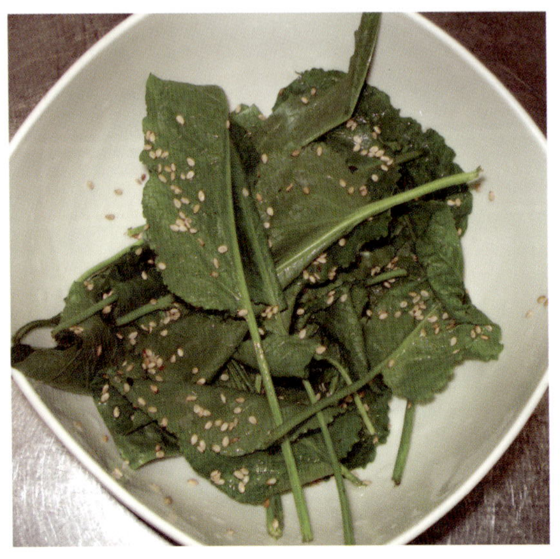

또 신맛이 고기를 연하게 하므로 소시지, 양고기, 돼지고기 요리 등의 향미료로 널리 이용한다.

유럽에서는 이른 봄에 싹트는 소렐이 가난한 사람들의 비타민 결핍을 보충하는 중요한 역할을 했다. 이탈리아에서는 Acetosa라 하여 시장에서 채소처럼 팔고 있는데, 건조 보존이 안 되므로 소렐비네갈을 만들어두고 샐러드 드레싱이나 생선요리에 쓴다.

신선하고 작은 잎을 수프나 샐러드에 이용한다. 요리할 때는 시금치같이 요리해서 먹는다. 오믈렛, 양, 쇠고기 요리 등에 이용된다.

최근 국내 쌈밥집에서는 냉동시켜 두었다가 사용하는 경우가 많다. 다른 몇 가지 채소류들과 함께 수프를 만들어 먹으면 별미이다.

▌애기수영
Rumex acetosella L.

생김새

여러해살이풀로 높이는 25~45cm이다. 잎은 버들잎 모양으로 밑부분은 창 모양이다. 꽃은 풀색을 띠는 밤색이고 작다. 각지의 들판이나 길가에서 자란다.

성분과 효능

전초에 120mg%의 아스코르브산이 함유되어 있고, 뿌리에 8~15%의 탄닌질과 약 0.02%의 에모딘, 플라보노이드, 사포닌, 비타민 K, 정유, 수지, 싱아산, 레몬산, 사과산, 포도산, 초산, 몰식자산이 있다.

열매와 뿌리에는 크리소판산, 크리소파네인이 있다.

전초를 달여 방부약, 괴혈병 치료약, 피멎이약, 오줌내기약, 땀내기약으로 설사, 적리, 치질, 폐결핵, 콩팥과 요도질병, 자궁출혈에 쓴다.

잎 추출액은 열병, 머리아픔, 간질병에 먹으며 골절과 종양에 아픔멎이약으로 바르거나 짓찧어 붙인다.

제 5 장

쐐기풀목 참살이

쐐기풀 / 모시풀 / 큰물통이 / 홉 / 대마
모로헤이야 / 천선과나무 / 모람 / 무화과나무

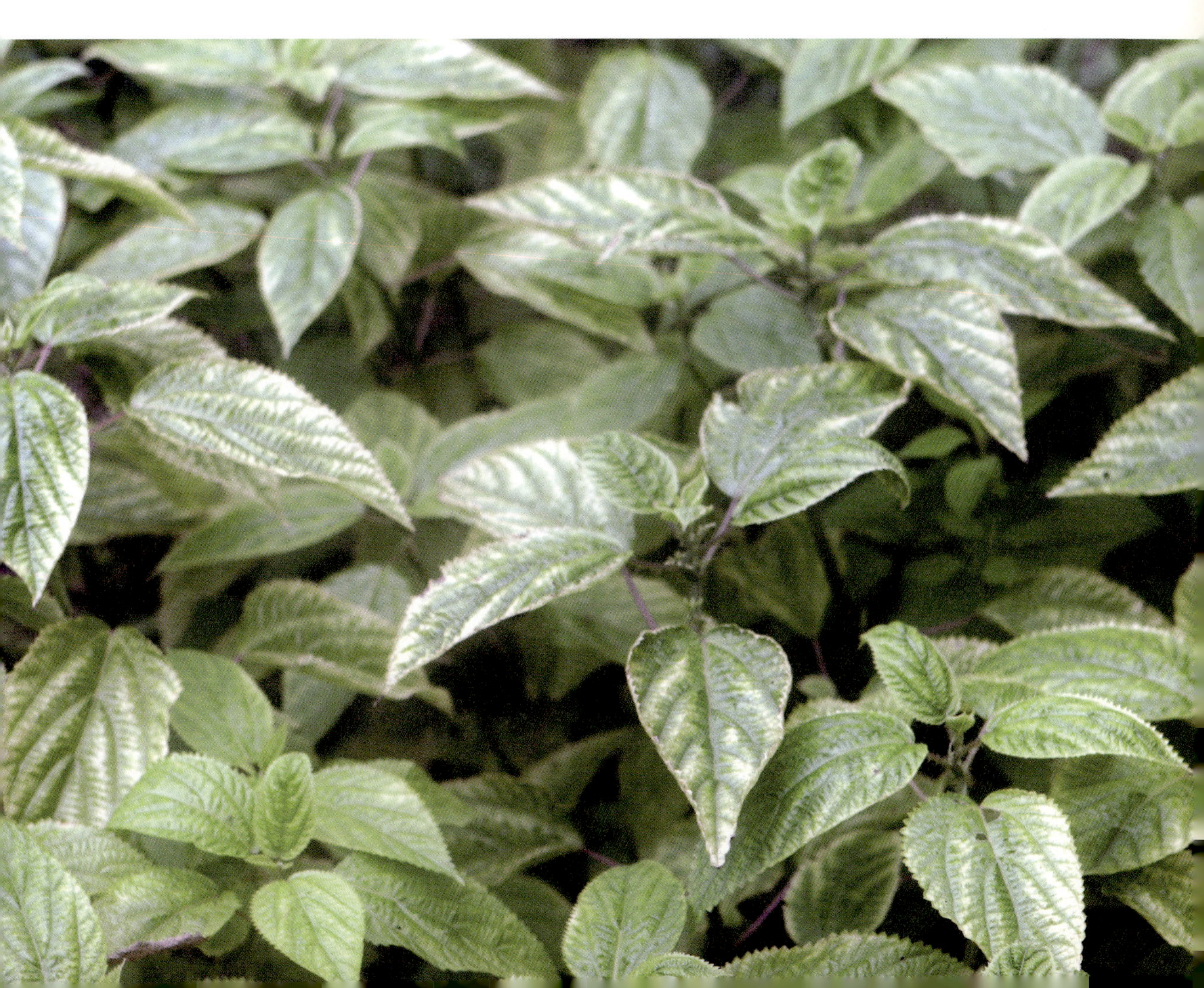

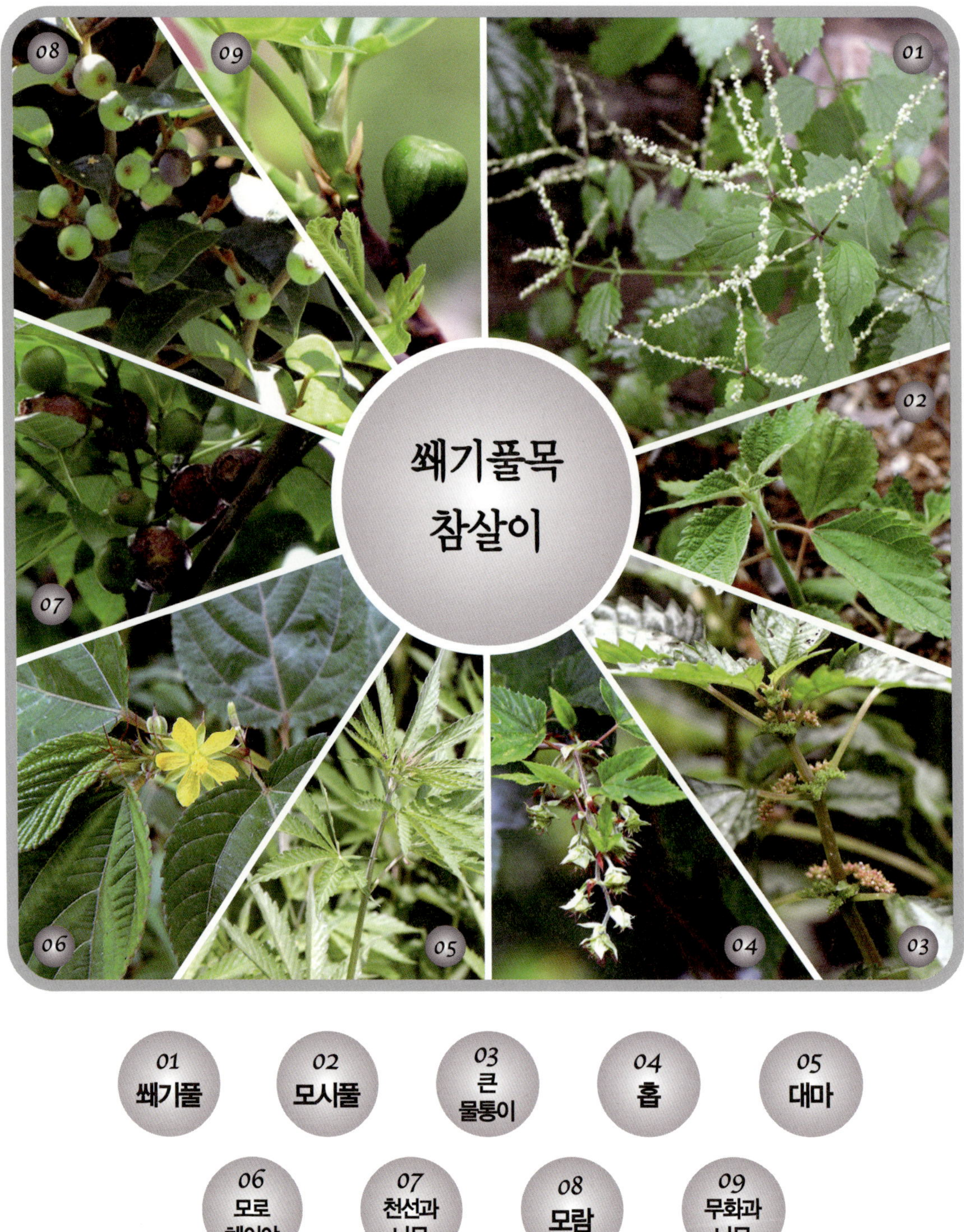
쐐기풀목
참살이
01 쐐기풀
02 모시풀
03 큰물통이
04 홉
05 대마
06 모로헤이야
07 천선과나무
08 모람
09 무화과나무

01   *Urtica thunbergiana* S. et Z.

쐐기풀

담마

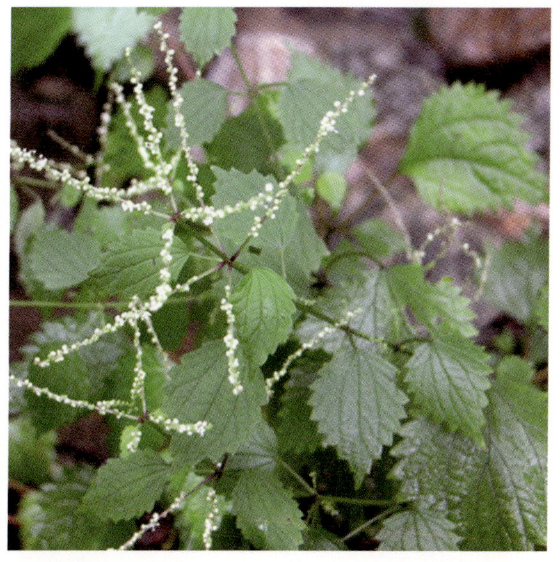

생김새

다년초로 줄기는 한 곳에서 여러대가 나와 자라는데 높이는 50~100cm이다. 원줄기는 녹색으로 세로로 능선이 있고 잎과 더불어 가시가 있어 피부에 닿으면 아프다.

잎은 대생하며 난원형으로 밑부분은 복거치가 있다. 길이는 6~16cm, 폭은 4~10cm로 표면에 털이 있다. 엽병은 길이 3~10cm로 위를 향한 백색 털이 있다. 탁엽은 반 이상 합쳐지며 연한 녹색으로 넓은 계란형이고 마디와 엽병 사이에서 대생한다.

꽃은 일가화로서 8~10월에 피고 화서는 수상 또는 복수상으로 줄기 윗부분의 엽액에 달리며, 웅화수는 밑부분에, 자화수는 윗부분에 달린다.

성분과 효능

전초에는 많은 종류의 비타민, 탄닌이 함유되어 있다. 줄기껍질에는 주로 Formic acid, Butyric acid 및 자극 작용이 있는 산성 물질이 함유되어 있다.

쐐기풀은 비타민A와 비타민C, 카로틴, 아세틸콜린, 히스타민, 마그네슘, 인, 칼륨, 칼슘을 비롯한 다양한 무기물들을 함유하고 있다. 이 같은 성분들은 신체의 신진대사를 돕는다.

잎과 줄기의 끝부분은 늦봄과 이른 여름에 채집하고, 뿌리는 6~7월에 채집하는 것이 가장 좋다. 가시 때문에 장갑을 끼고 가위를 사용해 채취해야 하지만 물에 삶으면 가시가 없어진다. 맛은 맵고 쓰며 성질은 차고 독이 있다.

류머티즘, 산후 경련, 소아경풍, 풍종(風腫), 정신 이상, 초기 풍진(風疹), 소아마비, 거풍습(祛風濕), 뱀독, 두드러기를 치료한다.

쐐기풀은 수렴, 강장, 강한 이뇨의 성질을 갖고 있는데, 현재는 전립선 확장과 심장과 신장의 활동 저하로 인한 비뇨기질환을 치료하는데 활용되고 있다. 또한 위장, 췌장, 담낭을 활성화한다.

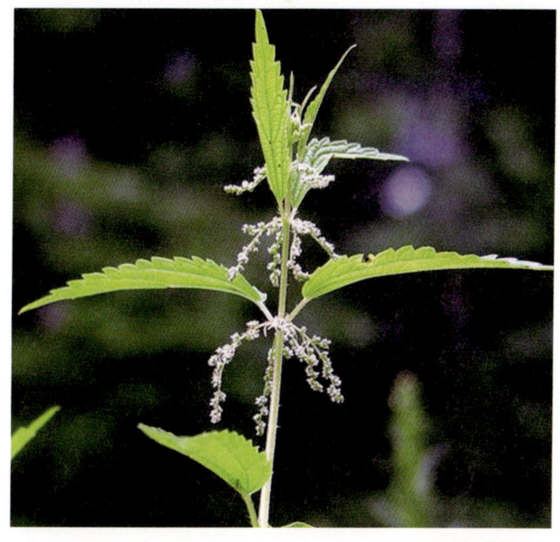

▲ 가는잎쐐기풀

민간에서는 감기, 빈혈증, 만성위염, 뱀에 물린 데 등에 쓴다 하루 4~12g을 물로 달여서 먹거나 또는 고기와 함께 푹 끓여 복용한다. 외용시에는 짓찧어 붙이거나 달인 물로 씻는다.

쐐기풀 차는 관절염, 통풍, 숨찬 증상, 점액으로 막힌 폐, 신경성 습진, 치질 등을 위한 가정처방약으로 오래 전부터 사용되어 왔다.

뿌리를 가루로 만들어서 설탕과 함께 조리해 보라색의 단시럽으로 만들면 백일해와 목의 염증에 탁월한 치료제가 된다. 달인 물은 혈당수치와 혈압을 내리고 적혈구 수를 증가시킨다.

혈액의 상태를 좋게 하는 살리실산, 철분, 구리가 많이 들어 있는 쐐기풀은 2차적인 빈혈, 빈혈의 일종인 위황병, 당뇨병, 자궁출혈, 두드러기 등을 치료하며 과다한 월경을 비롯한 다른 출혈을 줄이기 위해서 사용한다.

잎을 짓이겨 만든 찜질약은 화상, 옴, 상처, 경화된 비장과 신경통에 사용한다. 잎은 구강세척제로서 치통을 가라앉히고, 발목욕으로 류머티즘을 낫게 하거나 아니면 불에 태워 연기를 들이마시는 방법으로 천식을 치료한다.

쐐기풀 이용시 주의점

《본초강목》에는 '잘못 복용하면 토리(吐痢)가 멎지 않는다.' 고 기록하며, 《문산중초약》에서는 '본품(뿌리, 잎)은 독이 있다. 너무 많은 양을 복용하면 심한 구토, 복통, 어지럼증, 심계 항진이 일어나며, 심지어 허탈증세가 온다. 이러한 증상이 보이면 병의 증세에 따라 치료하는 외에 붉은 설탕물에 생강을 넣어 마시면 해독된다.' 고 기록하고 있다.

쐐기풀과는 전세계에 40속 500종 가량이 있으며 우리나라에는 10속 25종 이상이 자라고 있다. 쐐기풀속에는 가는잎쐐기풀, 애기쐐기풀, 쐐기풀이 있으며, 큰쐐기풀속에는 큰쐐기풀이, 혹쐐기풀속에는 혹쐐기풀이 자라고 있다.

▌혹쐐기풀
Laporten bulbifera weddell.

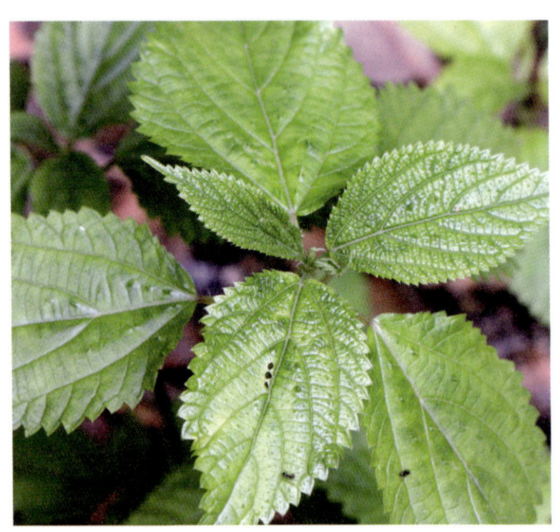

생김새

다년초로 높이 40~70cm이다. 잎과 더불어 가시가 있다. 잎은 호생하고 장란형이며 길이 8~15cm, 폭 4~7cm로 가장자리에 끝이 뾰족한 거치가 있고 양면의 엽맥상에 단모가 있다.

여름철에 피는 작은 꽃은 일가화인데 수꽃차례는 원줄기 끝에서 나와 한쪽으로 분지하며 길이 7~15cm로 짧은 털이 있다. 꽃받침은 4개로 연한 녹색이고 이중 2개는 장타원형으로 크게 자라서 길이 약 2.5mm까지 된다.

서양쐐기풀(네틀)
Urtica dioica L.

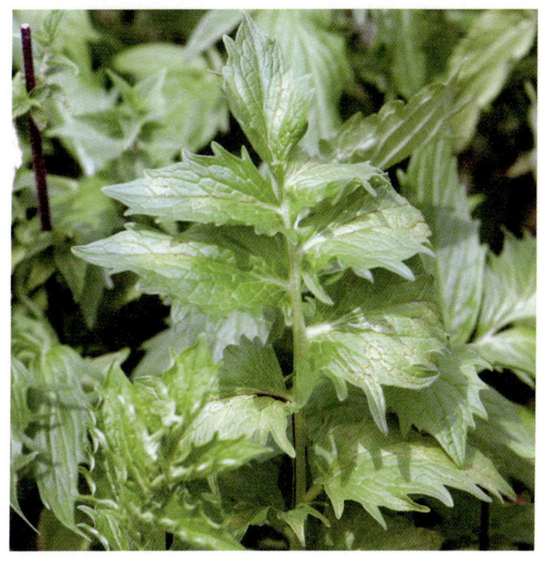

성분과 효능

서양쐐기풀에는 개미산, 히스타민, 아세틸산, 구르코키논, 클로로필 같은 성분 외에 비타민C와 A, 규소, 철, 칼륨 같은 미네랄이 풍부하게 함유되어 있다. 특히 비타민C가 많은 영양가가 높은 채소이다.

잎에 함유되어 있는 미네랄은 겨울철에 귀중한 강장제가 되며 불면증의 치료제이기도 하다.
비타민C의 덕분에 철분의 흡수가 확실하게 이루어져서 빈혈증의 치료제가 되며 허브차는 이뇨작용이 있어서 요산(尿酸)의 배출을 증가시키므로 관절염이나 중풍, 류마티스의 치료제가 된다.
관절염의 환부에 직접 두들겨서 반대자극약으로 쓰는 경우도 있는데 탁월한 효과를 나타내기도 한다.
모유의 분비를 촉진하며 혈당치(血糖値)를 내리는 작용도 한다.

수렴작용이 뛰어나서 지혈제로도 쓰이는데, 내복약으로 내출혈이나 월경과다의 치료에 쓰며 외용약으로는 코피가 날 때 비벼서 코를 막든가 잘게 썰어서 담배처럼 태워서 코로 들이마시면 지혈이 되며 치질의 세정액으로 쓰인다.
또 습진의 치료에도 쓰이며 말린 잎의 침출액은 신경성 천식의 치료약이 된다.

이용법

침출액을 샴푸로 쓰면 머리털이 나는 발모제로 효과가 있고, 린스로 쓰면 비듬을 없애주는 효과가 있다.
맥주에도 향미제로 쓰였는데 네틀비어(Nettle beer)는 중풍과 류마티스에 좋다고 하여 예부터 즐겨 마셨다.
뿌리는 황색 염료(染料)가 되며 삶은 액은 진딧물의 살충제로도 쓰이므로 무공해 농약으로서 원예가들이 귀중히 여기는 식물이다.
또 가축의 겨울사료로도 훌륭하며 씨를 사료에 섞어서 먹이면 털에 윤기가 난다.
지금은 약용이나 식용으로 쓰이지만 삼(麻)이나 아마(亞麻), 목화가 등장하기 전까지는 중요한 섬유식물이었다.

잎에 가시 같은 털이 있어서 'Stinging nettle' 이라 불리지만 유럽에서는 옛날부터 다목적으로 이용된 쓰임새가 많은 식물이다.
학명의 Urtica는 라틴어의 Uro, 즉 '타다' 라는 뜻으로 가시 같은 털이 있어서 이것에 닿으면 타는 것처럼 통증을 느끼기 때문에 붙여진 이름이다. 종명의 Dioica는 암수가 따로 있다는 뜻이다.
영명의 Nettle도 바늘이라는 Needle이 변하여 된 말인데 가시 같은 털을 바늘로 비유하여 찔리면 아프기 때문에 붙여진 이름이다.

02

Boehmeria nivea (L.) Gaudich
Boehmeria frutescens Thunberg

모시풀

저마근

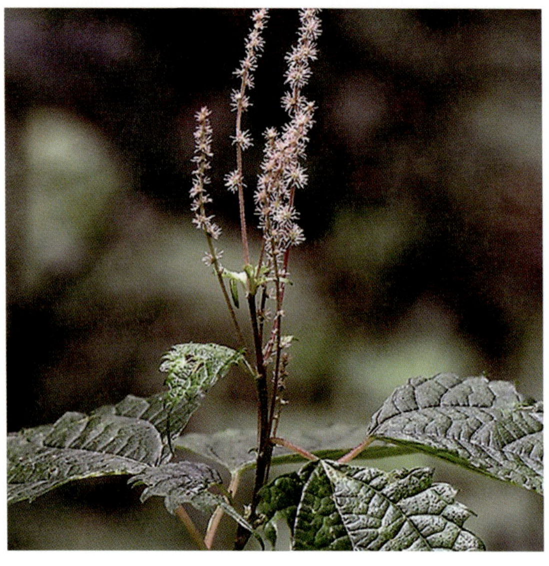

생김새

높이는 1~2cm로 크고 뿌리는 목질로 땅속에서 옆으로 뻗는다. 줄기는 둥근 모양으로, 불규칙한 원주형이고 조금 구부러져 있다. 바깥 면은 회갈색이고 매우 거칠며 세포로 된 주름과 가로로 긴 피목이 있다. 질은 단단하지만 부서지기 쉽고 가볍다. 바깥면이 회갈색이고 질이 단단하며 속이 차 있는 것이 좋다. 줄기의 껍질 섬유는 길고 질기며 물에 잘 안 젖는다.
잎의 표면은 짙은 녹색으로서 털이 약간 있고 뒷면에 솜털이 밀생한다. 꽃은 암수한그루로 7~8월에 잎겨드랑이에 원추화서로 달리며 수꽃은 밑에서 황백색으로 암꽃은 위에서 연녹색으로 핀다. 열매는 9~10월에 열리는데 타원형의 수과이다.

성분과 효능

전초에 칼슘, 칼륨, 철, 마그네슘 등 무기질을 풍부하게 함유하고 있다. 특히 모시잎을 차의 형태로 가공할 경우 3041.1mg/100g의 칼슘 함유량을 보이는데, 이는 우유의 칼슘함유량에 비해 무려 48배나 많은 수치이다. 해열, 해독, 항균, 이뇨, 소염작용에 태아를 안정시키는 효과까지 있어대단히 유용하고 안전한 실용 식물이다.
민간요법으로 산후의 출혈을 막는데 쓰이며, 갓 해산한 부인의 배 위에 잎을 올려 놓기만 해도 피가 멎고 복통이 멎는다고 알려져 있다. 누에에 물려 누에 독이 살에 스민 데에도 즙을 내어 마시면 해독되어 낫는다고 한다.

이용법

예전에는 굵은 모시를 배의 돛대용으로 이용하였다. 또한 흉년이 들었을 때 모시잎을 쪄서 허기를 면하기도 하였는데, 연한 모시잎과 줄기를 말려서 떡을 해 먹었다. 음력 5월 5일 단오날에 모시잎을 따서 그늘에서 말린 뒤 가루로 만들어 먹거나 밀가루와 짓이겨 경단을 만들어 놓고 먹으면 멍든 데, 내출혈 등에 좋다고 전해져 오고 있다.
모시풀의 뿌리를 저마근(苧麻根), 잎을 저마엽(苧麻葉), 껍질을 저마피(苧麻皮), 꽃을 저마화(苧麻花)라 하여 모두 약용한다.

모시풀의 종명은 '눈처럼 하얀' 이란 뜻이다. 모시풀속에는 열대에 약 100종이 있으며 우리나라에는 약 8종이 분포되어 있는데, 왕모시풀, 왜모시풀, 섬모시풀, 모시풀(남모시풀), 개모시풀(좀모시풀), 긴잎모시풀, 좀깨잎나무(새끼거북꼬리), 거북꼬리, 풀거북꼬리가 자라고 있으며 바위모시속에 바위모시(비양목)가 자라고 있다.

▌저마근(모시풀 뿌리)
苧麻根

성분과 효능
뿌리에는 Phenol류, Triterpenes(혹은 Sterol), Chlorogenic acid가 들어 있다. 전초와 종자에는 Hydrocyanic acid가 들어 있다. 겨울과 봄에 채취하여 지상경과 흙을 제거한 후 햇볕에 말린다.

지혈작용
모시풀에 함유된 성분 중 Caffeic acid가 뚜렷한 지혈 작용을 한다는 것이 발견되었다. 인공적으로 합성한 '혈응산아민(血凝酸: Caffeic acid diethylamine)' 7mg/Kg을 토끼에게 정맥 주사하고 10mg/20g을 마우스의 복강에 주사한 결과 응고 시간 및 출혈 시간이 모두 현저히 단축되었다.

▌저마엽(모시풀 잎)
苧麻葉

성분과 효능
잎에는 플라보노이드(Flavonoid)가 함유되어 있으며, 그 중 Rutin 함량이 0.1%이다.
마른 잎에는 글루타민산이 1.74% 함유되어 있다. 함유되어 있는 플라보노이드는 수렴 작용을 하며 용혈 실험에서는 음성을 나타낸다.
맛은 달며 성질은 차고 독이 없다. 피를 서늘하게 하고 지혈하며 어혈을 제거한다. 객혈, 토혈, 혈림, 요혈, 항문의 부종과 동통, 적백 대하, 타박상에 의한 어혈, 외상 출혈, 급성 유선염, 단독을 치료한다.
내복할 때에는 20~40g을 물로 달여서 복용하거나 가루내어 짓찧어 즙을 내어 복용한다. 외용시에는 가루내어 붙이거나 산포한다.

▌저마피(모시풀 껍질)
苧麻皮

효능
맛이 달며 성질은 약간 차고 독이 없다. 번열을 제거하고 소변을 통하게 한다. 어혈을 제거하고 지혈시킨다. 어열(瘀熱), 심번(心煩), 요폐, 항문의 부종과 동통, 상처의 출혈을 치료한다.
내복할 때에는 하루 6~12g을 물로 달여서 복용한다. 외용시에는 찧어서 환부에 바른다.

▌저마화(모시풀 꽃)
苧麻花

효능
심화(心火)를 말끔히 제거하고 장위(腸胃)를 이롭게 하며 어혈을 제거한다. 마진(麻疹)을 치료한다.
내복할 때에는 6~12g을 물로 달여서 복용한다.

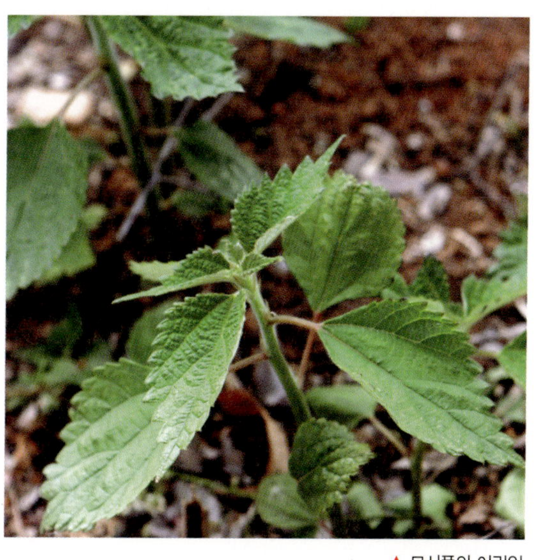

▲ 모시풀의 어린잎

왕모시풀
Boehmeria pannosa

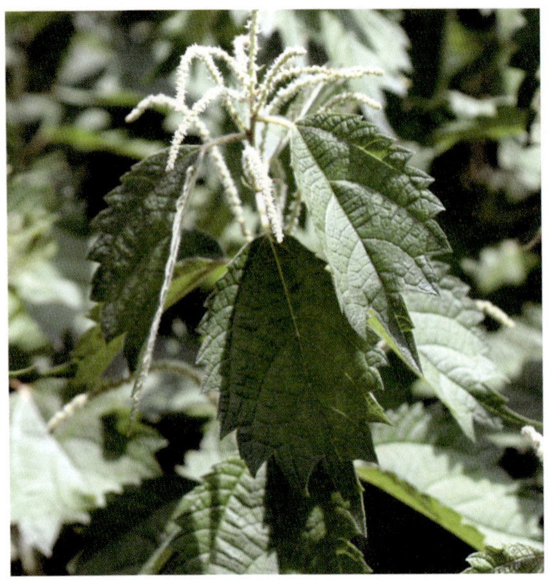

좀깨잎나무
Boehmeria spicata Thunb.

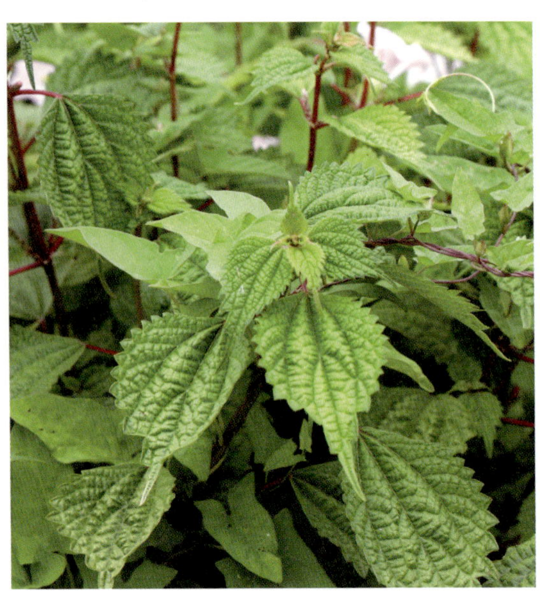

생김새

바닷가의 길가와 밭담이나 돌틈에 흔히 자란다. 높이 1m까지 자라는 대형의 다년초로 총생하며 윗부분에 단연모가 밀생한다.

잎은 대생하고 넓은 난형 또는 원심형이며, 끝이 뾰족하고 가장자리에 규칙적인 거치가 있다. 밑면은 원형 또는 얕은 심장형으로 길이와 폭이 각각 10~20cm이며 표면에 짧고 거친 털이 있고, 뒷면 전체에도 짧고 부드러운 털이 밀생한다. 탁엽은 긴 타원형 또는 피침형이며 길이는 10~15mm정도이다.

꽃은 일가화로 7~10월에 피는데 연녹색이며 수상화서는 엽액에서 나오고 밑부분에 웅화서, 윗부분에 자화서가 달린다.

수꽃은 둥글게 모여 달리며, 열매는 도란형으로 윗부분에 털이 있다.

생김새

높이 1m쯤 자라는 낙엽관목으로 줄기는 지름이 약 2cm로 붉은 빛이 돌고 처음 털이 있다가 없어진다. 잎은 대생하고 마름모꼴 계란형으로 끝은 꼬리처럼 길어진다. 길이는 2~3cm이며 거치가 있고, 주맥이 3개 있는데 표면과 뒷면 맥상에 털이 있다.

엽병은 길이 1~3cm이며 같은 마디에 달리는 잎에 있어서 한쪽은 길고 한쪽은 짧은 것이 많다.

꽃은 일가화로 여름부터 가을까지 피고 웅화서는 줄기의 하부에, 자화서는 상부에 달린다.

수꽃은 화피와 수술이 각각 4개이고, 암꽃은 작은 구형으로 모여 달린다. 총상화서 안에 자방과 화주가 각각 1개씩 있다.

열매는 구형으로 모여 달리고 도란형 털이 있다.

03 Pilea hamaoi Makino

큰물통이

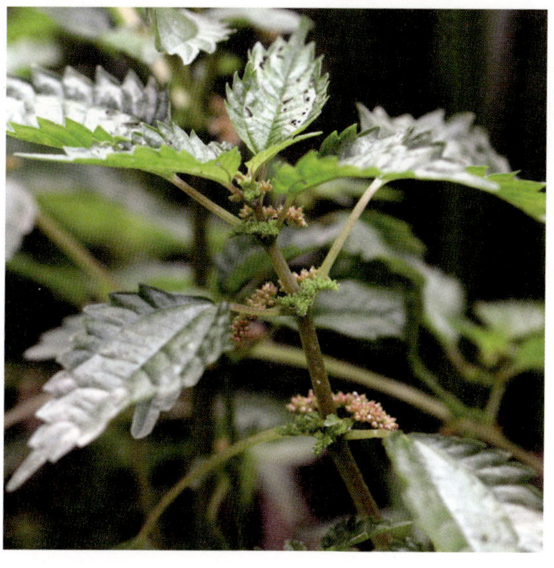

생김새

습지에서 자라는 일년초 높이는 20~40cm이다. 가지가 많이 갈라지며 녹색이거나 자주빛이 돈다.
잎은 사각상 난형으로 대생하고 길이 1.5~5cm, 너비 1~3.5cm로 짙은 녹색이며 가장자리에 짧은 털이 있다, 끝이 뾰족하며 윗가장자리에 뚜렷한 톱니가 있다. 잎자루는 잎과 길이가 비슷하다.
꽃은 일가화로 7~9월에 피고 화서는 엽액에 밀집하며 길이는 5~20mm이다. 암꽃과 수꽃이 함께 달린다. 수꽃은 둥글며 2개씩의 화피열편과 수술이 있고 암꽃은 3개의 화피열편이 있으며 그 중 2개가 길다. 유과는 넓은 난형이고 색이 연하며 길이 2mm 정도로 갈색 반점이 있다.

성분과 이용법

비타민B1, 비타민B2, 비타민C와 미네랄이 많이 함유되어 있다. 냄새가 없고 순한 맛이 특징이며 봄부터 가을까지 이용할 수 있고 미끈거리면서 맛이 있다. 어린순을 데쳐서 나물로 무쳐 먹거나 튀김, 설탕절임, 소금절임 등으로 가공하여 식용한다.

큰물통이의 재배

공중습도가 높은 곳이 재배적지이다. 물이 정체하면 뿌리가 부패하고 반면 일조가 강하면 타거나 병이 발생하기도 하므로 여름철 기온이 낮은 곳에서 자란 것이 품질도 좋고 번식도 왕성하게 된다. 때문에 표고 300m 이상의 북향 또는 동향의 경사가 있는 깊은 골짜기에서 재배하면 좋다. 근경이 잘 발달하므로 토양은 비옥하고 부드러운 사질양토가 좋고 산성토양에서도 잘 자란다.

모시물통이
Pilea mongolica weddell

생김새

일년초로 털이 없고 원줄기는 곧추 자라며 높이는 30~50cm이다. 잎은 대생하고 난형이며 끝이 짧은 꼬리처럼 뾰족하며 3맥이 발달하고 길이 1.5~10cm, 폭 1~7cm로서 삼각상의 거치가 있다.
꽃은 일가화로 엽액에 모이는데 길이는 1~3cm이다. 수꽃은 꽃잎과 수술이 각각 2개이고 암꽃은 꽃받침이 깊게 3개로 갈라진다. 수과는 편평한 난형이고 길이는 1~1.2mm로 갈색점이 있다.

<table>
<tr><td>04</td><td>Humulus lupulus</td></tr>
</table>

홉

Hop plant

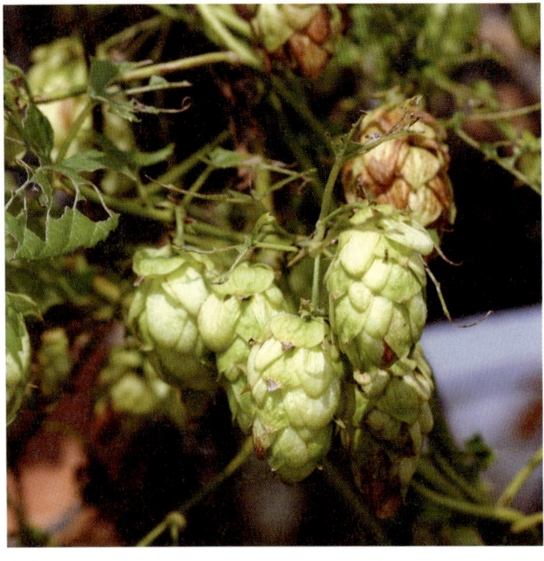

생김새

다년생 초본으로 줄기의 길이가 약 6m에 이른다. 덩굴성 줄기는 오른쪽으로 감으면서 올라가고, 대생하는 잎은 엽병이 길고 원형이거나 난형이며 3~7가닥으로 갈라져 있다.

잎은 전체적으로 심장형이며 윗부분에는 가시털이 촘촘히 있고 아래 부분에는 엽맥에만 털이 있으며 가장자리에 뾰족한 톱니가 있다. 잎의 바닥에는 노란색의 작은 유선이 나 있다. 탁엽은 계란처럼 둥글며 가장자리에 거치가 없는 매끈한 모양이며 대개는 기형이다.

꽃은 7~8월에 새순 끝에서 수많은 수꽃이 원추화서로 핀다. 암꽃이 성숙하면 씨방과 포엽 밑부분 가까운 곳에 황색선립(黃色腺粒)이 생긴다.

성분과 효능

꽃에는 Humuladienone, Humulone, Lupulone 등이 함유되어 있으며 항균, 진정, 방부, 자궁평활근경련 진정, 남성호르몬 촉진, 피부마비, 폐결핵, 림프절결핵, 급성세균성 이질에 효과가 있다.

홉의 쓴맛을 내는 성분이 소화기관의 분비와 흡수를 촉진시켜 식욕을 증진시키는 효과가 있으며, 진정작용과 항균력이 있기 때문에 천식의 후두치료제로 이용된다. 또한 여성의 생리불순의 치료제, 진정제와 불면증 치료제로서의 효과가 있다.

홉은 신경성 불면증에 효과적인 식물이다. 홉은 신경성 심계항진이 일어날 때 맥박수를 줄이기 위해 처방하며, 홉의 꽃이나 잎으로 만든 차는 주로 식욕부진, 가벼운 우울증, 불안, 지나치게 흥분된 신경증 등을 치료하기 위해 사용하였다. 또 홉을 염소젖에 넣고 끓인 것은 옴, 괴혈병, 포진 그리고 구충제로 사용되었으며, 연고로 만들어 진통제와 해열제로 쓴다.

홉은 또한 위의 분비선과 근육운동을 활발하게 해주고, 소변에 생긴 산성 침전물을 없애 준다. 따라서 홉의 어린싹으로 만든 샐러드는 변비에 좋고 피를 깨끗하게 정화해 준다.

이용법

홉은 주로 맥주의 원료로 이용되지만, 벨기에, 러시아, 중부 독일에서는 연한 순을 찌거나 달걀, 버터, 크림 그리고 향료 등을 섞어 살짝 데쳐서 나물로 먹는다. 그 밖에 줄기와 잎은 가축의 사료로 좋으며, 뿌리도 전분 등의 함량이 높아 사료로 사용하면 좋다. 홉의 뿌리는 또 탄닌의 함량이 높아(4~8%) 공업용 탄닌 제조의 원료로 쓰인다.

줄기에는 섬유질이 풍부하며 벨기에에서는 부드러운 줄기의 끝부분을 아스파라거스와 같은 방식으로 요리하기도 한다.

유럽, 아시아, 북아메리카가 원산지인 홉은 온화한 지역이라면 어느 곳에서나 재배되는 식물로서 습기 찬 덤불, 숲, 강가, 담장 옆에서 야생으로 자라나기도 한다. 다년생 식물인 홉은 넝쿨이 보통 6m 내외지만 때로 더 높이 덩굴지어 올라가기도 한다.

한삼덩굴(율초)

Humulus japonicus S. et. Z.

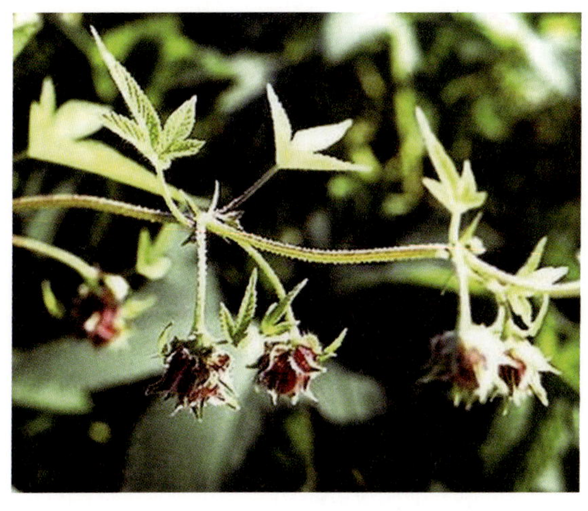

생김새

한삼덩굴은 전국의 들이나 빈터에서 자라는 한해살이 덩굴성풀이다. 원줄기와 잎자루에 밑을 향한 잔가시가 있어 매우 깔깔하고 거칠다. 잎은 서로 마주보고 손바닥 모양으로 5~7갈래로 갈라진다. 뒷면에 황색의 선점이 있다.

꽃은 암수딴그루로서 7~8월에 피는데, 수꽃은 원추화서에 달리고 엷은 황록색으로 여러 개 피어난다. 암꽃은 짧은 이삭화서에 달린다. 암꽃 이삭은 녹색이며 꽃은 자갈색을 띤 녹색포에 쌓여 있다. 열매는 9~10월에 익는데 수과로서 둥근 모양인데 가운데가 부풀어 렌즈 모양이 된다.

성분과 효능

한삼덩굴에는 루데올린-7-글루코시드, 휘발유, 콜린, 아스파라긴, 타닌 및 수지가 함유되어 있다.

한삼덩굴의 에타놀 추출액은 프렉시나균에 대해 억제작용이 있으며 꽃과 열매에는 결핵균에 대해 뛰어난 억제작용이 있다. 더불어 해열, 이뇨, 소종작용을 한다.

주로 꽃과 뿌리를 약용하는데, 여름에서 가을철 사이에 전초를 채취하여 햇볕에 말려 썰어서 사용한다. 성질은 차고 맛은 달고 쓰다.

한삼덩굴은 주로 폐결핵의 조열, 위장염, 이질, 급성신염, 방광염, 비뇨기계 결석 등에 치료효과가 있으며 각종 종독, 창절 등에 외용으로 쓴다.

비뇨기 계통의 염증 치료

소변이 자주 마렵고 통증과 혈뇨를 수반하는 신염과 신우염에 목통, 차전자, 편축, 복령, 저령을 가미해 사용한다.

신장이나 방광의 결석

소변이 삽통(澁痛)할 경우엔 금전초와 계골초를 배합한다.

방광암

백화사설초 사매, 반변련, 장춘화, 작상초와 천화분, 저령 등을 교대로 사용하면 방광암을 억제하는 효과가 있다. 장기간에 걸쳐 치료하면 좋은 효과를 기대할 수 있다.

신장의 결석으로 인한 혈뇨

측백(탄), 천초근, 지유(탄)을 결핵약과 같이 쓴다.

05 | Cannabis sativa L.

대마

삼, 마자인, 화마인

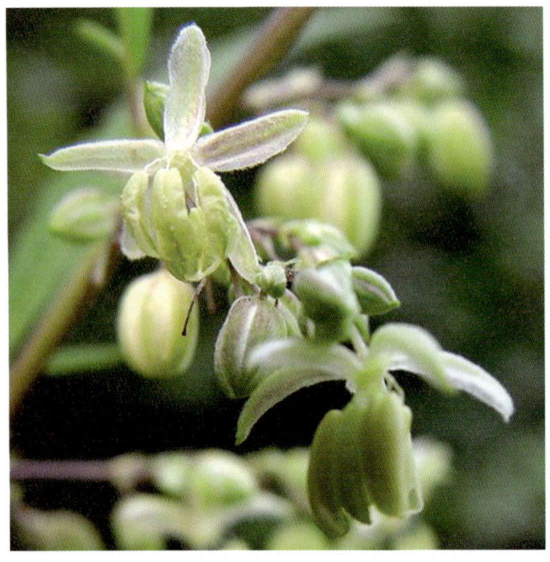

생김새

한해살이풀로 높이가 2.5m 정도 되고 줄기는 뭉뚝한 사각형으로 곧게 서고 잔털이 있다.

잎은 밑에서 마주나고 위에선 어긋난다. 잎자루는 길고 손바닥 모양의 겹잎이 5~9갈래 난다. 소엽은 피침형으로 표면은 거칠고 뒷면에 잔털이 많이 난다. 잎 가장자리의 톱니는 규칙적이다.

꽃은 7~8월에 피며 연한 녹색으로 암수딴그루이다. 열매는 8~9월에 달린다. 중앙아시아가 원산지이다.

성분과 효능

고대부터 대마는 다양한 치료에 쓰였는데, 주로 진통제로 사용되어 왔다. 대마에 대한 최초의 기록은 기원 전 3000년 초 중국에서 신농 황제가 지었다는 의서이다. 파라오들이 통치하던 시대의 테베에서 나온 기록에도 대마로 아편과 비슷한 효과를 내는 음료를 만들었다는 이야기가 나온다.

대마의 열매를 '마자인' 이라 하는데, 마자인은 가을철 열매 성숙기에 전초를 그대로 사용하거나 볕에 말린 후 열매를 털어 채취해 가루 내어 사용한다. 살짝 볶은 후 빻아서 사용해야 효과가 좋다.

변비치료

오랫동안 만성 질환을 앓고 있으면 신체가 허약해서 소화불량이나 변비에 걸리기 쉽다. 이런 경우에 대마를 사용하는데 약성이 부드럽고 지방, 단백질을 풍부하게 함유하고 있어 장을 매끄럽게 하고 변비를 치료하는데 이상적이다.

《상한론》의 마자인환(麻子仁丸)편

행인, 작약, 지실, 대황, 후박을 배합하여 비장이 운동이 원활치 못해 생기는 변비를 치료하는데 사용하였다. 약성은 호마(胡麻)와 비슷하지만 호마는 양혈, 익신의 효능이 있으며 마자인에는 윤조, 활장의 작용이 강하다. 민간에선 타박상, 발목 등이 삐어서 통증이 심할 때에 뿌리와 잎을 찧어서 즙을 내어 마시거나 달여서 먹으면 통증이 없어진다. 꽃를 달여 마시는데 건망증, 강정에 좋다. 무좀에 잎을 찧어서 즙을 바른다. 불이나 뜨거운 기름에 의한 상처에는 마자인을 찧은 분말에 지유(地楡, 느릅나무 뿌리 껍질), 황백가루를 넣고 참기름으로 섞어 환부에 바르면 좋다. 살짝 볶은 후 반드시 빻아서 사용해야 효과가 나타난다.

혈압강하제

대마는 특히 관상동맥경화성 심장 질환에 의해 일어난 고혈압에 대해서 그 작용이 뚜렷이 나타난다.

이용법

예부터 열대 온대 각지에서 섬유 자원 식물로서 재배되고 있으며, 우리나라에선 줄기의 껍질을 삼베의 원료로 사용하고 있다.

환각제인 마리화나의 원료가 된다. 삼(Cannabis sativa)과 인도삼(C. indica)은 전세계에서 자라지만, 상업적인 생산은 주로 인도 아대륙, 북아프리카, 카리브 해, 레바논 지역에서 이루어진다. 약물은 싹, 어린잎, 꽃에 가장 많이 들어 있으며, 자라는 지역마다 품질이 다르다.

싹과 두상화(頭狀花)를 말려서 '마리화나'라는 약초 형태로 팔지만, 생산지에서 수지 형태로 추출해서 팔기도 한다. 이 수지를 '해시(hash)' 또는 '해시시(hashish)'라고 한다. 삼의 세 번째 형태는 진하고 끈끈한 기름인데, 이것은 수지를 정제한 것으로서 '해시 오일(hash oil)'이라고 한다.

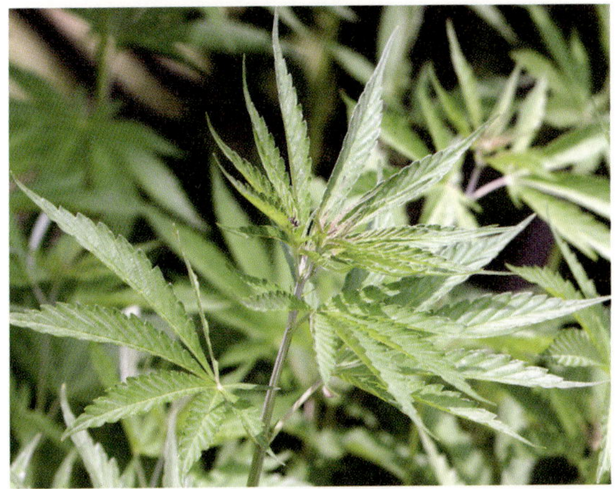

▲ 대마의 잎

<table>
<tr><td>06</td><td>Corchorus olitorius L.</td></tr>
</table>

모로헤이야

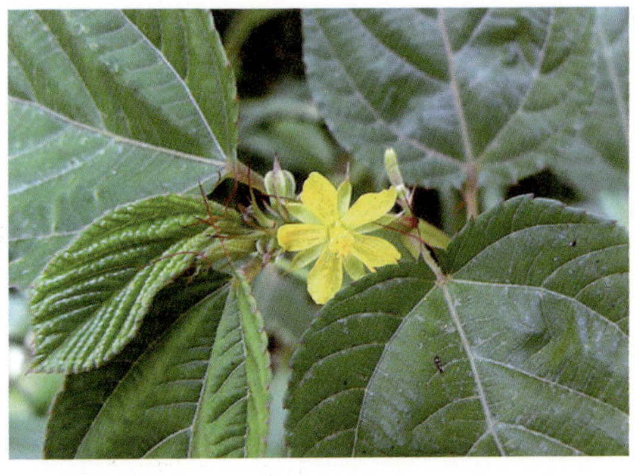

성분과 이용법

시금치와 비교하면 철분과 비타민C에서만 약간 밑돌지만 그 외의 영양소는 모두 모로헤이야쪽이 훨씬 우수하다. 특히 칼슘은 약 7.5배, 비타민B_1은 약 5.5배, 비타민B_2은 21배 이상이 들어 있다.

여름철에 광택이 있으면서 부드러운 것을 택하여 채취한다. 데쳐서 무치거나 삶아 국을 만들며 또 생으로 튀겨도 좋다. 특유의 점액이 있으므로 오크라와 같이 칼로 잘라 점액을 빼고 간장을 끼얹기만 해도 맛이 좋다.

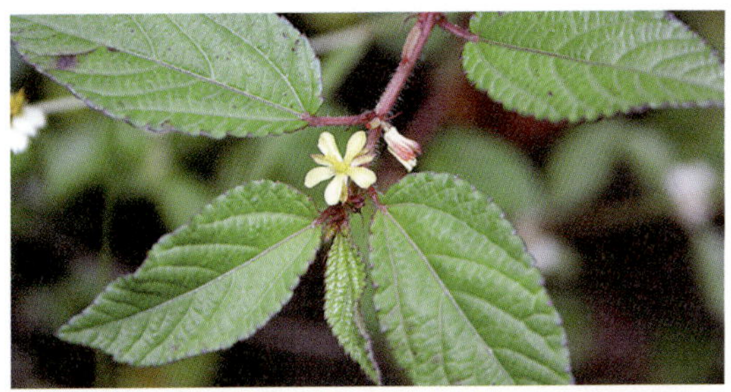

▲ 모로헤이야와 유사한 황마의 꽃과 잎

07 Ficus erecta L.

천선과나무

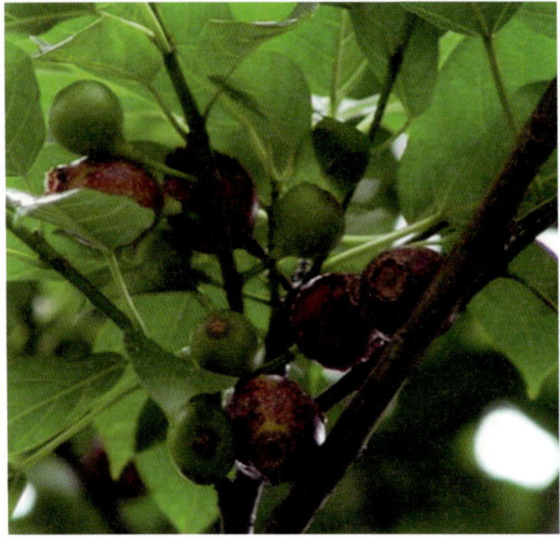

생김새

높이는 2~4m이다. 수피는 평활하며 가지는 회백색이고 털이 없다. 잎은 호생하며 도란상 타원형 또는 도란상 긴 타원형이고 길이 3.5~20cm로 가장자리는 밋밋하다. 양면에 털이 없으나 표면에 털이 약간 있는 것도 있고 엽맥이 뚜렷하게 돌출하며 엽병은 길이 1~3cm이다.

꽃은 암수딴그루로 5~6월에 새 가지의 엽액에서 1개의 화경이 자라고 끝에 3개의 포가 있으며 그 위에 둥근 화낭(花囊)이 있다.

주머니 같은 화낭은 지름 15mm내외로 그 안에 많은 꽃이 들어 있으나, 꽃은 화낭에 싸여 볼 수 없다. 수꽃은 5~6개의 화피열편과 3개 정도의 수술이 있고 암꽃은 3~5개의 화피열편과 대가 있는 1개의 자방에 짧은

암술대가 있다. 화낭이 자라서 열매로 되며 자흑색으로 익으면 식용한다. 열매는 은화과(隱花果)로 9~10월에 흑자색으로 성숙한다.

새 가지에서 피목(皮目)이 발달하여 무늬처럼 보인다. 남쪽 해안지대와 섬에서 백양산까지 자생하는데, 바닷가 산록의 양지쪽에서 잘 자란다. 상처를 주면 무화과나무(Ficus carica L.)처럼 흰 유액이 나온다.

과실은 우내장, 뿌리는 우내장근, 경엽은 우내시라 하며 약용한다.

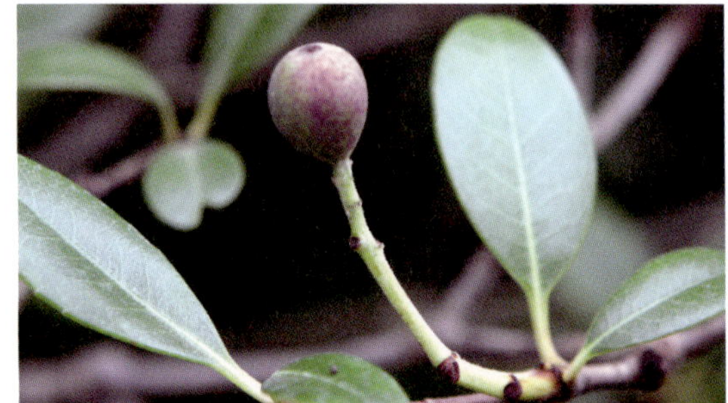

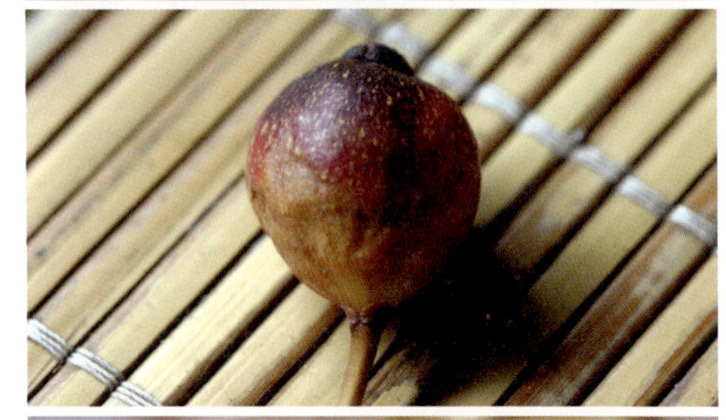

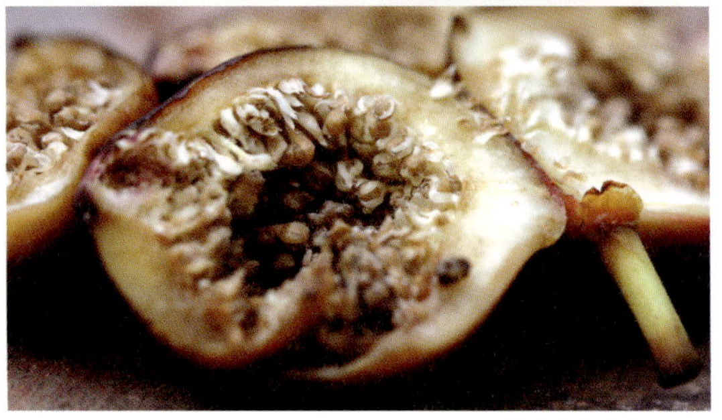

▲ 천선과의 과실 (우내장)

우내장
천선과 과실

효능과 이용법
과실이 성숙되는 가을에 채취한다.
완하(緩下), 윤장(潤腸)의 효능이 있고, 변비와 치질을
치료한다. 15~30g을 달여 복용한다.

우내장근
천선과 뿌리

효능과 이용법
연중 수시로 채취하여 깨끗이 씻어서 햇볕에 말린다.
건비(健脾), 익기(益氣), 활혈(活血), 거풍(祛風), 제습(除
濕)의 효능이 있다. 노권핍력(勞倦乏力), 식소(食少, 식
욕부진), 난산(難産), 월경불순, 비허(脾虛), 백대(白帶),
탈항(脫肛), 관절염, 타박상, 발육부진, 류머티즘을 치
료한다. 30~60g을 달여서 복용한다.

우내시
천선과 잎

효능과 이용법
여름과 가을에 채취하여 깨끗이 씻어서 햇볕에 말린
다.
보중(補中), 익기(益氣), 건비(健脾), 화습(化濕), 강근장
골(強筋壯骨), 소종(消腫), 활혈(活血), 해독의 효능이
있다. 류머티스성 관절염, 중기허약(中氣虛弱), 기혈
쇠미(氣血衰微), 사지산언(사지에 힘이 없고 나른한 병),
근골불리(筋骨不利), 타박상, 경폐(經閉), 산후유즙결
핍을 치료한다. 30~60g을 달여 복용한다.

| 08 | Ficus nipponica Fr. et Sav. |

모람
대만두

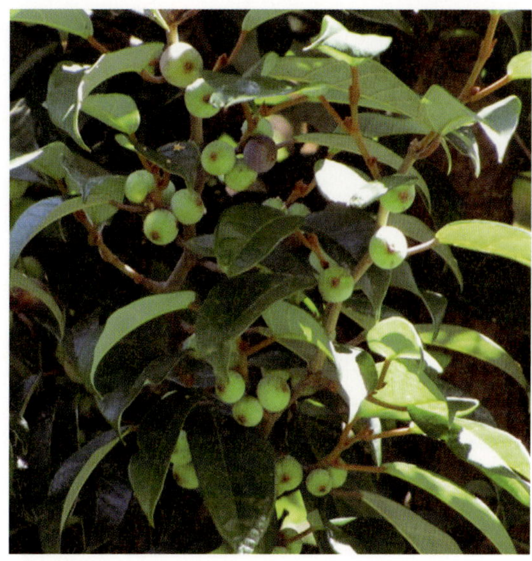

생김새
상록활엽 만경목으로 덩굴로 자라는 줄기는 길이
2~5m 정도로 가지에서 돋는 기근으로 바위나 나무
줄기를 감으며 자란다. 혁질의 잎은 어긋나게 달리며
피침형으로 가장자리가 밋밋하다. 잎에 윤채가 흐르
며 뒷면은 약간 흰빛을 띤다. 5~8쌍의 뚜렷한 측맥
이 있다.
꽃은 암수딴그루로 7~8월 잎겨드랑이에서 은두화서
로 달린다. 구형의 열매는 은화과로 녹색에서 흑자색
으로 익는다.
한반도 남부의 산기슭 양지에 나는 덩굴성 상록수로
해발 600m 이하의 계곡이나 들의 나무, 바위에 붙어
서 자란다.

09 | Ficus carica L.

무화과나무

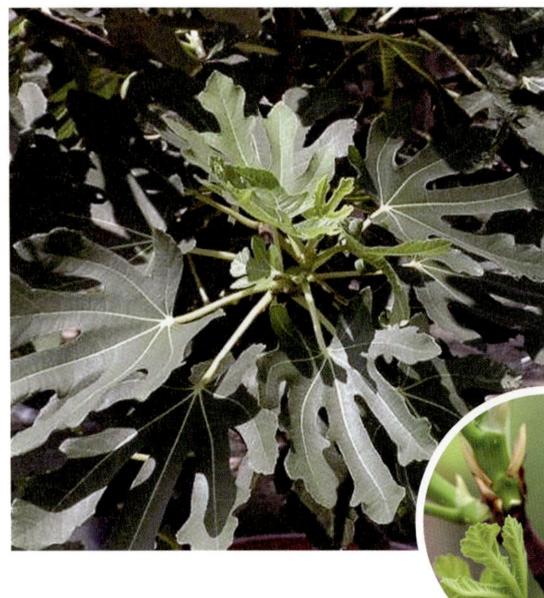

생김새

높이는 2~4m이다. 잎은 어긋나고 넓은 달걀모양으로 두꺼우며 길이는 10~20cm이다. 보통 3~5개로 깊게 갈라진다. 갈래 조각은 끝이 둔하고 가장자리에 톱니가 있으며 5맥이 있다. 표면은 거칠고 뒷면에는 털이 있으며 상처를 내면 흰 젖 같은 유액이 나온다.

봄부터 여름에 걸쳐 잎겨드랑이에서 열매 같은 꽃이삭이 달리고 안에 작은 꽃이 많이 달린다. 암꽃은 화피의 갈래조각이 3개이고 2가화이지만 수나무는 보이지 않는다.

열매는 꽃턱이 자란 것이며 달걀을 거꾸로 세운 모양이고, 길이는 5~8cm로서 8~10월에 검은 자주색 또

는 황록색으로 익는다.

원산지는 아라비아 반도의 남부지역으로 알려졌으며 오래전 지중해 연안에 퍼진 것으로 추측된다.

성분과 효능

무화과는 소화 효소를 가지고 있어 건위, 소식의 효능이 있는 온화한 자양·윤장약이다. 또한 소염작용을 겸하고 있는데, 구충보조 작용과 모유 분비를 촉진하며 소염퇴종의 작용을 한다.

주로 완하제로 사용하고 민간에서는 유액을 치질 및 살충제로 사용한다.

이용법

열매를 날것으로 먹거나 잼을 만든다. 종자에는 배(胚)가 없으므로 꺾꽂이로 번식시킨다.

수목의 품종은 3종으로 나눌 수 있는데, 여름과실 품종·가을과실 품종·여름과 겨울 수확할 수 있는 품종으로 3종이 있다.

아시아 서부에서 지중해에 걸쳐 자생한다.

로마에서는 바쿠스(Bacchus)라는 주신(酒神)이 무화과나무에 열매가 많이 달리는 방법을 가르쳐 주었다고 하여 다산(多産)의 표지로 삼고 있다. 꽃말의 '다산'이란 뜻은 여기에서 유래되었을 것이다.

무화과의 열매는 다양한 모양을 띠며 열매 껍질의 색은 다양하다. 가지 끝의 작은 열매는 겨울을 나고 6~7월에 커지며 이것을 '여름 무화과'라 한다. 봄에 새 가지에서 자라는 것은 '가을 무화과'라 한다.

식용 무화과는 인류가 최초로 재배한 과일들 중 하나에 속한다. 관개(灌漑)가 잘 안 되는 빈약하고 더운 토양에서 자란다

제 6 장

꼭두서니과 참살이

치자나무 / 갈퀴덩굴 / 꼭두서니 / 백운풀 / 토근 / 아선약나무

커피나무 / 요힘베나무 / 야보란디 / 호자나무 / 파극천

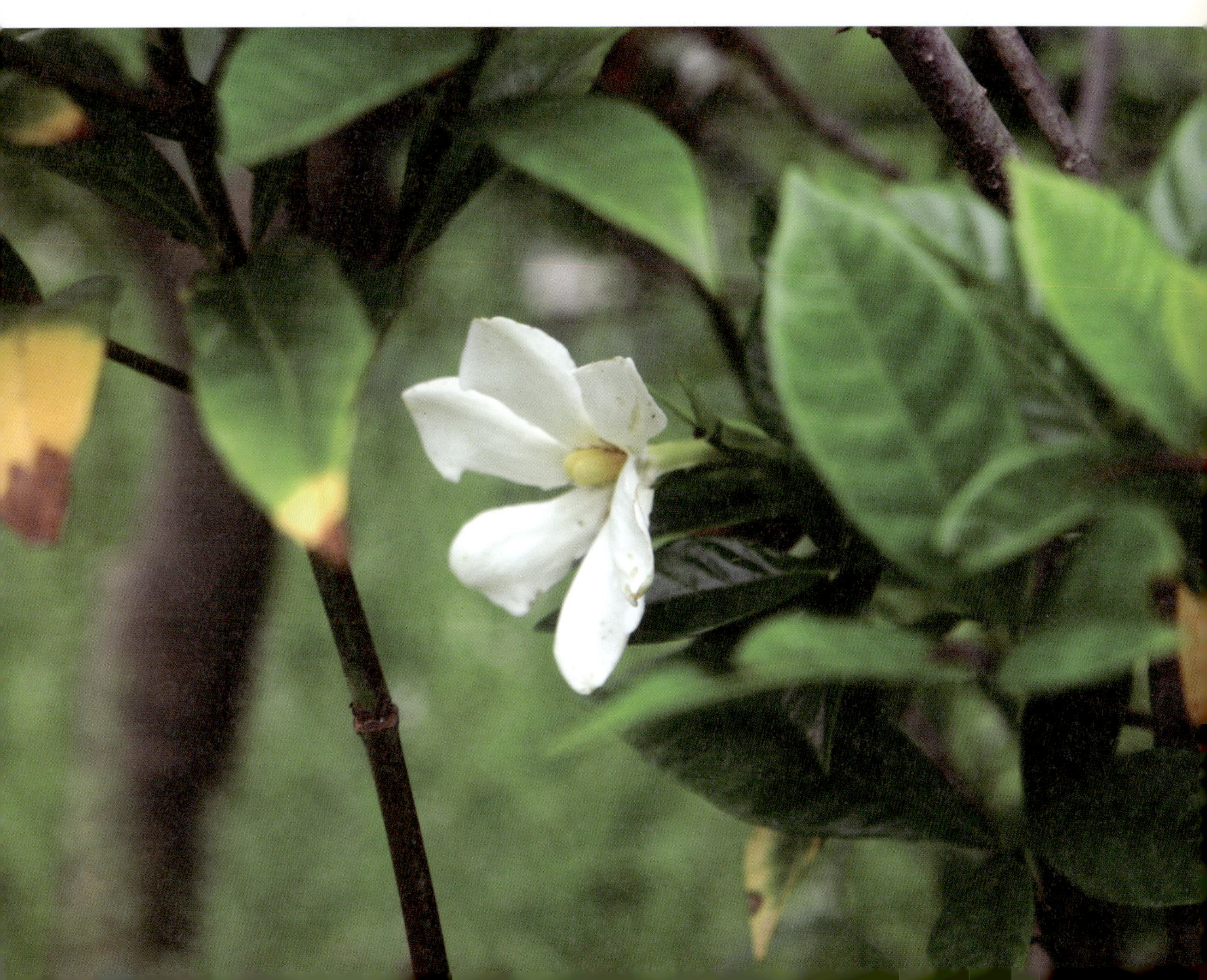

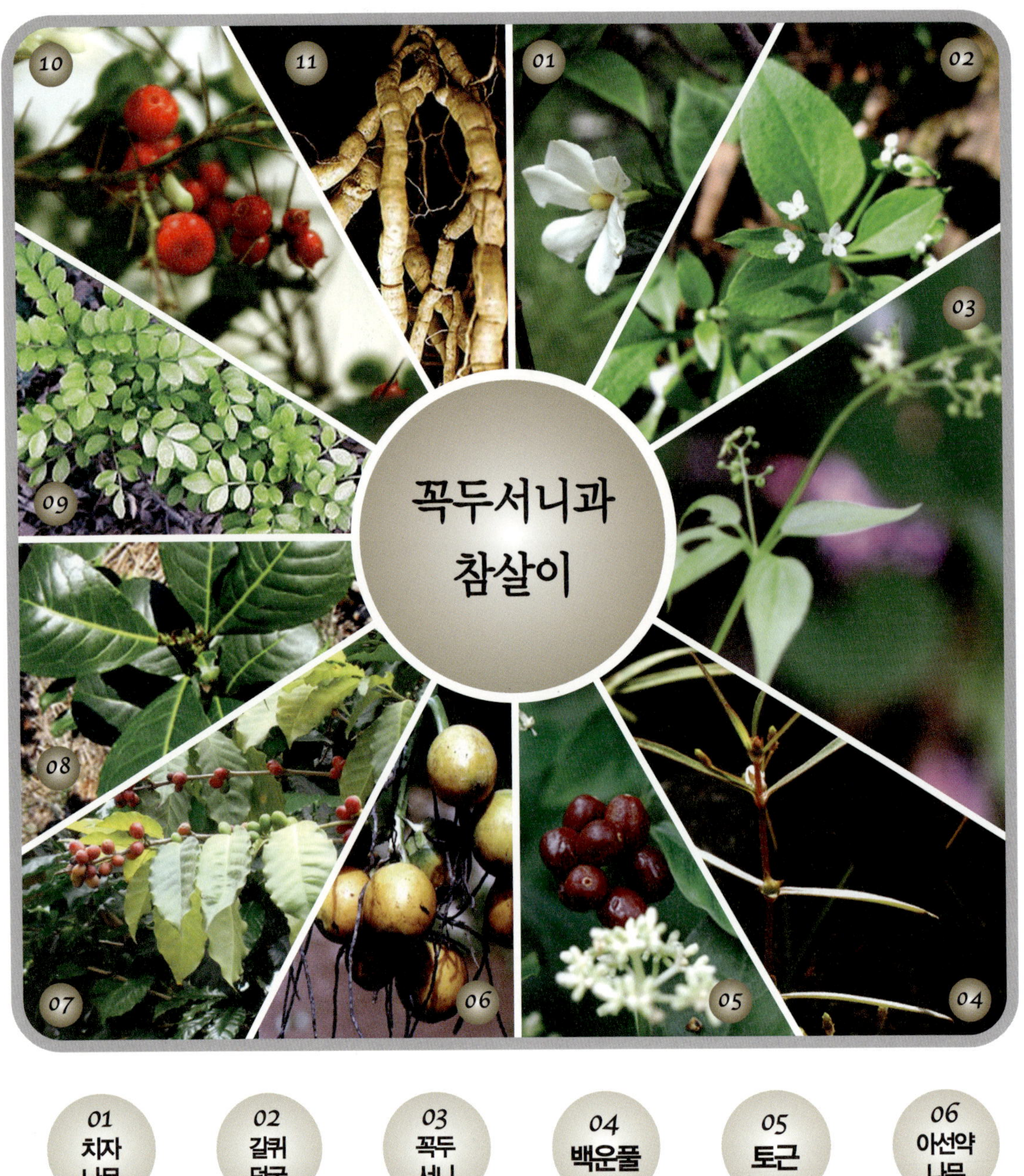

꼭두서니과
참살이
01 치자나무
02 갈퀴덩굴
03 꼭두서니
04 백운풀
05 토근
06 아선약나무
07 커피나무
08 요힘베나무
09 야보란디
10 호자나무
11 파극천

01 Gardenia Florida L. (G. jasminodes Ellis)

치자나무

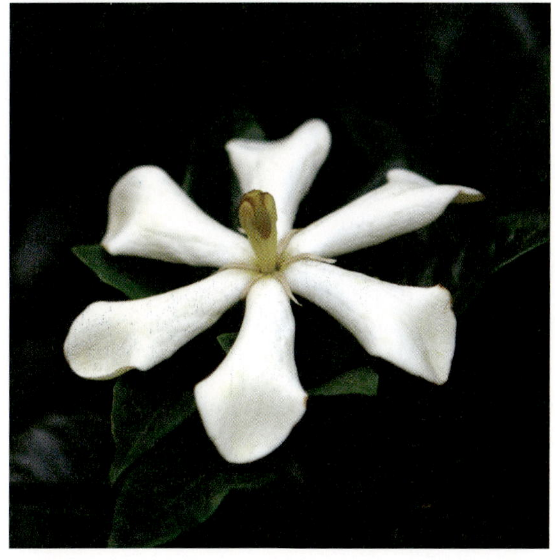

생김새

높이는 2m 안팎이고 가지가 많이 뻗으며 잎은 표면에 윤기가 있다. 6~7월에 흰 꽃이 피며 지름이 5~8cm 정도로 향기가 많이 난다. 꽃받침의 능각은 6~7개이다. 9월에 열매가 붉은 빛을 띠는 노란색으로 익으며 열매의 능각도 6~7개가 있다.

성분과 효능

치자는 9월이 지나 서리가 내린 후에 열매를 채취하여 햇볕에 말려 약으로 쓴다.

치자는 보통 열매를 이용해 노란 물을 우려내는 용도로 쓰이지만, 한방에서는 치자나무의 뿌리를 약재로 사용한다.

임산부가 먹으면 태아가 태어나서도 잔병치레를 하지 않고 건강하게 자란다. 또 임신 중에 잠이 잘 안오고 잠자리가 불편할 때 치자차를 마시면 편안하게 잠들 수 있다.

정화기능으로, 각종 공해와 중금속, 전자파 등으로 오염 피를 맑게 청소하고 정신을 맑게 해주는 효과가 있다.

열을 내리고 독을 풀어주는 효과가 있으며, 염증을 없애고 새살을 돋아나게 하고 변비, 간장병, 동맥경화, 여성의 냉증과 대하, 생리불순 등에 효과가 있다. 꾸준히 복용하면 피부가 고와지고, 치자뿌리를 가루 내어 한 끼에 한 수저씩 복용하면 배고픔을 느끼지 않아 복부비만을 해소하는 데도 효과적이다. 또한 신장기능이 나빠서 손발이 자주 붓고 소변을 자주 보며 살결이 거칠고 얼굴이나 허리에 군살이 많은 사람들의 부기제거는 물론 임신부의 부기제거에도 효과가 있다.

치자는 심장기능을 튼튼하게 하여 가슴이 두근거리거나 뻐근한 통증과 어지러움증이 잇는 사람에게 특히 좋다. 뿐만 아니라 악성빈혈과 재생불량성빈혈에도 효과가 있어 열을 내리고 독을 풀어주며 발진을 돕는 작용을 한다.

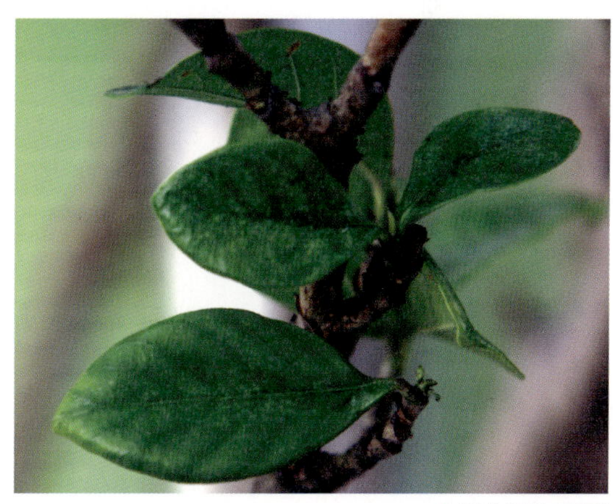

▲ 치자나무의 어린잎

소염작용

치자는 특히 염증제거에 효능이 있다. 붓고 열이 나며 빨개지는 여러 가지 종기에 내복과 외용을 함께 한다. 내복할 때에는 건조한 열매 5~8g을 하루 분량으로 해서 끓여 마시거나 또는 1~2g을 검게 구워서 먹는다. 외용시에는 열매를 가루로 내서 동량의 밀가루를 섞어 식초로 개어서 붙이면 효과적이다.

타박상과 염좌치료

치자가루는 타박상과 염좌에 특효약이다. 치자가루와 밀가루를 동량으로 맞추어 큰 숟가락으로 둘, 계란흰 자위 적은 것 하나를 섞으면 마요네즈와 같이 부드러워지는데, 이것을 헝겊이나 종이에 펴 바르고 그 위에 거즈를 얹고 환부에 붙인다. 금새 마르기 때문에 기름 종이를 대고 붕대로 감는다. 열이 있을 때는 하루 두 번 정도 바꿔준다.

울혈이 있으면 피부가 시커멓게 되는데, 후유증을 남기지 않도록 검은 것이 없어질 때까지 찜질을 계속한다. 오래된 상처는 이 방법을 사용하면 피부가 검게 올라오면서 치료가 된다.

타박상, 삔 상처 등이 인해 완전히 치료되지 않고 남아 있으면 그 곳에서 피의 흐름이 나빠져 병의 근원이 될 수 있으므로 반드시 치료를 해야 한다.

갑자기 다치거나 손가락을 삔 데, 염좌 등에는 이틀 정도 붙여 두면 검게 올라오면서 빨리 치료가 된다.

무릎통증치료

앞에서 서술한 치자 찜질을 무릎에 한다. 동시에 발바닥 장심에 아주까리 씨(피마자유의 원료)를 절구에 갈아서 밀가루와 식초를 넣고 섞어 종이나 천에 발라 붙여 두면 물이 나오고 부기가 빠지며 낫는다.

석산 뿌리를 갈아서 같은 방법으로 해서 붙여도 좋다. 그러나 이것들은 독이기 때문에 먹거나 마시면 안되므로 주의해야 한다.

황달과 간염치료

열매를 하루에 10g씩 끓여서 마신다. 강가에서 자라는 쑥 4g을 더하면 탁월한 효과가 있다.

불면증 해소

하루에 열매 5g을 끓여서 마신다.

목의 통증과 구내염 제거

열매 5g을 끓여서 그 즙으로 양치질을 한다.

종기와 두부백선치료

열매를 검게 구워서 참기름으로 으깨 환부에 붙이면 낫는다.

토혈, 객혈, 자궁출혈, 비혈, 버섯 중독치료

열매 8g을 끓여서 마신다. 내장출혈시에 뜨거운 것을 마시면 출혈이 더 심해지므로 반드시 차게 해서 마셔야 효과가 있다.

이용법

치자는 물을 붓고 은근히 끓여 차로 마셔도 좋고, 치자 우린 물로 죽을 쑤거나 소스나 양념장을 만들 때도 이용한다.

치자나무 이용시 주의점

치자의 씨를 쓰면 가슴 속의 열을 없애고, 껍질을 쓰면 피부의 열을 없앤다.

보통 때는 생것을 쓰고 허해서 열이 오르는 때는 어린 남자아이의 소변에 축여 새까맣게 되도록 7번 정도 볶아서 쓰고, 피를 멈추는 데는 먹같이 검게 볶아서 쓴다.

치자엽
梔子葉

성분
잎과 잎자루에 Gardenoside와 Geniposide를 함유한다.

치자화
梔子花

효능
폐열을 없애고 혈분에서 열사를 제거하는 효능이 있다. 폐열로 인한 해수, 비출혈을 치료한다.
폐화(肺火)를 사하고 폐열로 인한 해수와 비출혈을 멎게 하며 가래를 삭인다.

치자화근
梔子花根

효능과 이용법
열을 제거하고 혈분에서 열사를 제거하며 해독하는 효능이 있다. 고열 감기, 황달형 간염, 토혈, 비출혈, 세균성 이질, 임병, 신염수종, 창옹종독을 치료한다. 내복할 때에는 20~40g을 달여서 복용한다. 외용시에는 찧어서 붙인다.

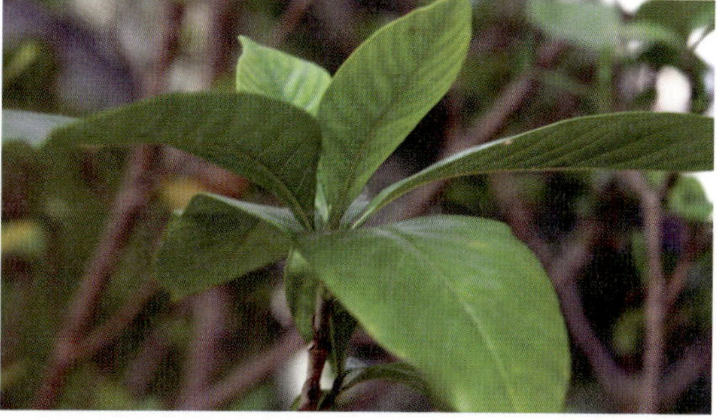

▲ 치자나무의 잎

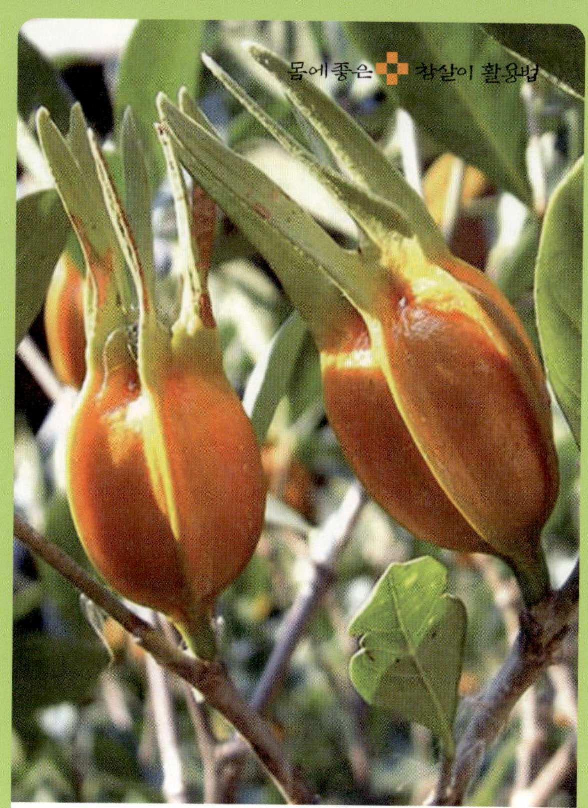

치자의 열매

치자죽

치자죽은 3일을 한 치료과정으로 삼아 하루 한번 식간에 복용하며, 일주일에 1회 정도가 적합하다. 과용하거나 장복하는 것은 금물이다.

재료
치자 5g, 멥쌀 50g

만드는 법

1. 말린 치자를 맷돌에 곱게 간다.
2. 멥쌀로 묽게 쑨 죽이 끓을 무렵에 치자가루를 넣고 조금 더 끓인다.

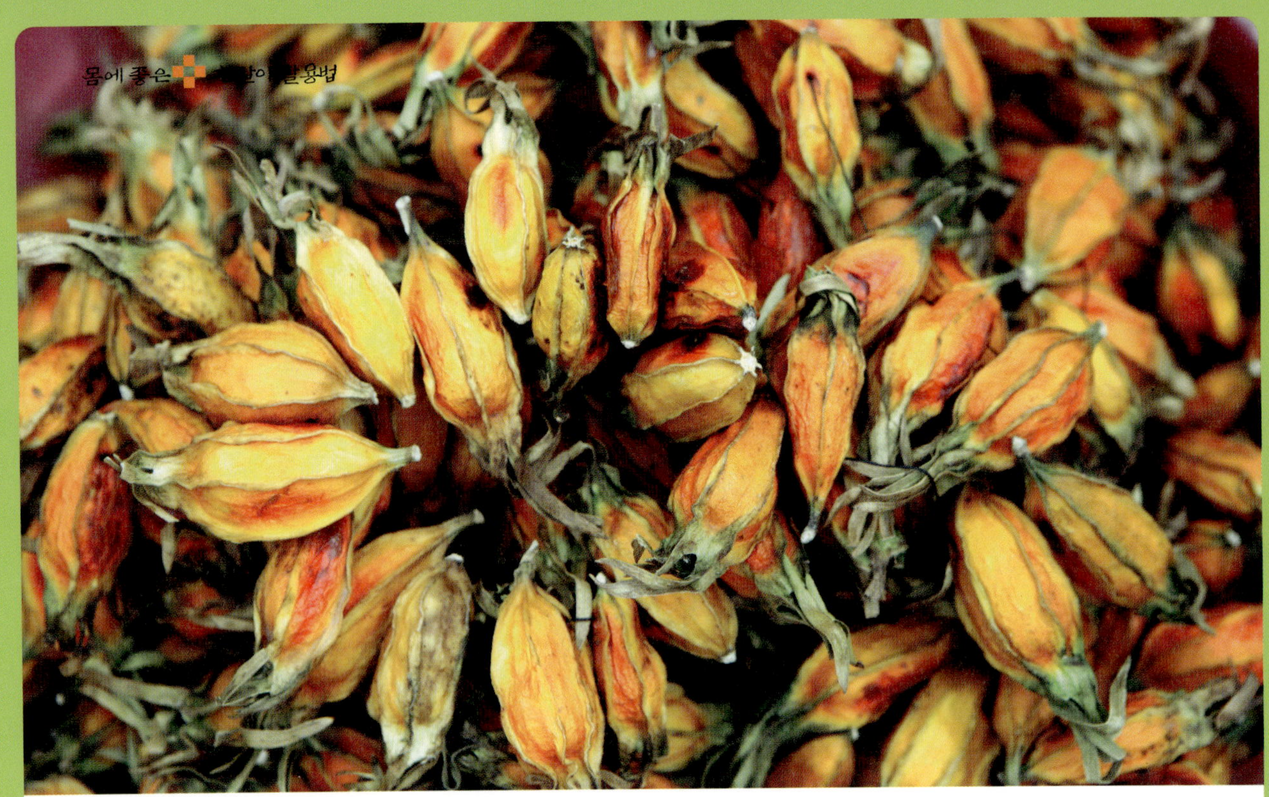

치자의 열매

치자뿌리 차

치자뿌리나 열매를 우려내어 만드는 차이다. 채취한 치자를 물에 잠깐 담갔다가 씻어내고 오미자와 함께 끓여 차를 우리는데, 이때는 중간 불보다 약한 불에서 끓여야 약재의 성분이 잘 우러난다.

> **재료**
> 치자뿌리(또는 치자열매 6개) 20g, 건오미자 10g, 물 3컵

만드는 법

1. 치자뿌리는 물에 잠시 담가두었다가 흐르는 물에 깨끗이 씻는다. 치자의 뿌리는 11월에 캔 것이 가장 좋은데 구하기 어려울 때는 치자열매를 물에 우려 사용해도 좋다. 치자열매를 대신 사용할 때는 흐르는 물에 씻어 찬물 3컵에 치자열매 6개를 넣어 20분 정도 노랗게 우리면 된다.
2. 손질한 치자뿌리와 오미자를 냄비에 담고 분량의 물을 부어 30분 정도 끓인다. 치자열매 우린 물을 사용하는 경우에는 그 물에 오미자를 바로 넣어 함께 30분간 끓이면 된다. 처음에는 불을 세게 했다가 끓어 오르면 약하게 줄여 은근하게 끓인다. 오미자와 치자를 각각 물 1과 1/2컵에 우린 후 한데 섞어 끓여도 좋다.
3. 치자뿌리와 오미자를 우린 차는 따뜻할 때 찻잔에 따라낸다. 그냥 마셔도 좋고 기호에 따라 꿀이나 설탕을 넣어 달게 마셔도 좋다.

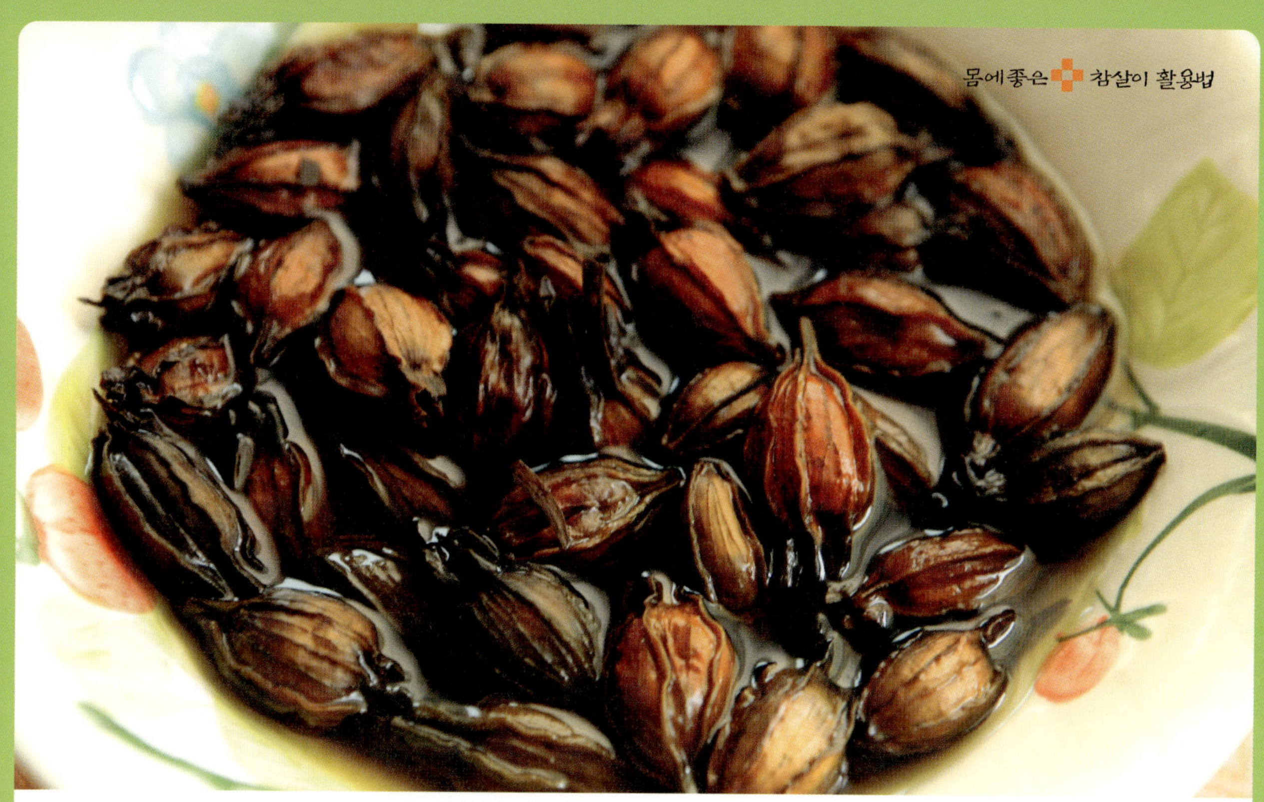

치자 발효액

시호억간탕

성욕을 풀지 못해 생긴 오한과 열을 다스린다. 과부,
노처녀 등 음기가 성하지만 양기가 없어 오한과 열이
학질처럼 교대로 나타날 때 쓰면 좋은 처방이다.

재료

치자 2.8g, 시호 8g, 청피 6g, 작약 4g, 목단피
4g, 지골피 2.8g, 향부자 2.8g, 창출 2.8g, 천궁
2g, 신곡(볶은 것) 2g, 생지황 1.2g, 연교 1.2g,
감초 0.8g

만드는 법

1. 분량의 약재를 1첩 양으로 하여 물 300cc를 붓고
   끓여서 반으로 줄면 한 번에 마신다.
2. 1일 2첩 양을 재탕까지 해서 1일 3회에 먹는다.

청량산

열성 질환으로 인후가 붓고 아플 때 효과가 좋다.

재료

치자 2.8g, 길경 6g, 연교 2.8g, 황금 2.8g, 방풍
2.8g, 지각 2.8g, 황련 2.8g, 당귀 2.8g, 생지황
2.8g, 감초 2.8g, 박하 1.2g, 백지 1.2g

만드는 법

1. 분량의 약재를 1첩 양으로 하여 등심초 2g, 차 100g
   을 함께 넣고 물 300cc를 붓고 달여 반으로 줄면
   한 번에 마신다.
2. 1일 2첩 양을 재탕까지 해서 3회로 나누어 마신다.

치자 염색 ❶ 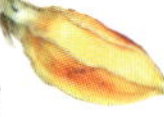
Gardenia seeds dyeing

특별한 매염재 없이도 물이 잘 드는 치자는 색이 맑고 진하여 전통적으로 가장 많이 써오던 황색 염료이다. 치자 염색은 그 과정이 단순 명료하다. 따라서 색을 먹이거나 빼는 일이 쉬워서 초보자도 얼마든지 즐길 수 있고 광목 쿠션, 커텐 등 생활소품에 변화를 줄 수 있는 염재이다. 국산 치자가 색이 맑고 깨끗하며 전통적으로는 쌀뜨물로 매염처리를 하는 경우가 있다. 염색을 끝내고 난 뒤에는 반드시 맑은 물이 나올 때까지 충분히 헹구어야 한다.

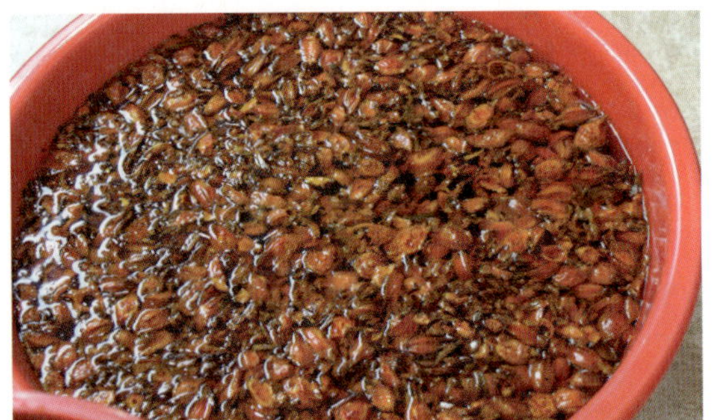

❖❖❖ 재료

마른 치자 600g, 빙초산 수용액 20ℓ

❖❖❖ 만드는 법

❶ 미지근한 물에 잠길 정도의 물을 붓고 마른 치자를 하루 정도 불려 놓는다.

❷ 불린 치자의 3배가 되도록 물을 붓고 20분간 끓인다.

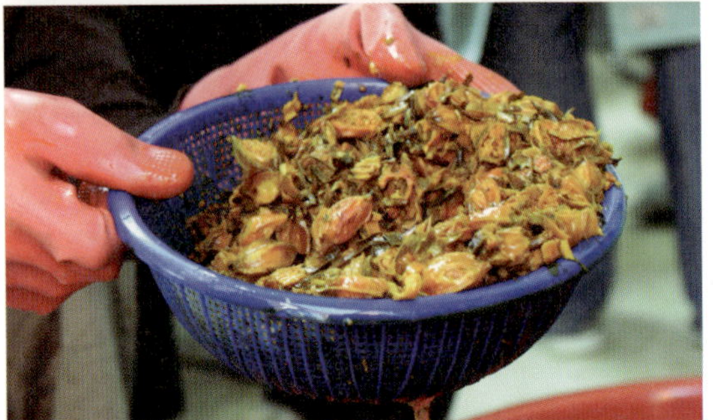

❸ 고운 면보자기를 깔고 ❷의 치자 물을 걸러서 받아 둔다. 이때 염액 위에 뜨는 기름을 한지나 휴지로 제거한다. 이것이 1차 염액이다.

❹ 다시 3배의 물을 붓고 2차 염액을 끓여 받쳐 둔다.

❺ 젖은 천을 2차 염액에 20분간 뒤적여가며 담가 두었다가 짜낸다.

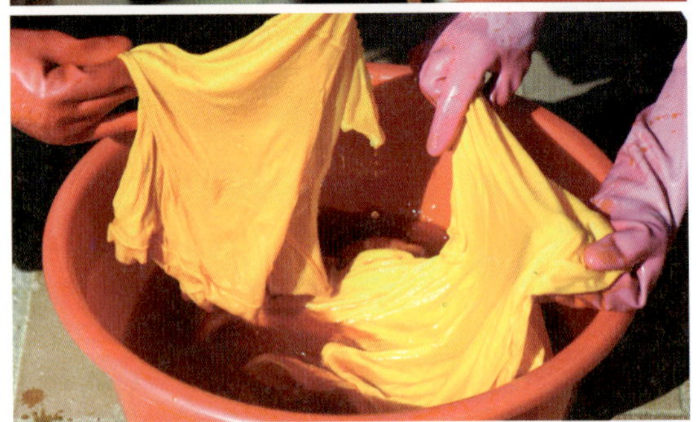

❻ 빙초산 수용액이나 철장액에 매염 처리를 한다.

❼ 1차 염액에 다시 반복작업을 하는데, 이는 1차 염액이 매우 진하여 얼룩이 많이 생기기 때문이다.

❽ ❺~❼항의 방법을 3회 이상 반복한다. 식초는 맑고 진한 노란색이, 철장액에서는 녹색을 약간 띤 노란색이 된다.

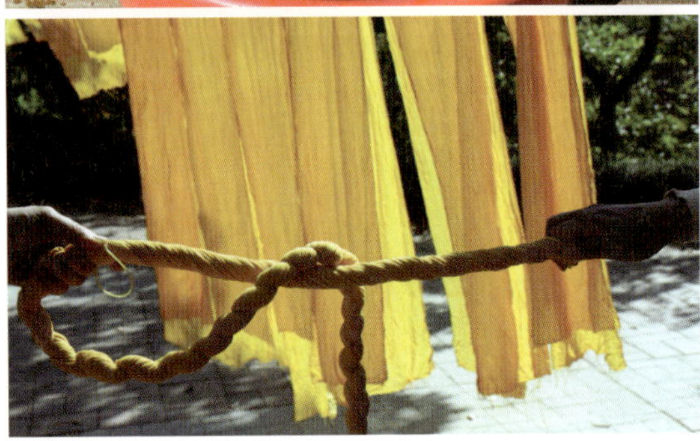

치자 염색 ② 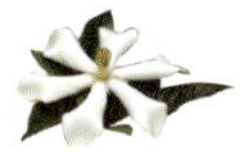
Gardenia seeds dyeing

치자는 황색계 염색에서 가장 많이 사용되는 대표적인 천연염재이다. 《신농본초경》에서 치자라 하였는데, 열매 모양이 타원형으로 옛날 술단지와 비슷하다고 하여 '치(梔)'라고 하였다.

치자는 여러 종류가 있다. 일반적으로 열매의 형태가 둥근 것은 '산치자', 긴 것은 '수치자'라고 부르며 양자를 통칭하여 치자라고 부르고 있다. 치자열매의 성분은 α-크로신, 노나코산, β-시토스테롤, 만니톨 등이 보고되고 있는데, 이 중 색소 성분은 크로세틴이 배당체인 크로신이다.

치자는 염색시 항균성이 있으며 붉은색에 가까운 노랑색을 띤다. 염색이 쉽고 간단하나 색상이 갈색으로 변하거나 빨리 빠져 변색되기 쉽다. 특히 갈색으로 변하는 원인은 열매 아래부분(녹새 꽃대)때문이므로 이를 잘라 내고 염색에 사용하면 갈변을 줄일 수 있다.

❖❖❖ 재료

치자(옷감 무게와 동량), 옷감 또는 실, 염색용기, 온도계, 가열기구, 거름용 망, 고무장갑, 계량컵 및 비이커, 매염제(백반, 염화철, 초산구리 등)

❖❖❖ 만드는 법

❶ 옷감 무게와 동량의 치자를 준비한다. 치자를 잘게 쪼갠 뒤 한번 씻어서 옷감 무게의 30~40배량의 물에 넣고 40~45℃에서 30분 정도 주물러서 1차 색소를 추출한다(치자 색소는 높은 온도에서 색소가 파괴되므로 주의해야 한다).

❷ 1차 추출염액을 거름용 헝겊으로 거른다. 2차, 3차 반복 추출을 한다. 2차, 3차 추출에는 각각 옷감 무게의 20배의 물을 사용하며 추출방법은 1차 추출과 같다.

❸ 1, 2, 3차 추출액을 모두 합친 후 다시 거름용 헝겊으로 거른다.

❹ 미리 물에 담갔다가 물기를 제거한 옷감을 염액에 넣고 40℃에서 20~30분 정도 잘 주물러 염료가 충분히 침투하도록 염색 한 후, 찬물로 수세한다.

❺ 옷감 무게의 50~60배의 따뜻한 물에 매염제(적정량:옷감 무게에 대해서 백반은 3~5%, 철은 1~3%, 구리 2~3%)를 잘 녹인 후, 염색한 옷감을 넣고 30~40℃에서 20분 정도 매염한다.

❻ 매염이 끝나면 여러 번 수세하여 잘 펴서 그늘에서 건조시킨다.

❼ 좀더 진한 색을 원하면 ❺의 과정 뒤에 2차 염색을 한다. 2차 염색은 10~20분 정도 진행한다. 염색이 끝나면 깨끗이 수세하고 10~20분간 매염을 한 다음, 다시 맑은 물에 여러 번 헹군다. 색이 나오지 않을 때까지 5회 정도 수세를 반복한 후 잘 펴서 그늘에서 건조시킨다.

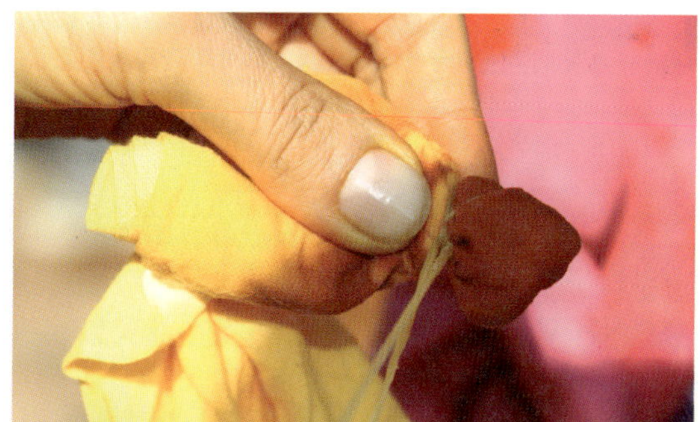

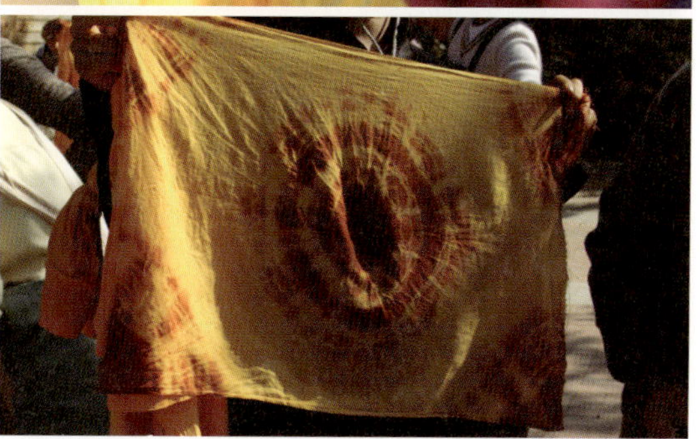

02 Galium spurium L.

갈퀴덩굴

저앙앙

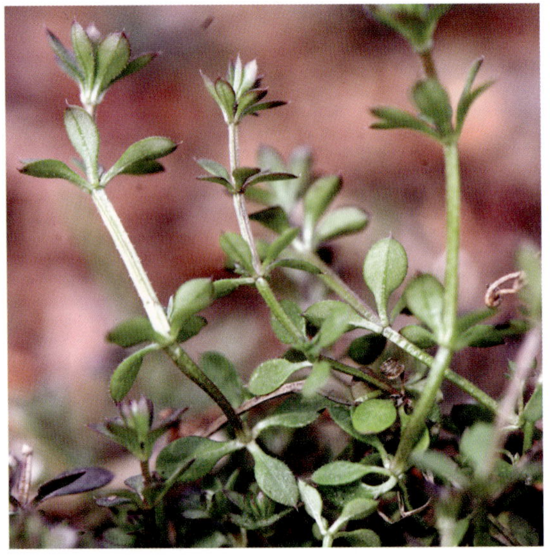

꽃잎은 4개로 갈라지며 수술도 4개이고 꽃받침 밑에 관절이 있다. 열매는 2개로 함께 붙어 있으며 갈고리 같은 딱딱한 털로 덮여 있어 다른 물체에 잘 붙는다.

성분과 효능

전초에는 Quercetin gaalctoside 등의 Flavone glycoside, Asperuloside, Tannin 등이 있다. Galium속 식물의 지상 부분에는 모두 Asperuloside, Anthraquinone계 색소가 있다. 맛은 맵고 쓰며 성질은 차다.

식도암, 자궁경부암, 유방암, 장암 치료에 효과가 있는 것으로 알려져 있으며, 잎즙은 대장염, 혈뇨, 신경통, 오줌이 뿌옇고 걸쭉하기도 한 백탁, 타박상으로 멍이 든 데, 악성 종기, 중이염 등에 효과가 있는 것으로 기록되어 있다.

여름에 씨를 포함한 모든 부분을 채취하여 맑은 그늘에서 말려 사용한다.

갈퀴덩굴의 일반 병에 대한 복용량은 하루 6~15g으로 되어 있는데, 암에 대해서는 신선한 생잎 줄기 300g을 즙으로 내어 하루 한두 번 마시도록 하고, 말린 전초의 경우는 36g을 한 시간 정도 적당량의 물에 뭉근히 달여 하루 여러 차례 나누어 마시도록 한다.

생김새

길가 또는 빈터에서 흔히 자라는 덩굴성 식물로 두해 살이풀이다. 길이가 60~90cm이며 줄기는 네모지고 능선에는 밑을 향한 가는 가시털이 밀생하고 있어 다른 물체에 잘 붙는다.

잎은 6개 내지 8개씩 돌아서 나고 도피침형으로 길이가 1~3cm이고 폭은 2~4mm 정도 된다. 잎 중의 2장만이 참된 잎이고 나머지는 받침잎이다. 끝은 까락모양으로 뾰족하고, 밑부분은 점점 좁아져서 달리고 가장자리와 중심맥에 밑을 향한 잔가시가 있고 잎자루는 없다.

꽃은 5~6월에 황녹색으로 피며 눈에 잘 띄지 않는다. 가지 끝이나 잎겨드랑이에 취산화서로 매달린다.

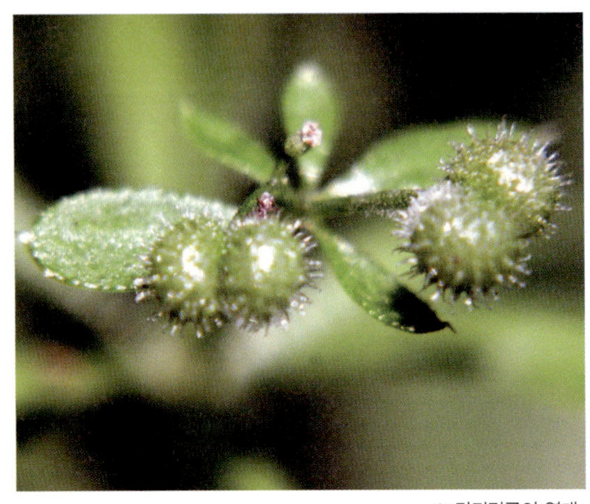

▲ 갈퀴덩굴의 열매

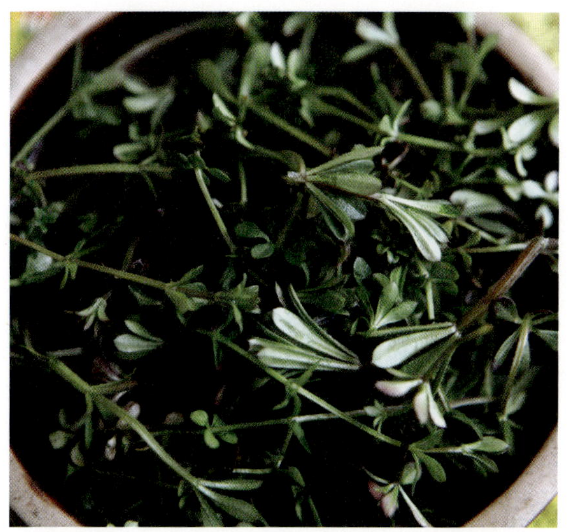

▲ 갈퀴덩굴의 잎

흰갈퀴
Galium dahuricum Turcz. var. tokyoense (Makino) Cufodontis

생김새

습한 풀밭에 자라는 다년생초본이다. 줄기는 옆으로 뻗으며 비스듬히 자라 오르는데 길이는 30~60cm로, 4개의 능선(稜線)이 있고 모서리에 하향의 자상모(刺狀毛)가 있다.

잎은 4~6개가 윤생하며 도피침형으로 길이 1~3cm, 나비 3~7mm이다. 이면(裏面)의 가운데 맥과 잎 가장자리에 하향의 자상모가 있다.

꽃은 5~7월에 피며 백색이고 다수의 꽃이 집산화서를 이룬다. 화관은 끝이 4열(裂)되며 지름 2mm, 열매는 무모이다.

백혈병치료

앙앙 45g, 금은화등·반지련 각 39g, 백화사설초 60g, 사과초 24g을 다려서 복용한다.

악성임파류치료

저앙앙 100g, 용규 120g, 백화사설초 250g을 다려서 복용한다.

유선암치료

생저앙앙 150g을 녹즙을 내어 복용하거나 저앙앙 30g을 다려서 복용한다.

갑상선암과 자궁경암치료

저앙앙 30g을 다려서 설탕을 넣고 3~6회로 매일 한 첩씩 다려서 복용한다.

종명은 '가짜'라는 뜻이다. 북유럽의 구석기 시대와 중석기 시대층에서 발견되어 잡초로 기록된 여러 종들 중의 하나이다.

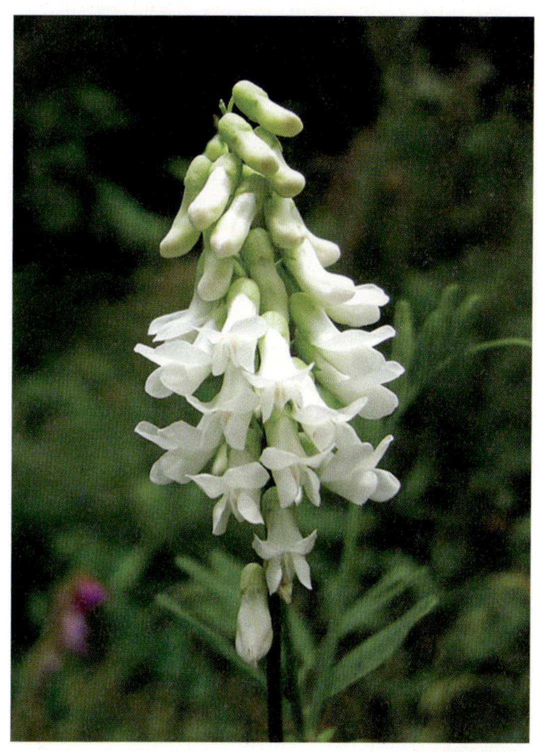

▲ 흰갈퀴의 꽃

좀네잎갈퀴
Galium gracilens (A. Gray) Makino

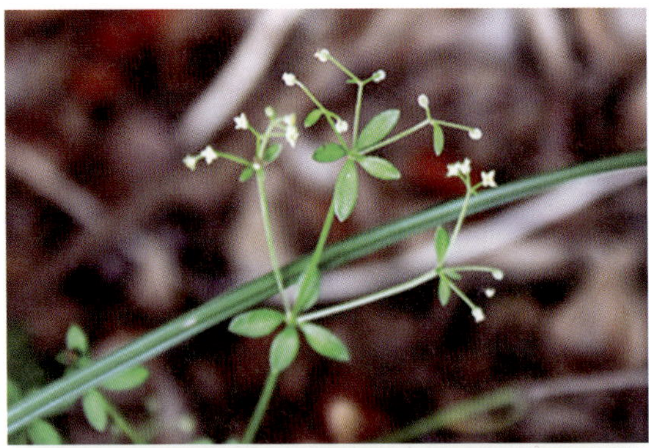

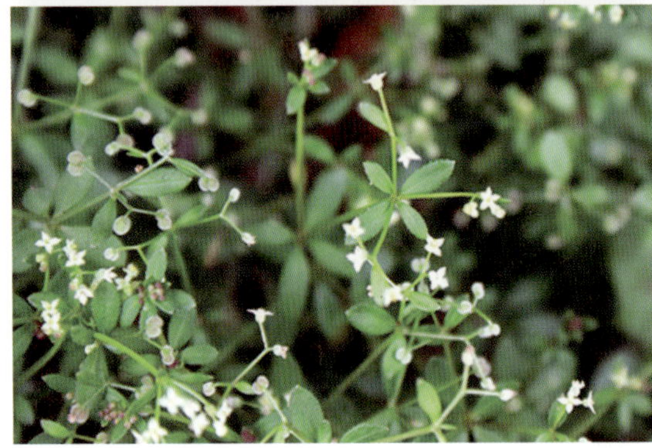

생김새

다년생초본으로 줄기는 가늘고 아래쪽에서 비스듬히 위를 향해 자라며 길이는 20~40cm이다. 털이 없고 간혹 자상(刺狀)의 작은 털이 성기게 있다. 잎은 작고 좁은 피침형 또는 좁은 장타원형으로 길이 4~12mm, 나비 1.5~2.5mm이다. 끝이 뾰족하고 가장자리와 뒷면 주맥 위에 백모(白毛)가 있다.

꽃은 5~6월에 피며 가지 끝과 위쪽 잎겨드랑이에서 가는 화서가 나와 여러 개의 꽃이 달린다. 작은 꽃자루는 길이 1~3mm로 화관은 엷은 황록색으로 끝이 4열(裂)되며 지름 1mm 정도이다. 열매에는 인편같은 소돌기가 밀생한다.

스위트 우드라프(선갈퀴아재비)
Asperula Odorata L.

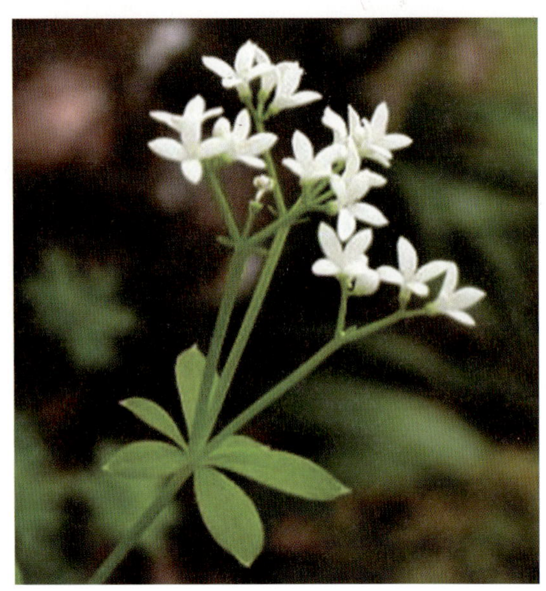

효능과 이용법

주름 잡은 것 같은 윤생한 잎과 하얀 꽃이 아름다워서 관상용으로 이용되며, 전체에서 갓 베어낸 목초같은 달콤한 향기가 난다. 향기의 성분은 구마린(Coumarin)이며 탄닌과 구연산도 함유되어 있다.

마르면 더 향기로워지므로 유럽에서는 예부터 교회나 가정의 마룻바닥에 깔아서 향기롭게 하는 데 널리 쓰였다. 이 향기는 기분을 상쾌하게 해준다고 하여 에센셜 오일은 향수로도 쓰고 리큐르, 와인 등의 부향제로도 쓴다. 꽃이나 잎은 맛있는 차가 되며 이뇨제와 건위제로도 사용하였다. 차로 이용할 때는 생잎이나 건조시킨 것 어느 것이라도 상관없다. 편두통, 우울증에 좋다. 그러나 대량을 먹으면 현기증을 일으키므로 양을 조절할 필요가 있다. 또 옷장서랍에 넣어두면 방충효과도 있고 책갈피에 끼워두면 향기로운 방충제도 된다.

솔나물(봉자채)
Galium verum

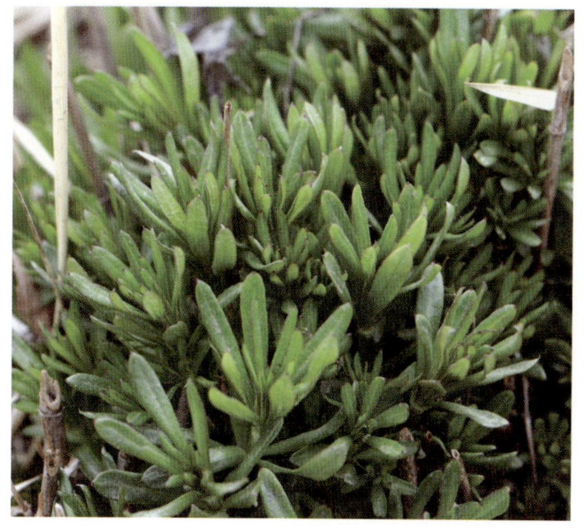

생김새

다년생 초본 식물로 높이는 30~40cm이다. 뿌리줄기는 굵고 짧다. 뿌리는 굵고 길며 구부러진 목질이다. 줄기는 여러 개인데 뭉쳐나고 직립한다. 기부는 목질도 갖고 있으며 사각형이 되었는데 어릴 때에는 부드러운 털이 있다.

잎은 6~10개가 돌려나고 좁은 선 모양이며 길이는 1~5cm, 너비는 1~1.5cm이다. 윗면은 어릴 때 털이 드문드문 나 있고 가장자리는 밖으로 뒤집히며 밑면에는 유모가 있고 중륵맥이 융기되었다.

취산화서는 모여서 정생하는 원추화서이고 화서의 자루에 회백색의 보드러운 털이 있다. 꽃받침통 전체가 씨방과 붙어 있다. 꽃부리통은 매우 짧고 열편은 4개이며 지름은 약 2mm이고 색깔은 담황색이다. 수술은 4개이고 밖으로 뻗어 나왔다.

씨방은 2실이고 암술대는 2개이며 암술 머리는 사람 머리 모양이다. 짝을 이루어 드리운 과실은 두 개인데

모양은 조금 편평한 구형이고 지름은 약 1.8mm이며 털이 없다. 개화기는 6~7월이고 결실기는 9월이다.

성분과 효능

전초에 Palustoside, Rutin, Asperuloside, Chlorogenic acid가 함유되어 있다. 정유 속에는 Methylvanillin, Piperonal이 있다. 뿌리에는 Rubiadin, Primeverosine, Pseudopurin glucoside가 함유되어 있다.

여름과 가을에 채집한다. 전초는 담을 이롭게 하는 작용이 있다. 신선한 식물의 액즙이나 탕약을 외용하여 열을 내리고 해독하며 혈을 순화시키고 소양증을 제거한다. 간염, 목안의 종기와 편도선염으로 인한 동통. 정창옹종, 담마진, 타박상을 치료한다. 부종을 제거한다.

주로 요로계 경증치료에 사용되고 건선, 기타 피부질환에 사용. 호흡계 질환, 위장계, 수면장애, 상처치료를 한다.

이용법

관상식물과 밀원식물로 이용하며, 어린순은 나물로 먹는다.

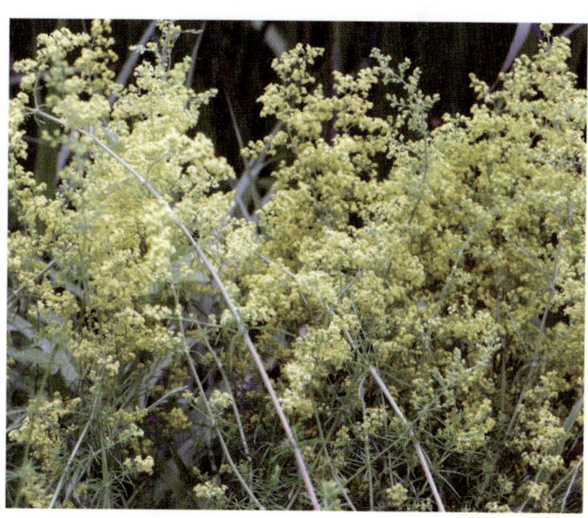

▲ 솔나물의 꽃

03 Rubia akane Nakai
Rubia cordfolia var. pratensis Max.

꼭두서니
천초, 갈퀴 꼭두서니

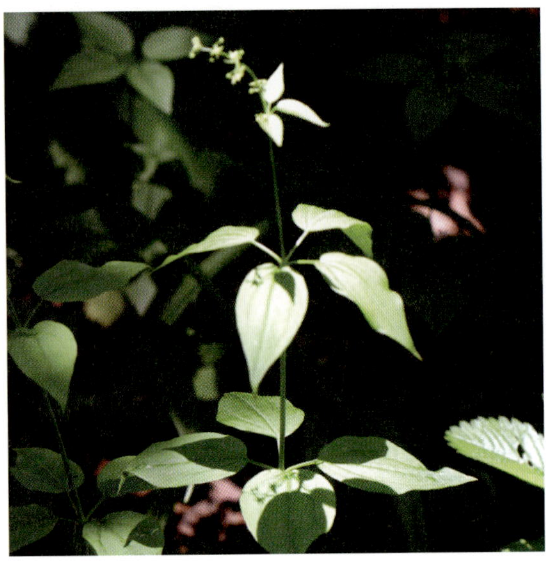

생김새

전국 산지의 숲 가장자리에서 흔하게 자라는 덩굴성 여러해살이풀이다.

길이가 1m에 달하고 줄기가 네모지고 길게 자라 얽히며 모서리를 따라 끝으로 향한 가시가 있다. 줄기 속은 비어있으며, 잎은 4개씩 돌려나지만 두 개는 정상잎이고 두 개는 턱잎이다. 잎의 길이가 3~7㎝이며 5맥이 뚜렷하고 긴 자루가 있다.

꽃은 7~8월에 피고 화관이 4~5개로 갈라지며 연한 황색이다. 잎겨드랑이와 원줄기 끝의 원추화서에 달리고 작은 꽃대가 짧으며 수술은 4~5개이며 암술은 2개의 암술대가 있다. 열매는 둥글며 2개씩 달리고 흑색으로 익는다.

갈퀴꼭두서니는 잎이 원줄기에서는 6~10개씩 돌려나고 가지에서는 4~6개씩 돌려난다. 꽃은 6~7월에 피며 열매는 8~9월에 열린다.

효능과 이용법

한방에서는 꼭두서니를 '천초자' 라하며 약용으로는 뿌리를 쓴다. 가을에서 다음해 봄 사이에 뿌리를 채취해 햇볕에 말려서 또는 생것으로 사용한다. 뿌리는 붉은색이며 통통하다.

천초근은 월경과다를 멎게 하는 작용이 있다. 월경통의 원인은 대부분 어혈이 쌓이기 때문인데 월경 전 또는 월경기간 중에 복통이 심하고 핏덩이가 섞여 있으면 생천초 20g에 익모초, 적작약, 도인을 더해 복용한다. 이렇게 하면 행혈 · 산어작용을 강화시켜 통경 · 지통의 효과를 얻을 수 있다.

천초근을 볶거나 태우면 산어작용이 사라진다. 또한 생리가 잘 안나올 때 말린 열매를 20~30개 달여서 하루 2~3번 나누어 복용한다.

신장과 방광의 결석을 녹이는데 탁월 루베이트린산이라는 성분이 함유되어 있어 소변을 산성화하여 인산칼슘으로 된 결석을 녹인다.

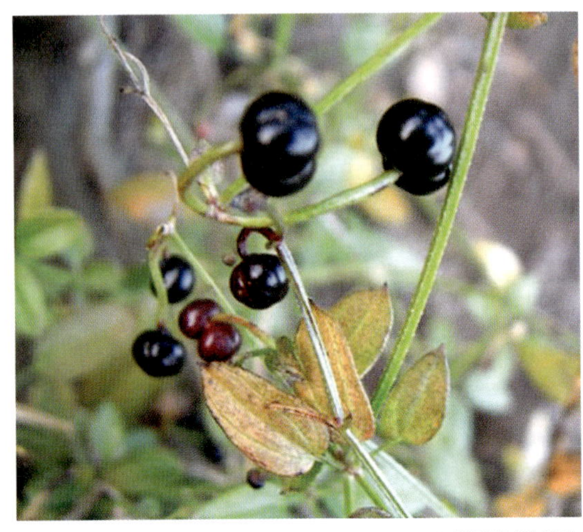

▲ 꼭두서니의 열매

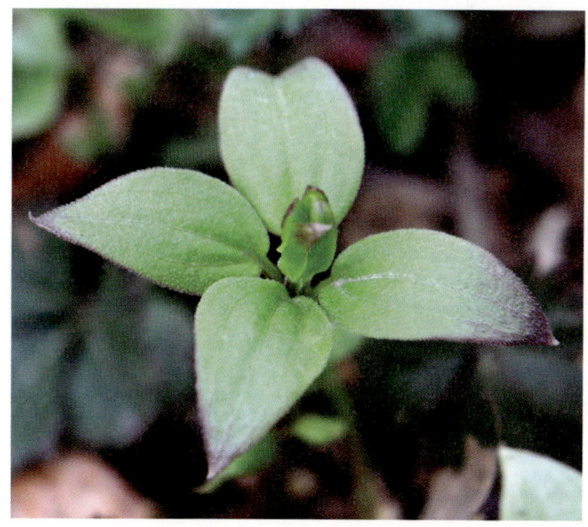

▲ 꼭두서니의 새싹

각종 암 치료 식도암, 자궁암, 백혈병, 임파선암, 위암에도 쓴다.

관절 종창과 척추염치료
관절통이 오래도록 낫지 않을 때에는 적작약, 도인, 천궁을 배합해서 사용한다.

신장과 방광결석치료
천초근을 5~10g씩 달여서 하루 2~3번 마신다. 약을 먹고 3~4시간이 지나면 소변이 붉게 나온다.

풍습성 관절통, 신경통치료
지룡, 당귀, 위령선을 배합해 쓴다.

천초근의 법제

천초근을 솥에 넣고 센 불로 볶되 표면을 까맣게 태우면 내부가 갈색이 되는데 그때 물을 뿌려 불꽃을 없앤다. 그 후에 다시 약간 볶아 그늘에서 말린다.
생품은 활혈, 통경의 작용이 있고 탄을 만들면 지혈 작용이 증가한다.

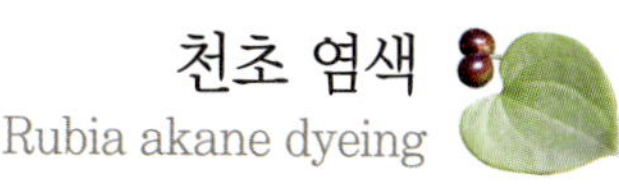

천초 염색
Rubia akane dyeing

❖❖❖ 재료

천초근 1kg, 명반 수용액 10(물 2L에 1g을 녹인 것), 쌀풀 1대접

❖❖❖ 만드는 법

❶ 황색소를 제거하기 위해 천초근은 먼지를 털어내고 쌀풀에 한나절 담가둔다. 풀에 노르스름한 색이 베어 나오면 풀 찌꺼기가 없도록 씻어낸다.

❷ 건더기의 3배 분량의 물을 붓고 찜통 뚜껑을 열어둔 채로 끓이다가 끓기 시작하면 뭉근한 불에 세 시간 정도 우려낸다(가끔씩 저어준다).

❸ 우려낸 염료를 3등분하여 3차 염색의 원액으로 쓴다.

❹ 물들일 직물은 명반 수용액에 20분간 선매염 처리를 한 다음 씻어서 준비해둔다.

❺ 꼭 짠 천은 염액에 30분간 고루 뒤적여가며 침염과 매염을 두 번 더 반복하면 누른빛이 나는 주황색이 된다.

❻ 바로 캔 천근을 쓸 때는 나무공이로 찧어서 명반과 함께 가볍게 달여 들인다. 한번 삶아낸 것은 버리지 말고 말렸다가 분마기로 갈아서 한 번 더 쓴다. 건재의 질에 따라 색감의 차이가 나고 매염재나 직물에 따라서도 색이 조금씩 다르다.

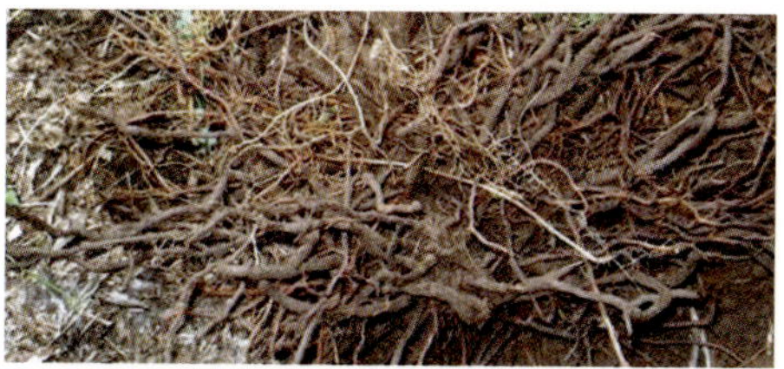

매더(서양 꼭두서니)
Rubia tinctorum L.

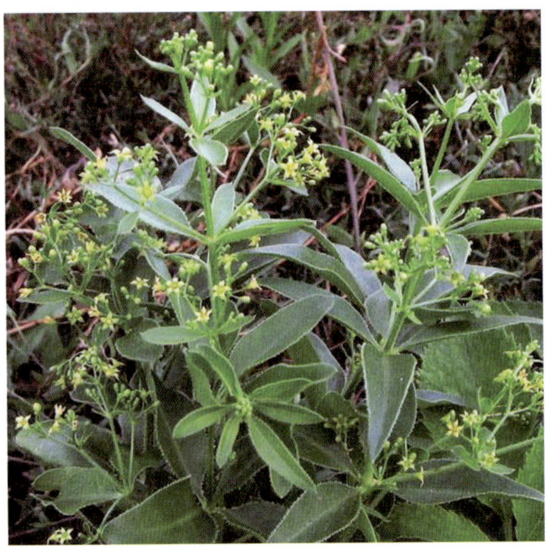

속명의 Rubia는 라틴어의 Ruber, 즉 '붉다'에서 비롯된 것으로 뿌리가 적황색을 띠고 있어서 염료로 쓰이고 있기 때문에 붙은 말이다.
종명의 Tinctorum은 Tinctor '염색소의'라는 말로 뿌리가 붉은 염색에 쓰이는 것을 뜻한다. 영명의 Dyer's madder도 물감(염색)이 되는 꼭두서니라는 의미이다.

이용법

매더는 서양 꼭두서니로 뿌리를 붉은색 염료로 이용하는 식물이다.

우리나라에 자생하는 꼭두서니는 Purpurin과 탄닌이 함유되어 있어서 적색염료로 쓰이지만 곱게 물들지 않고 매염제를 사용해야 하며, 대신 지혈제나 해열 강장제로 약초로도 쓰인다.

반면 서양꼭두서니인 매더는 주성분이 Alizarin으로 붉은색이 곱게 물들어 적색 염료로 더 효과적이다.

매더는 고대 페르시아(이란)나 이집트 등지에서는 고귀하거나 덕 있는 사람들의 의류를 붉은색으로 물들이는 데 중요한 식물이었다. 이집트의 미라에서도 매더로 붉게 염색한 천이 발견되고 있으며, 인도에서는 B.C 2500년에 이미 염료로 쓰고 있었다.

매더에서 채취하는 붉은 천연염료를 '터키레드(Tukey red)'라 하는데, 이것은 주로 무명이나 가죽을 염색하는 데 사용하였다.

페르시아군이 알렉산더 대왕을 침공했을 때, 군복을 매더로 붉게 물들여 입었던 알렉산더군에게 심한 역습을 당하여 패주했다는 일화가 있어 붉은 매더로 물들인 옷은 벽사의 주술로 군복에 쓰이기도 하였다.

영국의 헨리 2세도 법령으로 이 염료로 군복을 붉게 물들이게 했는데 그것이 붉은 제복(Red coats)의 기원이다.

프랑스의 루이스 필립왕도 프랑스군 장병의 바지와 군모를 이 식물로 붉게 물들이게 하였다.

이렇게 유명했던 천연염료도 값싼 화학염료의 등장으로 재배가 쇠퇴하였는데, 매더의 염료는 광택이 있는 진홍색으로 화학염료가 따를 수 없는 매력이 있다. 그림물감의 Rose madder는 이 붉은 색소인 아리자린(Alizarin)으로 만든 것이다.

염료로서의 비중이 크다보니 약효는 뒷전으로 밀려났지만, 매더는 강장 · 발한 · 해열 · 이뇨 · 지혈(토혈 때)의 효능이 있으며, 뿌리 · 열매 · 줄기는 목욕재로 쓰면 타박상의 통증을 가라앉혀준다.

04

Hedyotis diffusa Willd.
Oldenlandia diffusa Roxb.

백운풀

백화사설초, 실낚시돌풀, 쌍낚시풀

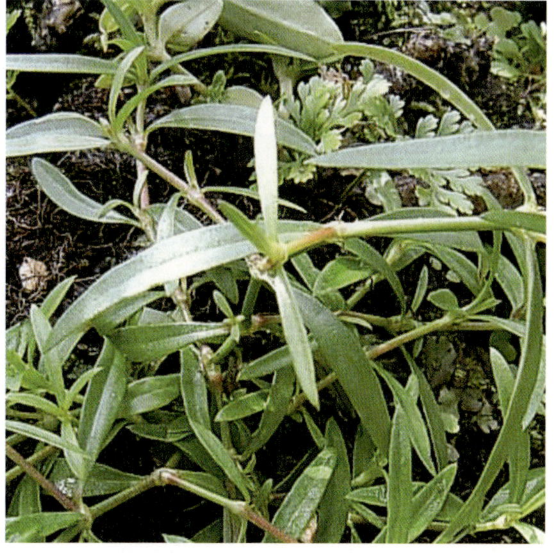

생김새

한해살이풀로 높이는 10~25cm이다. 줄기는 밑에서 가지가 갈라지고 잎은 대생한다. 양끝이 좁고 가장자리에 톱니가 없지만 거칠거칠하고 길이는 1~3.5cm, 폭은 1.5~3cm이다.

꽃은 붉은빛이 도는 흰색이며 지름은 2cm이다. 잎겨드랑이에 한 송이씩 달리고 꽃자루는 아주 짧으며, 화관은 4갈래이다. 열매는 편구형의 석류열매 모양이다.

우리나라 남부지방과 제주도 습지에 자생하며, 지금은 재배를 하기도 한다.

백운풀속은 전 세계 주로 열대와 난대 특히 남아시아에 약 200종이 있으며 우리나라에는 1종에 4변종이 자라고 있다.

효능

백운풀은 냄새가 거의 없고 맛은 조금 쓰다. 주로 위염, 식도염, 장염, 간염에 다른 소염약들과 함께 쓴다. 끈적거리고 누런 가래가 많이 나오고 기침, 천식이 날 때 사용하며 편도가 붉게 붓고 아플 때도 쓴다. 또한 백운풀은 실험결과를 통해 항암효과가 매우 뛰어난 것으로 보고되고 있으며, 위암이나 간암, 식도암, 직장암, 방광암, 자궁경부암 등의 암 치료에 특효가 있는 것으로 임상결과에서도 검증되고 있다.

소화기계와 임파계 종양에 효과가 좋으며 직장염, 간염, 기관지염, 편도선염, 후두염 등의 갖가지 염증에도 좋은 효과가 있다.

독사에게 물렸을 때 환부에 붙여서 치료하기도 한다. 열을 내리고 독을 풀며 염증을 삭이고 오줌을 잘 나가게 하며 피를 잘 돌게 하고 통증을 멎게 한다.

염증으로 인한 방광염에 사용되며 특히 면역력을 증가시키는 항체 형성을 촉진시키는 힘이 탁월하다. 백운풀은 이처럼 약효가 탁월할 뿐 아니라 장기복용이나 대량복용에도 독성이 없고 부작용이 없다는 것이 큰 장점이다.

이용법

전초를 채취해 쓰는데, 맛은 쓰고 성질은 차다. 소종, 해독, 항암작용을 한다. 여름과 가을에 채집하여 햇볕에 말리거나 신선한 것을 쓴다.

말린 전초는 뒤엉켜 덩어리로 되고 회녹색 혹은 회갈색이며 주근이 1개 있는데 그 굵기는 2~4mm가량이다. 줄기는 가늘고 감겨져 있으며 질이 취약하여 쉽게 끊어지며 중앙에는 백색의 고갱이가 있다.

잎은 대부분 부서지고 심하게 쪼그라들어 쉽게 탈락된다. 턱잎이 있고 길이 1~2mm이며 꽃은 액생한다.

백운풀과 혼동하기 쉬운 백령풀

백령풀은 1년생 초본이다. 줄기는 밑동에서
갈라지고 높이 10~30cm로 땅에 늘어지거나
위를 향한다. 잎은 마주나기이며 잎새는 선
형으로 매우 거칠고, 끝이 뾰족하고 톱니가
없으며 건조하면 가장자리가 뒤로 말린다.
탁엽(托葉)은 좌우의 것이 붙었으며 그 위에
여러 개의 긴 자모(刺毛)가 있다. 7~9월에 자
주색의 꽃이 핀다. 열매는 도란형체이고 2실
이며 빳빳한 털이 덮여 있다.

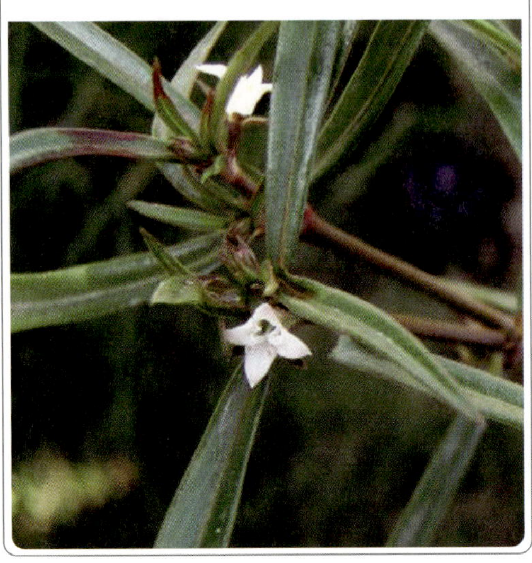

낚시돌풀

Hedyotis biflora var. *parvifolia* Hooker et Arnott

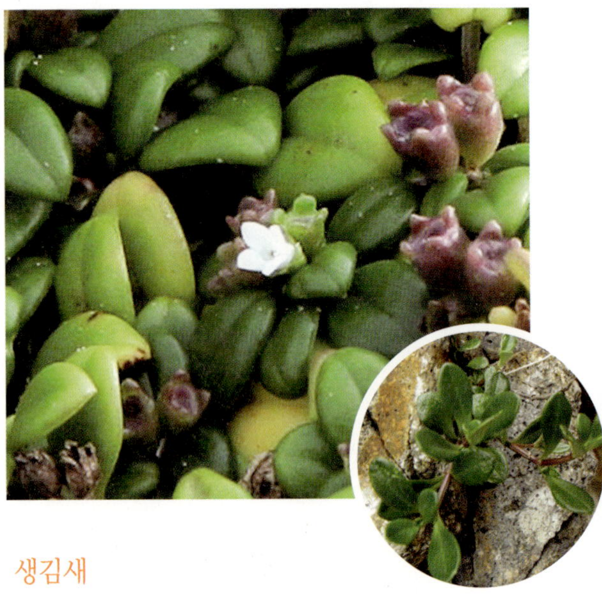

생김새

높이는 5~20cm이다. 가지가 많으며
옆으로 퍼지고 털이 없으며 다소 육질이다. 잎은 대
생하고 도란상 긴 타원형이며 길이 1~2.5cm, 나비
1cm로서 표면에 광택이 나고 가장자리는 밋밋하며
뒤로 다소 말린다. 엽병은 아주 짧고 탁엽은 작으며
양쪽에 각각 2개의 톱니가 있다.
꽃은 7~8월에 피는데 백색이며 정생하는 취산화서
에 달린다. 소화경은 길이는 3~10mm이다.
꽃받침잎은 넓은 삼각형이며 길이는 1~1.5mm이고
화관은 길이 1.5~2mm로서 4개로 갈라지며 수술은
4개이다.
열매는 삭과로 도란상 편구형이고 지름은 4~5mm
로서 끝에 4개의 꽃받침잎이 남아 있으며 종자는 다
수이고 난형이다.
우리나라 남부지역의 해변의 바위 틈에서 자생한다.

<table>
<tr><td>**05**</td><td>Psychotria ipecacuanha</td></tr>
</table>

토근

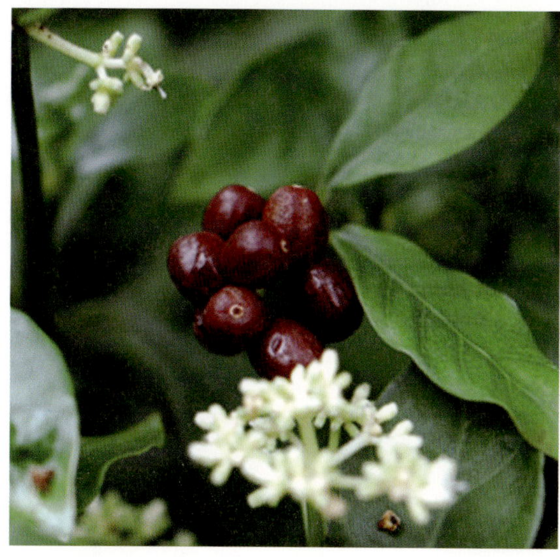

생김새

줄기에 마디와 비슷한 요철(凹凸)이 많으며 대개는 꼬이고 구부러져 있으며, 가지가 갈라진 것도 있다. 길이는 3~15cm, 지름은 약 0.5cm로 꺾으면 피층과 목부(木部)가 쉽게 떨어지며, 피층의 두꺼운 부위는 목부의 2/3에 이르는 것도 있다.

횡절면에서 피층은 회갈색, 목부는 담갈색이다. 횡절면을 현미경으로 관찰하면 코르크층은 갈색의 코르크 세포로 되며, 유세포(柔細胞)에는 전분립이 가득 차 있으며 속침정을 함유하는 것도 있다.

성분과 효능

알칼로이드(Emetine) 2.0% 이상 함유한 것을 사용한다. 굵고, 피부가 두꺼운 것이 품질이 좋다.

특이한 냄새가 조금 있으며, 맛은 약간 쓰다. 가루는 코점막을 몹시 자극하며 재채기를 일으킨다.

거담작용

토근 분말의 생리 식염액 현탁액은 기도 분비를 증가시킨다.

최토작용

토근 알칼로이드는 위 점막을 자극하여 반사적으로 오심, 구토를 일으킨다. 토근은 만성기관지건성기침에 주로 사용하며 강력한 구토제로 독물(극약)사고의 경우 토해야 할 때 사용한다.

천연 약물은 자가치료에 적당치 않고, 용량은 매우 조심해서 결정되어야 한다. 거담제 용량은 0.5%를 우려낸 10ml이며, 구토제 용량은 0.5~2g의 건조뿌리 혹은 뿌리분말이다.

브라질의 Matto grosso州의 고온, 다습한 삼림 중에 자생하며, 생약은 Rio de Janeiro항에서 수출되기 때문에 '리오吐根'이라는 이름이 있다. 남미의 콜롬비아의 삼림에 자생하는 Cephaelis acuminata karsten의 根을 '카르타게나(니카라구아, 파나마) 토근'이라고 한다.

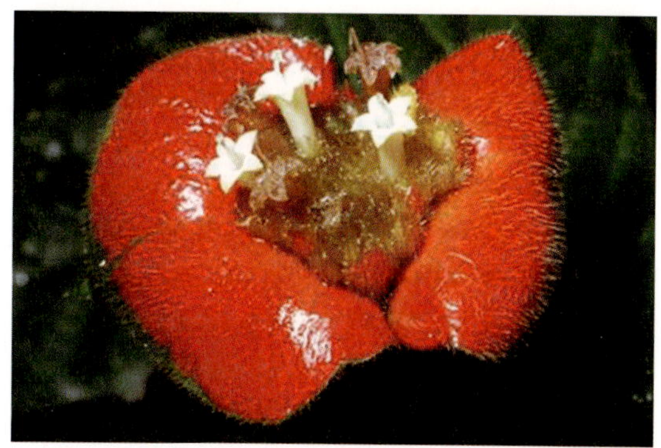

▲ 토근의 꽃

06 *Uncaria gambir Roxburgh*

아선약나무

Gambir

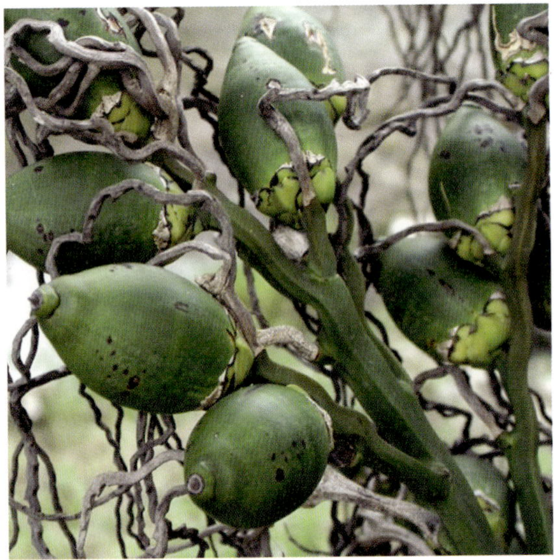

생김새

잎은 막질로 마주나며, 달걀 모양이고 끝이 갑자기 날카롭게 된다. 기부는 둥글고 길이 8~13cm로 털이 없지만 아랫면에 보이는 4~5개의 주맥기부에는 털 뭉치가 있다. 꽃자루는 가늘고 길이가 약 2.5cm이며, 짧은 가지가 변한 가시가 있다. 꽃받침에는 견모가 있으며 아래는 원통상, 위는 5개로 갈라지고 열편은 달걀모양이다. 꽃통은 길이 약 13mm이다. 관부는 가늘고 적색을 나타내며, 드문드문 견모가 있고 열편은 백색이며, 매우 작고 양쪽 끝에 날개가 있다.

열매는 삭과로 가는 방추상이며, 길이 약 2.5cm로 연모가 있다. 종자는 다수이며, 매우 작고 양쪽 끝에 날개가 있다. 태국, 미얀마, 인도 등에 자생한다.

성분과 효능

인도와 미얀마에서 자라는 아선약수(阿仙藥樹, A. catechu)의 심재(心材)에서 카테큐(Catechu)를 추출하여 지사제·염료·수렴제 및 타닌제로 이용하는데 이것을 아선약이라고 한다. 카테친과 탄닌 성분이 있어서 수렴약과 입안의 청량제로 사용한다.

아선약은 아선약나무의 잎 및 어린 가지를 물로 끓여서 얻은 건조제이다. 어두운 갈색의 부서지기 쉬운 덩어리이며, 대부분은 주사위형 또는 원반형이다. 내부는 담갈색으로 다소 점토(粘土)를 함유한다. 약간 광택이 있으며, 점토가 적을수록 양품(良品)이다. 이 약은 약간 특이한 냄새가 있고 맛은 매우 떫고 쓰다.

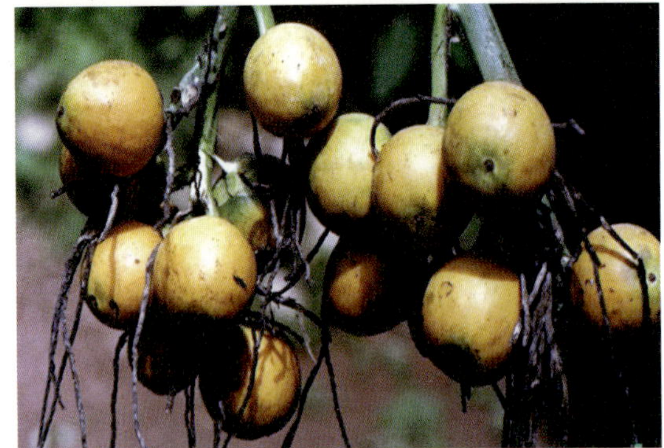

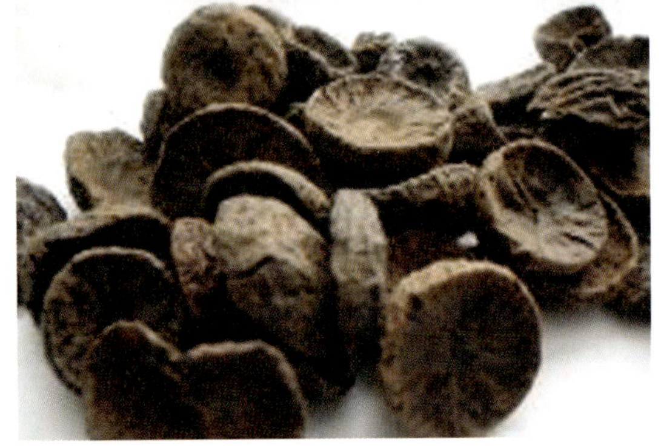

▲ 아선약의 과실과 약재(위부터)

07	Coffea arabica

커피나무

커피의 속명인 **Coffea**는 아라비아 이름인 'coffa, caffa' 로부터 전해졌다. 곧 '힘, 생활력' 이라는 뜻으로 흥분작용이 있다는 것을 뜻한다. 커피나무는 총 40여종이 있다.

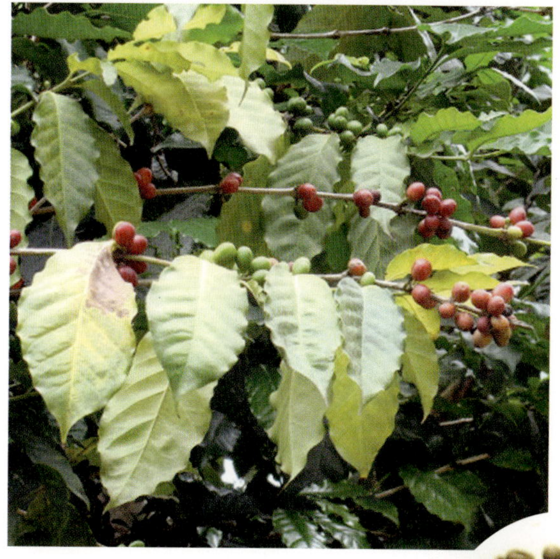

성분과 효능

커피나무의 성숙한 열매 씨앗을 발효, 건조시킨 것이 커피원두이다. 원두는 종류와 날씨, 가공 방식에 따라 다양한 맛과 향을 내며, 디저트나 향신료, 조미료, 염색소로 사용되기도 한다. 또 뇌와 심장병 환자의 자극제와 이뇨제로도 사용하며, 커피의 카페인 성분은 진통을 없애는 효과가 있어 편두통이나 만성 천식 환자에게 사용하기도 한다.

카페인은 중추를 자극하고 심장혈관에 영향을 주며, 명확하게 근육수축작용을 하고 심박동 급증의 결과와 산출물 강화(저혈압 환자에 좋은)를 가지고 있다. 커피는 위의 분비물과 장의 운동성을 증대시킨다. 과량의 커피는 신경과민, 심계항진, 고혈압, 불면, 소화불량을 일으킨다. 또한 카페인은 중독되는 것으로 알려져 있으니 주의한다.

생김새

다년생 상록관목으로 높이는 3~7m 정도이다. 잎의 길이는 7~15cm이며 긴 타원상 난형으로 끝이 뾰족하고 잎가는 거치가 없고 파상(波狀)이다.

꽃은 8~9월에 순백색으로 피며 별모양으로 갈라진다. 열매는 주홍색으로 익으며 2개의 씨가 들어 있다.

커피나무는 심은 지 4~5년이 지나면 하얀 꽃을 피우고 열매를 맺는데, 빨간 체리처럼 생긴 열매가 줄기마다 주렁주렁 열린다.

커피열매는 처음에는 초록색을 띄우다가 점차 붉어지며 완전히 익게 되면 체리와 같이 붉은색을 띄게 되어 '커피체리' 라고도 불린다.

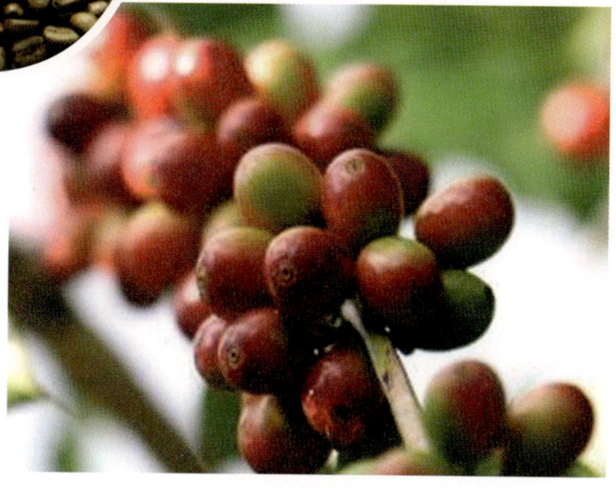

▲ '커피체리' 라 불리는 커피나무의 열매

커피의 품종

아라비카(Coffee Arabica) 품종

에티오피아가 원산지이며, 해발 500~1000m인 고지대의 15~25℃의 기온에서 잘 자란다. 병충해에는 약한 반면 미각적으로 가장 감미로운 향을 갖고 있으며 카페인 함량이 로부스타 종보다 적다.

커피는 높은 지대에서 재배될수록 질이 좋은 것으로 인정되는데 그 이유는 지대가 높을수록 기후가 서늘하고, 열매가 서서히 익어 밀도가 단단해지기 때문이다.

현재 전 세계 산출량의 약 70%를 점유하며 생산국은 브라질, 콜롬비아, 멕시코, 과테말라, 에티오피아, 하와이, 인도 등으로 대부분의 커피 재배권에서 생산된다.

로부스타(Coffee Robusta) 품종

콩고가 원산지이며, 평지와 해발 600m 이하의 저지대에서 재배된다. 병충해에도 강한 특성이 있어 20세기 초 적극적으로 재배되기 시작하였다. 성장이 빠르고 자극적이 거친 향을 내지만 경제적인 이점으로 인스턴트커피에 많이 사용된다. 전 세계 산출량의 30%를 점유하고 있으며 생산국은 인도네시아, 우간다, 앙고라, 콩고, 가나, 필리핀 등이다.

리베리카(Coffee Liberica) 품종

라이베리아가 원산지로 뿌리가 깊어 저온이나 병충해에도 강하고 100~200m의 저지대에서도 환경적 응력이 매우 강하다.

그러나 향기와 맛이 좋지 않아 산지에서 약간 소비될 뿐 거의 생산되지 않고 있다. 생산국은 수리남, 라이베리아 등으로 사라져가는 커피 품종이다.

돌연변이종 및 품종개량

품종이 동일하면 어느 곳에서 재배하여도 커피나무의 기본적인 형태나 카페인 함량 등은 변하지 않는다. 그 이유는 환경에 영향을 받지 않는 품종의 DNA특성 때문이다. 그러나 한편으로는, 재배지의 토양이나 강우량, 일사량, 고도, 온도의 요소가 생육과정에 영향을 주어 특정 지역에서 생산되는 커피의 맛은 그 자연환경에 따라서 다르게 변한다.

오늘날 커피의 생산성과 상품성을 높이기 위하여 다양한 종류의 많은 개량종이 개발되고 있으며, 품종개량 목적은 다음과 같다.

❶ 단위 면적 당 커피체리의 수확량을 늘리기 위함이다.
❷ 원종과 비교하여 맛과 향이 뛰어난 품종을 만들기 위함이다.
❸ 기후, 토양, 강우량, 일조량 등의 자연조건에 강한 종을 만들기 위함이다.
❹ 커피나무의 키를 작게 하여 재배와 수확을 용이하게 하기 위함이다.
❺ 6~7년이 자나야 가능한 수확시기를 2~3년 정도로 단축시켜 생산성을 높이기 위함이다.

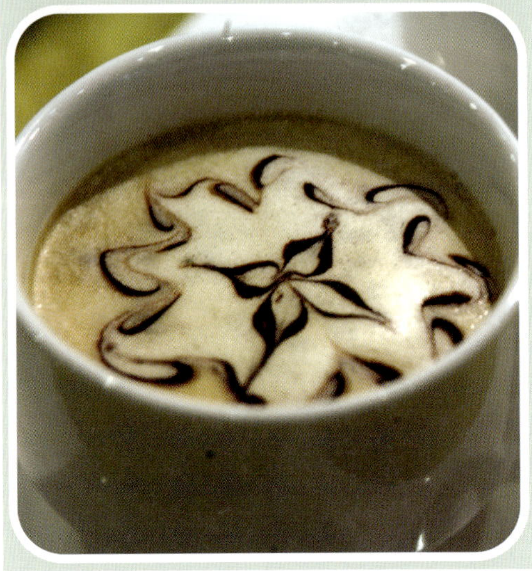

<table>
<tr><td>08</td><td>*Pausinystalia johimbe*</td></tr>
</table>

요힘베나무

Yohimbe

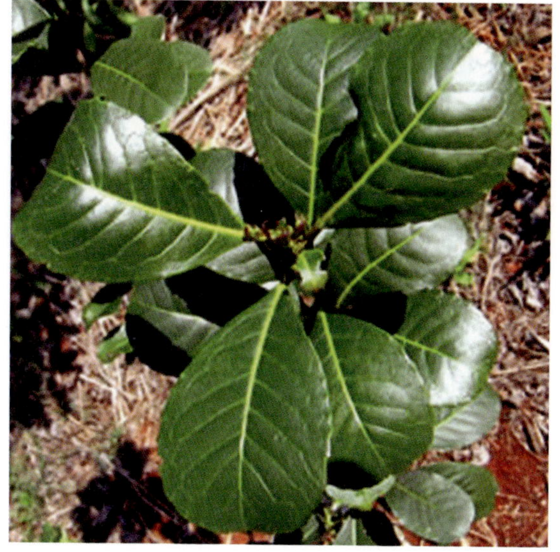

성분과 효능

서아프리카의 상록수인 *Pausinystalia yohimbe*의 말린 껍질에서 추출한 무가공 약초를 말한다. 좁은 장방형의 밝은 녹색을 띠는 간단한 잎을 지니고, 작은 관모양의 흰색 또는 노르스름한 꽃을 가진 높이 30m 정도의 큰 수목이다.

요힘빈은 요힘베로부터 추출한 활성 화확물질인데, 이는 라우울피아(Rauwolfia) 뿌리에서도 소량 발견된다.

요힘베 뿌리는 원래 아프리카에서 최음제로 그리고 발기불능 남성에서 발기를 회복하는데 사용되었다. 무가공 요힘베와 그 추출물인 요힘빈은 서양에서도 성욕을 증가시키고 발기불능을 치료하는 목적으로 사용되고 있다.

그 외에 피로, 기립성 저혈압, 비만 그리고 클로니딘 과용량 치료에 사용된다.

요힘빈은 중추신경계에 쉽게 들어가 교감식경 말단에서 노르에피네프린의 분비를 증가시킨다. 이러한 효과는 심장과 말초혈관의 알파 및 베타 수용체를 활성화함으로써 심박수와 혈압을 올리게 되는데, 이는 알파-2 수용체 차단제로 교감신경 분비를 감소시키는 클로니딘과는 상반된 것이다. 요힘빈은 또한 고농도에서는 모노아민 산화제와 아세트클린 에스테라제를 억제하는 등의 다른 약물학적 특성을 갖고 있다.

또 요힘빈은 동물 실험에서 성적 행동을 성공적으로 자극하는 것으로 밝혀졌다.

이 같은 약물학적 효과에 근거할 때 요힘빈은 협심증, 파행 혹은 기타 심혈관계 질환 환자는 사용하지 말아야 한다. 요힘빈을 복용하면 공황장애, 외상후 스트레스 질환 그리고 양극정서 질환 등의 정신질환 환자에서 불안이나 증상의 약화가 나타날 확률이 높아진다.

요힘빈과 요힘베는 단일 치료 또는 다른 약초나 보조제와 병합 치료로 폭넓게 상용된다. 발기부전에 사용되는 요힘빈의 일상 용량은 5~10㎎씩 1일 3회이다. 요힘빈은 미국 식품의약국(FDA)의 승인을 받은 처방약물(5.4㎎ 염산 염정제)로도 사용이 가능하다.

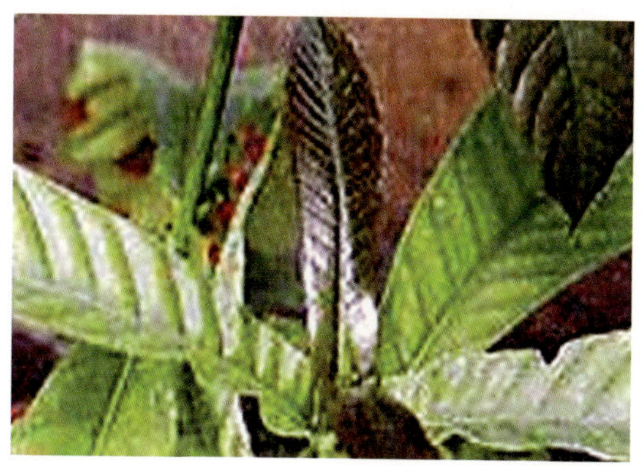

▲ 요힘베의 잎

09 *Pilocarpus jaborandi*

야보란디

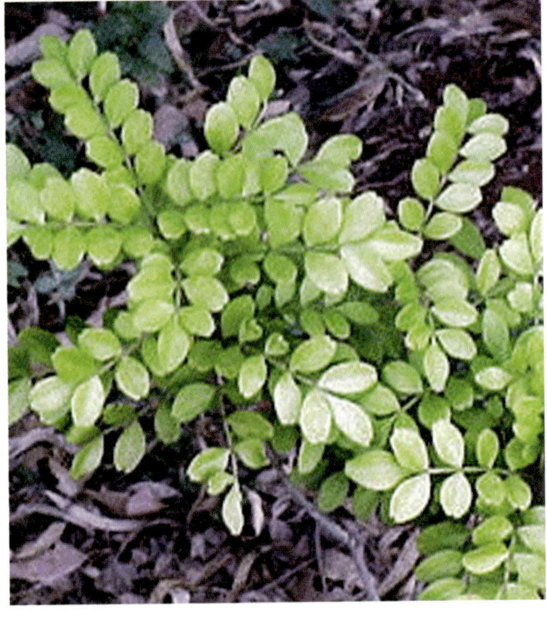

항균제, 발한제, 월경촉진제, 젖분비 촉진제, 신경자극제로 쓰인다.

잎은 전통적으로 열, 건조구강, 기관지, 인푸렌자, 편도선에 광범위하게 사용하며, 대머리와 습진에 사용하는 국소적 상품의 구성요소로 쓰인다.

항대머리 상품의 알칼로이드는 피부털구멍을 여는 능력이 있기 때문이다. 모세혈과순환을 증가시키고 약리적 화합물(약학적)을 발라 침투를 야기시킨다.

민간에 따르면, 침샘을 비롯한 대부분의 분비선을 자극하여 분비액을 나오게 하므로 발모제로 사용되기도 하였다.

Pilocarpine 성분이 눈의 동공을 수축하고 안압을 내리는 작용을 하므로 녹내장에 사용되기도 한다.

이 외에 건선, 양진, 만성 콧물 감기, 편도선염, 부종에 효과가 있다.

하루에 말린 잎 6g을 차 혹은 팅크로 먹는다(최대 단독 용량 2g).

독성이 있으므로 구강 섭취시에는 피부 자극, 유산을 일으킬 수 있다. 이 독성 때문에 향수 등 향을 내는 용도로는 사용하지 않는다.

생김새

관목이면서 작은 나무로 높이는 3m 정도이다. 껍질은 매끄러우며 회색이고, 잎은 오일을 생성하는 거대 분비선을 포함한 가죽 느낌의 밤색을 띤 녹색이다. 꽃은 붉은 빛이 감도는 보라색으로 핀다.

성분과 효능

필로카르핀이 대부분이며, 그 외엔 아이소필로카르핀, 필로카프피딘, 메틸 노닐 케톤, 다이펜틴, 탄화수소 등을 함유하고 있다. 오렌지 혹은 노란색의 액상으로 달콤한 허브향과 과일향이 난다.

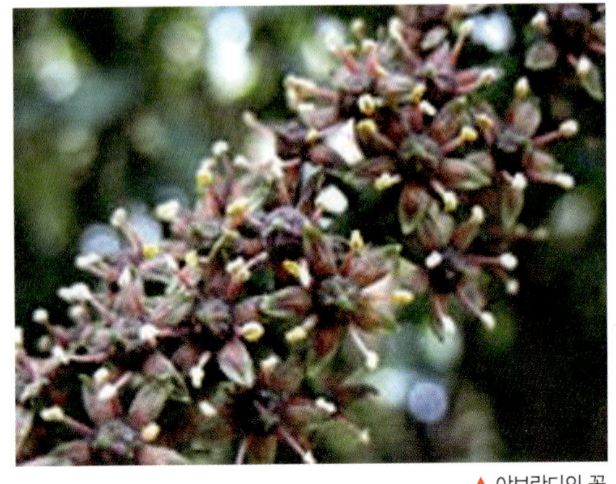

▲ 야보란디의 꽃

<table>
<tr><td>10</td><td>Damnacanthus indcus Gaeortn. f.</td></tr>
</table>

호자나무

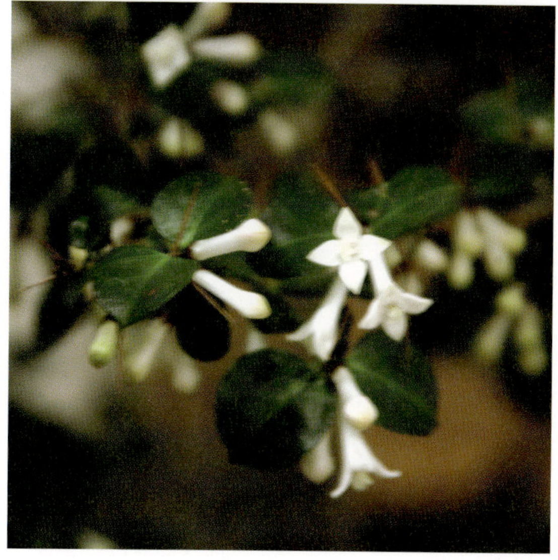

꽃부리는 깔때기 모양이며 열편은 4개이고 수술은 1개이다. 핵과는 구형이고 성숙하면 붉어진다. 개화기는 4~5월이고 결실기는 1~12월이다. 응달진 산기슭 죽림 및 골짜기 양쪽의 관목림 등지에서 자란다. 비교적 비옥한 사질토나 점질토가 좋다.

성분과 효능

뿌리에는 비타민C와 당류가 함유되어 있다. 동속식물 Morinda citrifolia와 M. tinctoria의 뿌리껍질에는 Morindin이 들어 있다. 맛은 쓰고 달며 성질은 평하다. 전초 및 뿌리는 일년 내내 채집할 수 있다. 깨끗이 씻어서 햇볕에 말린다.

풍사를 몰아내고 습사를 없애며 혈액 순환을 촉진시키고 부기를 가라앉힌다. 통풍, 풍습에 의한 비통, 담음 해수, 폐옹, 수종, 비괴, 황달, 여자의 무월경, 소아의 감적, 담마진, 타박상을 치료한다.

내복할 때에는 12~20g을 달여서 복용하거나, 산제로 하여 쓴다. 외용시에는 짓찧어 바르거나 짓찧어 짠 즙액을 바른다. 또는 가루내어 산포한다.

생김새

상록 소관목 식물이며 높이는 30~70cm이다. 뿌리는 굵고 분지하거나 뒤틀려서 염주 모양으로 되어 있다. 뿌리껍질은 연한 황색이다. 가지는 가늘고 회백색이며 분지가 많고 길이가 1~2cm인 곧은 가시가 있으며 보통 잎자루 사이에 마주 나며 황록색이다.

작은 가지에는 회흑색의 가는 털이 있다. 잎은 마주 나며 달걀 모양 또는 타원형으로 길이가 1~2.5cm이고 선단은 도드라졌고 그 부위가 원형이고 표면은 광택이 있으며 가죽질이다. 가장자리가 밋밋하고 자루는 거의 없다.

꽃은 작고 백색이며 1~2개가 잎겨드랑이에 붙어 있다. 꽃받침 통(筒)은 거꿀달걀꼴이고 숙존한다.

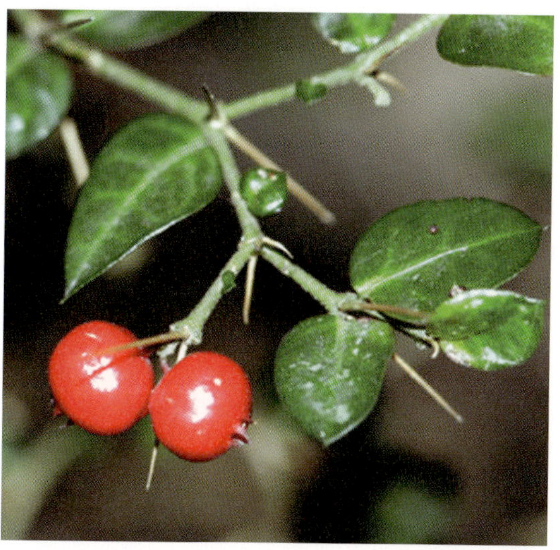

▲ 호자나무의 열매

11   Morindae Radix
Morinda officinalis How

파극천

노니

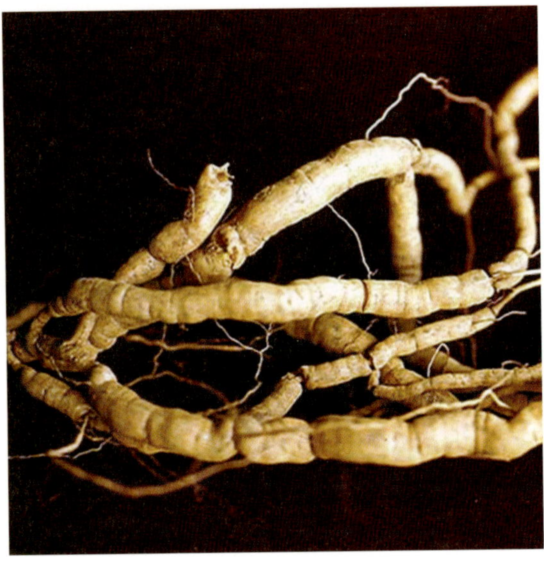

생김새

여러해살이풀로 전요성 또는 반연성 등본 식물이다. 뿌리줄기는 다육질(多肉質)로 두꺼우며 원기둥 모양이다. 받침뿌리는 크고 작은 구슬 모양을 이루며 신선할 경우에는 겉껍질이 백색이고 마르면 질은 갈색이 되며 구불구불한 줄무늬가 있고 절단면은 자홍색을 띤다. 줄기는 원기둥 모양이고 세로의 모서리가 있으며 작은 가지는 어릴 때 갈색의 거친털이 있고 늙으면 털이 떨어져서 표면이 거칠어진다.

잎은 마주나고 긴 타원형이며 길이는 3~13cm, 너비는 1.5~5cm이다. 끝은 짧고 점차 뾰족해진 모양이며 기부는 쐐기 모양 또는 넓은 쐐기 모양을 이룬다. 가장자리는 밋밋하며 아랫면의 중륵맥을 따라 짧고 거친

털이 나 있고 잎 가장자리에는 짧은 눈썹 모양의 털이 성글게 나 있다. 잎자루에는 갈색의 거친 털이 나 있고 턱잎은 칼집 모양이다.

화서는 머리 모양을 이루며 꽃은 2~10개로 작은 가지의 끝에 달려 있고 드물게는 액생한다. 꽃부리는 다육질이고 백색이며 화통(花筒)의 후부(喉部)는 위축되었고 내면에 짧은 털이 빽빽이 나 있으며 깊게 4개로 갈라져 있다. 장과는 구형에 가깝고 지름은 5~9mm이며 성숙되면 홍색이 되고 끝에는 숙존하는 원통 모양의 꽃받침통이 있다. 개화기는 4~5월이고 결실기는 9~10월이다.

파극천의 식용법

차로 마시는 법

하루에 파극천 20~30g을 잘게 잘라서 물에 씻은 후, 용기에 넣고 약한 불에 30분쯤 끓여 첫 물을 받아내고 또 다시 물을 부어 40분쯤 달여 마신다. 깊은 약효가 다 우러날 때까지 끓여서 수시로 마신다.

약술로 마시는 법

파극천 1kg과 소주 1.8L를 2병 정도의 비율로 담그는데, 적당히 술을 가감할 수 있다. 약 1개월 정도 지나면 알코올 성분과 파극천의 깊은 약효가 우러나며 술이 된다. 아침과 저녁에 한두 잔 마신다.

환으로 먹는 법

파극천의 심을 제거하고 분쇄기로 가루내어 꿀이나 찹쌀 가루로 환을 짓는다. 1일 2~3회, 1회 10~20g을 섭취한다. 많이 먹어도 부작용이 없고 섭취량 만큼 효과가 있으며 개인에 따라 섭취량은 조절이 가능하다.

효능과 이용법

일반적으로 뿌리를 말려 약재로 쓴다. 뿌리는 굽어 있으며 구슬을 꿴 모양(連珠狀)으로 눌렸거나 혹은 그대로인 것도 있다. 지름은 0.5~1.5cm이고 표면은 회백색이며 가는 세로주름무늬가 있다. 옆으로 찢어진 무늬는 많지 않다. 구슬모양의 덩이와 덩이 사이에는 껍질이 있는 목심으로 연결되어 있는데 목심의 지름 0.3~1cm 정도이다.

질은 실(實) 하나 부러지기 쉬워 쉽게 끊거나 부러뜨릴 수 있다. 횡단면은 원형이며 껍질 부분은 옅은 회자색으로 과립상(顆粒狀)이다. 목질부의 중심은 원형이며 표면은 비교적 고르고 매끄러우며 가는 세로무늬가 있다. 냄새는 없고 맛은 떫으며 조금 달다.

일 년 내내 캘 수 있다. 캐낸 후엔 흙을 깨끗이 씻고 줄기와 수염뿌리를 제거한다. 끓는 물에 담가서 익힌 다음 즉시 꺼내어 볕에 60~70%쯤 말려 가볍게 다듬질하듯 납작하게 하여 길이 7~15cm 정도 되게 잘라 다시 볕에 말린다.

겨울과 봄에 파내어 흙을 깨끗이 씻어 내고 수염뿌리를 뜯어 버린다. 60~70% 정도 말려서 나무망치로 가볍게 두들겨 납작하게 만들고 다시 햇볕에 말린다. 또는 먼저 쪄서 반쯤 말리고 납작하게 두들긴 후 햇볕에 다시 말린다.

맛은 맵고 달며 성질은 따뜻하다. 보신장양(補腎壯陽), 강근건골(强筋健骨), 거풍습(祛風濕) 한다.
신양(腎陽)을 보양하고 근골을 튼튼하게 하며 풍사(風邪)를 몰아내고 습사(濕邪)를 없애는 효능을 가지고 있다. 음위, 소복냉통, 소변 실금, 자궁 허냉, 풍한습비(風寒濕痺), 요슬(腰膝)이 결리고 아픈 증상을 치료한다. 내복할 때에는 1.5~3돈을 물로 달여서 복용한다. 또는 환을 만들어 먹거나 가루내어 먹거나 술에 담그거나 졸여서 고(膏)로 만들어 쓴다.

파극천과 함께 하면 좋은 약초는 쇄양과 육종용이다. 이 3가지 약초를 각각 같은 양으로 넣고 담금주를 만들거나 차 또는 환을 만들어 복용하면 궁합이 잘 맞아서 약효를 극대화 할 수 있다.
그 외에도 토사자, 산수유, 보골지 등을 함께 사용해도 좋다. 파극천은 성욕을 왕성케하여 남자의 조루와 발기부전, 여자의 생식기능 감퇴와 월경이상, 소변을 참지 못하거나 소변을 자주보며 허리와 무릎이 시린 증상을 다스린다.
파극천을 차로 마실 때는 1일분 파극천 20g에 토사자, 대추를 각각 20g 정도로 같은 비례로 함께 달여 차로 마시면 약효가 더욱 뛰어나다.

파극천 포제 방법

파극천(巴戟天)
잡질을 제거하고 뜨거운 물에 담가 불린 다음 뜨거울 때 목질부를 떼어 버리고 썰어서 햇볕에 말린다.

구파극(炙巴戟)
감초를 짓찧어 솥에 넣고 물을 부어 달여서 감초 찌꺼기는 꺼내 버린 후 깨끗이 손질한 파극천을 넣고 끓여 목질부를 떼어 낼 수 있을 정도로 연해졌을 때(이 때 남은 탕이 많으면 안 된다) 꺼내서 목질부를 뽑고 햇볕에 말린다(파극천 100근당 감초 6근 4냥을 쓴다).

염파극(鹽巴戟)
깨끗이 손질한 파극천에 소금물을 넣고 섞어 시루에서 충분히 찐 다음 목질부를 뽑아 내고 햇볕에 말린다(파극천 100근당 소금 2근을 쓰며 끓인 물을 적당량 넣어 맑게 한다).

노니
Morinda Citrifolia

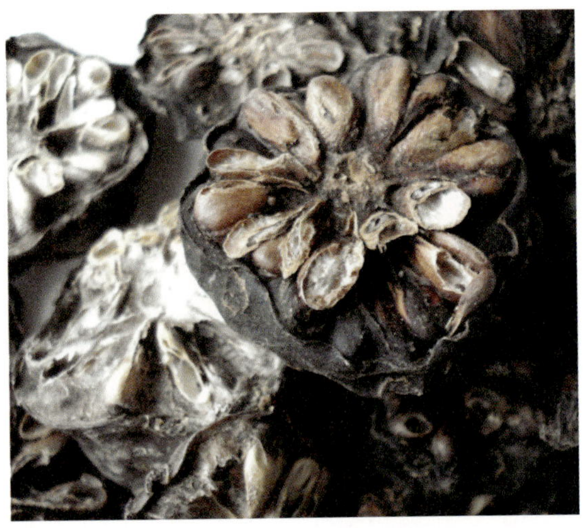

성분과 효능

지난 2000여년 동안 남태평양 군도를 포함한 여러 문화권에서 노니를 사용해 왔다. 노니는 전통적인 치료제로서 모든 부분을 약품으로 쓸 수 있는 유용한 식물이다.

잎사귀는 소염제로서 뿐 아니라 상처의 통증을 완화하는데 사용되었고, 뿌리에서 추출한 즙은 혈압을 낮추는데 사용되었다.

줄기는 강력한 지혈제와 말라리아를 치료하는데 쓰였으며, 씨는 대장의 운동을 활발히 하는데 사용되었고, 꽃 추출물은 눈의 염증을 치료하는데 쓰였다. 열매는 가장 탁월한 부분으로 앞서 말한 모든 증상들을 포함한 수많은 용도에 사용되어 오고 있다.

노니에 함유되어 있는 제로닌은 뇌세포의 문을 열어 신진대사를 원활하게 하므로 해서 인체에 안정감을 주는 호르몬인 엔돌핀을 더 많이 생성하게 한다고 한다. 연구에 의하면 노니에 들어있는 성분은 통증을 덜어주고 진정시키는 작용을 하며 피로를 덜어주고 좋은 기분을 느끼게 한다고 한다. 또한, 노니는 뼈와 인대를 튼튼하게 하고 내분비 기능을 증진시켜 남녀의 성기능을 개선하여 준다고 한다.

여성은 노니 열매를 월경불순을 해소하거나 하혈을 멈추는데 사용하였고, 노니를 사용한 많은 사람들이 만성 피부질환을 치료하였다고 하며 여드름, 종기, 습진 등에도 효과를 보았다고 한다.

최근 들어 미국 등지의 의료진과 생화학자 등 많은 의료 연구진들에 의해 노니가 호흡기관, 소화기관, 신경계통, 면역계통 등에 탁월한 효능이 있는 것으로 밝혀졌다.

우리 몸속의 세포들이 아미노산, 비타민, 미네랄 같은 영양소들을 잘 흡수하고 활용할 수 있도록 능력을 증가시켜 주며, 제로닌이 작용하여 소화된 영양분의 분자들이 세포막을 잘 통과할 수 있게 하여 소화를 증진시킨다고 한다.

또한 노니는 염증을 치료하는 항균치료물질, 항생물질, 항바이러스, 종양억제, 항히스타민제 기능을 가지고 있고, 노니 열매에는 비타민 C가 풍부하며, 우리의 몸을 산화방지제로서 보호하는 필수 영양소인 셀레니움이 많이 함유되어 있다.

노니의 학명은 모린다 시트리폴리아(Morinda Citrifolia)이며, 주로 태평양 군도, 태평양연안, 동남아시아, 서남 아시아, 호주, 중국 등에서 자생한다.

인도에서는 인도뽕나무, 중국에서는 바지티안, 카리브 해안지방에서는 진통제 나무, 호주에서는 치즈과일 나무, 타히티에서는 노노, 하와이에서는 노니라 불리며, 우리나라의 동의보감에는 해파극, 또는 파극천으로 알려져 있다.

제7장

매자나무과 참살이

삼지구엽초 / 한계령풀 / 황련 / 꿩의다리아재비 / 매자나무 / 남천

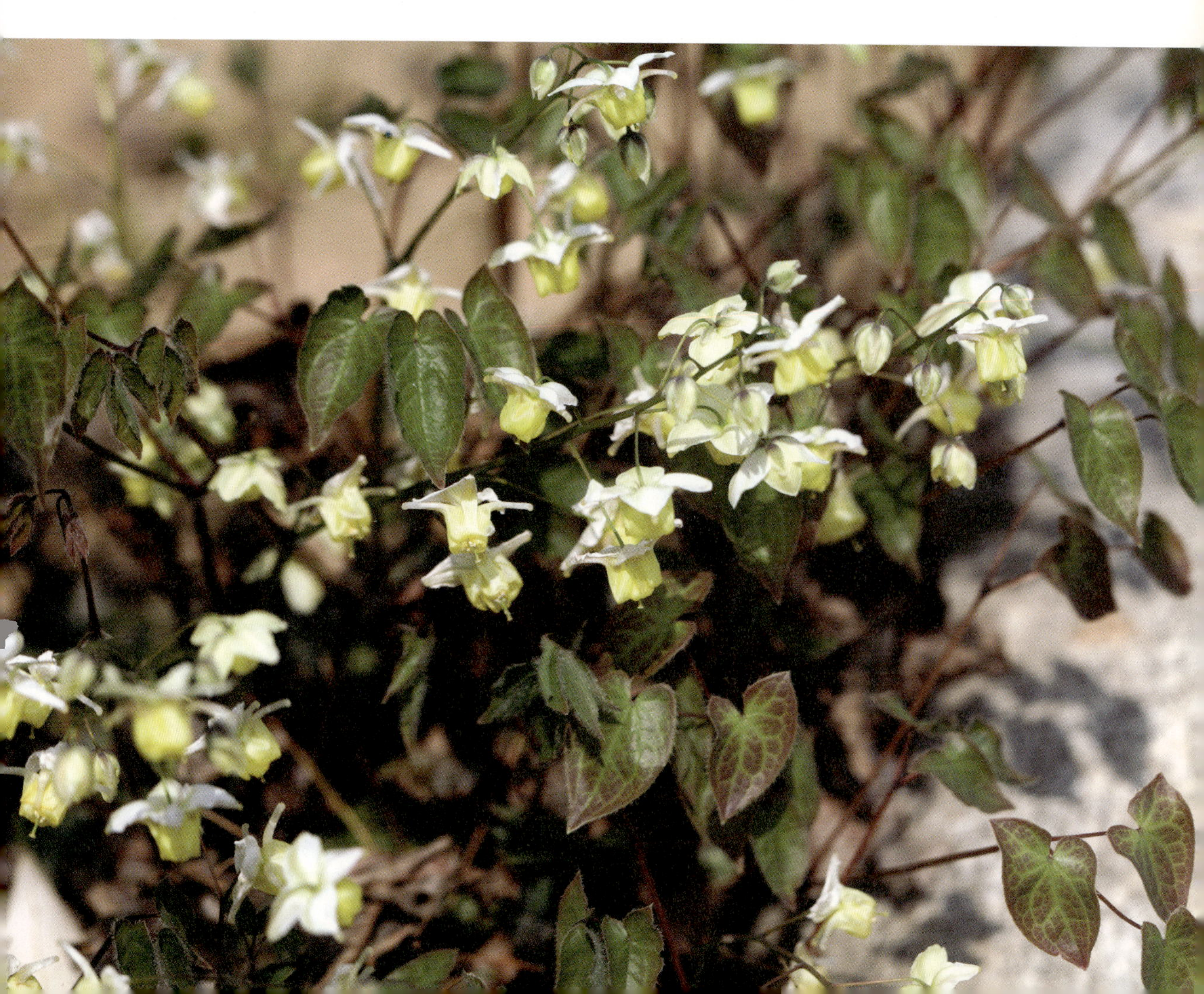

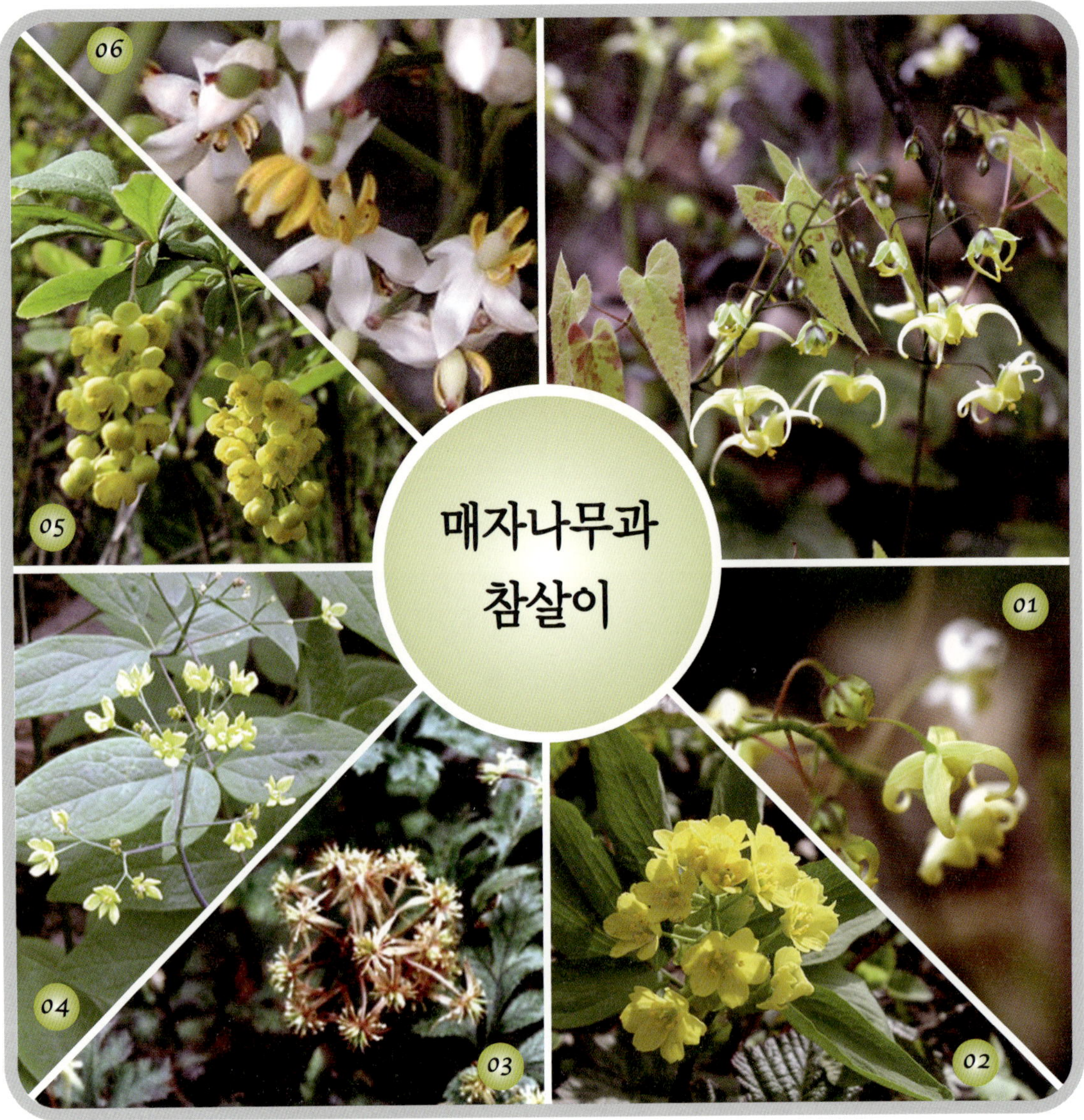

01
삼지
구엽초

02
한계령
풀

03
황련

04
꿩의다리
아재비

05
매자
나무

06
남천

01 · Epimedium koreanum Nakai

삼지구엽초

음양곽

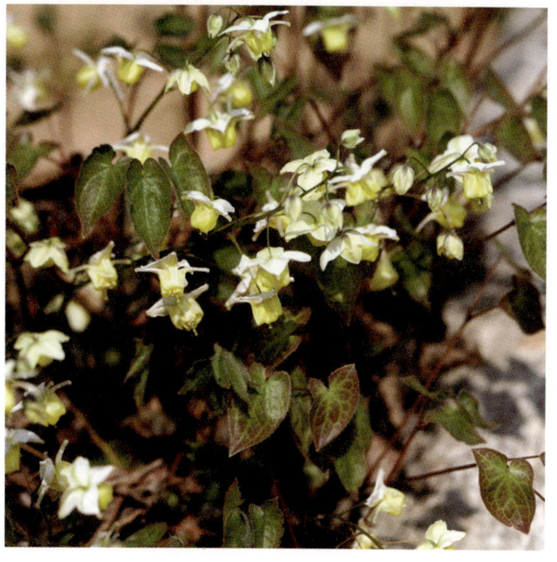

생김새

산지의 나무 그늘에서 자란다. 뿌리줄기는 옆으로 벋고 잔뿌리가 많이 달린다. 줄기는 뭉쳐나고 높이가 30cm이며 가늘고 털이 없으며 밑 부분은 비늘 모양의 잎으로 둘러싸인다. 줄기 윗부분은 3개의 가지가 갈라지고 가지 끝마다 3개의 잎이 달린다.

뿌리에서 나온 잎은 뭉쳐나고 잎자루가 길다. 줄기에 달린 잎은 길이 5~13.5cm의 달걀 모양이고 끝이 뾰족하며 밑 부분은 심장 모양이고 가장자리에 털 같은 잔톱니가 있다.

꽃은 5월에 피고 줄기 끝에 총상꽃차례를 이루며 밑을 향해 달린다. 꽃은 지름이 10~12mm이고 노란 색을 띤 흰색이다. 꽃받침조각은 8개인데, 안쪽의 4개는 크고 서로 같은 크기이며 바깥쪽의 4개는 작고 서로 크기가 다르다. 꽃잎은 4개이고 긴 꿀주머니가 있다. 수술은 4개이고 암술은 1개이다. 열매는 골돌이고 길이 10~13mm의 양끝이 뾰족한 원기둥 모양이다. 한국 · 중국 동북부 등지에 분포한다.

성분과 효능

삼지구엽초에는 에피메딘이라는 배당체(配糖體)가 들어 있다. 이것이 인체에 들어가면 성호르몬의 분비를 촉진시키고 정수(精水)를 풍부하게 해주는 것으로 밝혀져 있다.

뿐만 아니라 이 약초에는 이카리친이라는 배합체도 함유되어 있어서, 이것이 말초 신경을 자극하는 역할을 한다. 즉, 이카리친이 혈관의 확대 작용을 일으켜 남근(男根)의 해면체를 팽창시키면서 흥분으로 이끄는 것이다.

한방에서는 식물체 전체를 음양곽(淫羊藿)이라는 약재로 쓰는데, 최음 · 강장 · 강정 · 거풍 효과가 있다. 민간에서는 음위 · 신경쇠약 · 건망증 · 히스테리 · 발기력 부족 등에 사용한다. 술을 담가서 마셔도 같은 효과를 얻을 수 있다.

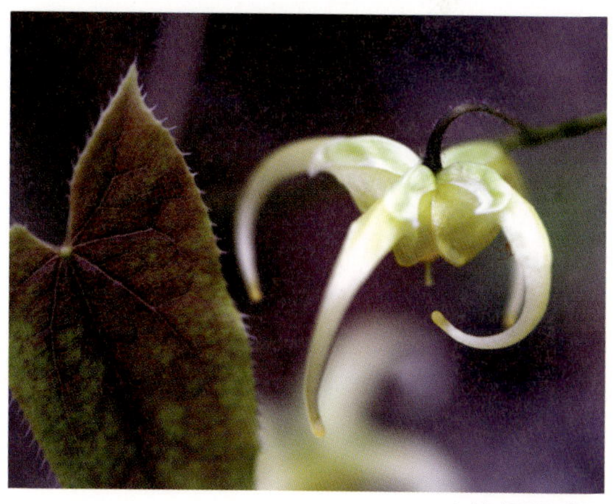

▲ 삼지구엽초의 꽃

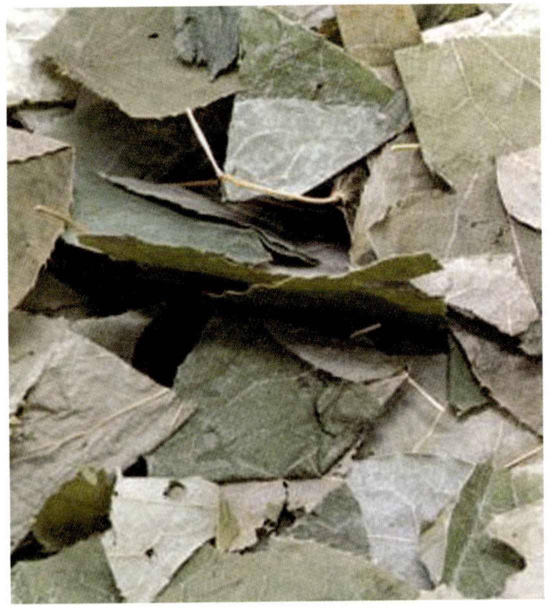

효능과 이용법

음양곽의 줄기, 잎에는 Icariin이 들어 있다. 잎에는 또 Volatile oils, Ceryl alcohol, Hentriacontane, Phytosterol, Tannin, 유지도 들어 있다. 지방유 중의 지방산은 Palmitic acid, Stearic acid, Olieic acid, Linoleic acid이다. 음양곽근은 Des-o-methylicariin을 함유한다.

잎과 뿌리의 작용이 제일 강하고, 열매는 그 다음이며 줄기가 제일 약하다.

여름과 가을에 줄기와 잎을 채집하여 잡물을 제거하고 햇볕에 말린다. 20~40g을 달여 먹거나 가루내어 산제로 해도 된다.

곪고 터지지 않은 옹저와 허림(虛淋), 백탁(白濁), 백대(白帶), 월경 불순, 소아 야맹증을 치료한다.

건조한 줄기는 가늘고 긴 원기둥 모양으로, 속은 비었다. 길이는 20~30cm이고 갈색이거나 황색이다. 세로 난 능선이 있고 털은 없다. 잎은 줄기 끝에 나고 대부분 한 줄기에 3개의 가지가 나며, 한 가지에 3개의 잎

이 달린다. 잎몸은 달걀 모양 심장형이고 끝이 뾰족하다. 기부는 심장형이고 가장자리에 가는 가시 모양의 톱니가 있다.

윗면은 황록색이고 광택이 있으며 하면은 회녹색이다. 중륵맥 및 세맥은 돌출되어 있다. 잎은 종이처럼 얇고 탄성이 있다.

음양곽 포제 방법

불순물을 버리고 꼭지를 제거하여 실처럼 썰고 체로 쳐서 부스러기를 제거한다.

먼저 양지유를 가마에 넣고 가열해서 녹여 찌꺼기를 제거한 다음 음양곽을 넣고 조금 볶아 양지유를 다 빨아들이게 한 다음 꺼내서 식힌다(음양곽 100근에 정제한 양지유 25근을 사용한다).

내복할 때에는 4~12g을 달여서 복용한다. 또 술에 담그거나 푹 달여서 고약으로 하거나 환약, 가루약에 넣어 복용한다.

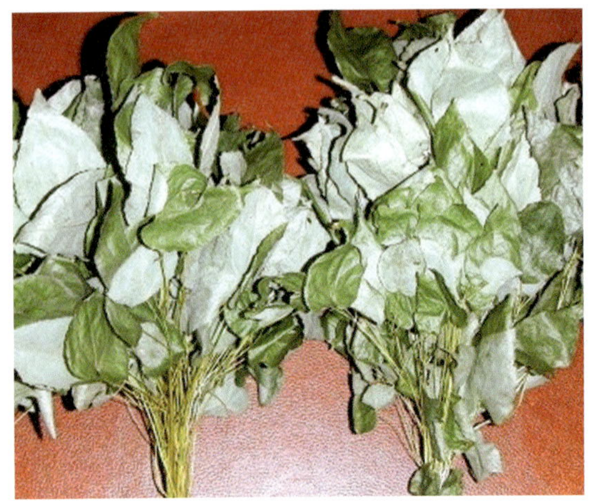

▲ 음양곽의 잎

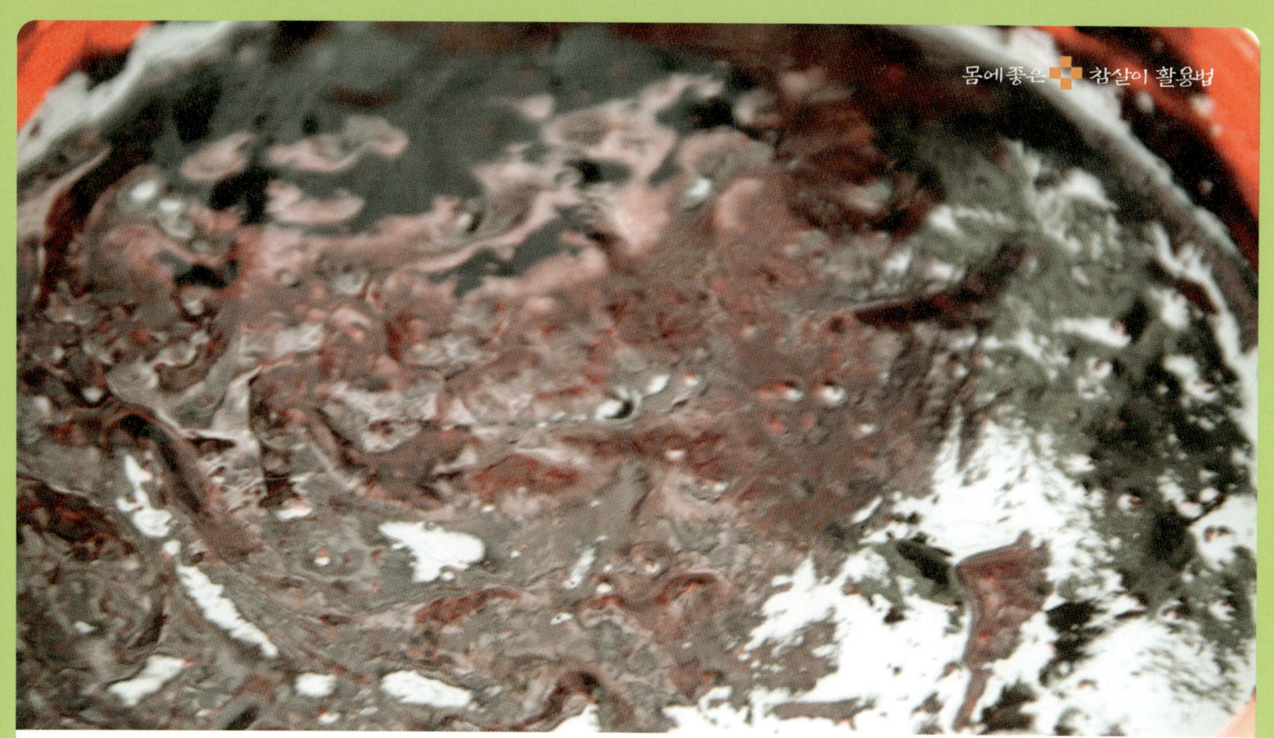

음양곽 조청

음양곽 조청

재료

음양곽 50g, 현미찹쌀 · 찰수수 · 기장 · 검정콩 · 통밀 · 팥 100g씩, 고구마 · 단호박 100g씩

엿기름물 : 엿기름 2컵, 물 10컵

만드는 법

1. 음양곽은 깨끗이 손질해 씻은 후, 넉넉한 양의 물(5컵 정도)을 붓고 은근한 불에서 2컵 정도의 분량이 될 때까지 1시간 정도 달인다.
2. 팥은 씻어 삶는다. 물이 끓으면 따라버리고 다시 3컵 정도의 물을 부어 팥알이 터지지 않을 정도로 삶은 후 건져둔다.
3. 현미찹쌀은 3시간가량 물에 담갔다가 씻어 체에 건지고 찰수수는 1시간가량 물에 담갔다가 여러 번 박박 비벼 씻은 후 체에 건진다.
4. 기장과 통밀은 깨끗이 씻어 건져두고 검정콩도 물에 충분히 불린 후 씻어 건진다.
5. 단호박과 고구마는 껍질을 벗기고 씻어 적당한 크기로 썬다.
6. 준비한 잡곡과 야채를 냄비에 안치고 되직하게 밥을 짓는다. 야채에 수분이 있으므로 물을 조금 적은 듯이 잡아야 되직하게 완성된다.
7. 엿기름은 손으로 주물러가며 씻어 뽀얀 물이 올라오면 물을 버리고, 다시 한 번 물을 부어 가만히 가라앉힌 후 윗물만 사용한다.
8. 재료들을 같이 넣고 중불로 달인 후 약한 불로 저어가며 달인다.

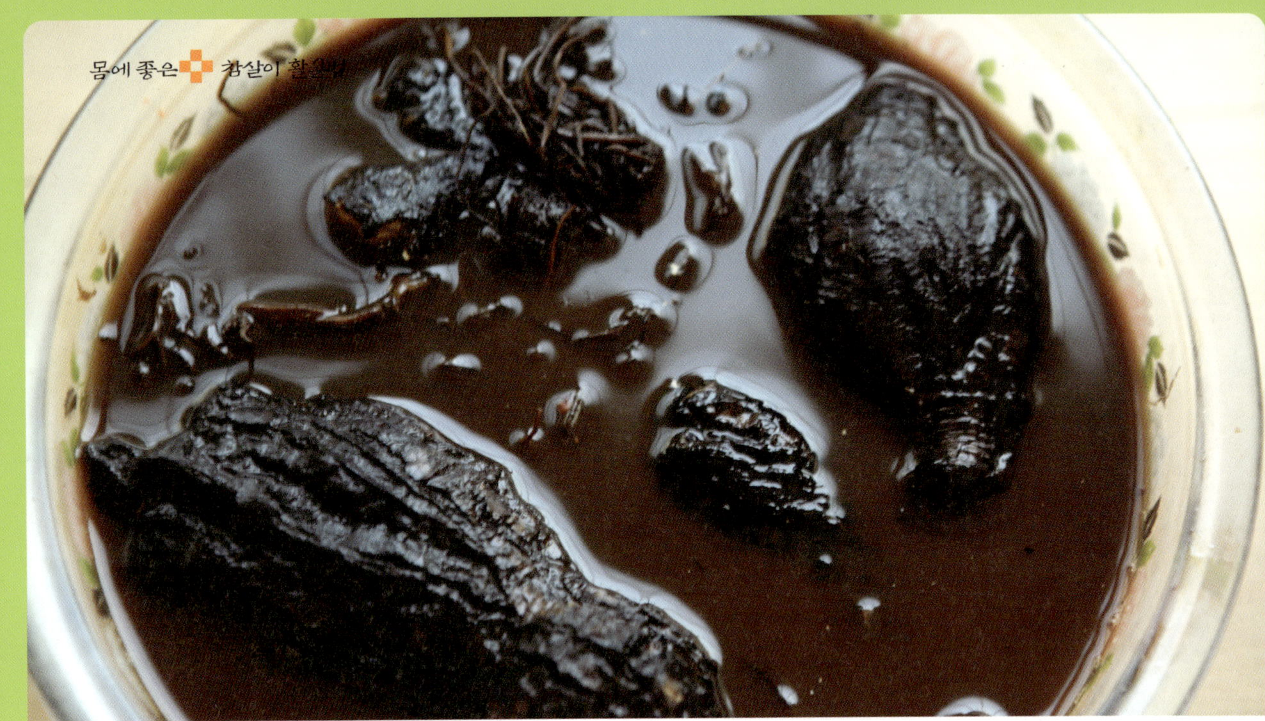

선령비주

선령비주

선령비주의 주된 약재는 음양곽이고, 다른 약재는 보조적으로 이용된다. 음양곽은 일명 '선령비(仙靈脾)'라고도 하며, 삼지구엽초의 지상부 전초를 말린 것이다. 신허(腎虛)로 인한 정력 감퇴나 발기 부전에 정력 보강을 위한 남성 정력제로 이용되고, 노인성 치매와 하반신 무력, 피로 권태에도 큰 효과가 있다.
음양곽의 최음작용은 정액 분비를 왕성하게 하여 정낭의 충만으로 인한 지각 신경계의 자극에 의해 간접적으로 흥분이 일어나는 것이다. 육종용은 생식기능과 관련된 모든 감퇴된 기능을 회복시켜 주는 효과가 있는데, 특히 남성의 발기 부전이나 조루, 여성의 불임증이나 부정기적 자궁 출혈, 백대하 등에 효과적이다. 백출의 보비위(補脾胃) 효과와 복령의 보익이신(補益利腎) 효과가 어우러져 상승 효과를 낸다.

재료
음양곽 60g, 육종용 30g, 백복령 30g, 백출 30g, 감초 20g, 설탕 100g, 소주 1800ml

만드는 법

1. 준비된 약재들을 깨끗이 다듬어 용기에 넣고 소주와 설탕을 부어 밀봉하여 시원한 곳에 저장한다.
2. 처음 3~5일간은 1일 1회 정도 용기를 가볍게 흔들어 준다.
3. 3개월 뒤에 개봉하여 약재를 건져 내고, 건져 낸 약재의 1/5 정도를 다시 용기에 넣어 밀봉하여 시원한 곳에 저장한다.
4. 6개월 뒤에 완전 개봉하여 여과지에 걸러서 보관하며 복용한다.
5. 1일 2회 20~30ml씩 아침저녁으로 식후에 복용한다. 쓴맛이 강하므로 꿀을 약간 첨가하여 마셔도 좋다.

02 Leontice microhyncha S. Moore

한계령풀
메감자

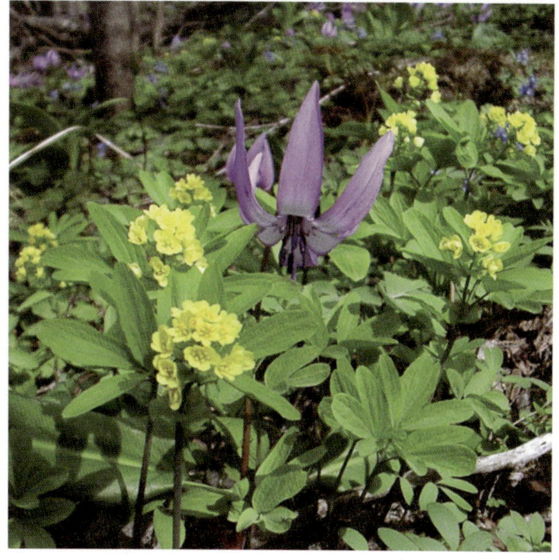

생김새

높이 30~40cm로 털이 없다. 잎과 같은 탁엽이 있고 잎은 1개가 달리며 3개로 갈라진 다음 다시 3개로 갈라진다. 5월경에 원줄기 끝에 총상화서로 노란 꽃이 핀다. 엽액에서 나온 꽃은 끝에 1개의 꽃이 달린다. 뿌리는 땅속 깊이 곧추 들어간다.

이용법

꽃이 아름답고 개체가 작기 때문에 장식분에 심어 초물분재로 가꾸기에 적당하다. 대량으로 재배하기에는 어려운 식물이므로 지피식물이나 화단 식재용으로는 사용하기 어렵다.

한계령풀의 재배

다년초로서 4월 초에 개화하여 5월 중순 경에 지상부는 고사한 후 휴면에 들어간다. 전국적으로 개체가 많지 않은 희귀식물이며 환경부 지정 보호식물이다. 중북부 지방의 높은 산 햇빛이 잘 드는 양지에 부식질이 풍부한 비옥한 토양에서 자란다.

고산성 식물이나 재배에는 큰 어려움이 없는 식물이다. 휴면기의 지상부가 고사한 후에는 적당한 멀칭처리에 의해 잡초발생을 방지해 준다.

비옥하고 보습성이 우수한 토양을 좋아한다. 적절한 시비는 식물체의 생육을 촉진한다. 이식성이 매우 좋지 않으므로 미리 재배할 곳을 잘 선정하여 파종하는 것이 관리에 안전하다.

5월초에 채취한 종자를 곧바로 채파한다. 성숙한 종자는 쉽게 땅으로 떨어지므로 채취시기를 적절히 택한다. 이듬해 봄에 발아하며 발아율은 99%에 이른다. 발아한 어린 묘는 3~4년 후에 개화한다. 이식이 거의 불가능한 식물이므로 파종 시 적당히 솎아낸 후 재배할 것을 예측하여 파종한다.

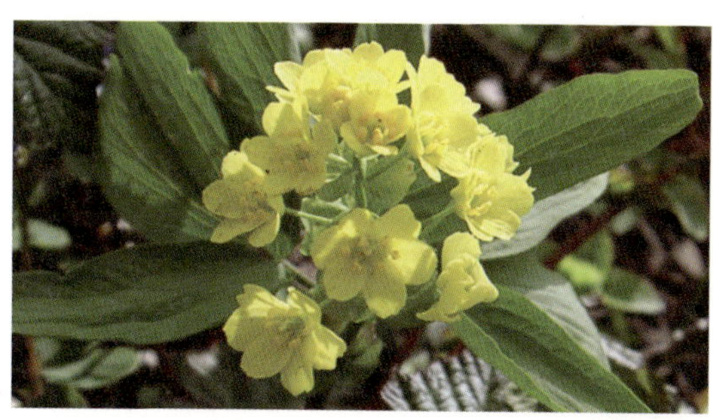

▲ 한계령풀의 꽃

<table>
<tr><td>03</td><td>Coptis chinensis Franch.</td></tr>
</table>

황련

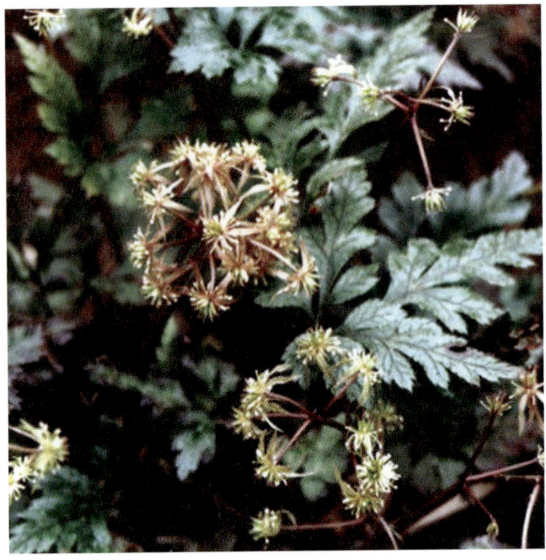

길이가 9~12.5mm, 너비가 2~3mm이다. 꽃잎은 선 모양이거나 선 모양의 피침형이고 길이는 5~6.5mm 이다. 그 끝 부분은 뾰죽하고 중앙에 밀선(蜜腺)이 있다. 꽃밥은 넓은 타원형이고 황색이다. 개화기는 2~4월이고 결실기는 3~6월이다.

성분과 효능

입동 이후(11월)에 채집하는 것이 가장 적합하다. 파낸 다음 줄기, 잎, 수염뿌리 및 흙을 제거하고 햇볕에 말리거나 불에 쪼여 말리고 코르크층을 문질러 제거한다. 황련을 쓸 때에는 항상 천으로 육모(肉毛)를 씻어버리고 장수(漿水)에 2일간 담갔다가 건져낸 다음 버드나무 불로 말려서 쓴다.

황련의 재배

황련은 서늘하고 습기가 알맞은 곳에서 생육이 잘 되며 산악지방의 북향 또는 동북향이 좋으나, 일황련은 추운지방에서는 겨울 월동이 잘 되지 않는다.
포장재배시에는 차광망을 설치하여 재배하는 것이 좋으며 생육초기에는 햇빛이 40~50% 정도, 4~5년생 된 것은 60~70% 이상 햇빛이 쪼이는 곳이 좋다.
번식은 종자번식으로 육묘이식재배를 한다.
파종은 봄 파종과 가을 파종이 있으며 정식은 파종 후 3년째(만 2년생) 가을 또는 이듬해 봄에 정식한다.
병충해로는 흰가루병과 뿌리선충, 굼벵이 등이 있다.
보통 4~6년째의 가을에 뿌리를 캐 수확하며 천근성이라 쉽게 캘 수 있다.

생김새

다년생 초본 식물로 높이가 15~25cm이다. 뿌리줄기는 황색이고 분지되어 있고 수염뿌리가 촘촘히 나 있다. 잎은 근생하고 잎자루는 6~16cm이며 털이 없다. 잎몸은 가죽질에 가깝고 달걀 모양의 삼각형으로 너비는 10cm에 달하고 3개로 완전 분열해 있다. 깃 조각의 윗면은 잎맥을 따라 짧고 부드러운 털이 덮여 있지만 밑면에는 털이 없다.
꽃자루는 1~2개이고 잎의 길이와 같거나 그보다 더 길고 두 개나 여러 개로 나뉘어진 취산화서를 형성하고 3~8송이의 꽃이 붙어 있다. 꽃떡잎은 피침형이고 깃꼴로 3~5개로 깊게 갈라져 있다. 꽃받침은 5개이고 황록색이며 긴 타원형의 달걀 모양 혹은 피침형으로 내복할 때에는 2~4g을 달이거나 환제 또는 산제로 하여 복용한다. 외용시에는 갈아서 가루로 만들어 개어서 바른다. 안병(眼病)에는 황련을 달인 즙으로 씻거나 물에 담근 즙으로 점안한다.

음이 허하여 번열이 나고 위가 허하여 구토하거나 오심한 환자, 비가 허하여 설사하는 환자, 새벽에 설사하는 환자는 복용을 삼간다.

황련의 포제

잡질을 제거하고 흙과 모래를 씻어버린 다음 잘 눅여서 얇게 썰어 그늘에 말린다.

초황련

황련의 절편을 표면이 짙은 황색이 될 때까지 약한 불에 볶고 꺼내서 식힌다.

강황련

신선한 생강을 짓찧어 짜낸 즙에 더운 물을 적당하게 넣고 이것을 황련의 절편 위에 고르게 뿌려 황련이 흡수하면 불에 얹어 약한 불에 표면이 짙은 황색으로 될 때까지 볶고 꺼내어 식힌다(황련 100근에 생강 12근 8냥).

유황련

먼저 오수유에 물을 넣고 충분히 달여 찌꺼기를 제거하고 그 속에 황련의 절편을 넣고 섞는다. 황련이 그 즙을 충분히 흡수하면 약한 불에 볶고 약간 건조되면 꺼내어 바람에 말린다(황련 절편 100근에 오수유 6근 4냥).

주황련

황련의 절편을 황주로 섞어 조금 찐 다음 표면이 짙은 황색이 될 때까지 볶아서 꺼내어 식힌다(황련 절편 100근에 막걸리 12근 8냥).

호황련
Picrorrhiza Rhizoma

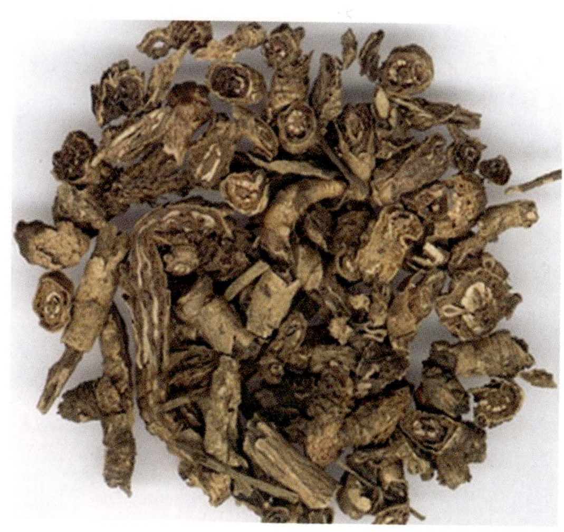

생김새

성상약재는 원주형으로 구부러져 있으며 길이는 3~12cm로 색은 어두운 갈색을 띤다. 질은 단단하면서도 부스러지기가 쉽다. 맛이 매우 쓰다. 가을에 채취하여 그 지상부나 뿌리에 붙어있는 흙을 제거하고 건조하며 가공뿌리를 제외한 나머지 부분을 제거하고 햇볕에 말린다.

효능과 이용법

주로 허열을 치료하는 약재로 뼈속에 있는 열을 꺼주며 간담을 보하고 눈을 밝게 한다. 임신 중에 열이 나는 증상이나 남자의 번열을 치료한다. 이 밖에도 황련과 효능이 유사하여 습열을 제거하는 특징이 있다.

호황련은 당나라 시대에 중국에 전해졌다. '호(胡)'라는 것은 이란계 민족의 것이며, 일명 '할고로택(割孤露澤)'이라고 한다.

깽깽이풀
Jeffersonia dubia Benth. et Hook, 毛黃連

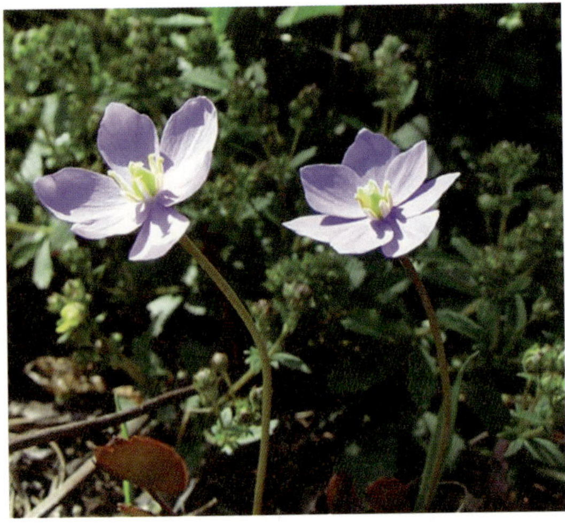

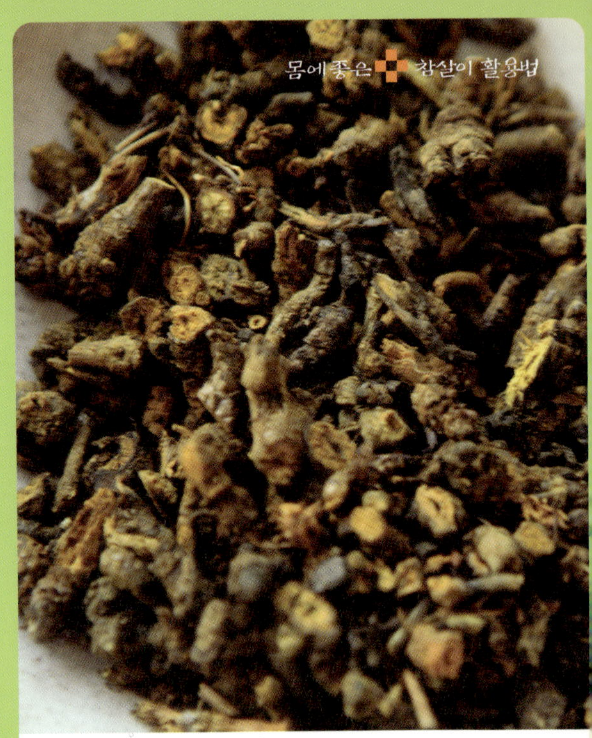

황련

생김새

깊은 산속의 양지바른 평지에서 자라는 여러해살이 풀이다. 줄기는 없으며 뿌리로부터 여러 잎이 10~30㎝ 정도 자란다. 잎은 긴 자루 끝에 달리고 둥근 심장형이며 길이와 직경이 10㎝ 정도된다.

개화기는 4~5월로 꽃대가 잎보다 먼저 나와 끝에 연보라색 꽃이 1개씩 핀다. 마치 연잎을 보는 듯 잎 모양이 매우 아름답다. 잎 전체가 딱딱하며 물에 잘 안 젖는다. 열매는 골돌이고 넓은 타원형이다. 종자에 당분을 지닌 밀선이 있어 개미가 물어 번식시킨다. 때문에 자연 상태에서는 개미들의 집 근처에 무리를 지어 산다.

봄에 일찍 피며 '선황련(鮮黃連)'이나 '토황련' 등으로 불렸다. 3~5년쯤 되면 뿌리줄기가 두툼해서 황련대용으로 쓰였다.

황련주

재료

깽깽이풀 뿌리 150g, 설탕 40g, 소주 1.8L

만드는 법

1. 뿌리를 캐내어 물로 잘 씻는다.
2. 1~2일 정도 햇빛에 말린다.
3. 병에 뿌리와 설탕을 넣고 소주를 붓는다(생약을 사용할 경우는 썰어서 넣는다).
4. 병을 밀봉해서 냉암소에 보존해 두면 2~3개월 지난 후에는 마실 수 있다.
5. 그대로 마시거나, 쓴맛을 싫어하는 경우에 물을 섞거나 단맛을 더하여 마신다. 칵테일에도 사용된다.

04 Caulophyllum robustum Maxim.

꿩의다리아재비

홍모칠, 줄기잎나물, 개음양곽, 가락풀나물

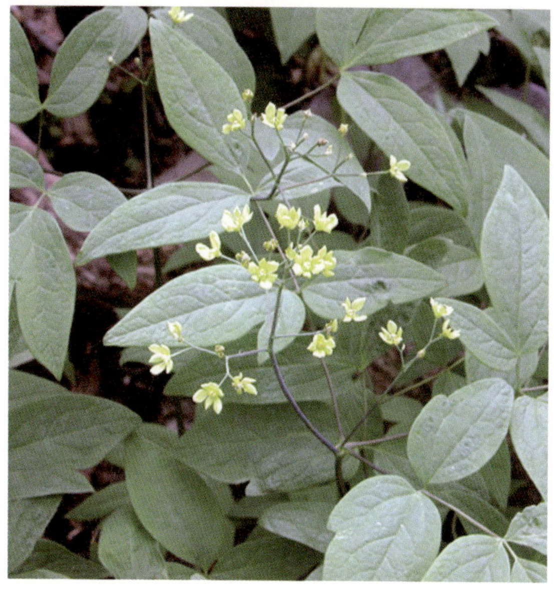

꽃잎은 꽃받침잎과 대생하고 작아져서 밀선같이 되며 꽃받침 겉에는 3~4개의 소포가 있다. 열매는 하늘색으로 동그랗게 익는다.

종자가 노출된 상태로 성장하므로 종자가 열매같이 보인다. 경기도 이북의 깊은 산 속에서 자란다.

성분과 효능

뿌리와 근경을 '홍모칠(紅毛漆)'이라 하며 약용한다. Magnoflorine, Taspine, Methylcytisine, D-lupanine 등의 Alkaloid를 함유한다. 잎과 줄기에는 Taspine, Methylcytisine이 함유되어 있다.

8~9월에 채취하여 줄기, 잎 등을 제거하고 깨끗이 하여 햇볕에 말린다.

거풍, 통락, 활혈, 조경의 효능이 있다. 풍습근골동통, 타박상, 월경불순, 월경시의 하복통, 관절염, 노상, 편도선염, 고혈압을 치료한다.

어린잎을 따서 나물로 먹고 뿌리줄기는 경련을 가라앉히며 월경불순에 효과가 있다.

민간요법으로 9~15g을 달여 복용하거나 술에 담가 복용한다.

생김새

다년생초로 높이는 60㎝ 정도이다. 줄기는 곧게 서며 전체에는 털이 없다.

뿌리 근경은 비후하고 수염뿌리가 많다. 근경은 옆으로 낡은 원줄기의 밑부분과 연결되며 그 끝에서 새순이 나와 곧추 자라고 밑부분이 인엽으로 싸여 있다.

잎은 어긋나고 여러 장의 잔잎으로 이루어졌다. 잔잎의 가장자리는 밋밋하거나 2~3갈래로 나누어져 있다. 6~7월에 원줄기 끝에 원추화서가 달리고 많은 꽃이 피며 지름 10~12mm로 녹황색이고 화경이 있다. 꽃받침잎은 6개이고 도란형이며 길이 6~8mm로 꽃잎 같다.

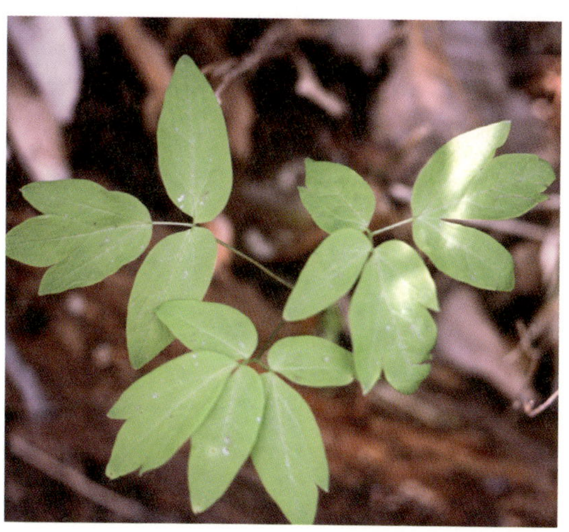

▲ 꿩의다리아재비의 어린잎

05 Berberis koreana Palibin
Berberis amurensis Rupn.

매자나무

매발톱나무, 소벽

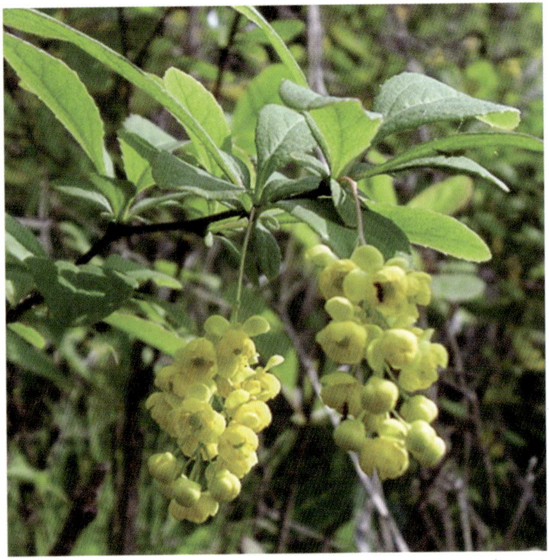

생김새

높이는 2m 정도 자란다. 가지에는 붉은 빛이 나고 날카로운 가시가 많이 난다. 가지 마디마디마다 대여섯 장씩 달리는 타원형 크기의 잎이 모여난다. 가장자리에 가시 같은 톱니가 있고 잎의 뒷면엔 주름이 많다. 5월에는 잎이 달린 겨드랑이마다 노란색의 꽃송이를 매단다. 열매는 길이가 1cm쯤 되는 타원형의 둥근 장과로 가득 달린다.

성분과 효능

한방에서는 매자나무나 매발톱나무, 당매자나무 등 유사한 나무들이 모두 함께 이용되는데, 줄기는 '황염목'이라고 하여 봄이나 가을에 줄기를 베어 가시를 제거한 후 다듬어 말려 쓴다.

《동의보감》에는 줄기를 달인 물로 입가심을 하면 입이 헐었을 때 좋다고 적혀 있으며 건위약으로 또는 결막염 등에 쓴다고 한다.

뿌리의 껍질은 산후 출혈에 쓰며 잎은 꽃이 필 즈음하여 뜯어 말려서 쓰는데 지혈과 자궁 수축, 혈압 강하 작용이 있으며 특히 담낭에 질병이 있을 때에 통증과 염증을 줄이는 효과가 있다고 알려져 있다.

잎을 약으로 쓸 때 돼지고기의 살코기를 함께 약한 불에 삶아서 먹는다. 열매를 달인 물은 위병, 입안 염증, 폐렴에 쓴다.

급성장염, 이질, 소화불량, 황달, 옹종(癰腫) 등에 이용된다. 최근 황련해독탕(黃連解毒湯)이 뇌의 혈류량을 증가시키고 뇌혈관장해나 노인성 치매에 대한 개선효과가 있음이 실험을 통해서 확인되었다.

충혈된 눈과 염증치료

소벽 20g에 물 3컵을 넣고 반이 될 때까지 졸인 후, 찌꺼기를 건져내고 거즈 등에 묻혀서 눈을 씻어준다.

건위, 지사작용

소벽 20g을 같은 방법으로 달여서 매일 식사 후 3회로 나누어 마시면 좋다.

땀띠와 풀독 등에도 달인 액을 차게 식혀서 헝겊에 적서 환부를 냉습포하면 좋다. 또한 치통에도 달인 액으로 양치질하면 통증이나 부종을 완화시키는 효과가 있다.

이용법

매자나무의 어린순은 따서 나물로도 해 먹을 수 있는데, 그냥 먹으면 쓴맛이 나므로 잘 데쳐서 우려 낸 다음 양념을 해야 한다. 북한에서는 매자나무 열매로 청을 만들어 끓여서 앙금을 걸러 보관했다가 물에 타서 청량음료 대신 마시기도 한다.

당매자나무
三顆針

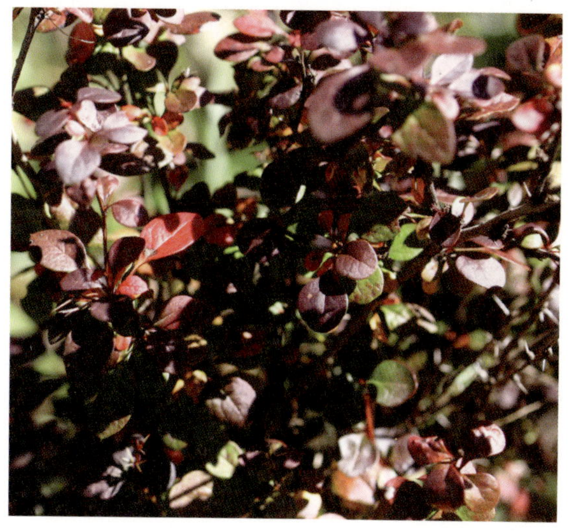

생김새

높이는 2m이다. 줄기가 한 뿌리에서 하나 또는 여러 개가 무성하게 올라오며, 길고 날카로운 가시가 있다. 줄기껍질은 진한 갈색이며 세로로 길게 갈라져 있다. 가지는 덤불처럼 무성하게 갈라져 나오고 깊은 모가 졌으며, 줄기처럼 길고 날카로운 가시가 있다. 가지껍질은 자줏빛이 도는 갈색이다.

잎은 햇가지에 주걱 모양의 타원형으로 어긋나는데, 잎자루가 길고 잎자루 양옆에 날개가 있다. 잎 끝은 약간 갸름하면서도 둥글다. 잎 앞뒷면은 평평하고, 뒷면은 조금 희며 잎 가장자리는 밋밋하다.

꽃은 4~5월에 약간 붉은 빛이 도는 연노란색으로 피는데, 가지에 가늘고 짧은 꽃대가 8~15개 나와 작은 꽃들이 땅을 향해 달린다. 꽃받침은 6장으로 꽃잎처럼 연노랑이며, 꽃잎은 6장으로 타원형이다.

열매는 9월에 작고 긴 타원형으로 여무는데, 열매 끝에 꽃받침 조각이 작은 점처럼 달려 있다.

열매가 다 익으면 붉은색이 되며, 잎이 진 겨울에도 달려 있다.

효능과 이용법

한방에서는 잔가지와 뿌리를 '삼과침(三顆針)'이라 한다. 열을 내리고, 습한 것을 몰아내며, 독을 풀어주고, 염증을 가라앉히는 효능이 있다.

급성간염으로 황달이 왔을 때, 후두염, 급성장염, 이질 설사, 눈 충혈, 온몸에 열이 날 때 약으로 처방한다. 잔가지와 뿌리는 그늘에 말려 사용한다.

민간요법으로 간염에 걸려 얼굴이 누렇게 떴을 때, 후두염이나 폐렴, 림프선이 부었을 때, 결핵으로 온몸에 열이 날 때, 장염으로 설사할 때, 고혈압, 관절이 쑤시고 아플 때 잔가지 3g에 물 700ml를 붓고 달여서 마신다.

산후에 자궁수축이 안 되거나 출혈이 심할 때 뿌리 3g에 물 700ml를 붓고 달여서 마신다.

종기치료
뿌리 달인 물을 바른다.

눈병치료
뿌리 달인 물로 씻어낸다.

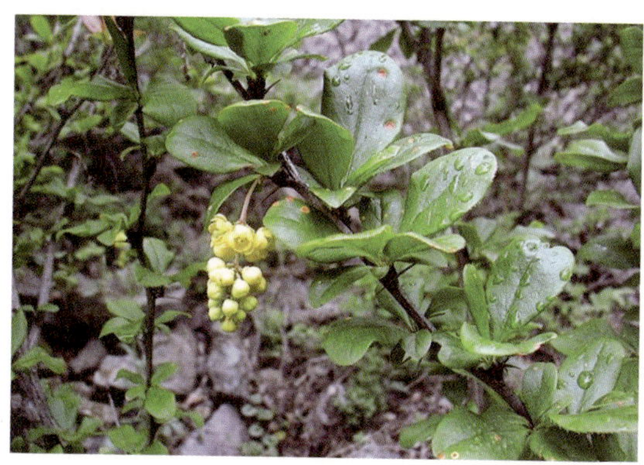

▲ 유럽매자나무의 꽃

06   Nandinae Fructus

남천

남천촉, 남천죽

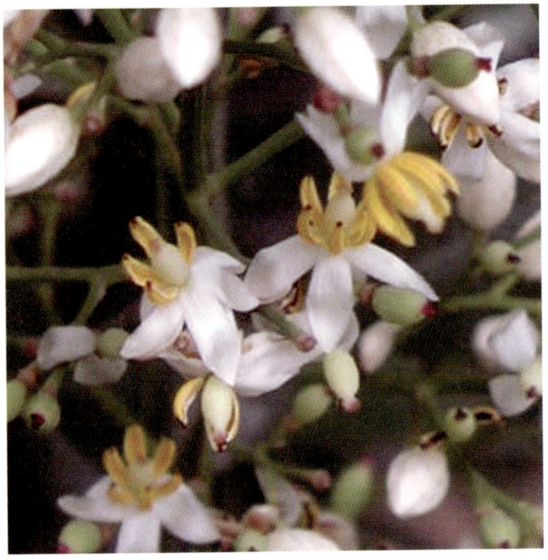

생김새

높이는 2~3m이다. 줄기는 한 뿌리에서 여러 개가 동시에 올라와 가늘고 곧게 자라며, 잎자루가 난 자리에 대나무 같은 마디가 있다. 줄기껍질은 붉은 자줏빛이 도는 갈색이고 세로로 얕게 갈라지며 줄기는 푸르다. 잎은 길쭉한 타원형으로 긴 잎자루가 마주 올라와 작은 잎들이 5장씩 깃털처럼 달린다. 잎 끝은 뾰족하며, 잎 가장자리는 매끄럽다. 잎 전체는 조금 두툼하면서도 질긴 편이다. 가을에는 잎이 붉게 단풍이 들며 겨울에도 그대로 붙어 있다가 봄에 새순이 돋을 무렵 떨어진다.

꽃은 6~7월에 하얗게 피는데, 아주 긴 꽃대가 올라와 층층이 짧은 가지를 치고 또 치면서 그 끝에 아주 작은 꽃들이 달린다. 열매는 10월에 돌기가 달린 아주 작은 공모양으로 여문다. 열매가 다 익으면 선명하면서도 불투명한 붉은빛을 띠며 겨울에도 붙어 있다.

효능과 이용법

열매, 뿌리, 줄기, 잎을 햇빛에 말려 사용한다.

풍과 습을 몰아내고, 열을 내리며, 경락을 잘 돌게 하고, 장기가 튼튼해지며, 간이 깨끗해지고, 눈이 밝아지며, 기침과 염증이 가라앉고, 독을 풀어주며, 통증을 가라앉히는 효능이 있다.

폐렴, 심한 기침, 천식, 백일해, 찬바람을 쐬어 감기에 걸렸을 때, 소변이 붉게 나올 때, 급성장염이나 황달, 타박상, 눈에 염증, 좌골신경통일 때 약으로 처방한다.

남천의 젓가락은 치아를 튼튼하게 해준다고 하여 즐겨 사용하는 민속도 전해지며, 남천 잎을 씹으면 중독된 것을 토해낸다고 하며 어린애가 밤에 몹시 우는 습관에 남천 잎을 씹어 그 즙을 어린이 입에 넣어주면 우는 것이 멎는다고도 한다. 또 잎을 소금으로 비벼서 그 즙을 반 잔쯤 마시면 토할 것 같은 메스꺼운 감을 멎게 할 수 있다. 충치로 앓는 치통에 즙을 바르면 통증이 멎으며 쥐에 물린 데도 효과가 있다.

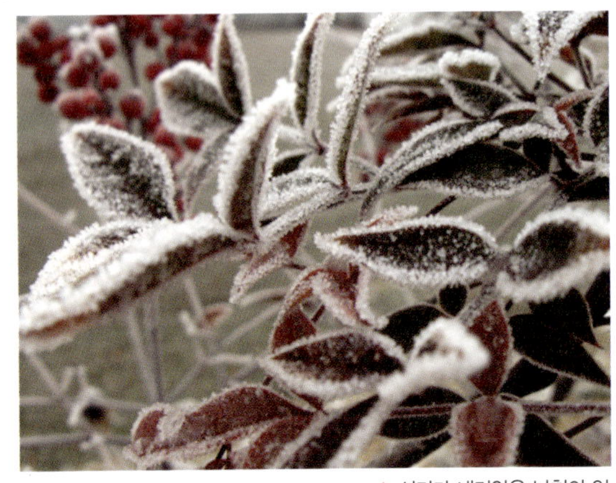

▲ 서리가 내려앉은 남천의 잎

나무껍질이나 뿌리껍질을 다려서 그 즙으로 다래끼나 결막염 등 눈병에 바르면 효과가 있으며 각기나 중풍에는 다린 물을 마시기도 한다.

감기 등의 기침을 멎게 하려면, 남천실 10g에 물 3컵을 붓고 반으로 줄 때까지 뭉근한 불로 졸여서 찌꺼기를 제거하고, 식사 사이에 3회로 나누어 마신다. 또한 아이들의 백일해에는 남천실의 양을 1일 5g으로 하고, 꿀이나 설탕을 넣어서 먹기 좋게 만들어 먹인다.

이용법

예부터 남천의 잎은 독을 소멸시킨다는 속설이 있어 일본사람들은 다른 사람에게 식품을 선물할 때 그 식품 위에 남천의 잎을 3장 올려놓아서 보낸다. 남천의 잎은 음식물의 냄새를 없애는 데도 효과가 있다.

붉은색의 방울 열매가 줄기 끝에 촛불 같은 형태를 이루면서 원추형으로 피어서 '남천촉(南天燭)'이라고도 하며, 잎이 대나무와 비슷하여 '남천죽(南天竹)'이라고도 불린다.

뿌리를 남천죽근(南天竹根), 줄기를 남천죽경(南天竹梗), 잎을 남천죽엽(南天竹葉)이라 한다.

12월~다음해 3월에 걸쳐 익은 열매를 수시로 따서 햇볕에 말린 것을 '남천실(南天實)'이라고 한다. 붉은 열매는 난디닌(Nandinine)을 함유하며 효과도 같다.

남천의 재배

봄이나 가을에 묘목을 심는다. 삽목으로 증식이 잘 된다. 삽목은 초봄, 7~8월, 11~12월 등 3차례의 계절로 나누어 실시할 수 있다. 삽목 후 반 정도의 해가림이 필요하다. 접목도 가능하며, 포기나누기는 초봄 싹이 트기 전에 실시한다.

종자번식은 12월에 성숙한 종자를 따서 과육(열매에서 씨를 둘러싸고 있는 살)을 제거하고 저장 후 이듬해 3~4월에 파종하여 발아하는 데 1년을 필요로 한다.

밑거름으로서는 퇴비, 어분, 기름깻묵 등을 미리 주고 매년 봄과 가을에 두 번 정도 복합비료나 깻묵 등을 주면 좋다.

뿔남천 (십대공로엽)
Mahonia japonica (Thunb.) DC.

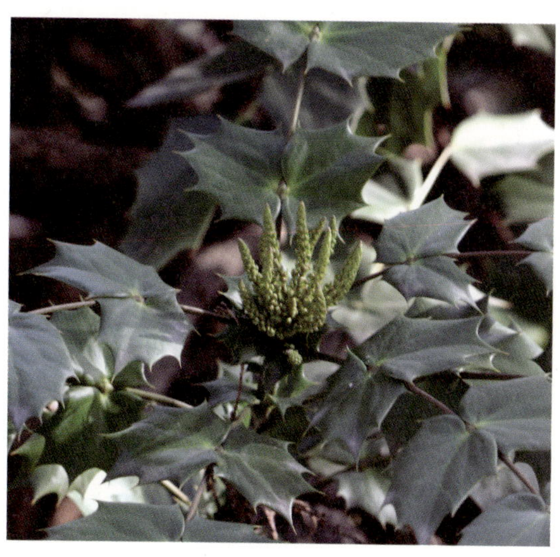

생김새

상록관목으로 높이는 1~2m이다. 나무껍질은 코르크질로 거칠고 재목은 노란색이다. 잎은 가지 끝에 모여서 어긋나고 홀수이며 깃모양의 겹잎이다.

작은잎은 9~13장이 마주나고 달걀꼴 또는 타원형으로 끝이 뾰족하며, 가장자리에 끝이 가시모양인 거친 톱니가 있고, 혁질의 표면에는 광택이 있다.

3~4월에 잎 사이에서 길이 10~15㎝의 굽은 총상꽃차례가 몇 개 나와 노란색의 작은 꽃이 핀다. 과실은 타원형공모양의 액과(液果)이며 길이는 약 8mm로, 7월경 검은 자색으로 익으며 표면에 흰가루가 덮여 있다.

효능과 이용법

맛은 쓰고 성질은 서늘하다. 허약한 것을 보충하여 열을 내리고 담이 쌓여서 생긴 가래를 멈춘다. 폐로해혈, 골증조열, 두훈이명, 요산퇴연, 심번, 목적에 쓰인다. 청열의 효능이 있어 용도가 광범위하다.

급성간염

담낭부가 압박을 받아 안면과 요(尿)에 황염증이 발생했을 경우는 십대공로엽 30~40g, 인진 16g, 치자 16g, 황금 12g, 황련 4g을 배합하고 전탕하여 복용시킨다.

만성간염

면목염황(面目染黃), 경도발열(輕度發熱)이 있고 증상이 장기적으로 반복되어 허약상태에 이르게 되는 경우에는 십대공로엽 30g, 황기 16g, 인진 16g, 차전자 16g, 통초 4g, 감초 3g을 전탕해서 장기간에 걸쳐 복용시킨다. 이와 동시에 심신을 안정시키고 탕수를 많이 마시게 할 필요가 있다. 병후에는 보신강장약인 환제를 복용시켜 건강회복을 도모해야 한다.

폐암

산해라(山海螺, 더덕), 맥문동(麥門冬), 사삼(沙蔘), 상백피(桑白皮) 등을 배합한다.

간암

십대공로엽(十大功勞葉) 30g, 용규(龍葵) 30~60g을 하루에 한 첩씩 달인 후 분복한다.

공로목(功勞木, 줄기)

일년 내내 채취할 수 있다. 잘게 썰어서 햇볕에 말린다. 말린 줄기는 원기둥 모양이고 표면이 연한 갈색이며 표면에 얕은 세로 홈과 돌기된 잎 흔적이 있다.

어린줄기는 조금 반들반들하고 표면에 세로 홈이 있으며 마디가 뚜렷하고 껍질이 조금 얇어서 쉽게 벗겨진다. 안쪽면은 선명한 황색이며 선처럼 가늘고 긴 섬유가 붙어 있다. 질이 딴딴하고 절단면이 갈라져서 터진 모양이다. 횡단면의 고갱이 부분은 연한 황색이고 목질부(물관부)는 황색이며 바깥쪽의 황색이 비교적 짙고 사선(射線)이 백색이며 아주 뚜렷하다.

청폐하고 폐결핵으로 인한 기침을 멎게 하고 기생충과 해충을 없애며 대변이 잘 나오게 하는 효능이 있다. 내복할 때에는 8~12g을 달여서 복용한다.

공로자(功勞子, 열매)

6월에 열매 꼭지를 따서 햇볕에 말린 다음 열매를 손으로 비벼 잡물은 없앤다. 그 후에 다시 햇볕에 잘 말린다.

말린 열매는 타원형 모양이고 지름이 0.6~0.8cm이며 남흑색(藍黑色)이고 표면에 흰 가루가 덮여 있으며 주름이 있고 속에 갈색을 띤 종자가 몇 개 들어 있다. 열매에는 다량의 Isotetrandrine과 Berbamine이 들어 있다. 청열, 이습하는 효능이 있다. 조열골증, 설사, 붕대림탁(崩帶淋濁)을 치료한다.

제8장

석죽과 참살이

별꽃 / 쇠별꽃 / 개별꽃 / 대나물 / 패랭이꽃 / 동자꽃 / 장구채
소프워트 / 개미자리 / 벼룩이자리 / 벼룩나물 / 점나도나물

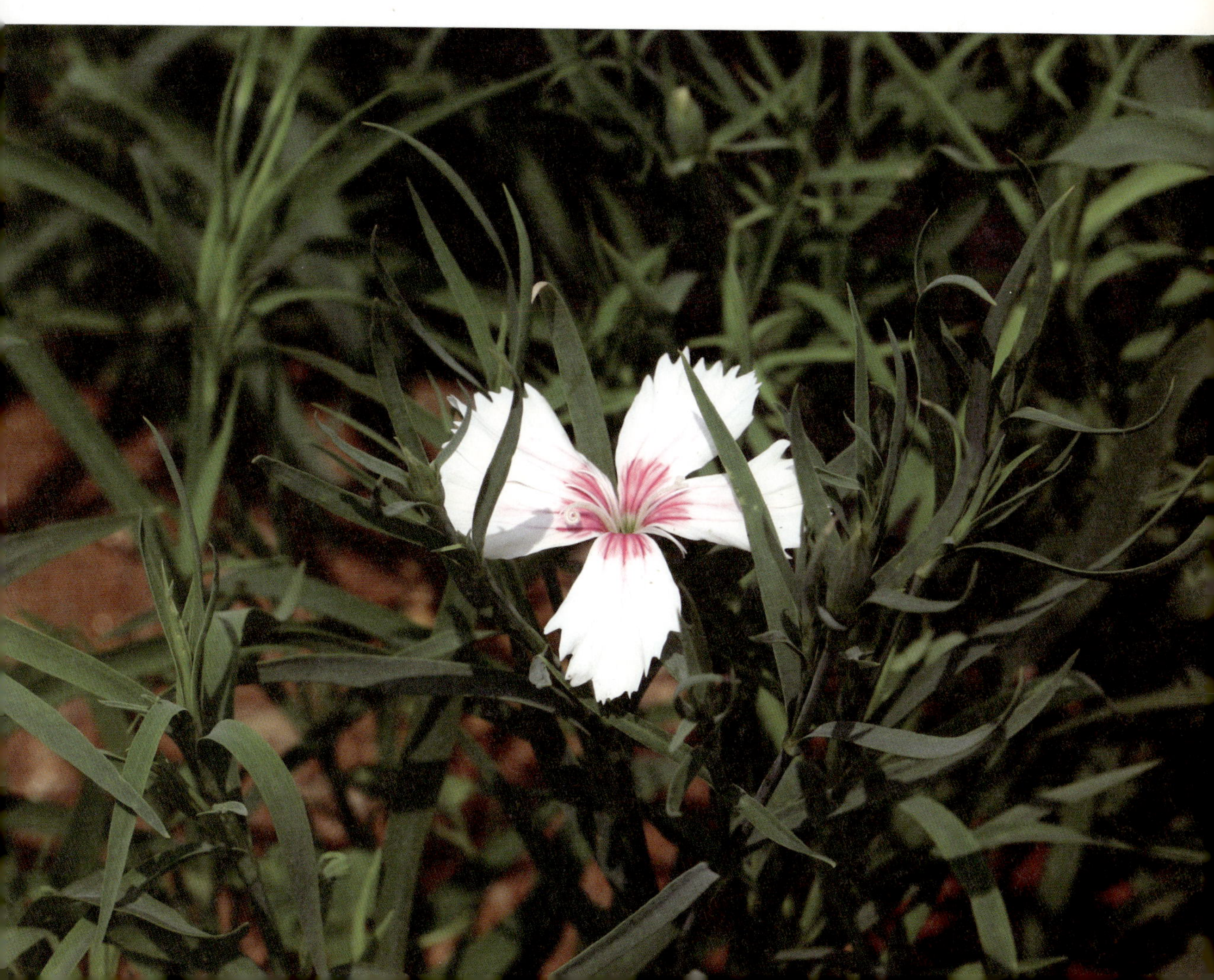

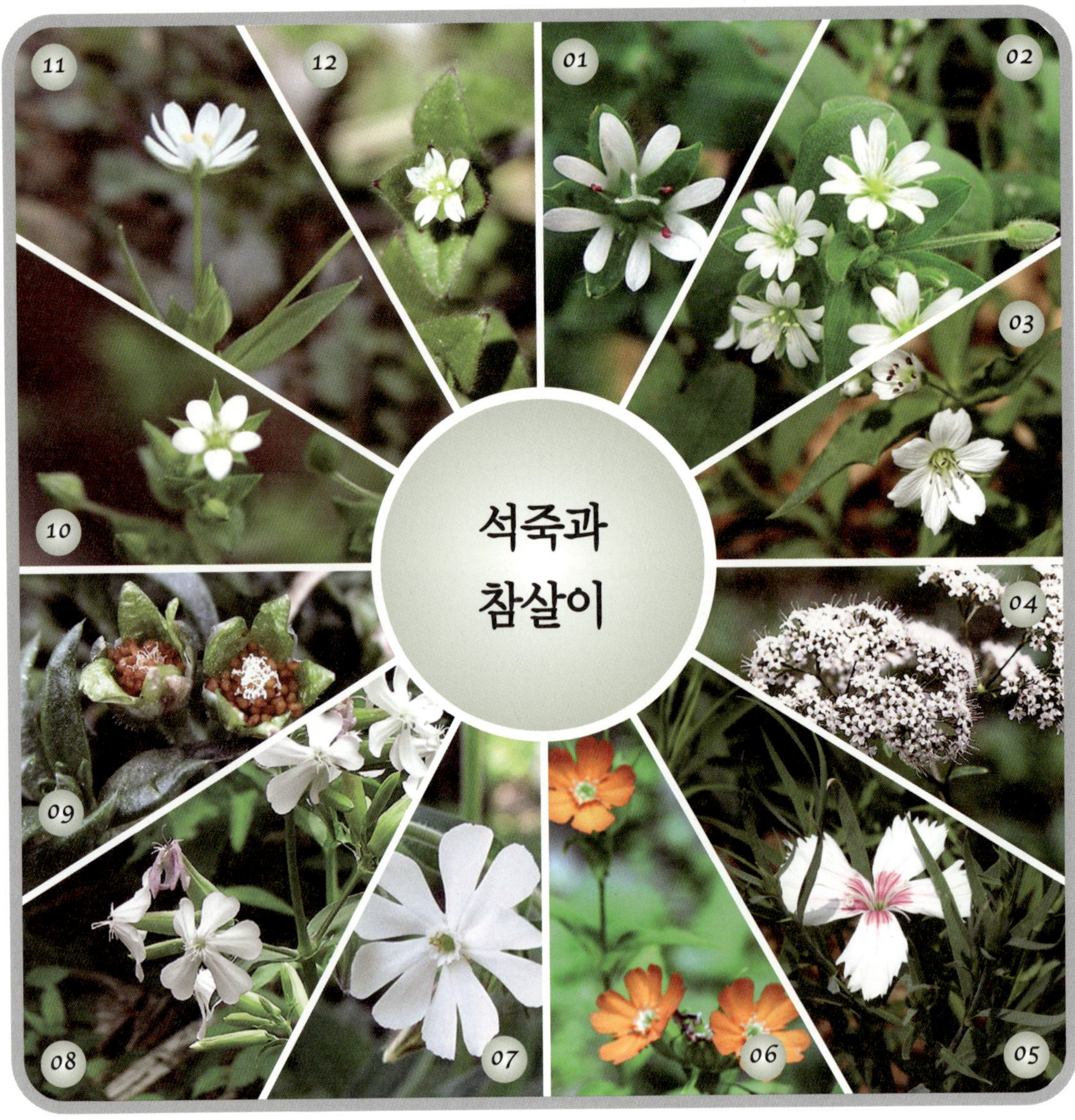

01 별꽃	02 쇠별꽃	03 개별꽃	04 대나물	05 패랭이꽃	06 동자꽃
07 장구채	08 소프워트	09 개미자리	10 벼룩이자리	11 벼룩나물	12 점나도나물

01 Stellaria media Villars

별꽃
번루

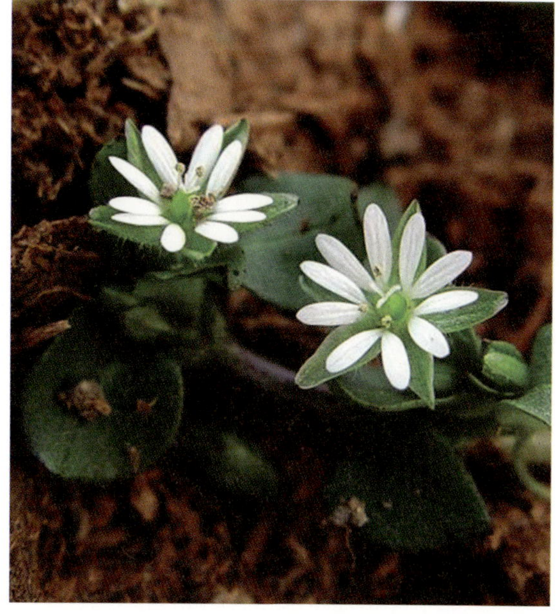

생김새

전국의 밭이나 길가에 흔하게 자라는 두해살이 잡초이다. 줄기는 밑에서 가지가 많이 갈라지며 길이는 10~20cm로 밑부분이 눕는다. 잎은 마주나며 난형이고 길이 1~2cm, 폭 0.5~1.5cm이다.

꽃은 3~4월에 가지 끝 취산꽃차례에 피며 흰색이다. 꽃자루는 길이 0.5~4.0cm으로 꽃이 진 후 밑으로 굽었다가 열매가 익으면 다시 곧추선다.

꽃받침잎은 5장이다. 꽃잎은 5장, 깊게 2갈래로 갈라지며, 꽃받침잎보다 조금 짧다. 수술은 1~7개, 암술대는 3개이다. 열매는 삭과이며 6갈래로 갈라진다.

성분과 효능

단백질, 칼슘, 철 같은 미네랄이 풍부하게 들어 있어 영양이 높고 사포닌, 엽록소, 효소 같은 약성도 풍부하다.

별꽃은 위장을 튼튼하게 하고 혈액을 깨끗하게 하며 젖을 잘 나오게 하고 맹장염을 치료한다. 또 오줌을 잘 나오게 하고 치조농류와 치은염, 충치에도 효과가 있다.

혈액의 순환을 돕고 멍든 피를 풀어주며 젖의 분비를 촉진시키는 효능을 가지고 있다. 그 밖에 위장을 다스리고 각기병에도 좋다. 적용질환은 위장염, 맹장염, 산후의 어혈로 인한 복통, 젖의 분비 부족, 심장병, 각종 종기 등이다.

늦은 봄부터 여름에 채취하여 햇볕에 말린다. 때로는 생품을 쓰기도 하며 말린 것을 쓰기에 앞서서 잘게 썬다.

말린 약재를 1회에 10~20g씩 알맞은 양의 물로 달여 복용한다. 종기의 치료를 위해서는 생품을 짓찧어서 환부에 붙인다. 또한 불에 볶아 가루로 한 약재에 소금을 섞어 다시 볶은 것으로써 이를 닦으면 구취증(口臭症)을 고칠 수 있다.

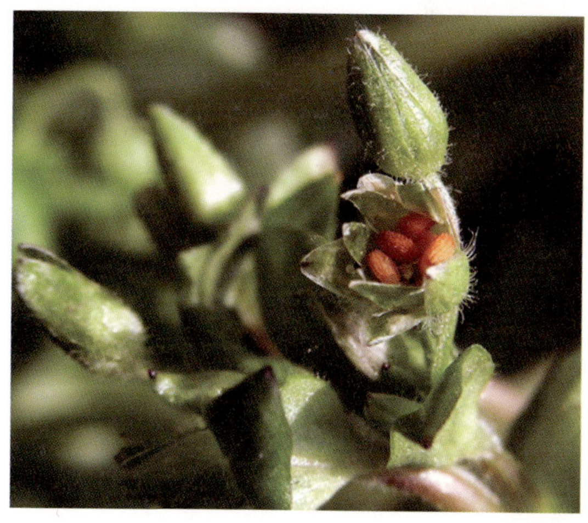

▲ 별꽃의 씨앗

별꽃 추출액은 장을 튼튼하게 하고 장의 유익한 균을 길러 주어 비타민 B의 흡수를 돕는 작용이 있다. 예부터 맹장염의 특효약이라 할 만큼 장염, 장궤양 등에 효과가 좋고 여러 가지 부인병에도 좋다. 또 젖이 잘 나오게 한다.

치조농루에 특효가 있다. 별꽃 추출액을 하루 3~5번 잇몸에 바르면 흔들거리는 이가 일주일쯤이면 흔들리지 않게 되고 잇몸의 염증도 낫는다. 《동의학사전》에는 '맛이 시고 성질은 평하다. 해산 후 어혈로 배가 아픈 데, 젖이 잘 나오지 않는 데, 장옹, 임증, 옹종, 악창, 타박상 등에 쓴다. 하루 30~60g을 달여 먹거나 신선한 것을 짓찧어 즙을 내어 먹는다. 외용약으로 쓸 때는 짓찧어 붙인다.'고 적혀 있다.

이용법

연한 꽃 3~4cm 정도를 뜯어 요리한다. 봄에 연한 순을 나물로 하거나 또는 국에 넣어 먹는다. 맛이 담백하고 쓰거나 매운 맛이 없으므로 우려낼 필요가 없다.

❶ **샐러드**: 잘 씻어서 드레싱으로 버무리거나 각종 요리에 곁들여 계절감을 즐긴다.

❷ **나물**: 소금을 한 줌 넣은 끓는 물에 살짝 데쳐서 적당한 크기로 썰어 간장을 쳐서 먹는다. 가다랭이포나 뱅어포를 섞어도 좋다.

❸ **깨 무침**: 삶아서 적당한 크기로 썬 것을 깨, 간장, 미림이나 꿀을 가하여 무친다.

❹ **겨자 무침**: 삶아서 적당히 썰어, 겨자와 된장으로 무친다.

❺ **튀김**: 약간 생장한 것은 잘게 썰어 밀가루 반죽에 버무려 튀긴다. 반죽은 약간 질게 하고 소금을 맞춰 넣으면 좋다.

❻ **국의 건더기**: 잘게 썰어 된장국에 넣는다.

❼ **생즙**: 깨끗이 씻은 별꽃에 적량의 물, 레몬즙, 꿀을 가하여 믹서기로 갈면 맛있는 청즙이 된다. 여기에 다른 야초류나 토마토, 당근 등의 즙을 가하여 맛을 내어도 좋다.

별꽃 추출액

별꽃을 씻어 물기를 빼고 믹서기에 넣는다. 물을 약간 부어 갈아 생즙을 만든 다음 이 생즙을 질그릇에 넣고 약한 불로 걸쭉하게 될 때까지 천천히 졸인 후, 햇볕에 말려 가루로 만들어 둔다. 10월부터 다음해 7월까지 전초를 채취하여 햇볕에 건조시킨다. 생엽을 쓰기도 한다.

건위(健胃), 정장(整腸)

잎과 줄기를 짠 즙을 하루 한 잔씩 마신다.

최유(催乳), 정혈(淨血)

건조시킨 전초 15g에 민들레의 뿌리(건조시킨 것) 5g을 가하여 2컵의 물에 넣고 약한 불로 약 반이 될 때까지 달인다. 이것을 하루량으로 하여 식전 또는 식후에 먹는다.

맹장염(盲腸炎)

건조시킨 전초 20g을 약간 진하게 달여 식전 또는 식후에 먹는다. 또 생약을 짠 즙을 2~3잔씩 30분~1시간마다 4~5회 먹는다. 초기 맹장염이면 이것으로 대개 부기(浮氣)가 없어진다.

치조농루

전초의 건조 분말을 식염과 섞어 치약 대용으로 한다. 이 대용 치약은 화농균의 번식을 막는다.

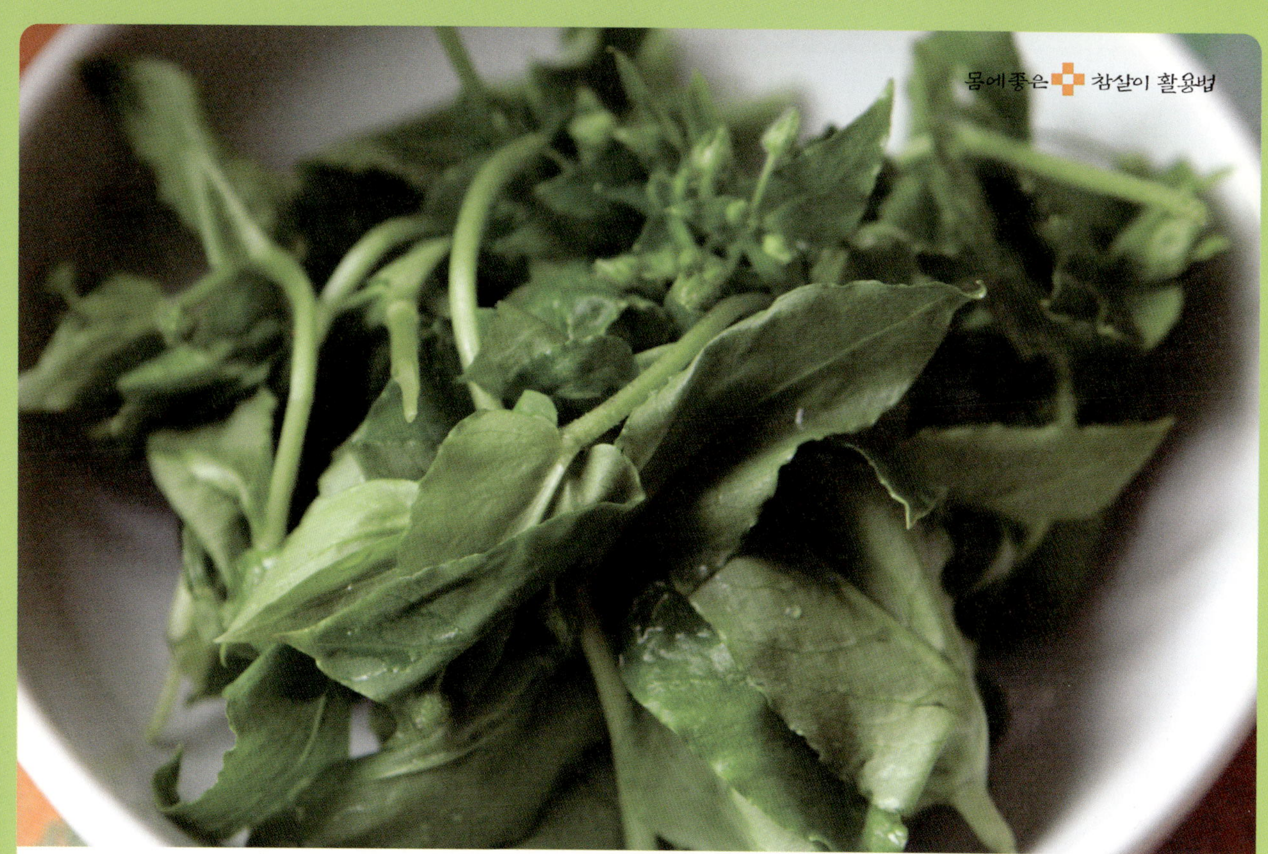

신선한 쇠별꽃의 잎과 꽃

별꽃구기자죽

시력 감퇴로 눈이 침침해져 고민이거나, 가슴이 두근거리고 숨이 가쁜 사람, 출산 후 젖이 잘 나오지 않는 사람에게 사용한다. 별꽃에 간과 신경에 들어가는 구기자를 배합시켜 강심(强心), 강간작용(强肝作用)을 강화시킨 이 약죽은 시력을 좋아지게 하고 두근거림, 숨 가쁨, 잇몸에서 고름이 나는 치조농루에 효과적이다.

재료

별꽃 5g, 구기자 5g, 빵 10g, 밥 200g, 스프 400cc

조미료 : 소금 2/3 작은 술, 후추 약간

만드는 법

1. 별꽃은 물에 잘 씻어 둔다.
2. 구기자는 가볍게 씻어 물에 담가 둔다.
3. 빵은 뜨거운 기름으로 살짝 구운 다음 얇게 썰어 놓는다.
4. 밥은 물을 부어 으깬 후 물기를 뺀다.
5. 냄비에 스프를 붓고 1, 2, 4를 넣은 다음, 약한 불로 스프가 1/4 정도 줄어들 때까지 끓인 후 조미료를 넣어 간을 맞춘다.
6. 5를 그릇에 담고 3을 얹는다.

02 *Stellaria aquatica* Scop.

쇠별꽃

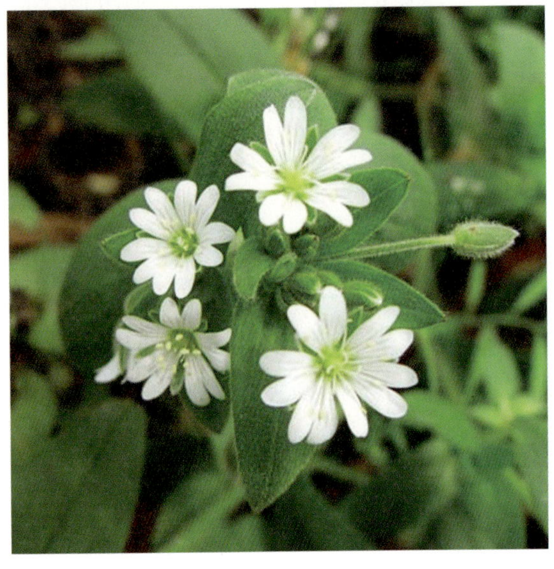

생김새

전국의 습기가 있는 밭이나 들에서 자라는 두해 또는 여러해살이풀이다.

줄기는 밑에서 가지가 갈라지며, 길이는 20~80cm로 밑부분은 연약하여 옆으로 눕는다. 잎은 마주나며 난형으로 길이는 2~6cm, 폭은 0.5~3.0cm이다.

꽃은 4~5월에 가지 끝 취산꽃차례에 피며 흰색이다. 꽃자루는 길이 1~2cm이고 털이 많이 나며, 꽃이 진 후 밑으로 굽는다. 꽃받침조각은 5장, 가장자리는 막질로 뒷면에 털이 많다. 꽃잎은 5장인데 깊게 2갈래로 갈라지며 길이는 3~4mm다. 수술은 10개로 꽃잎보다 짧다. 암술대는 5개인데 꽃받침잎과 어긋나게 붙는다. 열매는 삭과이며 난형으로 5갈래로 갈라진다.

성분과 효능

전초를 약용으로 하며 여름에 채취하여 햇볕에 말린다. 쓰기에 앞서서 잘게 썬다. 줄기와 잎에 무기염류가 함유되어 있어 이를 식·약용으로 쓴다. 씨에 지방유를 함유한다. 정혈, 최유, 이뇨, 진통 등의 효능이 있다.

적용 질환은 맹장염, 위장병, 젖분비부족, 산후어혈에 의한 복통, 자궁병, 각기, 심장병, 심계항진 등이다. 타박상이나 종기의 치료에도 쓰인다.

말린 약재를 1회에 10~20g씩 알맞은 양의 물로 달여서 복용한다. 타박상과 종기에 대해서는 생풀을 짓찧어서 환부에 붙인다.

이용법

봄에 어린순을 나물로 하거나 국에 넣어 먹는다. 맛이 담백하며 쓴맛이 전혀 없으므로 데쳐서 한 번 찬물에 헹구기만 하면 된다. 때로는 소금에 절여서 생채를 해 먹기도 한다. 많이 자라므로 이용하기가 수월하다.

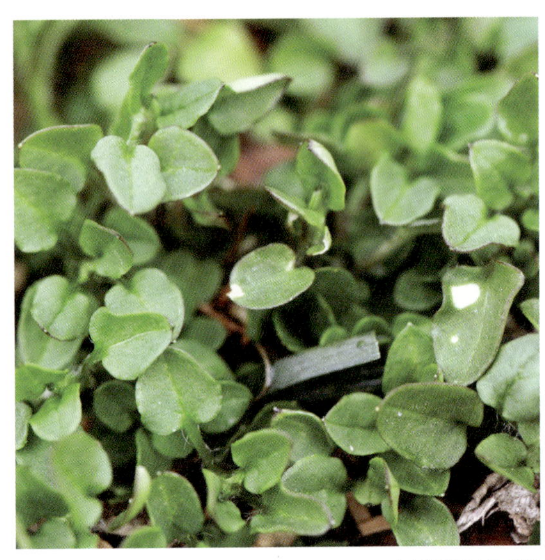

▲ 쇠별꽃의 어린새싹

별꽃, 쇠별꽃, 벼룩나물의 특징

쇠별꽃은 꽃잎과 꽃받침의 크기가 같고, 암술머리가 5개로 갈라진다.

별꽃은 꽃받침이 꽃잎보다 크고, 암술머리가 3개로 갈라진다.

벼룩나물은 털이 없으며, 꽃잎은 꽃받침보다 길고, 암술머리가 3개로 갈라진다.

별꽃과 쇠별꽃

별꽃은 암술대가 3개로 갈라지고, 쇠별꽃은 5개로 갈라진다.

별꽃의 꽃잎은 꽃받침보다 짧고, 쇠별꽃의 꽃잎은 꽃받침과 같다.

별꽃은 높이가 10~20cm이고, 쇠별꽃은 높이가 20~50cm로 크다.

잎 형태가 다르다. 별꽃은 생쥐의 귀처럼 잎 밑부분이 긴타원형이고, 쇠별꽃은 심장형에 가까우면서 잎 가장자리가 파상형이다.

별꽃은 하부 몇 개를 제외하고 대부분의 잎에 잎자루가 없으나, 쇠별꽃은 상부 몇 개를 제외하고 대부분의 잎에 잎자루가 있다.

별꽃과 벼룩나물

별꽃은 총생하고, 벼룩나물은 총생처럼 보이지만 자세히 보면 하부에서 갈라져 자란다. 별꽃에는 줄기에 털이 있고, 벼룩나물에는 털이 없다.

별꽃은 하부 약간을 제외하고 대부분의 잎에 잎자루가 없으나, 벼룩나물의 모든 잎에는 잎자루가 없다.

별꽃은 잎이 긴 타원형이고, 벼룩나물은 거꾸로 된 창끝형이다.

별꽃의 꽃잎은 꽃받침보다 짧고, 벼룩나물의 꽃잎은 꽃받침보다 길다.

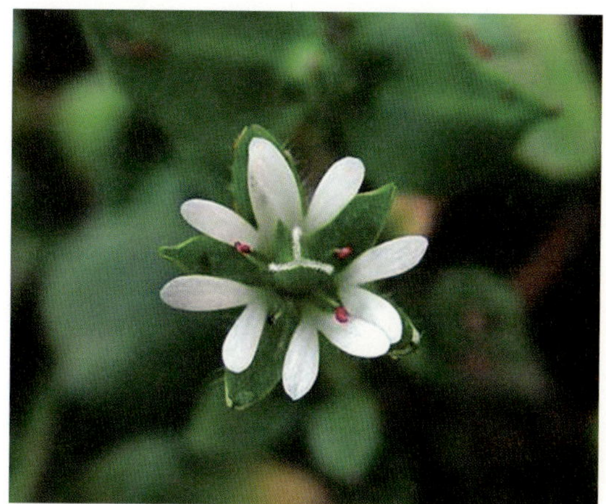

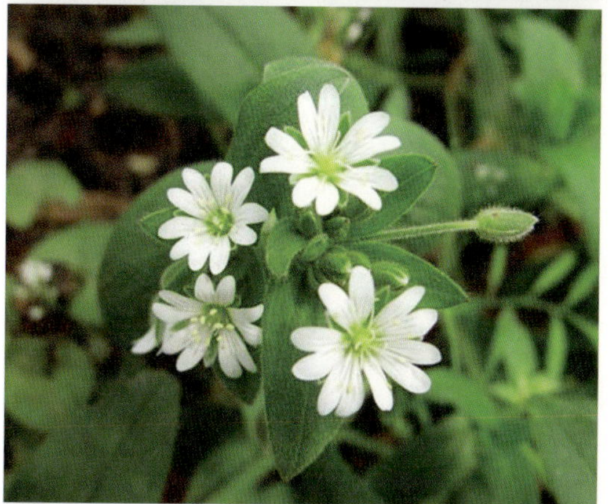

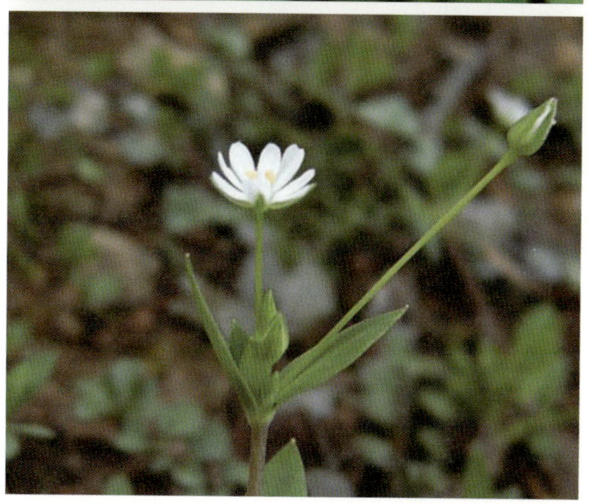

▲ 별꽃, 쇠별꽃, 벼룩나물 (위부터)

03 Pseudostellaria heterophylla (Miq) Pax.

개별꽃

태자삼, 들별꽃

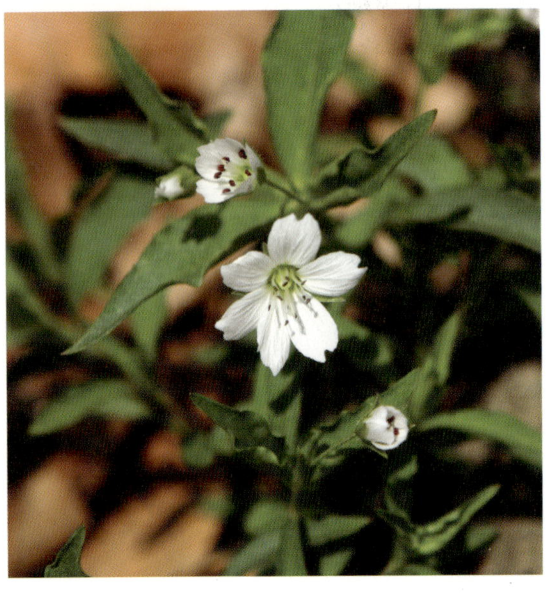

열매는 삭과로 둥근 달걀 모양이고 6~7월에 익으며 3갈래로 갈라진다. 종자에 작은 돌기가 빽빽이 난다.

성분과 효능

뿌리에는 과당, 전분, 사포닌이 들어 있다. 맛은 달고 쓰며 성질은 약간 따뜻하다.

폐를 튼튼하게 하고 비를 튼튼히 하는 효능이 있다. 폐결핵에 의한 해수, 비위 허약에 의한 식욕 부진, 동계, 발한, 정신의 피로를 치료한다. 기혈을 보익하고 비를 튼튼히 하며 진액을 생성한다. 병후의 체력 쇠약, 폐허해수, 비허 복사, 소아도한, 구갈, 식욕 부진을 치료한다.

이른 봄이나 7월 하순에 채집한다. 흙을 깨끗이 씻고 끓는 물에 약 3~5분간 담갔다가 꺼내어 햇볕에 말린다. 수염뿌리는 마르면 깨끗이 비벼 없애고 완전히 마를 때까지 햇볕에 말린다.

열탕에 담그지 말고 수염뿌리를 제거한 다음 직접 햇볕에 말려도 된다.

생김새

산지의 나무 밑에서 자란다. 높이는 10~15cm이다. 사각뿔 모양의 덩이뿌리는 살졌고 1~2개씩 붙는다. 줄기는 1~2개씩 나오고 흰 털이 난다.

잎은 마주나고 길이는 10~40mm, 나비는 2~4mm이다. 위쪽의 잎은 점차 작아지고 바소꼴이며, 아래쪽의 잎은 좁아져서 잎자루처럼 된다.

5월에 잎겨드랑이에서 꽃대가 나와 1개의 흰색 꽃이 달린다. 꽃받침은 5개이고 꽃잎도 5개로 달걀을 거꾸로 세워놓은 모양이며 길이는 6mm 정도이다. 수술은 10개이고 꽃밥은 노란색이며 암술대는 3갈래로 갈라진다.

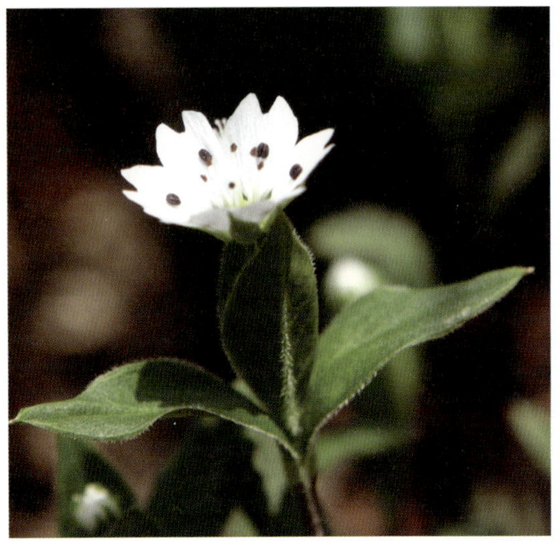

▲ 개별꽃의 꽃송이

이용법

맛이 순하고 부드러워 어린순은 나물로 먹고 풀 전체를 약용으로 쓴다. 이른 봄에 어린순을 캐어 나물로 하여 국에 넣어 먹는다. 가볍게 데쳐 찬물에 두어 번 헹구어 조리한다.

개별꽃 약재

건조한 덩이뿌리는 가늘고 긴 막대기 모양이거나 긴방추형이며 길이는 2~6cm, 지름은 3~6mm이다.

표면은 황백색이고 반투명하며 가는 주름 무늬와 오목한 수염뿌리의 흔적이 있다. 뿌리의 윗부분은 무딘 원형이고 그 위에는 줄기 흔적이 남아 있으며 하단은 쥐꼬리처럼 가늘다.

질은 취약하여 쉽게 부러진다. 단면은 황백색이고 빛이 난다. 직접 햇볕에 말린 단면은 백색이고 가루 성질이다. 냄새는 약하고 맛은 약간 달다. 살이 쪄 있고 황백색이며 수염뿌리가 없는 것이 품질이 좋다.

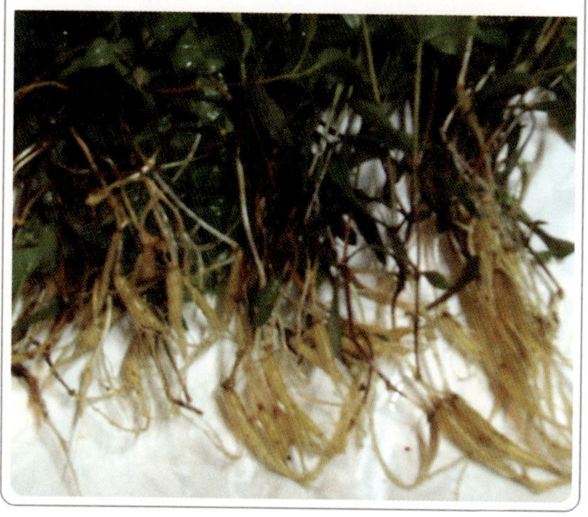

참개별꽃
Pseudostellaria coreana

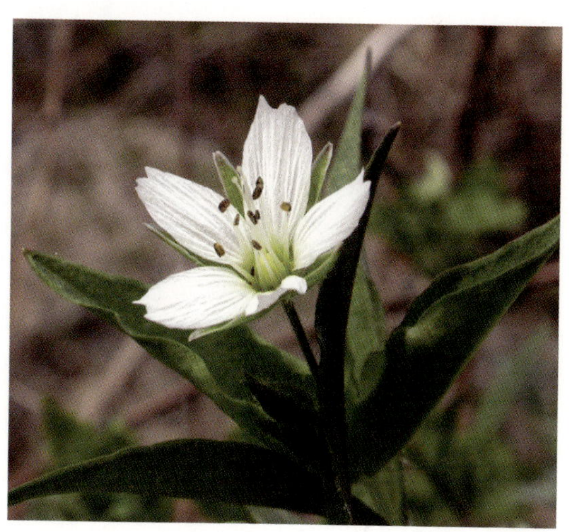

생김새

산지의 숲 속에서 자란다. 뿌리는 양끝이 뾰족한 원기둥 모양이고, 줄기는 뭉쳐나며 높이가 25cm에 달한다. 잎은 마주나지만 줄기 끝에 달린 4개는 마디 사이가 짧아서 돌려난 것처럼 보이고, 거꾸로 세운 바소꼴이며 길이가 1.5~2.5cm이고 줄기와 함께 털이 없다. 줄기 밑 부분에 달린 잎은 거꾸로 세운 바소꼴 또는 줄 모양이다.

꽃은 5월에 흰색으로 피고 줄기 끝에 1개씩 달린다. 작은꽃자루는 길이가 1~1.3cm이고 가늘며 1줄의 털이 있다. 꽃잎은 5개이고 타원 모양이며 끝이 2개로 갈라진다. 수술은 10개이고, 꽃밥은 붉은빛이 강한 자주색이며, 암술대는 3~4개이다. 열매는 삭과이고 둥근 달걀 모양이며 4개로 갈라진다.

한국 특산종으로 경기도·경상남도·제주도 한라산에 분포한다. 큰개별꽃과 비슷하지만 작은꽃자루에 줄을 이루며 돋은 털이 있고 꽃밥이 붉은빛이 강한 자주색인 점이 다르다.

<table>
<tr><td>

04 Stellaria dichotoma L. var. lanceolata Bge.

대나물

은시호, 사석죽

</td></tr>
</table>

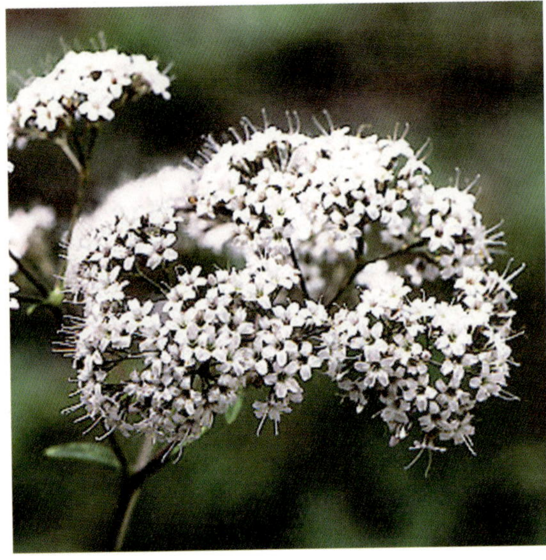

생김새

대나물은 전국 산야에 볕이 잘 드는 풀밭이나 들에 흔히 나는 여러해살이풀이다. 높이는 50~100㎝로 털이 없으며 상부에서 많은 가지가 갈라져 곧게 서고 윗부분에서 가지가 갈라진다. 뿌리는 원추형으로 가지가 갈라져 있고 길이가 15~40㎝이다. 바깥면은 회색 또는 회흑색이고 희미하게 가는 세로 주름이 있다. 잎은 마주나는데 길이가 약 7㎝로 끝이 뾰족하고 가장자리가 밋밋하며 잎자루가 없고 3맥이 뚜렷하다.

꽃은 6~7월에 가지 끝과 원줄기 끝에서 자라는 산방상 취산화서로 백색 꽃이 많이 달리고, 꽃받침은 5개로 갈라지고 꽃잎은 5개이다. 수술은 10개, 암술은 1개이며 암술대가 2개로 갈라진다.

열매는 삭과로 둥글며 끝이 4개로 갈라진다.

성분과 효능

가을에 캐서 줄기, 잎 및 수염뿌리를 제거하고 깨끗이 씻어서 볕에 말린다.

말린 뿌리는 길이가 15~40cm이고 지름이 1~2.5cm이다. 뿌리의 머리 부분 끝에는 땅 위에 나와 있던 줄기의 흔적인 작은 혹 모양의 돌기가 여러 개 있으며 이것이 밀집하여 백색을 띠는데 '진주반(珍珠盤)'이라고 한다.

아래 부분은 조금 가늘고 분지가 적게 있다. 표면은 황갈색 또는 회갈색이고 꼬인 세로무늬와 지근의 흔적이 있다. 또한 작은 원기둥 모양의 구멍을 많이 볼 수 있는데, 이를 '모래눈'이라고 한다. 이 구멍은 뿌리의 끝부분과 가까운 곳에 가장 많은데 그 부분을 절단하면 갈색 무늬가 있다. 질은 부드럽고 절단하면 가루가 흩날린다. 절단면은 거칠고 틈이 있으며 또 황색과 백색이 섞인 방사상의 무늬가 있다.

약간 냄새가 있고 단맛이 나며 조금 쓰다. 겉껍질이 연한 갈색이고 절단면이 황백색로 긴 것이 양품이다.

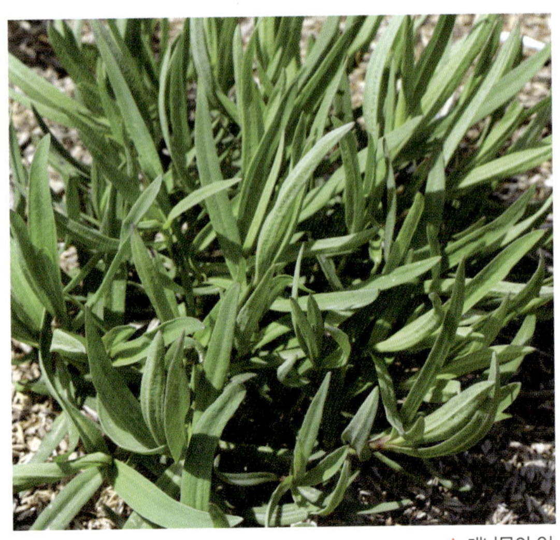

▲ 대나물의 잎

잡물질과 노두를 제거하고 물로 깨끗이 씻은 후 잠깐 담가 불린다. 속까지 수분이 스며 들면 꺼내어 얇게 썰어 볕에 말린다.

열을 내리고 혈분에서 열사를 제거하는 효능이 있다. 허노골증, 음허에 의한 만성 학질 및 허약 발열로 인해 소아의 몸이 여위는 증상을 치료한다.

내복할 때에는 4~12g을 달여 복용한다. 또는 환제나 산제로 해서 복용한다. 외감 풍한 및 혈허무열성 빈혈 환자는 복용해서는 안 된다.

오혈은시호

은시호의 조각을 큰 용기에 넣고 더운 물에 약간 희석시킨 오혈을 그 위에 쏟아 붓고 잘 섞어 충분히 불린다. 가마에 넣어 약한 불에 가볍게 초(炒)한 후 식힌다(은시호 100근에 살아 있는 자라 200마리의 피를 쓴다).

끈끈이 대나물
Silene armeria L.

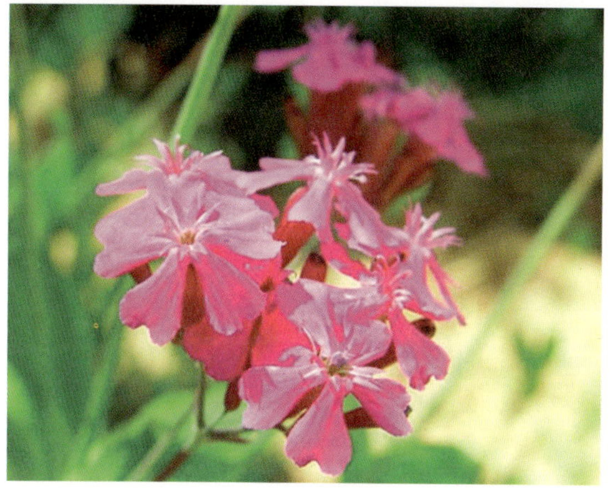

생김새

한해 또는 두해살이풀이다. 전체에 분을 칠한 듯한 흰빛이 돈다. 위쪽 마디에서 끈적끈적한 점액 성분이 나와서 파리 등이 잡혀 죽는다. 줄기는 높이 30~45cm로 곧추서며 가지가 갈라진다. 잎은 마주 나며 넓은 피침형으로 길이는 3~5cm, 폭은 1~2cm 이다. 잎자루는 없다.

꽃은 6~8월에 여러 개가 모여서 취산꽃차례를 이루며 분홍색으로 지름은 1cm 정도이다. 꽃받침은 곤봉 모양으로 길이는 1.5cm 정도이며 끝이 5갈래이다. 꽃잎은 5장이 수평으로 퍼지며, 끝이 조금 갈라진다. 수술은 10개, 암술대는 3개다. 열매는 삭과이며 타원 형이다.

숙근 안개초
Gypsophila paniculata L.

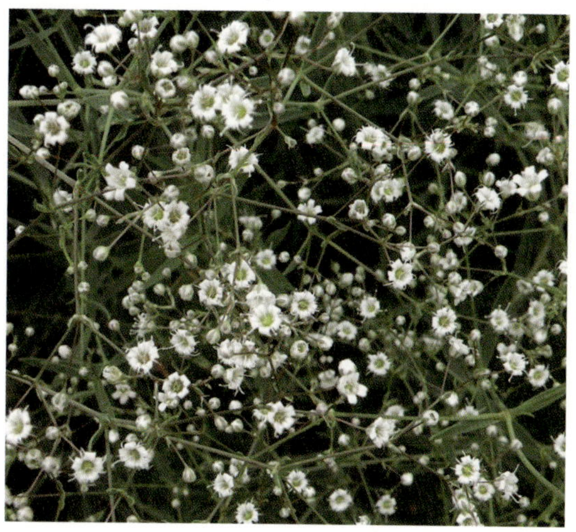

생김새

길고 육질인 직근과 잿빛 녹색의 좁고 긴 잎, 뒤얽힌 가지에 드문드문한 작고 흰 꽃다발을 가진 다년생 식물이다.

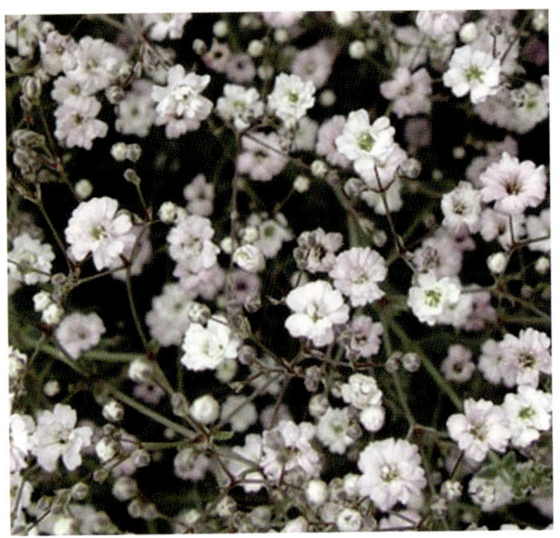

▲ 숙근안개초의 꽃

성분과 효능

건조된 지상부를 이용한다. 뿌리는 상부 호흡계의 카타르 치료에 사용했고, 여러 거담 처방에 이용된다. 외부적으로는 피부장애 치료에 사용한다.

1일 권장량은 건조 허브 30~50mg(혹은 3~15mg의 Gypsophila saponin)이다. 위 점막에서 사포닌은 미주신경(Nervus vagus)에 영향을 미치며, 기관지의 수분 분비를 유기한다. 분비제(Secretolytic)와 진해제(Antitussive) 효과가 있다.

숙근 안개초는 지중해 연안이 원산지로 석죽과에 속하며 내한성이 강한 식물로 만개할 무렵 수많은 작은 꽃이 가는 가지에 착생하여 마치 안개가 깔려있는 것 같은 분위기를 주기 때문에 안개초라고 불린다.

Gypsophila paniculata와 G.elegans는 꽃꽂이 꽃으로 가장 잘 알려져 있고, 'Baby's breath'라 부르며 결혼식 부케로 사용한다.

숙근안개초의 재배

숙근 안개초는 저온을 받으면 생장활성이 높아지므로 겨울의 저온을 충분히 받은 포기는 5℃ 정도의 낮은 온도에서 잘 생육한다.

생육 최저 한계온도는 묘령에 따라 다소 달라지는데 1년생 묘는 9.4℃, 2년생 묘는 7.4℃이다.

생육단계 별로 적온 범위가 달라 영양생장기의 야간 최저온도는 10℃로 그 이하로 되면 생육이 매우 느려지며, 15℃에서 가장 좋고, 20℃가 되면 초기 생육은 그렇게 나쁘지 않지만 그 후의 신장이 매우 억제되고 잎이 마르기도 한다. 또한 출뢰나 개화는 15℃에서 가장 빠르고 온도가 낮아질수록 늦어지며, 20℃에서는 출뢰 또는 개화가 어렵다는 보고도 있다.

숙근안개초는 상대적 장일식물로서 16시간 일장에서는 잘 신장하나 단일에서는 신장율이 매우 낮아지며, 8시간 일장에서는 적심 100일 후에도 초장이 11cm에 불과하므로 추동계 단일시기에 전등조명을 하면 개화가 촉진된다.

숙근안개초는 생육단계에 따라 수분 요구량이 크게 달라 정식 후 생육초기에는 충분한 수분이 요구되나, 그 이후 추대가 되기 시작하면 토양을 완전히 건조하다시피 하여야 볼륨감이 있고 튼튼한 절화를 얻을 수 있다.

<table>
<tr><td>**05**</td><td>Dianthus chinensis L.</td></tr>
<tr><td colspan="2"># 패랭이꽃
석죽, 구맥</td></tr>
</table>

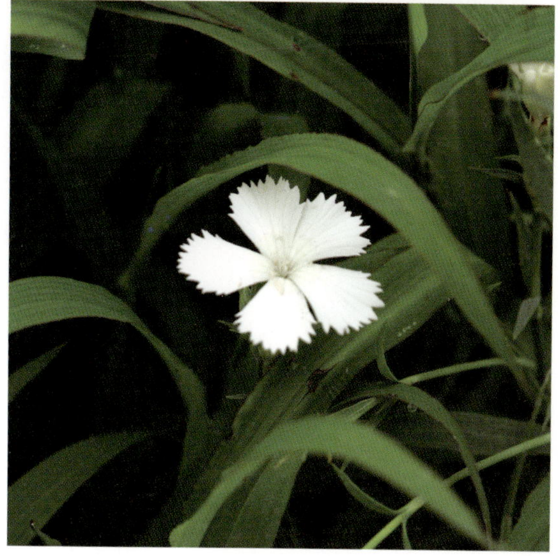

생김새

높이가 30cm에 달하고 한 뿌리에서 여러 줄기가 나와 곧추 자라며 전체에 분백색(粉白色)이 돈다.

잎은 마주나고 선형 또는 피침형으로 끝이 뾰족하며 밑부분이 서로 합쳐져서 짧게 통처럼 되고 가장자리가 밋밋하다.

꽃은 6~8월에 피며 윗부분에서 약간의 가지가 갈라지고 그 끝에서 꽃이 1개씩 핀다. 꽃잎은 5개이고 열매는 삭과로 끝에서 4개로 갈라진다.

성분과 효능

패랭이꽃에는 단백질, 조단백질, 회분, 인산, 비타민 A, 사포닌, 알칼로이드 등이 들어 있는데 이들 성분들

이 소변을 잘 나오게 하고 몸속에 있는 돌을 녹이며 대장의 연동 운동을 늘리는 등의 작용을 한다.

패랭이꽃은 성질이 차다. 그러므로 열을 내리고 소변을 잘 누게 하며 혈압을 낮추는 데에 사용한다. 패랭이꽃의 잎, 줄기, 열매를 달여서 복용하면 급성이나 만성 장염, 위염, 십이지장염 등에 효험이 있고 여성들의 생리 불순이나 자궁염에도 효과가 있다.

치질에는 패랭이꽃잎과 줄기를 짓찧어 붙이고, 상처나 종기는 패랭이꽃 달인 물로 씻는다.

결막염이나 갖가지 눈병에는 패랭이꽃 씨 달인 물로 눈을 씻거나 눈에 넣는다.

패랭이꽃잎과 줄기 달인 물로 늘 얼굴을 씻으면 주근깨나 기미가 없어지고 살결이 매우 고와진다고 한다.

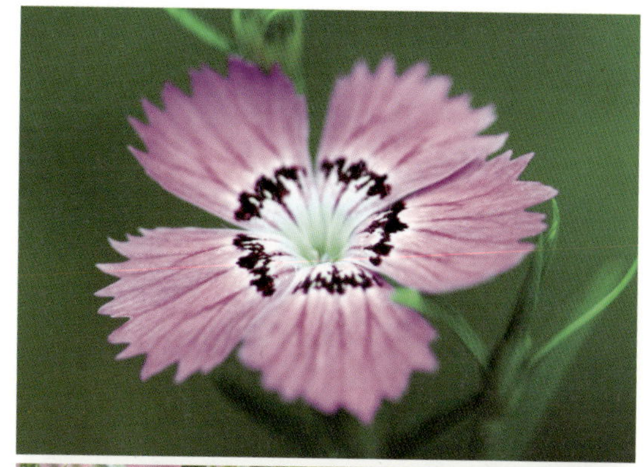

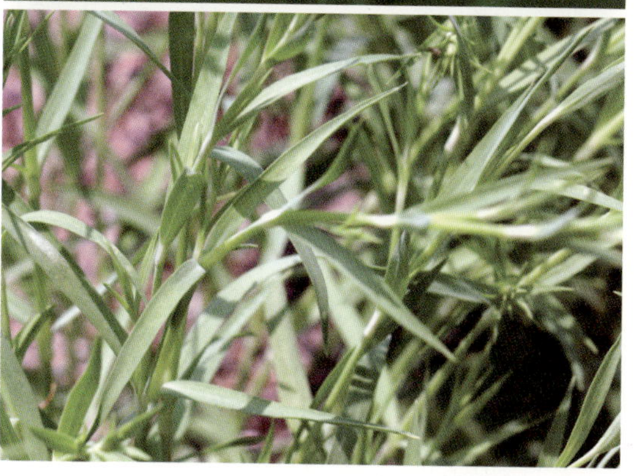

▲ 패랭이꽃의 꽃과 잎

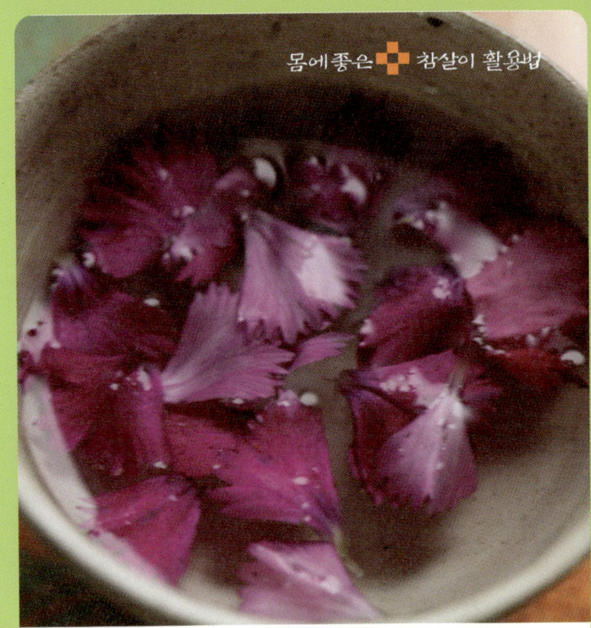

패랭이꽃 차

패랭이꽃 식용법

기름 볶음

가능한 한 어린잎을 뜯어 소금을 한줌 넣은 끓는 물에 충분히 삶아 찬물에 헹군다. 물기를 짜서 기름으로 볶아 간장 또는 된장으로 맛을 낸다.

겨자 무침

기름 볶음과 같이 삶아 떫은 맛을 뺀 것을 잘게 썰어 겨자와 간장으로 잘 무친다.

튀김

씻어서 물기를 빼고, 전체에 반죽을 묻혀 약간 낮은 온도로 천천히 튀긴다.

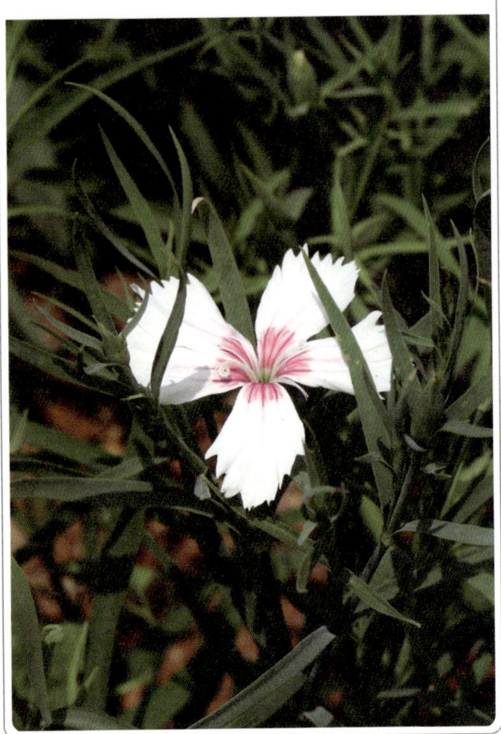

패랭이꽃 차

생꽃 다섯 송이와 잎 세 개를 물에 헹군 다음, 유리 다관에 넣고 뜨거운 물 150ml를 붓는다. 3분 후에 꽃색이 찻물에 풀리면 따라 마신다. 쌉싸래한 차 맛과 차가운 성질로 여름 더위에 찌든 몸의 기운을 돋워준다. 꽃을 채취해 말렸다가 뜨거운 물에 우려 마시면 심한 타박상이나 악성 종기로 열이 심할 때 효과가 있다. 꽃을 말려 가루로 만들고 기름에 개어서 상처에 발라주면 지혈작용과 화농을 예방한다.

재료

패랭이꽃 봉오리 5~6개

만드는 법

1. 패랭이꽃을 봉오리째 따서 그늘에서 말린다.
2. 7~10일 정도 건조시킨다.
3. 밀폐 용기에 담아서 보관한다.
4. 꽃봉오리 5~6개를 찻잔에 넣고 끓는 물을 부어 1~2분간 우려내어 마신다.

장백패랭이꽃
Dianthus repens

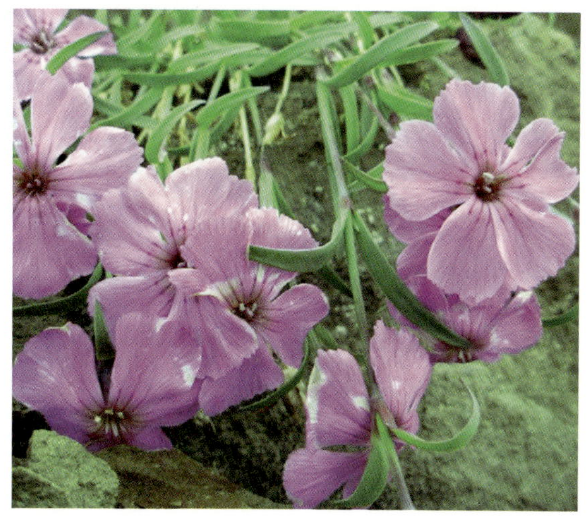

구름패랭이꽃
Dianthus superbus var. speciosus

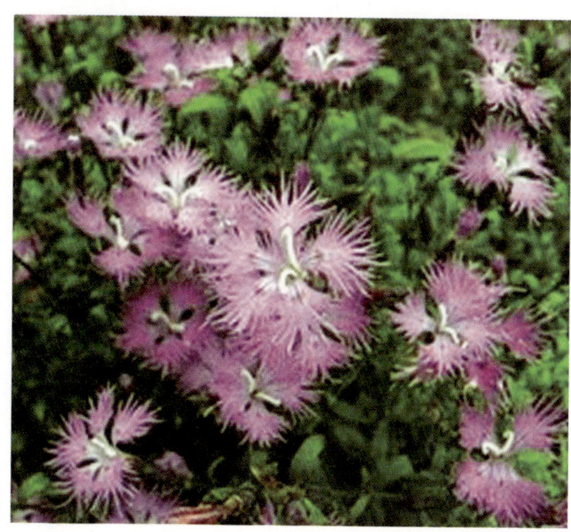

생김새

장백패랭이꽃은 높이 20~25cm 정도까지 자라며 줄기는 뿌리에서 모여 나고 위로 곧게 서며 위에서 가지가 갈라진다. 잎은 좁은 선형(線形)인데 마주나고 끝이 둔하게 생겼다.

꽃은 7~8월에 피는데 줄기 가지 맨 위에 달린다. 꽃받침은 원통형이고 끝이 다섯 개로 갈라지며 길이는 1.5cm 정도 된다.

꽃잎은 다섯 개로 거꾸러진 계란형이며 끝이 이빨 모양으로 둔하게 되었으며 화과(花瓜)는 길다. 수술은 열 개이고 암술대는 두 개이다. 난쟁이패랭이보다 잎이 더 가늘고 길며 꽃받침 아래의 소포(小苞)가 약간 긴 편이다.

꽃받침 아래에 있는 소포는 2~4조각으로 갈라지며 좁은 선형 또는 뾰족한 바늘 모양이고 끝이 둔하게 생겼으며 꽃받침과 같이 밖으로 나온다.

꽃의 색깔은 연한 자주색인데, 10월에 삭과가 여문다. 삭과는 꽃받침으로 싸여 있으며 네 개로 갈라진다.

생김새

구름패랭이꽃은 높이 30cm 정도까지 자라고 줄기는 뿌리에서 모여 난다. 잎은 마주나고 바늘 모양으로 끝이 뾰족하고 기부(基部)는 잎이 껴안은 듯이 줄기와 붙어 있다.

꽃은 7~8월에 피는데 작은꽃자루 위에서 위를 향하여 달리고 꽃받침은 긴 원통형으로 길이는 3cm 정도이고 끝이 다섯 개로 갈라진다.

열편(裂片)은 피침형이고 꽃받침 아래의 소포(小苞)는 네 조각인데 좁고 길다. 꽃받침통의 절반 정도 되고 밖으로 나오며 꽃잎은 다섯 개로 긴 오이 모양이다.

현부(舷部)의 가장자리는 녹색이며 실오라기 같은 모양으로 깊게 갈라진다. 기부에 작은 털이 많이 나고 수술은 10개이고 암술대는 2개이다.

얼핏 보면 술패랭이와 비슷하지만 꽃의 크기나 색깔, 꽃잎 안쪽의 무늬가 다르다. 9월에 삭과가 여문다. 삭과의 모양은 원주형으로 끝이 네 개로 갈라지고 씨앗은 꽃받침통 안에 들어 있다.

06 *Lychnis cognata Maxim.*

동자꽃
전추라, 전하라

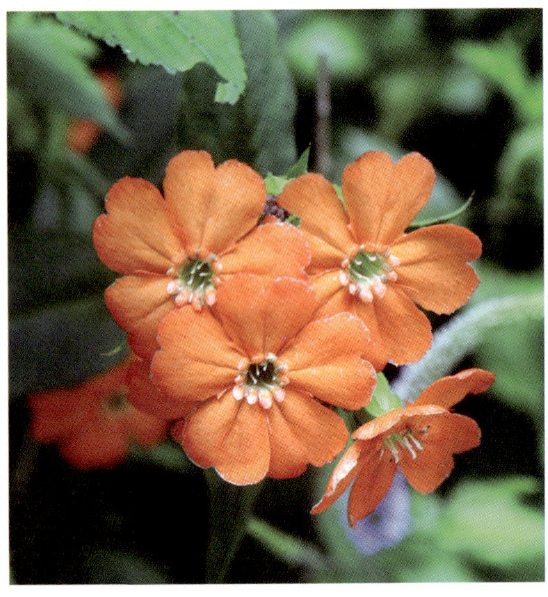

퍼지면서 2개로 갈라지고, 각 열편의 가에는 거치가 있으며 목부분에 소열편이 2개씩 있고 양쪽 가장자리 밑에도 소열편이 1개씩 있다.

수술은 10개, 암술대는 5개이다. 열매는 삭과로써 긴 타원형이고 꽃받침에 싸여 있다.

우리나라에는 제주도나 울릉도와 같은 섬 지방을 제외하고는 어느 산에서나 만날 수 있을 정도로 그리 드물지 않게 분포한다.

성분과 효능

동자꽃의 생약이름은 '전하라(剪夏羅)'이며 약성에서 맛은 달고 성질은 차다. 잎과 줄기를 약용한다.

소갈, 해열, 해독에 달인물을 복용하거나 외용제로 두창(頭瘡, 머리에 나는 부스럼)에 적당량을 짓이겨 환부에 바른다.

이 외에 감기로 열이 많이 나면서 땀이 없고 갈증이 몹시 심한 증상에 쓴다.

생김새

여러해살이풀로 뿌리는 근경성으로 성글게 내리고, 줄기에는 긴 털이 나 있으며 마디가 뚜렷하고 높이는 40~100cm이다.

잎은 긴 타원형 또는 난상 타원형으로 마주나며 양끝이 좁고 가장자리가 밋밋하며 양면과 가장자리에 털이 있고 황록색이다.

꽃은 진한 적색으로 7~8월에 원줄기 끝과 엽액에서 소화경이 1개씩 자라 그 끝에 한송이씩 피며, 소화경은 짧으며 털이 많고 꽃받침은 긴 통같으며 끝이 5개로 갈라지고 겉에 털이 나 있다. 꽃잎은 5개로 도심장형이고 밑부분이 길게 뾰족해지며 윗부분이 수평으로

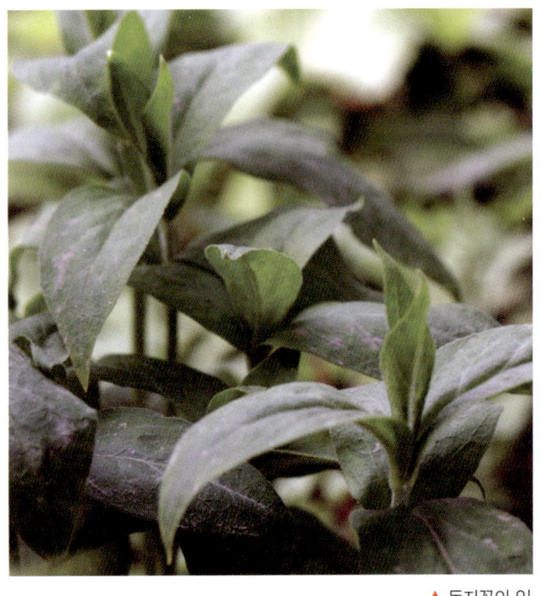

▲ 동자꽃의 잎

동자꽃의 재배

자생지가 깊은 산의 숲 속이나 높은 산의 풀밭 지대인 것을 생각해 보면, 동자꽃의 재배지로는 부식질이 많아 비옥하고, 습기가 많지만 배수가 잘 되는 토양이 좋다.

동자꽃은 그늘과 추위에는 잘 견디지만 건조에는 약하다. 때문에 양지바른 곳에 심으면 더욱 환한 꽃을 볼 수 있지만 잎이 누렇게 마를 수 있으므로 나무 밑처럼 반그늘이 지는 곳에 심는 것이 좋다. 물을 자주 주는 것이 좋은데, 특히 가을에도 마르지 않도록 해야 한다.

증식은 씨앗 뿌리기, 꺾꽂이, 포기나누기 모두 가능하다. 초가을에 익을 씨앗을 바로 뿌리면 이듬해에 꽃을 볼 수 있다.

또 겨울을 나고 이듬해 봄에 뿌려도 꽃을 볼 수 있는데, 이때에는 충분히 자라지 못한, 키가 작은 개체에서 꽃이 핀다. 꺾꽂이는 늦봄에 새로 난 줄기를 잘라 꽂는다. 3주 후쯤이면 뿌리가 내리고 그 해에 꽃을 볼 수 있다.

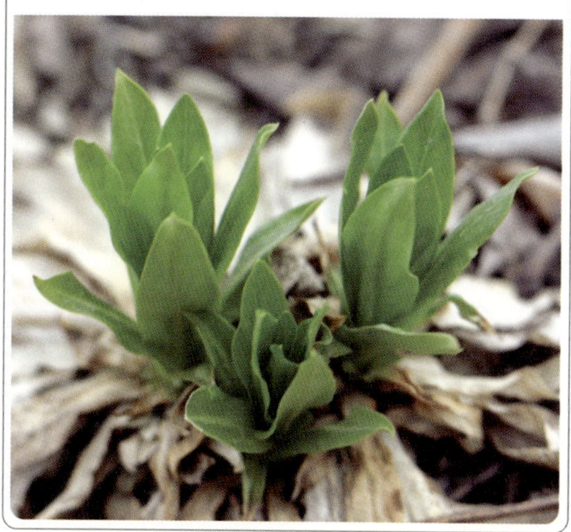

동자꽃은 한자로는 '전추라화(剪秋羅花)', '천열전추라(淺裂剪秋羅)'이다. 속명 라이크니스(Lychnis)는 '붓꽃'이라는 뜻의 그리스어 리크노스(Lychnos)에서 유래되었는데, 꽃이 그만큼 아름답기 때문일 것이다. 영어로는 코리언 라이크니스(Korean Lychnis)라고 부른다.

동자꽃과 비슷한 형제식물이 몇 종류가 있다. 가장 대표적으로 제비동자꽃은 꽃잎의 끝이 제비의 꼬리처럼 길게 늘어져 있어 금세 구별이 된다. 식물체 전체에 털이 없고, 줄기는 곧게 서며, 잎은 피침형인 것이 동자꽃과 다르다.

털동자꽃은 반대로 전체적으로 흰색의 긴 털이 있고 잎이 더 넓으며 긴 계란형이다.

잎이 가장 가는 선상의 피침형을 가진 것을 가는동자꽃이라고 하는데, 줄기 전체에 밑으로 향한 털이 나고 줄기는 각이 져 있다.

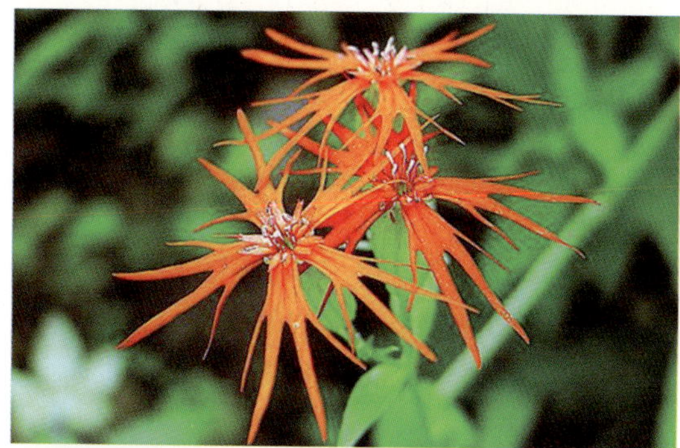

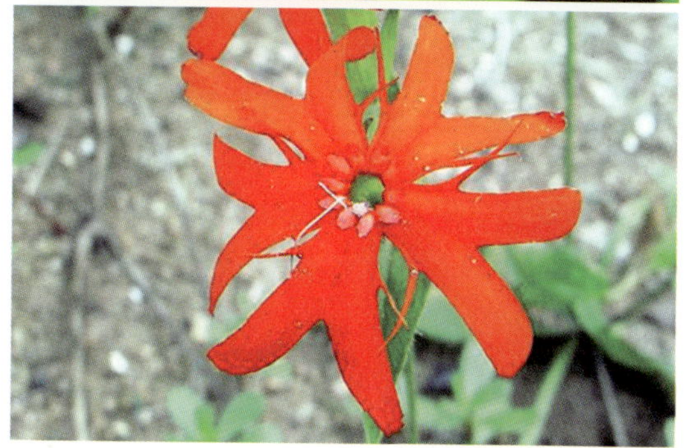

▲ 제비동자꽃, 털동자꽃(위부터)

07
Melandryum Firmum Rohrbach
Melandryum apricum Rohrbach

장구채

왕불류행, 여루채

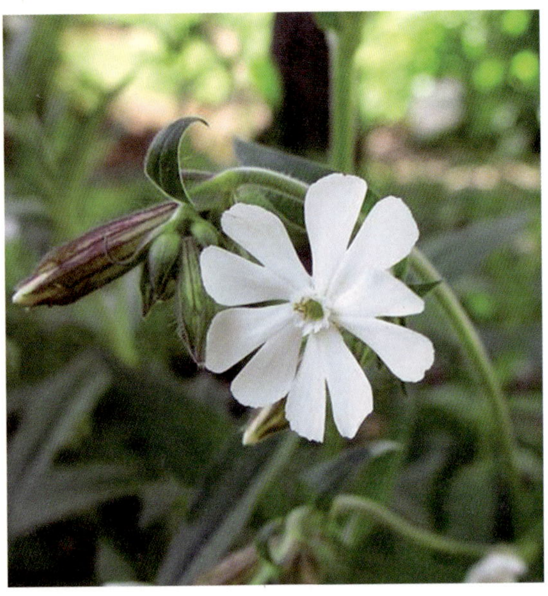

생김새

일년생 또는 이년생의 초본 식물로 높이는 20~70cm 이고 전체에 짧고 부드러운 털이 밀생한다. 줄기는 직립하고 기부는 분지가 많다.

잎은 마주나고 잎몸은 막대기 모양 피침형 또는 피침형으로 길이는 2~5cm이고 너비는 3~8mm이다. 끝 부분은 점차 뾰족해진 모양이고 기부는 쐐기 모양이며 가장자리가 밋밋하고 가장자리에는 부드러운 털이 밀생한다. 윗부분의 잎에는 잎자루가 없으며 아랫부분의 잎에는 잎자루가 있다.

취산화서는 산방화서 모양으로 2~3회 분지하며 각 분지 끝에는 2~3개의 꽃이 핀다.

꽃떡잎은 가늘고 길며 꽃받침은 타원형으로 외면에 짧고 부드러운 털이 빽빽하게 나 있다. 꽃잎은 5개이고 거꿀달걀꼴이며 목 부위에 2개의 비늘이 생긴다. 삭과는 타원형으로 꽃받침의 길이와 같다. 종자는 많고 아주 작으며 흑갈색으로 무딘 혹 모양의 돌기가 있다. 산비탈의 풀밭에 자란다.

성분과 효능

여름과 가을에 채집한다. 맛은 맵고 쓰며 성질은 평(平)하다. 혈액 순환을 촉진하고 월경을 조절하며 비(脾)를 튼튼히 하고 월경 불순, 유즙 불통, 소아 감적, 부스럼을 치료한다. 또한 활혈 · 조경 · 이수 · 건비작용이 있다.

내복할 때에는 12~20g을 달이거나 가루를 내어 복용한다. 외용시에는 짓찧어서 붙인다.

장구채는 비교적 온화하며 약학성이 홍화나 도인만큼 강렬하지 않다. 다른 약물과 배합해서 응용하는 것이 보통이며 단용(單用)으로 사용하는 것은 바람직하지 않다. 또한 다량으로 장기 복용하는 것도 좋지 않다.

왕불유행은 금, 원대(金, 元代) 이전과 이후에서 식물 형태 및 약효에 있어서 시대적으로 변천을 나타낸다. 금, 원(金, 元) 시대 이전의 것은 Melandrium apricum Rohrb.이며, 금창(金瘡), 옹저(癰疽), 코피, 피부개선(皮膚疥癬), 자상(刺傷) 등의 치료에 사용되었으며, 금, 원(金, 元) 시대 이후에는 맥람채(麥藍菜) (Vaccaria segetalis Neck. Garcke)를 쓰기도 하는데, 이는 비누풀 속에 들어가는 식물이다.

이시진(李時珍)은 이 약물은 성(性)이 달리므로 멈추지 않기 때문에, 왕(王)의 명령에도 멈추지 않으므로 '왕불유행(王不留行)' 이라는 이름이 붙여졌다고 하였다.

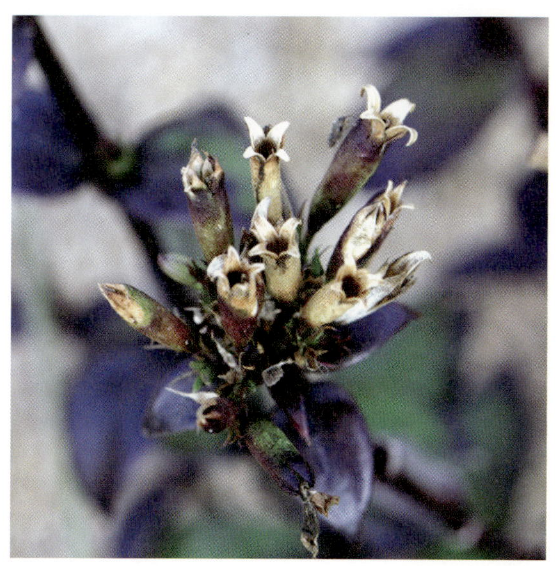

▲ 장구채의 씨앗

생김새

전국 바닷가 양지바른 곳에 자라는 두해살이풀이다. 줄기는 곧추서며 가지가 갈라지고 높이는 30~70cm 이다. 전체에 털이 많다.

줄기와 잎은 마주나며, 뿌리잎은 줄기잎보다 크다. 꽃은 5~6월에 줄기와 가지 끝에 분홍색으로 피며 지름은 1cm 정도이다.

꽃받침은 종 모양이며, 끝이 5갈래로 갈라지고, 자주 색 줄이 10개 있다. 열매는 삭과이며 난형으로 끝이 6갈래로 갈라진다.

이와 비슷한 것으로 말뱅이 나물이 있는데, 이것은 최 유(催乳), 이뇨(利尿), 통림(通淋)의 약효를 갖고 있다. 또한 약용 부위는 모두 전초였지만, 명대(明代) 이후는 V. segetalis의 종자를 사용하게 되었다.

갯장구채
Melandrium oldhamianum (Miq.) Rohrb.

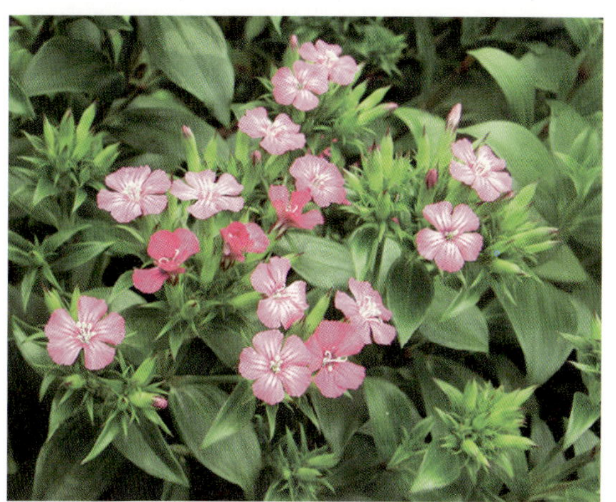

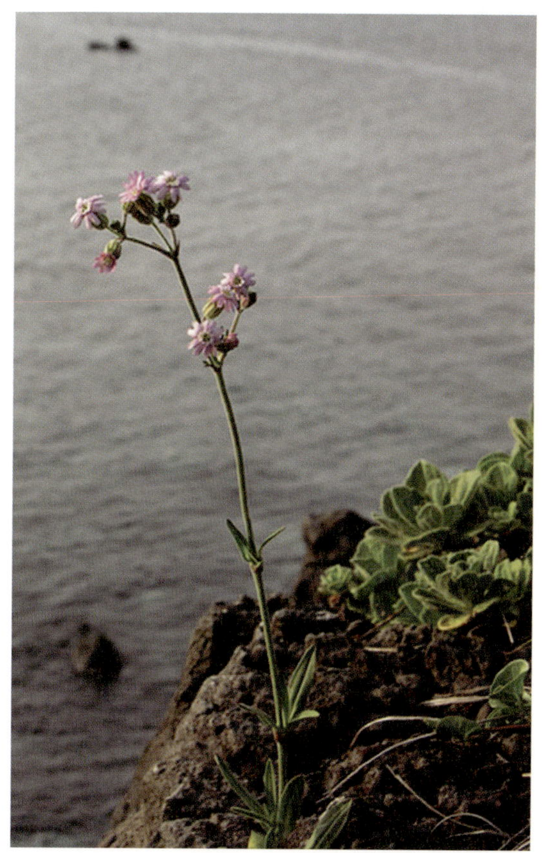

▲ 바닷가에 자생하는 갯장구채

08 Saponaria officinalis L.

소프워트
거품장구채, 비누풀

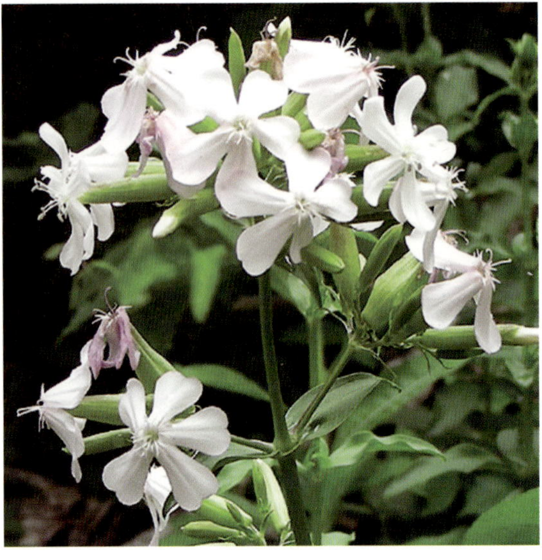

생김새

여러해살이풀로 높이는 30~90cm이다. 뿌리줄기는 희며 굵고 옆으로 기듯이 자란다. 줄기는 곧게 자라거나 약간 비스듬하게 서고 잎은 긴 타원형으로 마디에 마주보며 나며 끝이 가늘다.

6~8월에 줄기 끝에 분홍색을 띠는 하얀 꽃이 피는데 변종으로 빨강, 분홍색도 있고 겹꽃인 것도 있다. 유럽과 서아시아가 원산지이다.

효능과 이용법

10~11월에 땅 위의 줄기가 시들기 시작할 때 뿌리줄기를 캐서 물로 흙을 깨끗이 씻어 1~2cm의 굵기로 자른 후 햇볕에 말린다.

소프워트의 땅속줄기와 뿌리는 강한 용혈작용이 있으며, 점막에 대한 강한 국소 자극작용도 있다. 또한 소프워트의 사포닌은 혈중 콜레스테린 혈량을 낮추며 거담약으로 쓰인다.

그러나 다량을 쓰면 해수, 구토, 메스꺼움, 설사를 일으키므로 적당히 써야 한다.

기침, 가래, 만성 피부염 환자는 뿌리줄기를 가루로 만들어 한번에 1g씩 하루에 세 번 식사 사이에 미지근한 물로 먹는다.

천연비누 소프워트

속명 사포나리아(Saponaria)에서도 알 수 있듯이 사포닌을 포함한 천연비누로서 옛날부터 사용되어 왔다. 지금도 귀족의 관 등에 보존된 오래되고 귀중한 타페스트리(Tapestry, 장식용 주단)의 세탁에는 화학세제보다도 소프워트가 쓰인다.

중세에는 세탁을 하는 빨래터 곁에는 반드시 소프워트가 심어져 있었다. 아랍에서는 지금도 역시 소프워트가 세탁에 쓰이고 있고, 시리아에서는 꼭 19세기의 프랑스가 그러했듯이 울을 세탁하기 위해 소프워트를 재배하고 있다.

스위스의 알프스 지방에서는 털을 자르기 전에 면양을 소프워트의 비눗물로 깨끗이 씻었다고 한다.

13세기 이탈리아의 수도승 라피누스(Rufinus)는 이 허브가 살균력을 가진 소독약이 된다고 기록하고 있는데, 상처치료와 매독의 치료에도 효과가 있다고 한다.

09 *Sagina japonica* Ohwi

개미자리
칠고초

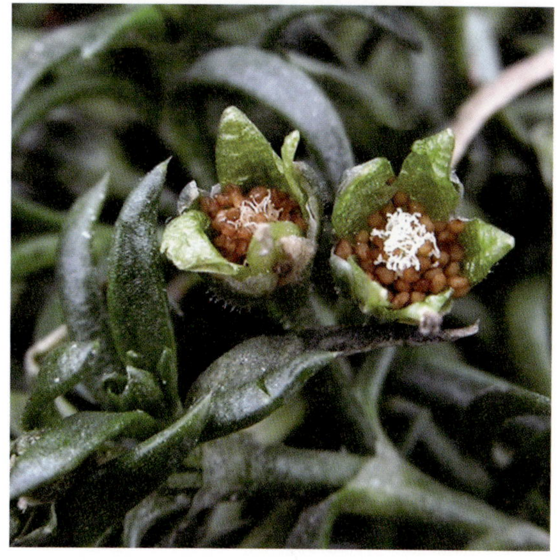

삭과는 난형 구형이며 꽃받침보다 약간 길고 5개로 깊게 갈라져 종자가 나온다. 종자는 넓은 난형이다.

성분과 효능

4~5월에 채집하여 햇볕에 말리거나 신선한 것을 쓴다. 맛은 쓰고 매우며 성질은 서늘하고 독이 없다. 열을 내려 해독하고, 어혈을 풀고, 가래를 멈춘다.
전초를 약용으로 하는데 옻이 올라 생긴 피부병, 독창, 악성종기, 연주창, 충치, 어린이의 우유로 인한 체증 그리고 타박상에 의한 내상 등에 쓴다. 또 최유(催乳)나 지혈에도 쓴다.
15~25g 다리거나 산제로 복용하며, 액즙을 바르거나 다린 액으로 씻는다.

내복할 때에는 12~20g을 달이거나 가루 내어 복용한다. 외용시에는 즙을 내거나 찧어서 붙인다.
임파선암에는 칠고초 15~30g을 다려서 복용하면서 생칠고초를 상처에 바른다.

생김새

산야의 그늘진 곳이나 햇볕이 잘 쬐는 곳에서도 흔히 자라는 일년 또는 이년초로 높이는 2~20cm이다.
밑에서 가지가 많이 갈라져서 여러 대가 한 포기로 되며 윗부분에만 짧은 선모가 있고 다른 부분에는 털이 없다. 잎은 대생하며 침형이고 길이 7~18mm, 나비 0.8~1.5mm로 약간 편평하며 가장자리가 밋밋하고 밑부분은 막질(膜質)이며 서로 합쳐져서 마디를 둘러싼다.
꽃은 6~8월에 피고 백색이며 엽액에 1개씩 달리지만 가지 끝에 취산화서를 형성하고, 꽃받침열편은 5개이며 길이 2mm 정도로 타원형이고 꽃잎은 난형이며 꽃받침과 길이가 같거나 약간 짧고 끝이 둥글다.

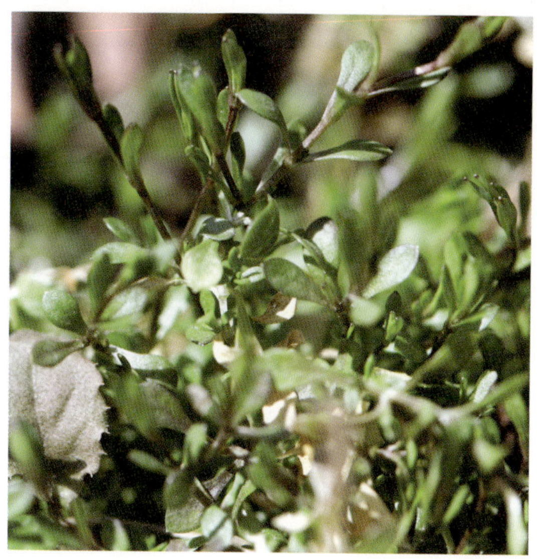

▲ 개미자리의 잎

속명은 라틴어 'Sagina'에서 나온 말로서 '비육(肥育)', '사료(飼料)', '영양분(營養分)' 등을 뜻한다. 옛날 유럽에서는 이 식물을 재배해서 양(羊)을 사육하는데 이용했기 때문에 붙인 이름이다.

갯개미자리(세발나물)
Spergularia marina Griseb

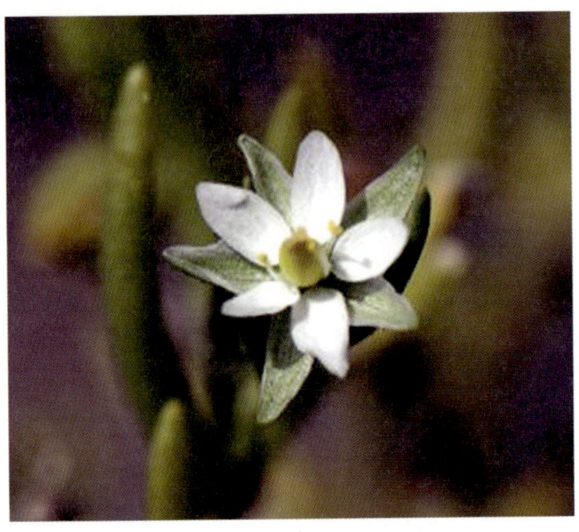

생김새

일년생초본으로 다육질이다. 줄기는 기부로부터 많은 분지를 하며 비스듬히 위를 향해 자라며 높이는 10~30cm이다. 잎은 다육봉상(多肉棒狀)이며 길이는 1.5~3cm, 나비는 0.8~1.8mm로 두께는 나비의 1/2이다. 털이 없거나 선모가 드문드문 난다. 탁엽(托葉)은 백색의 막질이며 2개가 합쳐져 줄기를 싸고 끝이 3각형이다.

꽃은 5~8월에 피며 백색 또는 엷은 홍자색이다. 꽃받침은 꽃일 때 2mm, 열매일 때 3~4mm이다. 꽃잎은 꽃받침보다 약간 작다. 수술은 여러 개이며 열매는 길이 4~6mm로 많은 종자가 들어 있다.

우리나라의 북·중·남부 지방과 제주도에 자라며, 지리적으로 일본, 중국, 만주 아무르, 우수리, 사할린, 몽골, 시베리아, 코카사스, 중앙아시아, 유럽, 북아메리카 등지에 분포한다.

갯개미자리의 생태

유라시아 원산의 1년생 또는 월년생잡초이다. 종자로써 번식한다.

만조(滿潮)일 때에는 물에 덮이고 간조(干潮)일 때에는 지표가 드러나는 평평한 갯벌과 그 주변의 염류습지(鹽類濕地), 염기성 토양, 바닷가의 소금기가 있는 모래땅, 저지대의 습지, 강변의 낮은 지대의 모래땅 그리고 겨울 동안에 집중적으로 소금이 뿌려진 고속도로의 풀이 난 가장자리와 그 주변 등지에서 생육한다. 소금기가 있는 바닷가의 논주변이나 논둑에서도 자라는데 소금기가 있는 모래땅에서 생육이 왕성하다.

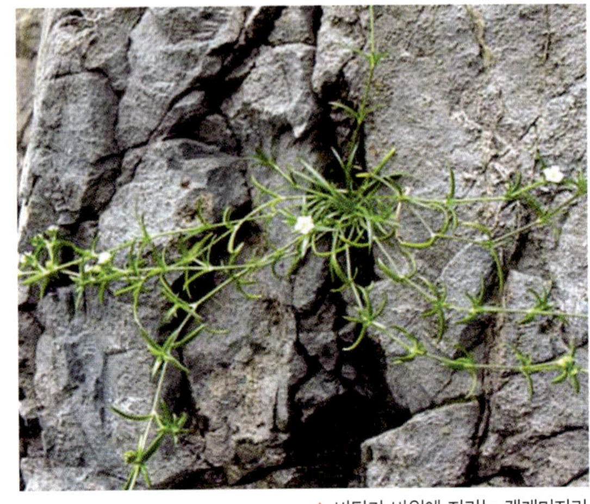

▲ 바닷가 바위에 자라는 갯개미자리

들개미자리
Spergula arvensis L.

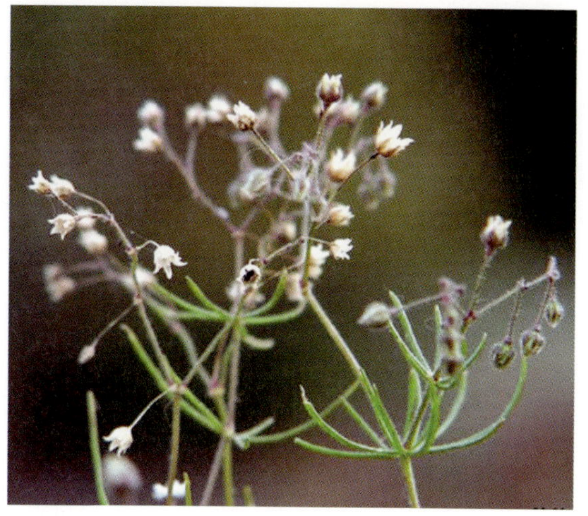

유럽개미자리(분홍개미자리)
Spergularia rubra J.Presl & C.Presl.

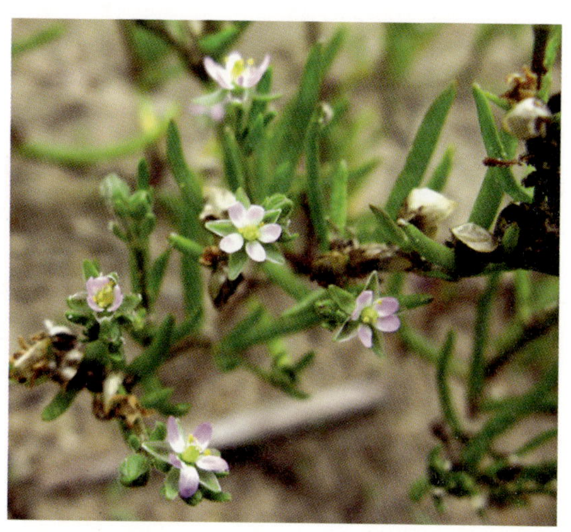

생김새

일년생초본이다. 줄기는 여러 개가 모여 나며 가지를 치고 높이는 20~40cm로 털이 있다.

잎은 가지의 마디에 여러 개가 돌려나기(輪生)를 하며 실 모양이고 육질로 길이는 1.5~4cm이다. 턱잎은 작고 막질이다.

꽃은 6~8월에 피며 백색이고, 꽃자루는 1~4cm로 꽃이 진 다음 아래로 처진다. 꽃받침은 5개, 길이는 3~4mm로 난형이며 잔털이 있다. 꽃잎은 백색으로 난형이며 끝이 뭉툭하고 꽃받침보다 길다. 열매는 넓은 난형이며 5열(裂)되며 꽃받침보다 길고 작은 종자가 많이 들어 있다.

종자는 둥글며 렌즈 모양으로 부풀고 지름이 1.2mm로 흑색이며 가장자리가 날개로 되고 양면에 유두상(乳頭狀)의 돌기가 있다.

유럽 원산의 귀화식물로 중남부 지방과 제주도에 자라며 지리적으로 서아시아, 북아프리카에 분포한다.

생김새

일년생 또는 월년생초본이다. 줄기는 기부에서 많은 분지(分枝)가 되며 높이 5~15cm이고 위쪽에 선모(腺毛)가 난다.

잎은 마주나기(對生)이며 다육질이고 선형으로 길이 1~3.5cm, 나비 0.5~1mm이다. 선모가 산생(散生)된다. 탁엽(托葉)은 2개가 떨어져 있으며 길이는 2.5~5mm로 막질(膜質)이고 긴 삼각형이다.

꽃은 5~6월에 가지 위쪽의 잎겨드랑이에서 피며 담홍색이다. 꽃받침은 길이 3.5~5mm로 피침형이고, 꽃잎은 타원형으로 꽃받침보다 약간 짧고 5개이다. 수술은 6~10개, 열매는 길이 3.5~5mm이며 많은 종자가 들어 있다. 종자는 길이 0.5mm의 반월형(半月形)으로 작은 돌기(凸点)가 있고 날개는 발달되지 않았다.

유럽 원산으로 남부지방(지리산 달궁)에 자라며, 지리적으로 유럽, 북아메리카, 일본 등의 북반구의 온대에서 아한대(亞寒帶)에 분포된다.

10 *Arenaria serpyllifolia* L.

벼룩이자리
무심채

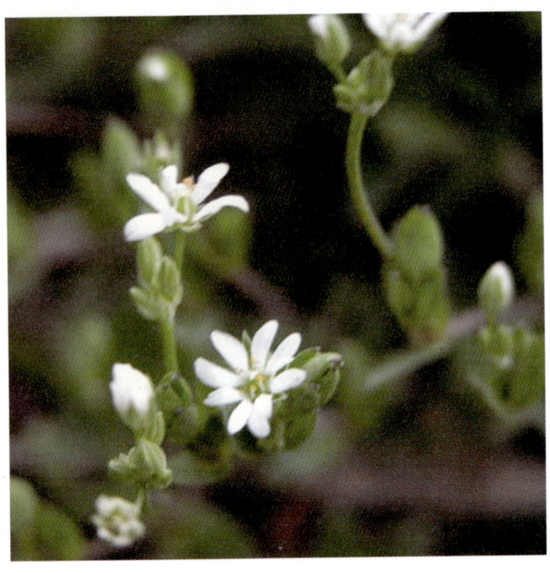

열매는 난형으로 길이는 3mm이다. 끝이 6갈래로 갈라진다. 종자는 콩판 꼴(腎形)로 길이는 0.5mm이다. 유럽, 아시아가 원산지이며 전국의 길가, 논둑, 밭, 공한지 등에 널리 자라며, 지리적으로 세계 각처에 널리 귀화되었다.

효능

전초(全草)를 약용으로 하는데, 급성 결막염(急性結膜炎), 인후통(咽喉痛) 그리고 다래끼(麥粒腫) 등에 사용한다.

생김새

일년생 또는 월년초(越年草)이다. 뿌리는 곧은 뿌리이다. 줄기는 가늘고 아래쪽에서 많이 갈라지며 높이는 10~25cm로 전체에 아래로 향한 털이 밀생한다.
잎은 어긋나기이며 잎새는 난형 또는 광타원형으로 예두, 원저로 길이 3~6mm, 나비 1~5mm이고 잎자루는 없다.
꽃은 4~5월에 피며 백색이고 윗부분의 잎겨드랑이에서 길이 1cm 정도의 화경(花莖)이 나와 꽃이 달리며 전체가 취산화서로 된다.
꽃받침 열편은 난형으로 3맥(脈)이 있고, 꽃잎은 꽃받침보다 짧고 도란형으로 백색이다. 수술은 10개, 암술머리는 3개이다.

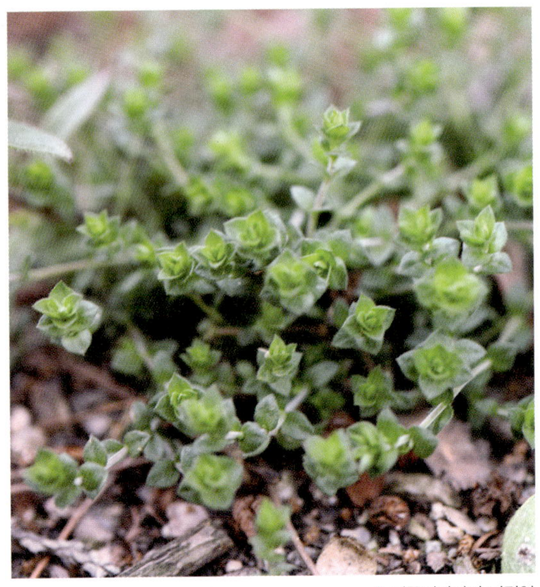

▲ 벼룩이자리의 어린잎

11 · *Stellaria alsine var. undulata Ohwi.*

벼룩나물
천봉초

속명은 라틴어에서 나왔으며 '별' 을 뜻한다. 이 식물의 화관이 별모양임을 나타낸다.
종소명으로 쓰이고 속명으로 쓰이는 'alsine' 은 그리스에서 유래하며 'Alsine속을 닮은' 이란 뜻이다.

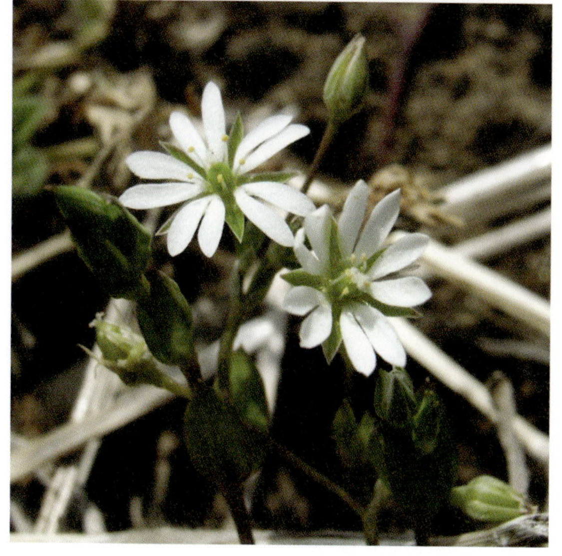

과 길이가 거의 비슷하고 6개로 갈라진다. 종자는 둥근 신장형이며 짙은 갈색이고 표면이 오돌토돌하다. 다섯 개의 수술과 세 개로 갈라진 암술을 가지고 있다. 가느다란 줄기는 비교적 무성하며 잎은 돌나물처럼 생겼지만 훨씬 작다.

효능과 이용법

생약명은 천봉초이다. 맛은 달고 약간 쓰며 성질은 따뜻하다.
상풍감모, 이질, 치루, 질타손상의 효능이 있어 감기, 치질, 이질설사, 타박상으로 인한 어혈을 풀어준다.
나물로 이용할 때는 지상부를 살짝 데쳐서 먹는다.

생김새

논둑이나 밭에서 흔히 자라는 석죽과의 두해살이풀로 높이는 15~25cm이다. 전체에 털이 없고 밑부분에서 가지가 나와 원줄기와 가지를 거의 구별하기 어려울 정도로 자란다. 잎은 마디마다 2매가 마주난다.
잎자루는 없고 긴 타원형 또는 피침형이다. 길이는 5~10mm 정도이다. 가장자리는 밋밋하며 회녹색이고 질이 연약하고 1개의 엽맥이 있다. 측맥이 뚜렷하지 않다.
꽃은 4~5월에 피며 겨드랑이 또는 원줄기 끝의 취산화서에 달리며 꽃잎과 꽃받침은 5개이다. 꽃잎 끝이 둘로 갈라져 마치 10장과 같다.
열매는 6~7월에 삭과로 열리는데 타원형이며 꽃받침

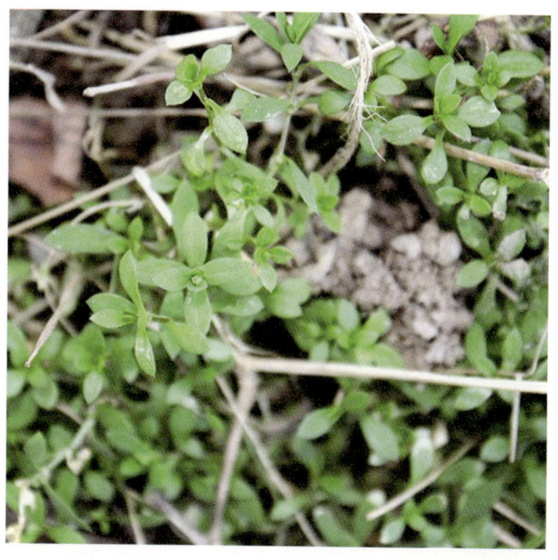

▲ 벼룩나물의 잎

12 Cerastium holosteoides Fries var. hallaisanense (Nakai) Mizushima

점나도나물

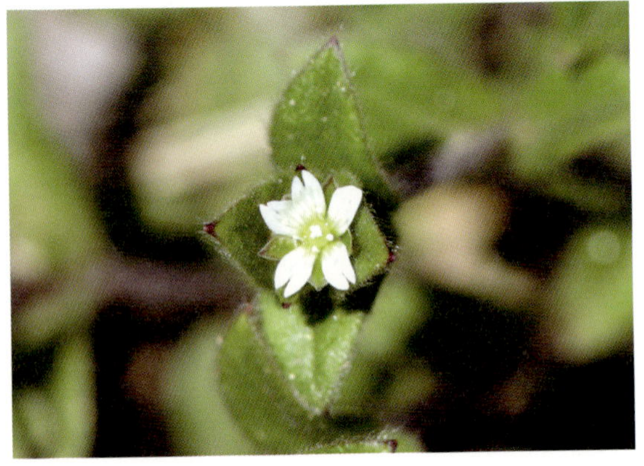

유럽점나도나물
Cerastium glomeratum Thuill.

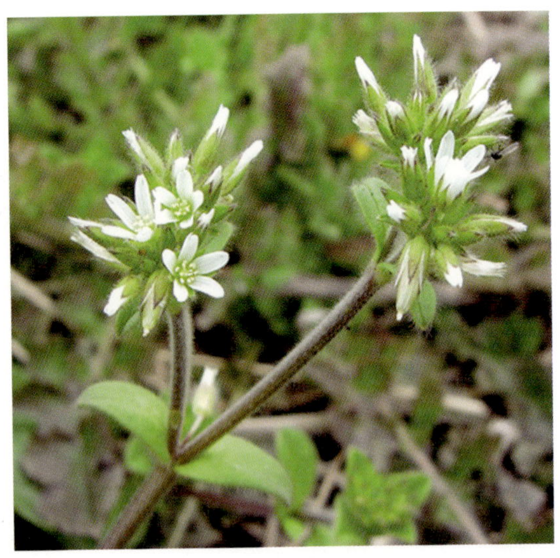

생김새

이년생초본으로 줄기는 높이가 15~25cm이다. 가지를 많이 치고 비스듬히 자라며 흑자색을 띤다. 잎은 마주나기이며 잎자루는 거의 없고 난상피침형으로 양끝이 좁고 잔털이 있다. 꽃은 5~7월에 피며 백색이고 가지 끝에 꽃이 엉성하게 배열된 취산화서가 달린다. 꽃받침은 5개로 갈라지고 뒷면에 털이 있으며 가장자리는 막질이다.

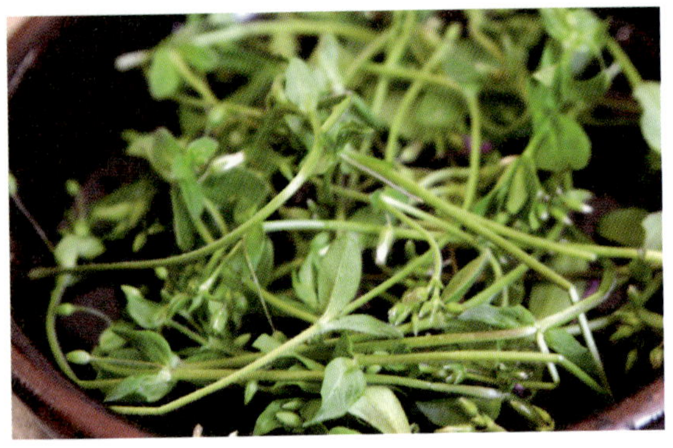

생김새

이년생초본으로 식물체 전체에 긴 털이 덮여 있다. 줄기는 기부에서 많이 갈라지고 높이는 10~30cm이며, 위쪽에 선모가 있으며 담록색을 띤다.

잎은 마주나기이며 잎자루가 없고 주걱꼴 또는 타원형으로 길이 1~2cm, 나비 0.6~1cm이다.

꽃은 4~6월에 피는데, 취산화서는 가지 끝에 달리며 꽃이 밀착되어 있다. 꽃자루는 꽃받침의 길이와 같거나 짧으며 꽃받침과 함께 개출모(開出毛)와 선모(腺毛)가 밀생한다. 꽃받침 5개, 꽃잎 5개로 백색으로 요두(凹頭)이고 기부에 털이 있다. 열매는 원통형으로 끝이 열리며 10개의 톱니가 있다. 종자는 지름 0.5mm로 사마귀 모양의 작은 돌기가 있다.

유럽 원산의 귀화식물로 우리나라에는 제주도와 남부지방 그리고 수원, 서울, 인천지역까지 자라고 있다. 지리적으로 유럽, 아시아, 북아메리카와 열대아메리카 등지에 귀화되어 분포된다.

제 9 장

운향과 참살이

산초나무 / 운향 / 백선 / 상산 / 탱자나무
오수유 / 귤나무 / 황벽나무 / 레몬

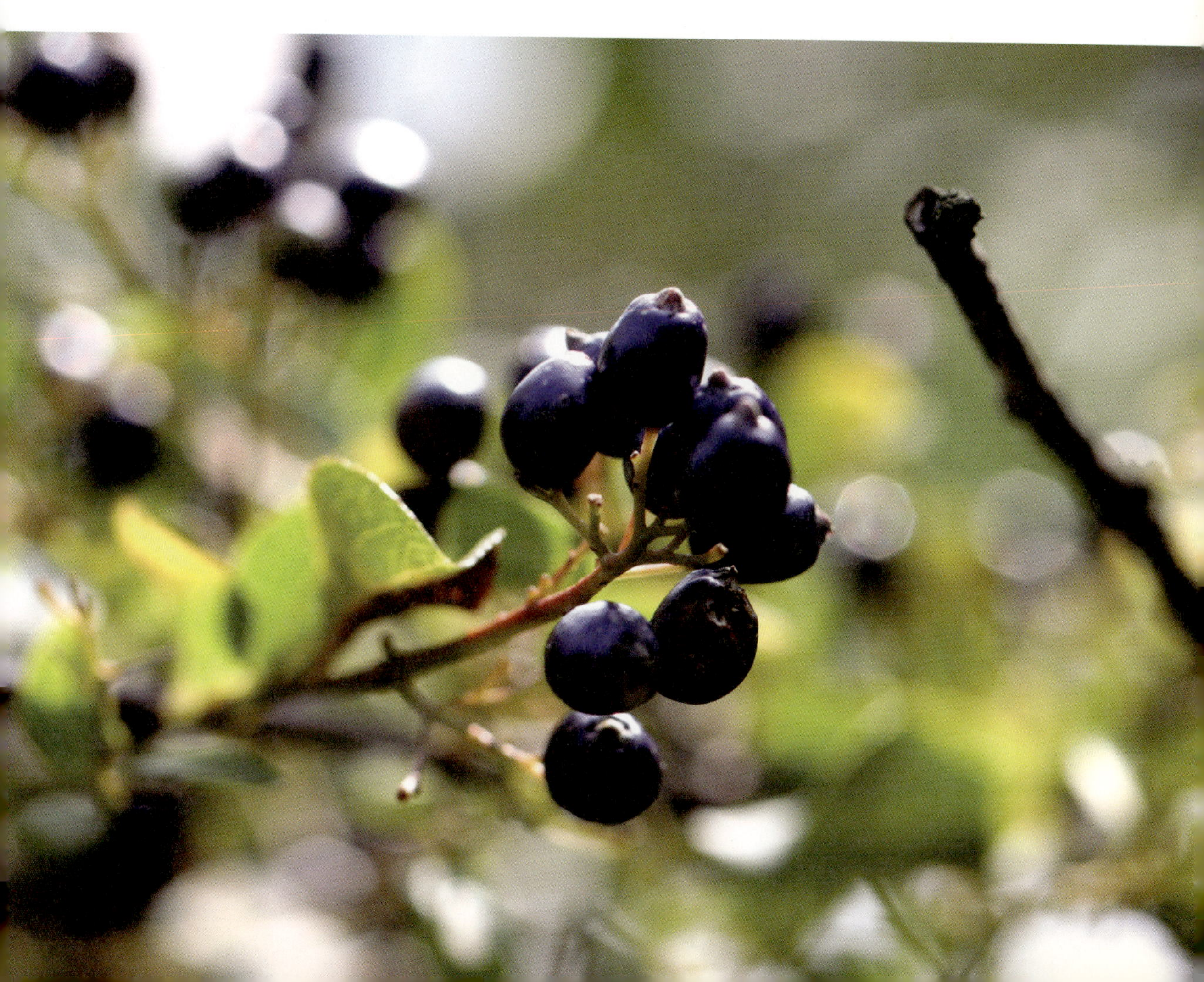

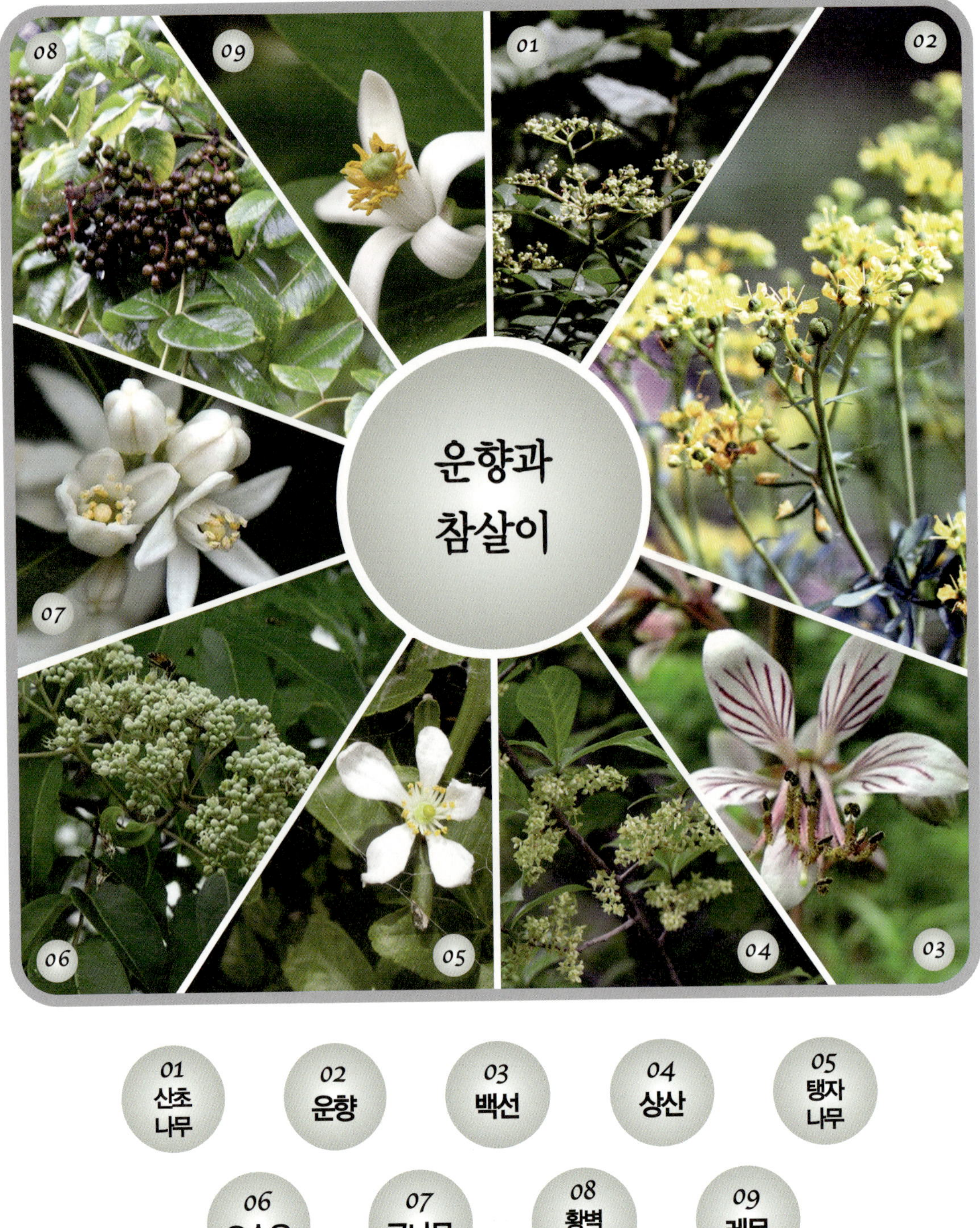
운향과
참살이
01 산초나무
02 운향
03 백선
04 상산
05 탱자나무
06 오수유
07 귤나무
08 황벽나무
09 레몬

01
Zanthoxylum Schinifolium S. et Z.
Zanthoxylum popetitum A. P. DC.

산초나무
분지나무, 화초, 초피, 천초

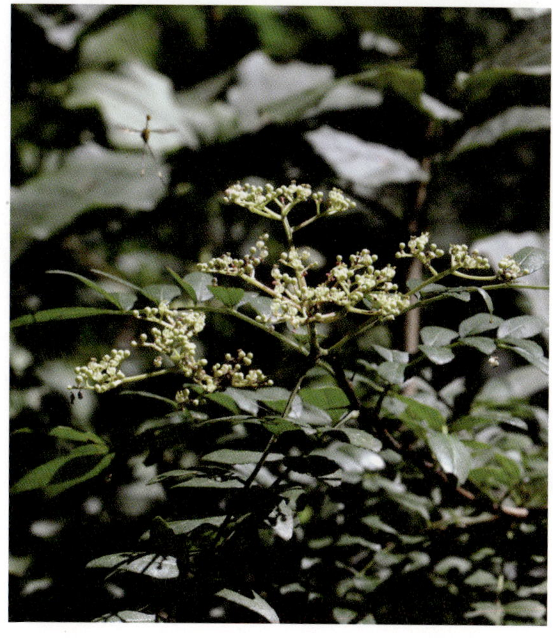

효능과 이용법

열매를 채취하여 약으로 쓴다. 종자의 성질은 차고 맛은 쓰다. 껍질의 성질은 따뜻하고 맛은 맵다. 건위, 지사작용이 있다.

개산초

해발 600m 이하에서 자생하는 개산초는 늘 푸른 나무이다. 잎줄기에 날개가 있고 소엽이 비교적 큰 편이다. 잎은 약간 광택을 띠며 조금 두껍다. 남부지방에서 자라고 가시가 마주 난다.

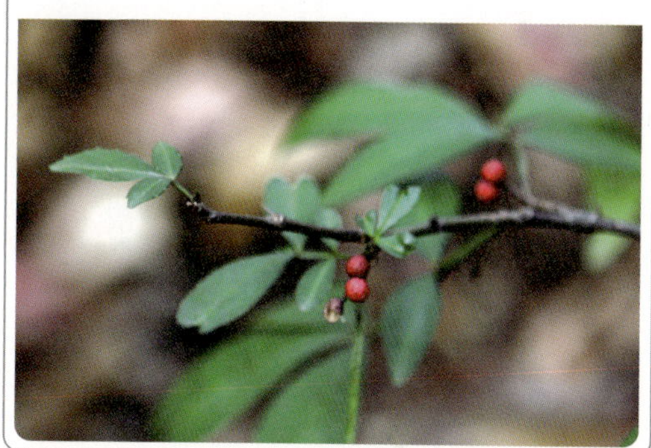

생김새

하나의 가지에 작은 잎이 13개 이상 되며 길쭉하고 잎 끝이 뾰족하다. 잎 모양과 가장자리의 톱니가 좀 둥글다. 봄에 꽃을 피우며 열매는 9월에 갈색으로 익는데 둥근 달걀꼴로 표면에 기름점이 많다. 껍질은 붉은색이다.

왕초피나무는 가장 크게 자라면서 초피나무와 같이 해발 300m 이하에서 생장한다. 가시가 크며 마주보며 가시의 밑 부분이 매우 넓고 굳세다.

우리나라 남쪽 지방에서 주로 자라고 해안을 따라서 중부지방까지 올라온다.

황해도에선 산초나무를 '분지나무'라 부르고, 남부지방에선 초피나무를 '제피', '젠피나무'로 부른다. 일본 사람들은 초피를 '산초'라 통용해서 쓰고 있다. 옛날에는 '초'라 불렀으며 촉나라에서 많이 난다하여 '촉초(蜀椒)'라 하고 사천성에서 나는 것을 '천초'라 하였다.

중국에서는 여러 종류가 혼용되고 있으며 열매 껍질을 '화초', '청초'로 부르고 종자를 초목으로 나누어 사용하지만 현재 우리나라 시장에선 종자가 붙은 그대로 사용한다. 산초나무는 가시가 어긋나 달린다.

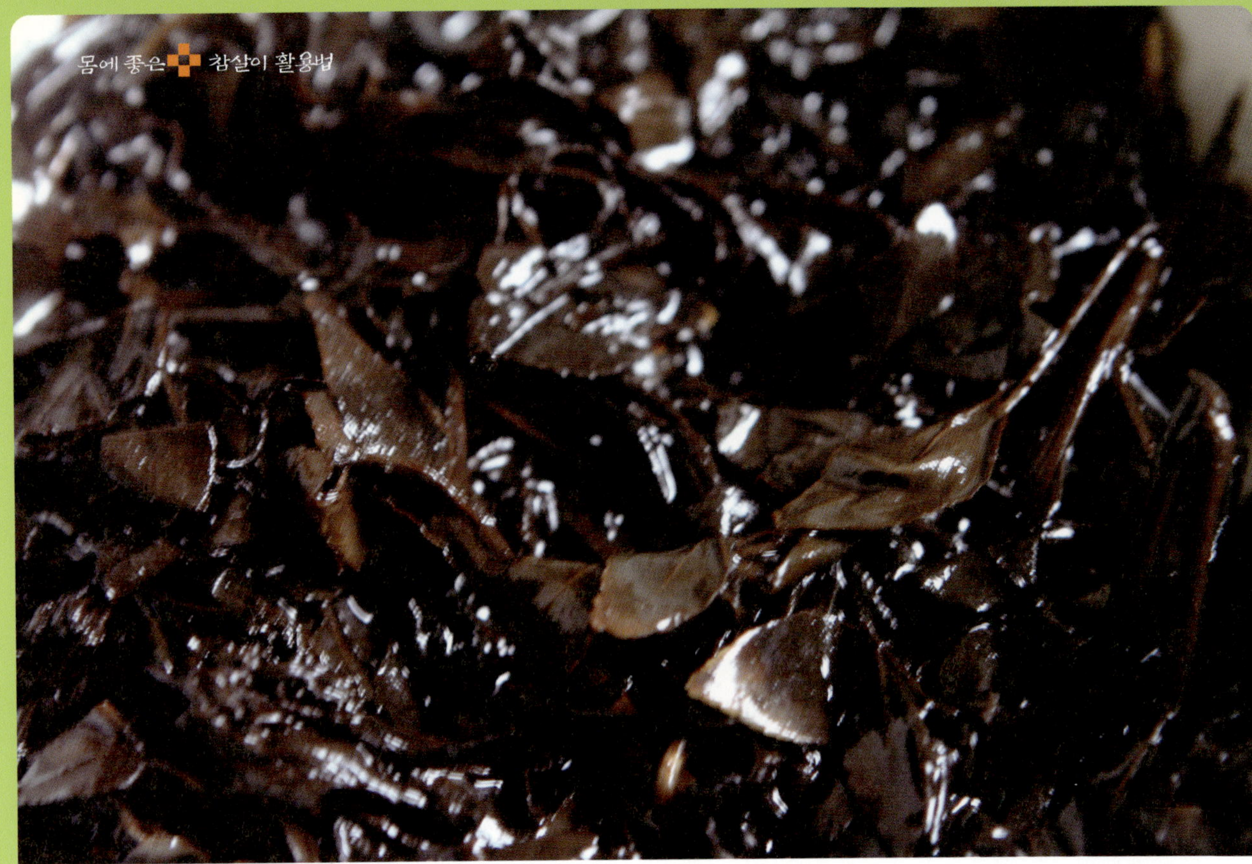

산초 장아찌

산초나무주

싱싱한 산초 100g을 골라 열매와 줄기 째 용기에 담고 소주 1.8를 부어 두면 3개월 후에 숙성된다.
숙성된 술은 담황색으로 산초향이 강하게 풍긴다. 그대로 마시면 맛이 시기 때문에 설탕이나 벌꿀로 감미를 한다.

만드는 법

1. 산초술을 담그는 법은 두 가지가 있는데, 나무줄기만 이용하는 법과 가지·잎·열매를 이용하는 방법이다.
2. 나무줄기만 이용할 때에는 되도록 오래 묵은 나무를 채집한다.
3. 2의 나무를 토막 내어 잘개 자른 후 병의 2/3정도 채우고 밑술을 붓는다.
4. 열매가 달린 가지 끝을 한자 정도 잘라 어린가지와 잎 열매를 모두 사용한다.
5. 가지는 잘개 썰어서 사용하는데, 깨끗이 씻어 물기를 건조시킨 후 술과 1 : 1 비율로 담근다.
6. 숙성기간은 약 6개월이며, 약재는 1개월 후 건져내고 2차 숙성을 시킨다.
7. 하루 1~2잔 정도 마신다.

02 | Dictamnus dasycarpus Turcz.

운향
루

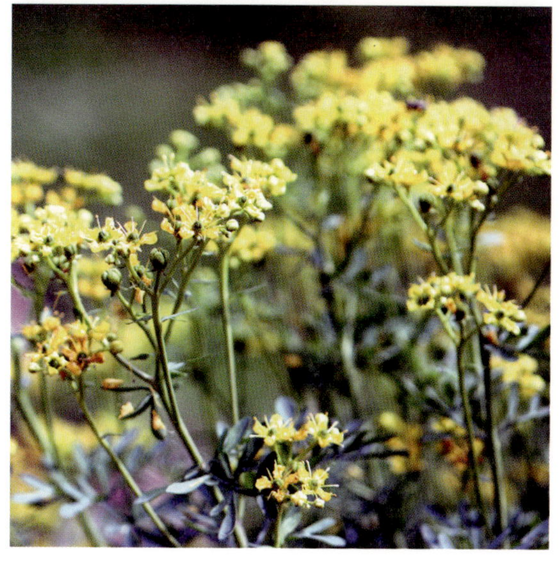

여기에는 정유인 메틸노니케톤(Methyl-n-nonylketone), 메틸헤프틸케톤(Methylhepthylketone), 피넨(Pinene), 시네올(Cineol), 알칼로이드(Alkaloid)의 아르보리닌(Arborinine), 코쿠사긴(Kokusagine), 플라보노이드(Flavonoid) 배당체의 루틴(Rutin) 등이 함유되어 있다.

건조된 잎과 건조된 지상부를 약용한다. 주로 진통 강장제로 쓰인다. 감기로 인한 발열, 월경불순, 흥분 등에 1회 2~4g을 컵에 넣고 뜨거운 물을 부어서 3분 정도 두었다가 찌꺼기를 건져내고 매일 1잔씩 마시면 좋다.

벌레 물림, 화농성 종기, 타박상 등에는 운향을 갈아서 환부에 붙이고 거즈 등으로 눌러 둔다. 마르면 새 것으로 바꾼다.

운향은 광범위한 질병에 쓰이는데 여기에는 월경불순, 경련, 식욕부진, 소화장애, 순환장애, 열, 고혈압, 심계항진(동계 Heartpalpitations), 점막상처, 치통, 히스테리, 관절염, 염좌(Sprains), 상해, 피부질환 등이 포함된다. 또한 낙태를 포함한 자궁흥분에 사용한다.

생김새

늘푸른여러해살이풀로 높이는 60~90cm이다. 갈색 줄기가 모여서 나온다.
잎은 어긋나며 희록색이고, 2~3회 깃꼴로 얕게 갈라진다. 갈라진 조각은 구둣주걱모양 또는 타원형모양으로 강한 향이 있다.
6~7월에 가지 끝에 산방화서가 달리며, 꽃받침에 톱니가 있다. 남유럽이 원산지이다.

성분과 효능

6~7월에 꽃이 필 때 꽃이 달린 잎줄기를 잘라서 그늘에 말리고, 반나절 동안 햇볕에 말려 마무리 한 것을 운향이라고 한다.

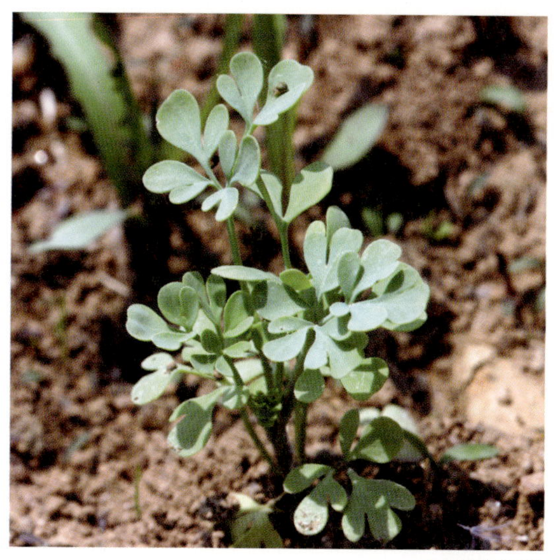

▲ 운향의 어린잎

모세혈관 보호제로 잘 알려져 있고 만성적 정맥질환을 위한 보조적 치료로 Comarine과 함께 사용한다.
피로해진 눈과 눈의 피로로 인한 두통 치료에 탁월한 효과가 있는 것으로 알려져 있는데, 치료 효과가 강력하므로 소량만 사용한다. 에센셜 오일과 알칼로이드에는 항경련작용이 있어 신경성 소화불량이나 복통에도 사용한다.

운향의 잎에서는 독특한 향기가 난다. 말린 잎은 강력한 제충효과가 있어서 피부 약한 사람이나 유아는 사용에 주의가 필요하다. 더불어 Ruranocoumarins과 관련된 알칼로이드는 돌연변이(Mutagenic)발생이 있어 임신 시에는 피해야 한다.
운향차는 구충(驅蟲)효과가 있어 예전에 나쁜 질의 술을 개선하고 와인의 변질을 막는데 사용되었다.

운향의 이용

운향은 지중해 연안과 남부 유럽이 원산지인 다년생 초본이다. 운향에는 혈압을 내리는 효과가 있는 루틴(Rutin)이라는 성분이 들어 있다.
강한 냄새와 쓴맛이 있는 것은 그 때문이다. 제2차 세계대전 중에는 이 루틴을 추출해서 고혈압 치료제로 사용하였다. 히스테리 같은 신경질환, 복통, 기침, 류마티스 등에 달여 먹기도 하였다.

운향은 방충효과가 뛰어나 꽃다발로 묶어서 문 위에 걸어 놓으면 파리를 막을 수가 있다. 책갈피에 넣어 두면 좀이 슬지 않는다고 하는데 옛날에는 이나 벼룩을 없애는데도 사용했던 중요한 방충제이다.
그러나 옛날부터 운향의 강한 향기는 마취제, 자극제로 쓰였다. 또한 운향은 강하고 역한 냄새로 모든 액을 물리치는 신통한 마력이 있다고 믿었다. 심지어 마녀의 저주를 물리치는 향초로까지 알려져 있다. 그리스 신화에는 운향이 마녀 키루케(Circe)의 저주를 물리칠 수 있는 풀로 등장한다. 그래서 고대 그리스인이나 로마인들은 부적으로 운향을 중요하게 생각했다. 집의 마룻바닥에 문질러 두면 그 냄새 때문에 악마를 물리칠 수 있고, 문이나 처마 끝에 걸어 놓으면 악마나 병마의 침입을 막을 수 있다고 믿었다.
또한 사람들은 파세리와 함께 둥글게 틀어서, 몸에 지니고 다니는 부적으로 사용하기도 했다. 14세기까지만 해도 사람들은 운향을 만능약이라 생각했다.

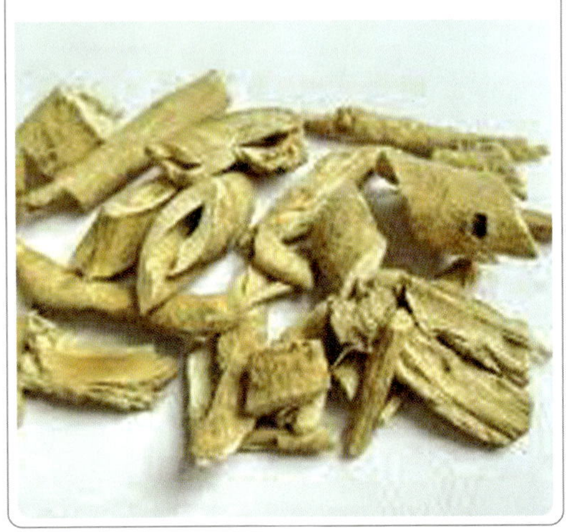

03 Dictammus dasycarpus Turcz.
백선

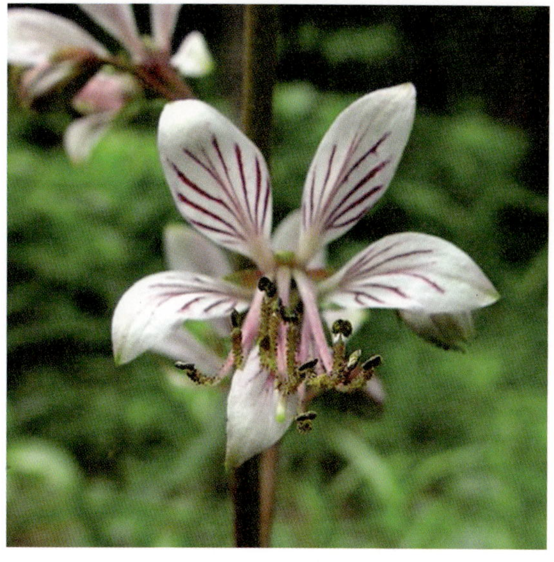

생김새

여러해살이풀로 굵은 뿌리가 있고 원줄기는 곧추 자라
며 높이가 90㎝에 달한다.
잎은 서로 어긋나 달리고 2~4쌍의 소엽으로 구성된
깃꼴겹잎이다. 중간축에 좁은 날개가 붙는데 소엽은
타원형이고 양끝이 좁으며 가장자리에 잔 톱니가 있
다. 투명한 작은 선점이 있으며 독특한 냄새가 난다.
꽃은 5~6월에 피며 연한 홍색으로 원줄기 끝에 총상
화서로 달린다. 소화경에 털과 함께 선모(腺毛)가 있다.
수술은 10개이며 암술대와 더불어 끝이 위를 향하여
구부러진다.
시베리아, 만주, 몽고에서 자라며 우리나라의 각처 산
지에서 자란다.

백선은 속명은 그리스어로 '산' 이란 뜻이 있고
종명은 '거센 털이 있는 열매' 라는 뜻이다.

성분과 효능

백선피의 성질은 차고 맛은 쓰다. 거풍 · 조습 · 해
열 · 해독 · 청열 · 이습 · 지양작용을 한다.

산후에 중풍이 왔을 때

백선피 120g에 물 3,000cc를 붓고 끓여 1,000cc 정
도로 물의 양이 줄면 그 물만 걸러 나누어 마신다. 이
처방을 '일물백선탕' 이라 한다. 1일 8~12g을 물
500cc를 붓고 끓여 반으로 줄면 하룻동안 여러 차례
차처럼 나누어 마시는 게 좋다.

백선피탕

건조한 피부와 코가 막히는 것을 다스린다.
백선피 45g, 맥문동 45g, 복령 45g, 행인(볶
은 것) 45g, 세신 45g, 백지 45g, 상백피
60g, 석고 60g을 거칠게 가루 낸 다음 콩을
삶은 물 300cc에 9g씩 약을 넣고 끓여서 반
으로 줄면 하루 동안 여러 차례로 나누어 복
용한다.

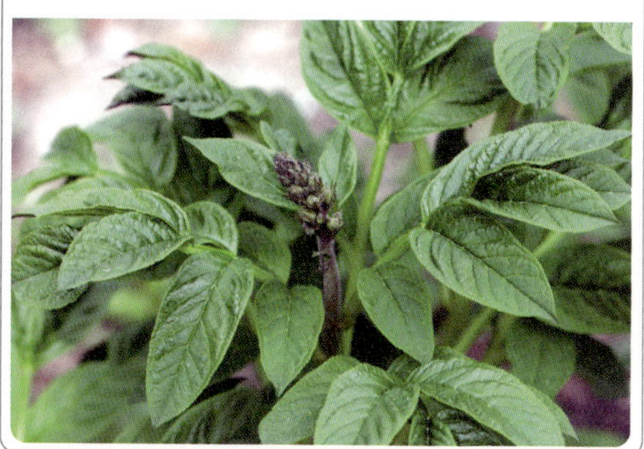

04 *Dichroa febrifuga Lour.*

상산

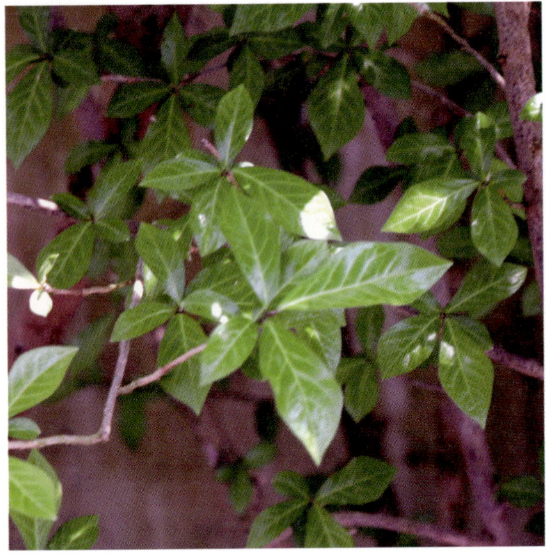

생김새

낙엽 관목으로 높이는 2m에 달한다. 줄기와 가지는 원형이고 마디가 있으며 어릴 때에는 황갈색의 짧은 털이 덮여 있다. 잎은 마주나며 타원형, 넓은 피침형 또는 장방형 모양의 도란형이고 길이는 5~17cm, 너비는 2~6cm이다. 끝은 점차 뾰족해지고 기부는 쐐기 모양이며 가장자리에 톱니가 있고 어릴 때는 양면에 모두 황갈색의 짧은 털이 듬성듬성하게 있다. 잎자루는 길이가 1~2cm이다.

산방화서는 가지 끝 또는 상부의 잎겨드랑이에 착생하고 꽃은 연한 남색이다. 꽃떡잎은 선모양 피침형이고 일찍 떨어진다. 꽃받침은 대롱 모양이며 연한 남색이고 길이는 4mm 정도이며 끝에 5~6개의 톱니가 있고

삼각형이며 관 외부에는 갈색의 짧은 털이 조밀하게 있다. 꽃잎은 5~6개이며 남색이고 타원형 모양 피침형 또는 달걀 모양이며 길이가 약 8mm이다.

수술은 10~12개이고 꽃실은 길이가 불규칙하며 꽃밥은 남색이다. 암술은 1개이고 남색이며 씨방은 반(牛)하위로 1실이며 암술대는 4개이고 암술머리는 타원형이다.

장과는 원형이고 지름은 5~6mm이며 남색이고 숙존하는 꽃받침과 암술대가 있다. 개화기는 6~7월, 결실기는 8~9월이다. 나무 그늘진 습윤한 산지에서 자라거나 숲속에서 재배한다.

성분과 효능

상산은 유효 성분 Dichroine을 함유하고 있으며, 뿌리에 함유된 Alkaloid는 0.1%이다. 뿌리와 잎에서 추출한 Febrifugine과 Isofebrifugine은 각각 β-chroine와 α-dichroine과 동일한 화합물이다. 잎이 함유하고 있는 Alkaloid의 총량은 0.5 정도이고 그 중 Dichroine의 함유량은 뿌리의 10~20배이다. 이 밖에도 소량의 Trimethylamine을 함유하고 있다.

여름에는 잎을, 봄 또는 가을에는 뿌리를 캐어 햇볕에 말려 쓴다. 성질은 차고 맛은 쓰고 맵다.

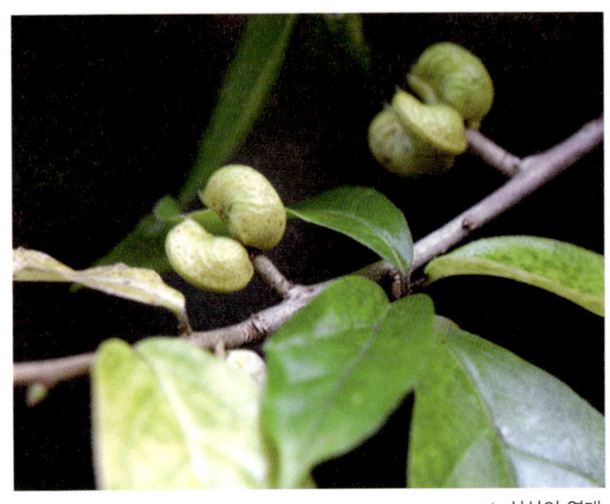

▲ 상산의 열매

《신농본초경》에는 학질치료 약으로 상산이 기록되어 있으며, 진(晉)의 갈홍(葛洪)은 이것을 계승하여 14가지 처방을 만들었다. 이후 양(梁)나라의 《도홍경》, 《금궤요략》, 《천금방》, 《외대비요》 등에도 상산의 효능을 설명하고 있다.

상산은 학질에 대한 효과가 뛰어나지만, 복용 후에 오심, 구토를 초래하기 쉬워 복약 후에는 가만히 드러누워 휴식을 취하고 다른 음식물을 먹지 말아야 한다.

상산은 최토약으로도 사용되는데 Dichroine이 위장의 미주신경 및 교감신경 말초를 자극하는 작용을 하므로 그 반사 원인으로 구토를 유발한다.

상산을 사용하여 조성된 방제는 매우 많고 모두 상산을 군약으로 삼고 있다. 상산에는 시호, 초과, 반하, 청호, 갈근, 빈랑을 배합해 쓴다.

용도에 따라 여러 가지 수치를 실시하여 응용한다. 즉 생용하면 최토작용이 있으며, 초구하면 더욱 심한 최토작용을 나타내고, 주증이나 주구는 최토작용을 감약시키며 빈랑즙으로 법제하면 최토작용이 없어진다.

보통 학질을 치료함에 있어서는 주제하여 응용하는데 이때는 소량을 사용하여 구토가 발생하지 않게 하고 처방에 빈랑과 초과를 배합하는 방식을 선택한다.

주제

잡질을 제거하고 박편으로 썰고 막걸리와 균등하게 섞어 막걸리가 모두 흡수되면 약한 불로 볶아 심황색이 될 정도로 실시한다(상산 500g당 막걸리 50~100g정도).

장미과의 조팝나무 Spiraea prunifolia의 근을 '목상산', 박주가리의 백미꽃 Cynanchum atratum의 근을 '초상산', 운향과의 일본상산 Orixa japonica의 근을 '취상산', 마편초의 누리장나무 Clerodendron trichotomum의 근을 '취오동 혹은 해주상산'이라 부르며 대용한다.

상산의 포제

상산

이물질을 제거하고 물에 잠시 담갔다가 건져 충분히 수분이 스며들게 한 다음 절단하여 햇볕에 말린다.

주상산

상산편에 막걸리를 붓고 골고루 섞어 수분이 약간 스며들면 솥에 넣고 황색이 될 때까지 약한 불에 초(炒)한 후 꺼내어 식힌다(상산편 100근당 막걸리 10~20근).

초상산

상산편을 미초(米醋)를 붓고 고루 섞어서 스며들기를 기다려 위의 방법대로 초(炒)한다(상산편 100근당 미초를 10~20근).

말린뿌리

보통 원기둥 모양으로 분지되어 있고 구부러져 비틀려 있다. 표면은 황갈색이며 가는 세로무늬와 지근(支根) 흔적이 뚜렷하게 있으며 코르크층이 쉽게 벗겨지고 연한 황색의 목질부가 노출되어 있다. 질은 단단하고 절단하면 가루가 날린다.

뿌리줄기

원기둥 모양이고 덩어리 모양에 가깝다. 냄새는 미약하고 맛은 쓰다. 질이 단단하고 무거우며 형태가 계골상이고 표면 및 단면이 연한 황색이며 광택이 있고 반들반들한 것이 좋다. 뿌리가 굵고 길고 곧으며 질이 부드럽고 짙은 황색이며 쓴맛이 없는 것은 약용으로 쓸 수 없다. 정기가 허약한 사람, 지병으로 체약한 사람은 복용을 금한다.

05 Poncirus trifoliata Rafin.

탱자나무
지각, 지실

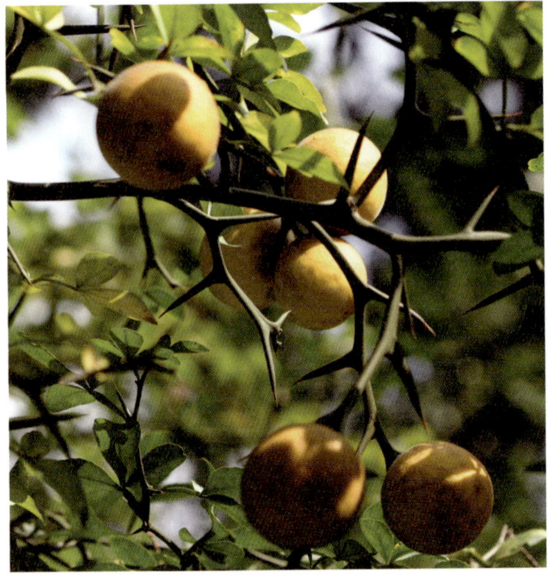

생김새

낙엽이 지는 작은키 나무로 줄기에 가시가 있으며 길이는 3~5cm이다. 잎은 3출 복엽으로 세 개씩 모여 줄기에 엇갈려 달리고, 잎자루에 날개가 있다. 작은 잎은 반질반질하고 두터우며 도란형이다. 가장자리에 둔한 톱니가 있다.

꽃은 5월경에 가지 끝이나 잎겨드랑이 사이에서 달린다. 다섯 장의 흰 꽃 안에는 수술이 많고, 가장자리의 수술과 꽃잎은 대칭이다.

열매는 구형으로 노랗고 표면에 털이 나있다. 보통 지름이 3cm 정도이다. 8~9월 노랗게 익는다. 경기 이남에서 자란다.

효능과 이용법

열매와 뿌리껍질의 성질은 차고 맛은 쓰고 시다. 소화불량, 풍열, 변비를 치료한다.

꽃에는 정유를 함유하고 있어 각종 향료로 이용되고 목안의 종창이 생겼을 때 잎을 삶아 마시기도 하고 소화에 효과가 있어 체했을 때 쓴다.

열매는 향은 좋으나 식용으로 먹지는 않는다.

탱자나무의 익지 않은 푸른 열매를 '지실'이라 부르고 습진에 쓴다. 껍질 말린 것을 '지각'이라 하여 건위, 지사제로 쓴다. '지(枳)'라는 의미는 '가시가 많아 피해를 준다'는 뜻이다.

지실과 지각이 같은 것인지 다른 것인지에 관해서 옛날부터 많은 논란이 있었다. 현재는 '어린 과실을 썰어 말린 것'을 지실이라 하고 '성숙한 과실의 껍질을 말린 것'을 지각이라 한다.

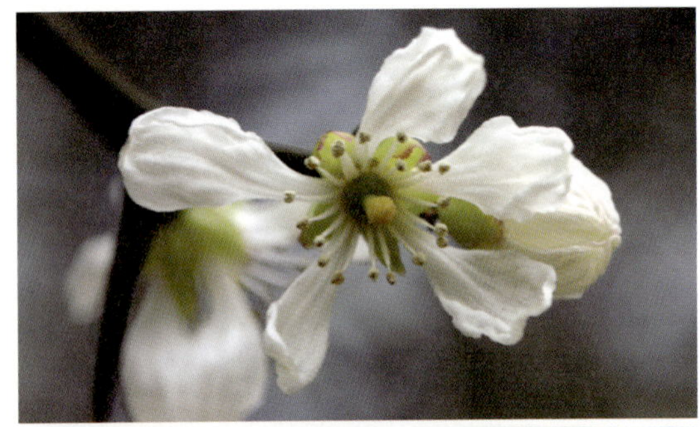

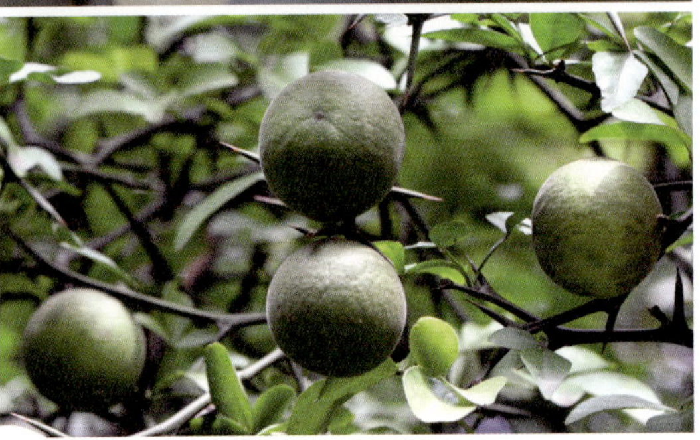

▲ 탱자나무의 꽃과 지실(위부터)

06
Evodia officinalis Dode
Evodia rutaecarpa Benth.

오수유

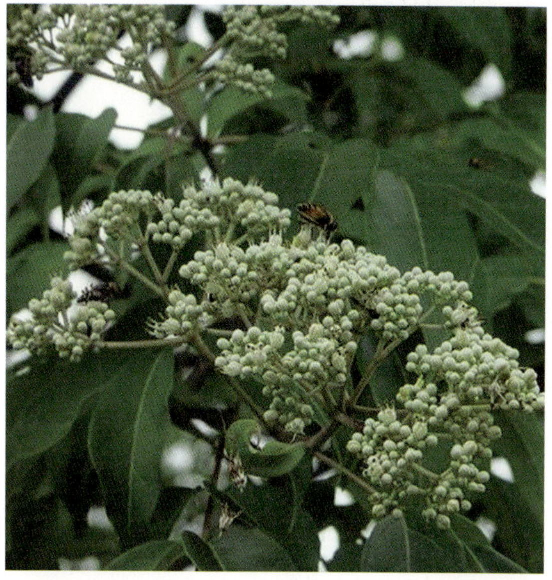

생김새

낙엽이 지는 작은키나무로 높이는 3~5m 정도 자라며 어린가지에 털이 난다.

잎은 서로 마주보는데 홀수로 깃꼴 겹잎이다. 소엽은 타원형으로 끝이 뾰족하고 5~15개로 구성된다. 6~8월에 황녹색 꽃이 피며, 열매는 9~10월에 열린다. 중국이 원산지이다.

성분과 효능

성질은 따뜻하고 맛은 쓰고 맵다. 통기, 통경작용을 한다. 열매가 익기 전 즉, 녹갈색일 때 채취해서 햇볕에 말리거나 약한 불로 건조시켜 사용한다.

평소 체질이 허약한 사람이 기가 막히고 어혈이 있을 때 오수유 2~3g을 사용하면 통기, 통경약의 효력이 증가된다. 열이 있고 입이 마르고 진액이 부족한 자에게는 안 쓴다.

냉기로 인한 두통

통증이 심하며 토기가 있으면 오수유 4g, 시호 8g, 백작약 12g, 생강 8g을 사용한다.

오수유죽

오수유 2g, 쌀 50g, 생강 두쪽, 대파(흰 부분) 두 뿌리를 준비한다. 오수유 열매는 곱게 갈아 둔다.

쌀로 죽을 쑤다가 죽이 끓을 무렵 오수유 가루와 생강, 대파를 넣고 함께 끓인다.

오수유는 향기가 진하고 강렬하며 속을 따뜻하게 하므로 적은 양부터 시작하여야 한다.

❶ 3~5일 동안 아침, 저녁으로 먹는다.
❷ 열이 있거나 음액이 부족한 사람에게는 적합하지 않다.

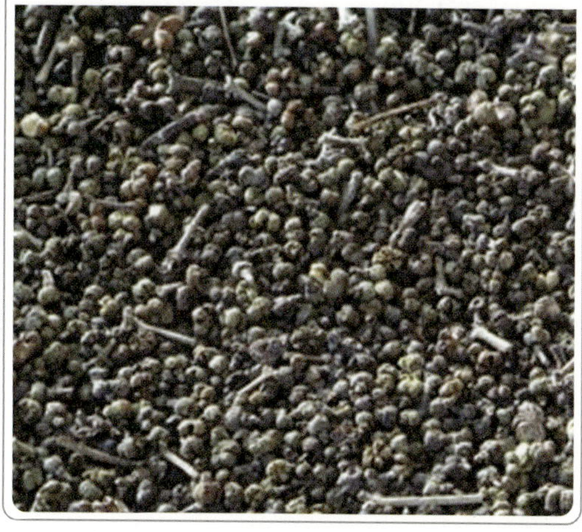

<table>
<tr><td>07</td><td>Citrus tangerina H. et T.
Citrus unshiu Markovich</td></tr>
</table>

귤나무

진피, 청피

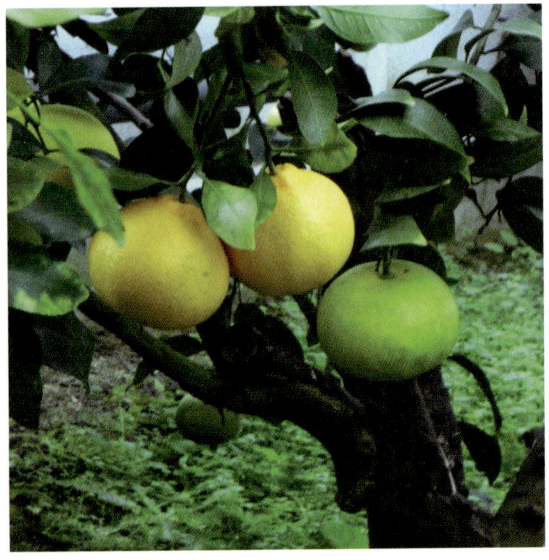

C.tangerina에는 Hesperidin, Citric acid 및 환원당이 들어 있다. 온주밀감에도 Hesperidin이 들어 있는데, 과피에 비교적 많이 들어 있다. 과즙에는 Malic acid, Citric acid, Glucose, Fructose, Sucrose, 비타민C 40mg%가 들어 있고, 과육에는 Carotene 0.3mg%, Cryptoxanthin 2mg%, 비타민B1 93mg%가 들어 있다. 과피 중의 색소와 비타민C의 함량은 과육보다 많다.

익지 않은 열매 껍질이나 어린 열매(靑皮), 익은 열매의 열매 껍질(귤피, 귤홍, 귤백), 열매 껍질 안쪽의 섬유질(橘絡), 씨(橘核) 및 뿌리(橘根), 잎(橘葉) 등도 약용으로 쓴다. 맛은 달고 시큼하며 성질은 서늘하다.

소화촉진, 보혈, 이기지통작용 식용을 증진시키고 이기하며 지갈하고 윤폐한다. 흉격결기, 구토, 소갈증을 치료한다. 풍한으로 인한 해수와 담음이 있는 자는 먹지 말아야 한다.

생김새

귤나무는 제주도 지역에서 재배하는 늘푸른작은키나무로 높이가 5m 정도 자란다. 잎은 어긋나며 피고 뾰족하다. 끝은 둔하고 길이는 5~7cm이다. 잎자루에는 날개가 없거나 좁다. 꽃받침 조각과 꽃잎은 5개씩이고, 수술은 여러개이며 암술은 1개이다.

열매는 작은 공 모양이고 지름은 5~8cm이다. 10월에 등황색으로 열매가 열리며 과피가 잘 벗겨지고 가운데 축이 비어있다.

성분과 효능

귤(橘)은 열매를 채취하여 식용하거나 약으로 쓴다. 성질은 평하고 맛은 달다.

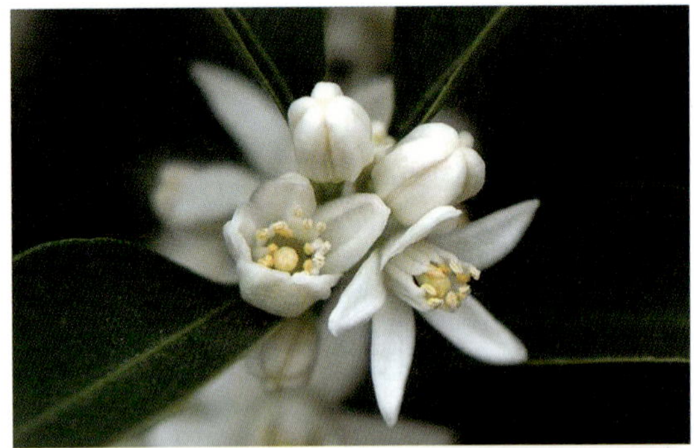

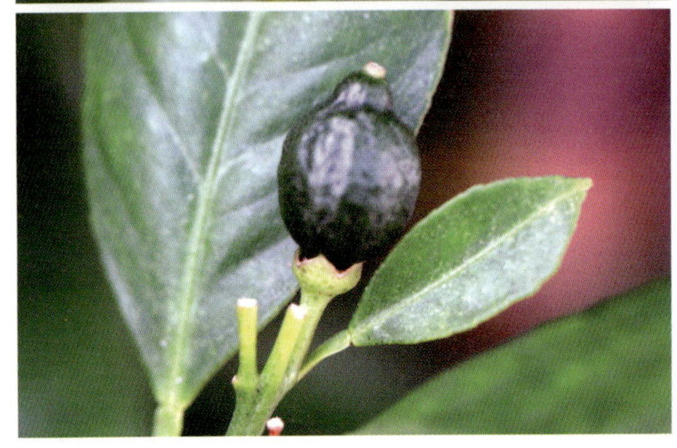

▲ 귤나무의 꽃과 덜 익은 과실(위부터)

귤의 부위별 명칭

귤병(橘餠)

익은 열매를 밀당에 절여 만든 것이다.

맛은 매우며 성질은 따뜻하다.

관중, 하기, 화담, 지해한다. 식체, 기격, 해수, 설사를 치료한다.

찬 과일을 먹고 식상하여 설사가 멎지 않고 계속 나오는 경우의 치료: 귤병 한 개를 얇게 썰어서 사발에 넣고 펄펄 끓인 물을 부어 덮개를 덮어 놓고 즙이 우러나오면 그 즙을 마시고 병(餠)도 먹는다. 한 개의 병으로 여러 차례 복용할 수 있다.

귤엽(橘葉)

일 년 내내 채취하는데, 12월부터 이듬해 2월 사이에 채취한 것이 좋다. 채취한 것을 그늘 또는 햇빛에 말린다. 말린 잎은 대체적으로 쭈글쭈글하고 펴면 마름모꼴의 길쭉한 타원형이거나 타원형이며 길이가 5~8cm, 너비가 2~4cm이다. 표면이 회록색이거나 황록색이며 반들반들하고 빛에 비추어보면 투명한 작은 선점(腺點)이 많이 보인다. 질은 두텁고 단단하나 쉽게 부서진다. 향기가 나고 맛이 쓰다.

C. unshiu의 잎에는 비타민C 151mg%가 들어 있다. 또한 Glucose, Fructose, Sucrose, Starch, Cellulose 등 여러 종류의 탄수화물이 들어 있는데, 그 함량은 꽃 피기 이전이 조금 높고 열매가 익음에 따라 점차 감소하는데 열매를 딴 후에는 다시 증가된다. 여러 종류의 귤엽에는 Volatileoils이 모두 들어 있다.

맛은 쓰고 매우며 성질은 평(平)하다. 소간, 행기, 화담, 소종독한다. 옆구리가 아픈 병, 화농성 유선염, 폐농양, 해수, 흉격비만, 산증을 치료한다.

내복할 때에는 8~20g을 달여서 먹거나 짓찧어 짜낸 즙을 복용한다.

귤근(橘根)

9~10월에 채취한다. 맛은 쓰고 매우며 성질은 평(平)하고 독이 없다. 순기지통하며 한습을 제거한다. 내복할 때에는 12~20g을 달여서 먹는다.

귤홍(橘紅)

열매 껍질 바깥층의 적색 부분이다.

신선한 귤의 껍질을 채취하여 칼로 바깥층의 열매 껍질을 오려내 햇볕에 말리거나 그늘에서 말린다.

말린 바깥층의 귤껍질은 길고 가늘며 가지런하지 않은 얇은 종이 조각 모양으로 두께가 0.2mm를 넘지 않는다. 가장자리는 쪼글쪼글하여 주름이 잡혀 있으며 안쪽으로 감겨 있다.

표면은 황갈색이거나 등황색이고 광택이 나며 볼록하게 도드라진 황갈색의 누릇누릇한 점이 빽빽이 있다. 열매 껍질의 안쪽 면은 황백색이고 동글동글한 점이 촘촘히 있다. 질은 파삭파삭하여 쉽게 부서진다. 냄새는 향기롭다. 맛은 좀 쓰고 혀가 저리듯이 알알하다. 크고 적색이며 윤기가 있는 것이 좋다.

맛은 맵고 쓰며 성질은 따뜻하다. 소담, 이기, 관중, 산결하는 효능이 있다. 찬바람과 찬 기운으로 기침이 나고 가래가 나오는 증상, 속이 메스꺼운 증상, 신물을 토하는 증상, 가슴이 아프고 더부룩하게 불러 올라 답답한 증상을 치료한다.

내복할 때에는 3~6g을 달여서 먹는다. 또는 환제나 산제로 하여 복용한다.

음허하고 마른기침이 나거나 만성적으로 기침이 나고 기가 쇠약한 경우에는 복용하지 말아야 한다.

−**귤홍**: 잡물을 골라내고 물로 깨끗이 씻어 쓸 때에는 잘게 부수어 쓴다.

−**염귤홍**: 깨끗한 귤홍을 취하여 소금을 넣고 끓인 물을 고루 뿌려 수분이 귤홍에 충분히 스며든 다음 그늘에서 말린다(귤홍 50kg에 소금 1kg이 드는데, 미지

근한 물에 소금을 알맞게 넣고 녹여서 물을 맑게 한다).

-밀귤홍: 귤홍을 솥에 넣고 약한 불에 노르스름하게 볶은 후 벌꿀을 넣고 잘 섞으면서 다시 약간 검게 탈 정도로 누렇게 볶은 다음 꺼내어 그늘에서 말린다(귤홍 50kg에 벌꿀 1.25kg을 쓴다).

귤락(橘絡)

귤류의 열매 껍질 안쪽의 섬유질이다.

12월부터 이듬 해 1월 사이에 채취하여, 귤껍질을 벗길 때 귤의 속과 껍질 사이의 섬유질을 취하여 햇볕에 말리거나 약한 불에 말린다.

잡물을 제거하고 꼭지를 따낸 후 물을 쳐서 축축하게 한 다음 벌려놓고 햇볕에 말린다.

맛은 달고 쓰며 성질은 평(平)하다. 통락, 이기, 화담한다. 경락에 기가 정체한 것, 장기간이 기침으로 인하여 가슴이 아픈 증상, 가래에 피가 섞이어 나오는 병, 상주(傷酒)에 의한 갈증을 치료한다.

내복할 때에는 3~6g을 달여서 복용한다.

귤백(橘白)

신선한 귤껍질을 골라 칼로 바깥쪽의 붉은 껍질(귤홍)을 도려낸 다음 안쪽의 흰 껍질을 채취하여 귤락(귤의 속과 껍질사이의 섬유질)을 제거하고 햇빛에 말리거나 그늘진 곳에서 말린다.

말린 안쪽의 열매 껍질은 황백색의 해면(海綿) 같이 생긴 얇은 덩이 조각으로 속표면에 보통 귤락의 흔적이 남아 있다. 질은 푸석푸석하고 가볍고 연하며 탄성이 있다. 방향이 있고 맛은 쓰고 달다. 조각이 크고 질이 가볍고 연한 것이 좋다.

귤피(橘皮, 陳皮)

10월 이후에, 익은 열매를 따서 열매 껍질을 벗겨 그늘에서 말리거나 햇볕에 말린다.

깨끗한 물을 쳐서 눅눅하게 한 다음 잘게 썰거나 얇게 잘라 햇볕에 말린다. 맛은 맵고 쓰며 성질은 따뜻하다.

《본초강목》에 따르면 귤피는 고(苦)로 사(瀉)하고 조(燥)할 수 있으며, 신(辛)으로 산(散)할 수 있고, 온(溫)으로 화(和)할 수 있다. 만병을 치료할 수 있는데 이것은 이기, 조습하는 효능에 의한 것이며 보약과 같이 쓰면 승(升)하고 사약과 같이 쓰면 사(瀉)하고 승약과 같이 쓰면 승(升)하고 강약과 같이 쓰면 강(降)할 수 있다. 비는 원기의 모(母)이고 폐는 섭기하는 열쇠이다. 본래 귤피는 이경의 기분약이므로 배합하는 약에 따라 보사승강할 수 있다.

청피(靑皮)

보통 늦은 봄과 초여름에 채집하는데 가을에 채집하기도 한다. 큰 것은 칼로 열매의 꼭지 부근까지 4등분하여 속을 버리고 말린다. 이것을 사화청피(四花靑皮)라고 한다. 중간 정도의 크기를 개청피(個靑皮)라 하고 제일 작은 것을 청피자(靑皮子)라 하며 햇볕에 말린다.

여러 가지 청피에는 모든 정유가 들어 있다. 그리고 Flavonoid 배당체도 많이 들어 있다.

-청피: 불순물을 골라내고 물에 담가서 물기가 충분히 스며든 후에 꺼내 썰어서 햇볕에 말린다.

-초청피: 청피편에 초(酢)를 넣어 잘 섞어서 초가 다 흡수된 후 솥에 넣고 약한 불에 누렇게 초(炒)한 후 햇볕에 말린다(청피편은 100근당 초(酢)는 15근을 쓴다). 맛은 쓰며 맵고 성질은 약간 따뜻하다.

내복할 때에는 1~3돈을 달여 복용하거나 환제 혹은 산제로 하여 쓴다. 기(氣)가 쇠약한 사람은 복용하는 데 주의해야 한다.

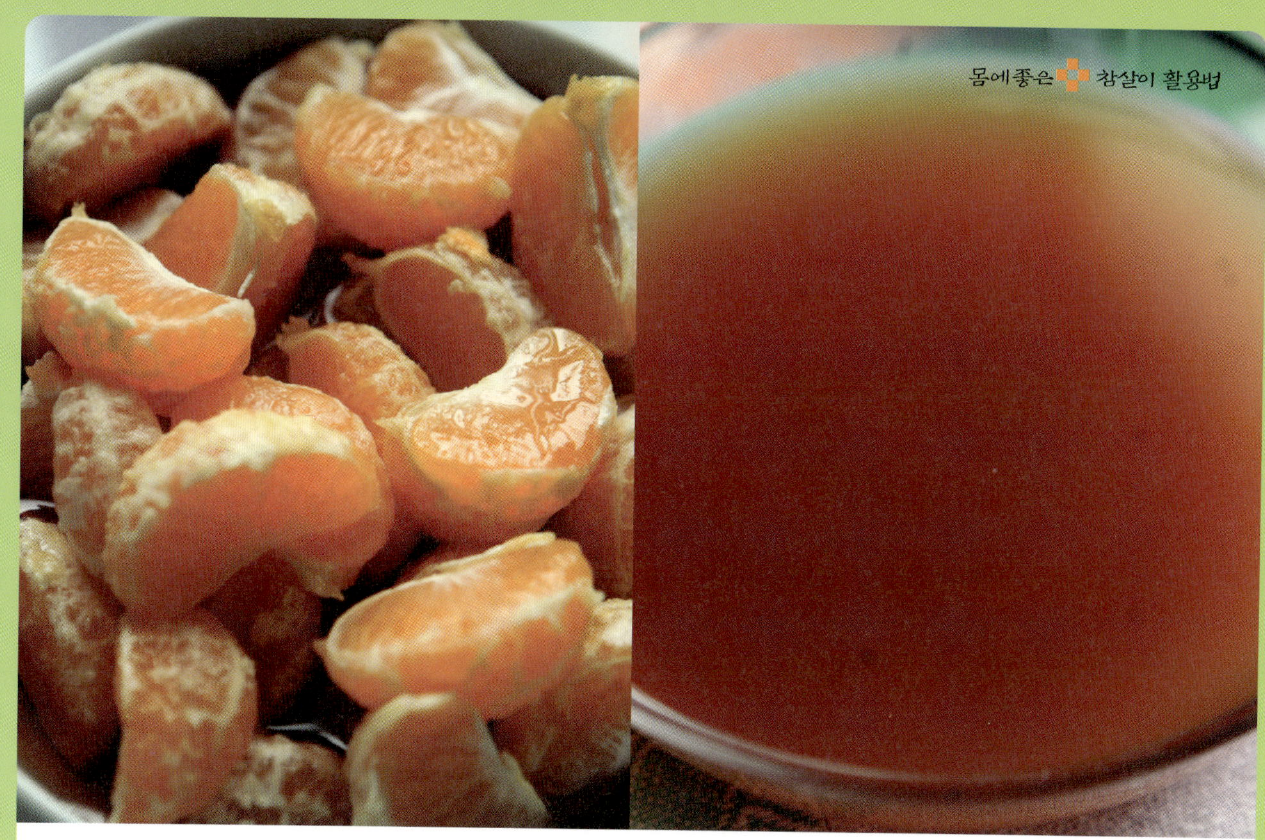

굴의 과육과 굴식초

귤차(귤청)

> **재료**
> 귤 10개, 설탕 1컵, 물 1컵

만드는 법

1. 먼저 냄비에 설탕과 물을 넣고 절반으로 졸아들 때까지 달여 설탕 시럽을 만든다.
2. 귤은 흐르는 물에 깨끗이 씻은 후 물기를 닦는다.
3. 껍질을 벗겨 껍질과 알맹이를 얇게 썬다.
4. 잘게 썬 귤은 용기에 눌러 담고 설탕 시럽을 부어 귤청을 만든다.
5. 냉장고에 20일 정도 보관한 후 사용한다.
6. 귤청 2작은술을 찻잔에 담는다.
7. 끓는 물을 찻잔에 부어 잘 섞어 마신다. 또는 밀감을 껍질과 함께 썰어 설탕에 재워두었다가 적당량을 뜨거운 물에 부어 마신다.

밀감주(蜜柑酒)

피로회복, 진해, 건위작용을 한다.

> **재료**
> 밀감 7개나 진피 250g, 소주 1.8ℓ, 설탕 5~10g

만드는 법

1. 밀감을 잘 씻어 물기를 닦아 내고 껍질을 벗기지 않은 채 용기에 넣는다.
2. 소주와 설탕을 넣고 밀봉한다.
3. 통째로 담갔을 때는 익은 후 재료를 건져 낼 필요가 없다.
4. 시원한 곳에서 6개월 이상 숙성시킨다.
5. 귤껍질로 담글 때는 잘 말려 사용하도록 한다.
6. 식사 사이마다 1일 2회, 1회 20㎖씩 음용한다.

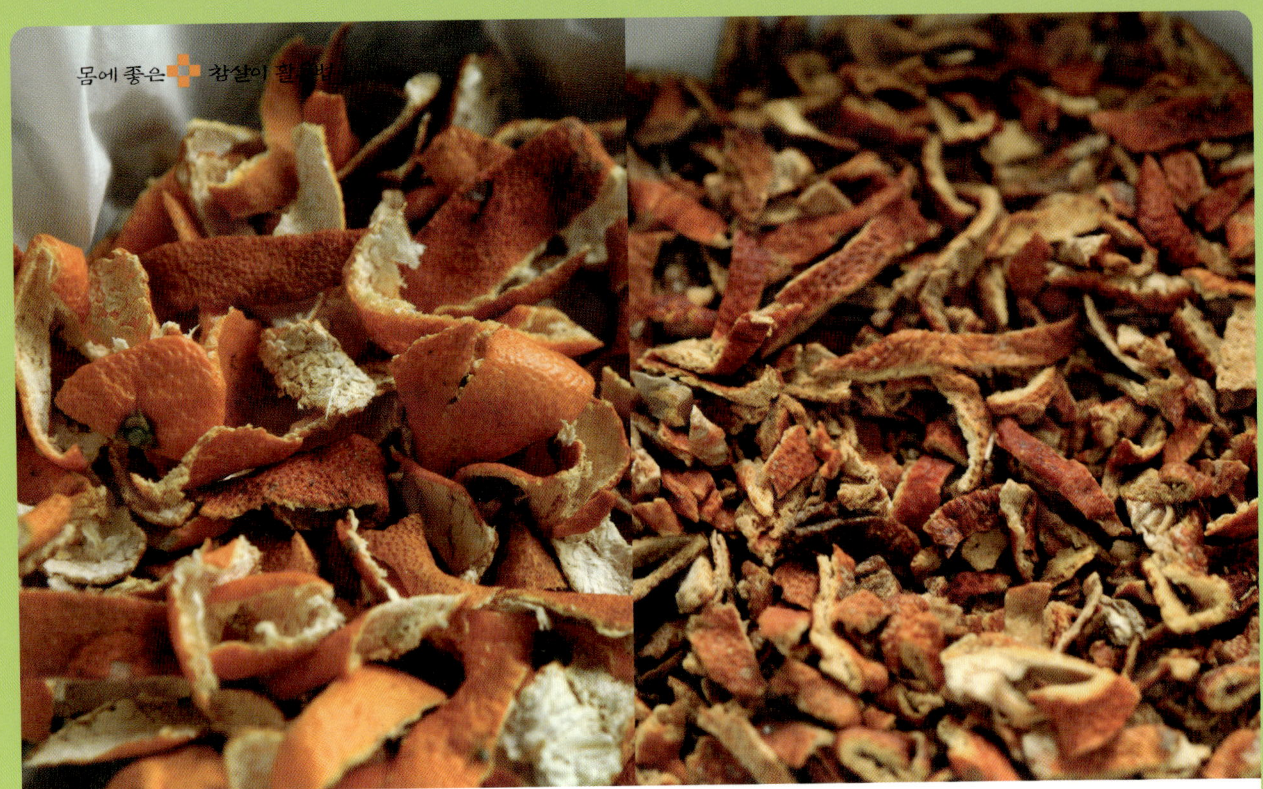

진피(귤껍질)

진피차(귤껍질차)

진피(陳皮)란 감귤의 껍질을 말린 한방약이다. 감귤을 먹기 전 깨끗이 씻어 껍질을 벗겨 말리면 충분히 재료로 사용할 수 있다. 구역질과 열이 나고 갈증, 기침이 날 때 사용한다.

재료
진피 20g, 물 300㎖

만드는 법

1. 진피를 물에 씻어 차관에 넣고 물을 부어 끓인다.
2. 물이 끓으면 불을 줄여 은근하게 끓인다.
3. 국물만 따라 내어 설탕이나 꿀을 넣어 마신다.
4. 생강을 약간 넣어 끓이면 더욱 좋다.
   껍질의 플라보노이드 성분을 제대로 섭취하기 위해서는 진피를 가루로 만들어 뜨거운 물에 타서 마시기도 한다. 꽃도 사용할 수 있다.

귤피죽

헛배가 부르고 식욕이 없거나 기침, 가래가 나오며 가슴이 답답한 증상에 2~3일 복용한다.

재료
진피 20g, 쌀 50g

만드는 법

1. 깨끗이 말린 진피 20g을 달여 국물을 내서 쌀을 50g 넣고 죽을 쑨다.
2. 생강즙을 타서 먹기도 한다.

*이진탕(二陳湯)과 진피
이진탕은 진피에 반하, 적복령, 감초, 생강 등을 배합한 것으로 담이 많이 나오는 증상에 좋은 효과가 있다.

08 Phellodendron amurense Rupr.

황벽나무

황백, 황경나무

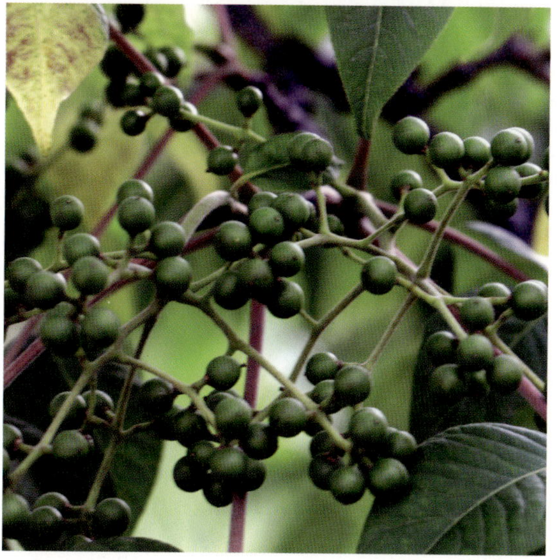

생김새

낙엽이 지는 큰키나무로 높이는 10m에 이른다. 암수가 다른 나무이다. 잎은 긴 달걀 모양이고 양 끝이 뾰족하며 가장 자리에 톱니와 털이 있다. 잎은 마주나며 새 날개 깃 모양으로 5~13개 정도 달린다. 뒷면은 흰색이다.

6월은 가지 끝에 원추 꽃차례로서 작은 노란 꽃이 여러개 달린다. 꽃잎과 꽃받침 조각이 각각 5개 난다.

가을이 되면 통과 같은 열매가 둥근 모양의 핵과로 열리는데 지름이 1cm가 된다. 다닥다닥 열매의 껍질을 버리고 종자를 말려 쓰는데 이를 '황백자' 라 한다.

동북부 아시아에서 자라는 나무로 우리나라에서는 전국의 깊은 산의 물기가 있는 비옥한 땅에서 자란다.

성분과 효능

종자와 줄기를 채취하여 쓴다. 성질은 차고 맛은 쓰다. 내피에 다량의 벨베린(Berberine)성분이 함유되어 위장약, 소염제 등의 원료가 된다.

열매는 민간에서 살충제로 쓰이고 있으며 이것은 양약의 제조성분이 되고 있다. 꽃에는 밀원이 풍부하여 꿀을 생산할 수 있는 원료가 되므로 밀원수(蜜源樹)로 유망하다. 3~6월에 10년 이상의 황백수피의 일부분을 번갈아 벗겨 쓴다. 원나무의 생장을 계속하게 하기 위해서는 한면을 전부 벗겨서는 안 된다.

황백의 포제

불순물을 제거하고 깨끗이 씻어 습한 것을 썰어 토막으로 하거나 선 모양으로 썰어 볕에 말린다.

황백탄

얇게 자른 황백을 센불로 표면이 탈 때까지 볶고(그러나 약성이 남을 정도로 볶는다) 청수를 뿜어 꺼낸 다음 식혀서 볕에 말린다.

염황백

얇게 썬 황백에 식염수를 뿌리고 골고루 섞은 다음 냄비에 넣어 약하게 조금 볶고 꺼내어 식혀서 볕에 말린다.

황백편

100근에 대하여 식염을 2근 반을 쓰고 적량의 열탕으로 잘 녹인다.

주황백

얇게 썬 황백에 막걸리를 뿌리고 잘 섞고 염황백과 같은 방법으로 볶는다. 황백편 100근에 대하여 막걸리는 10근을 쓴다.

나무껍질을 벗긴 다음 또 새로운 껍질이 재생하므로 다음 해에는 다른 부분을 벗긴다.

벗긴 나무껍질은 반쯤 건조할 때까지 햇볕에 쪼이고 넓게 펴서 뚜렷한 황색이 될 때까지 코르크피를 긁어 낸다. 그 때 내피를 상하지 않게 주의하고 솔질하여 그늘에 말리고 습기가 없고 통풍이 좋은 곳에 보관해서 곰팡이에 의한 변색을 방지한다.

이용법

목재는 가볍고 결이 아름다워 무늬목, 기구재, 목공예재 등으로 쓰이고 수피는 코르크의 원료가 되며 노란색의 내피는 황색염료의 자원으로 사용된다.

황벽나무는 모양이 웅대하여 공원수로도 어울리지만 약용수(藥用樹)로 가치가 높아 조림이 유망시 되는 경제성 수종이다.

황백의 재배

종자는 9월이면 익는데 열매의 색이 푸른색이 돌면서 검게 변했을 때 채취한다.

채종 즉시 종자를 움푹한 곳에 모아 놓고 그 위에 풀을 베어 덮거나 거적 등을 꼭 덮은 후 물을 흠뻑 주어 썩히든지 물에다 3~5일 동안 침지하여 과육을 연화시킨 다음 탈각한다. 이렇게 한 다음 용기에 종자를 넣고 물을 부은 후 막대로 휘저어 위에 뜨는 협잡물과 비립종자(秕粒種子)를 제거한 다음 종자를 1~2일간 햇볕에 말린 후 종자를 선정한다.

채종 직후 종자와 젖은 모래를 1 : 2(3)의 비율로 혼합하여 지하 30~50cm 깊이로 노천매장을 하여 이듬해 봄 파종직전까지 두어 발아를 촉진시킨다.

황백의 껍질

황벽나무의 겉껍질은 엷은 황갈색의 두터운 코르크질이다. 그래서 영어로는 '코르크나무(Cork)' 라 한다. 학명의 **Phello**는 코르크를 뜻하고 **Dendron**은 나무를 뜻한다.

속껍질은 선명한 노랑색으로 다량의 벨베린이란 성분이 포함되어 있다. 벨베린은 위장을 튼튼하게 하고 소염작용을 하며 세균성의 장염 또는 장내의 이상 발효에 의한 설사를 멎게 한다.

벨베린의 함유량은 껍질을 벗겼을 때 두터울수록 또는 진한 노랑색일수록 더 많아서 좋다. 겉껍질과 속껍질을 분리할 때는 속껍질 쪽을 아래에 두고 겉껍질은 두들겨 잘 떨어지게 한다.

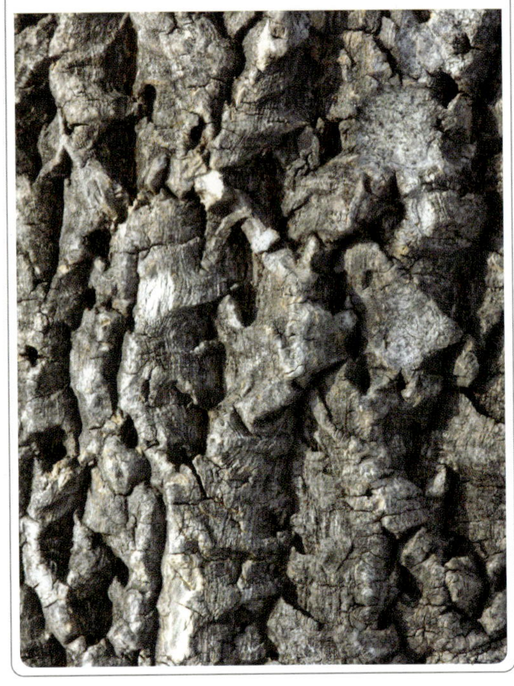

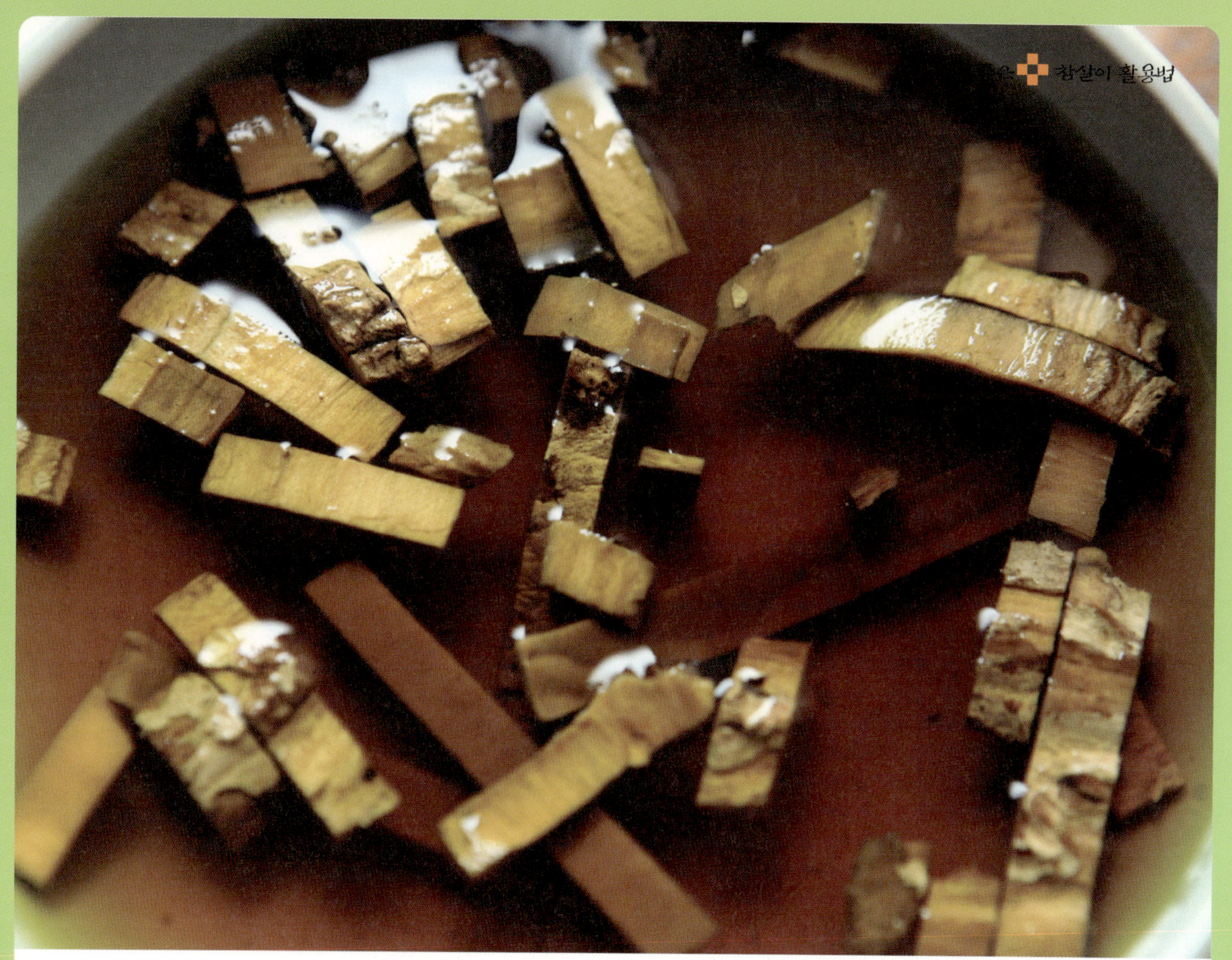

황백주

재료

황벽나무의 속껍질(황백) 200~300g, 소주 100㎖, 설탕 5g

만드는 법

1. 황백을 3~5cm 정도로 썰어 용기에 넣는다.
2. 소주와 설탕을 넣고 밀봉하여 시원한 곳에 6개월 이상 숙성시키면, 씁쓸하면서도 독특한 맛을 지닌 약술이 완성된다.
3. 30㎖씩 1일 2회 식사 사이마다 음용한다.

황벽 염색
Amur cork-tree dyeing

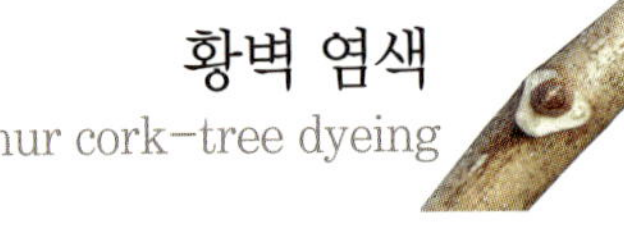

예부터 황벽은 중국에서 염료로 사용하였는데, 《제민요술》에 의하면, 종이에 벌레가 생기는 것을 방지하기 위하여 많이 이용하였다고 한다. 황백으로 염색한 종이는 주로 불경을 만드는데 사용되었다. 일본의 기록에도 황지(黃紙)를 염색할 때는 억새와 황벽을 사용하였다고 한다. 염료로 사용하는 것은 황벽나무의 속껍질인데, 주된 색소는 베르베린이다. 이것은 천연염료 중에서는 특이하게 염기성 염료에 해당한다. 여름철에 2~3일 햇볕에 말리면 겉껍질이 잘 벗겨지는데, 여름철에는 껍질이 잘 벗겨질 뿐만 아니라 베르베린의 함량도 높다.

황벽에서 추출한 색소는 매염제 없이 견을 염색할 수 있으나 일광견뢰도가 매우 좋지 않아 다갈색을 띠기 쉽다. 알루미늄, 주석등으로 매염하면 견뢰도가 다소 향상되며, 철매염을 하면 황록색을 얻을 수 있다.

황벽으로 염색하기 전에 오배자로 선매염(오배자 추출한 물에 미리 담갔다 쓰는 것)하면 선명한 노란색을 얻을 수 있다. 면이나 마섬유 등 식물성 섬유는 오배자 등의 탄닌 성분으로 선매염하면 염색이 잘 된다.

우리나라에서 자생하는 국산은 나무껍질을 통째로 벗긴 것이라 두툼하고 색이 진한 반면 중국산은 잘게 썬 상태로 수입된다. 황벽은 매염 없이 염료로만 써도 염색이 되는데 중국산을 잘못 택하면 너무 야한 노란색이나 녹조의 색이 나올 수 있으므로 색상을 가라앉히기 위해 매염제를 쓰기도 한다.

❖❖❖ 재료

황벽(옷감 무게와 동량), 옷감 또는 실, 염색용기, 온도계, 가열기구, 거름용 망, 고무장갑, 계량컵 및 비커, 매염제(백반, 염화철, 초산구리 등)

❖❖❖ 만드는 법

❶ 옷감 무게와 동량의 황벽을 준비한다. 옷감 무게의 40~50배량의 물에 황벽을 넣고 30분 정도 잘 저으면서 끓여서 1차 색소를 추출한다.

❷ 1차 추출 염액을 거름용 헝겊으로 거른다. 2, 3차 반복 추출을 한다. 2, 3차 추출에는 각각 옷감 무게의 25배의 물을 사용하며 추출방법은 1차 추출과 같다.

❸ 1, 2, 3차 추출액을 모두 합친 후 다시 거름용 헝겊으로 거른다.

❹ 미리 물에 담갔다가 물기를 제거한 옷감을 염액에 넣고 40℃에서 20~30분 정도 잘 주물러 염료가 충분히 침투하도록 염색 한 후, 찬물로 수세한다(마직물은 오배자 전처리 후 염색에 이용한다).

❺ 옷감 무게의 50~60배의 따뜻한 물에 매염제(적정량 : 옷감 무게에 대해서 백반은 3~5%, 철은 1~3%, 구리 2~3%)를 잘 녹인 후, 염색한 옷감을 넣고 40℃에서 20분 정도 매염한다.

❻ 매염이 끝나면 여러 번 수세하여 잘 펴서 그늘에서 건조시킨다.

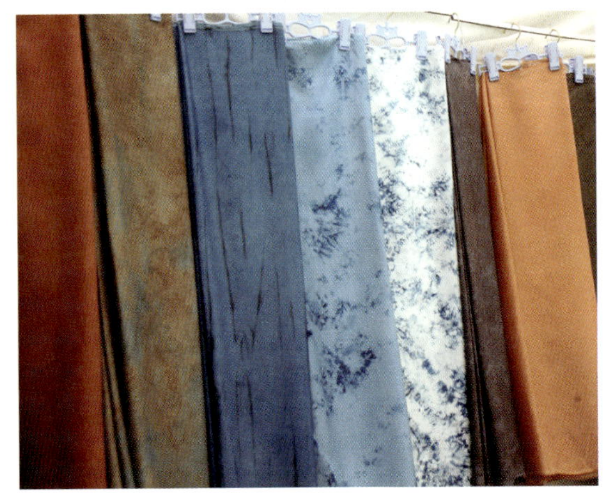

<table>
<tr><td>09</td><td>Citrus limonia</td></tr>
</table>

레몬

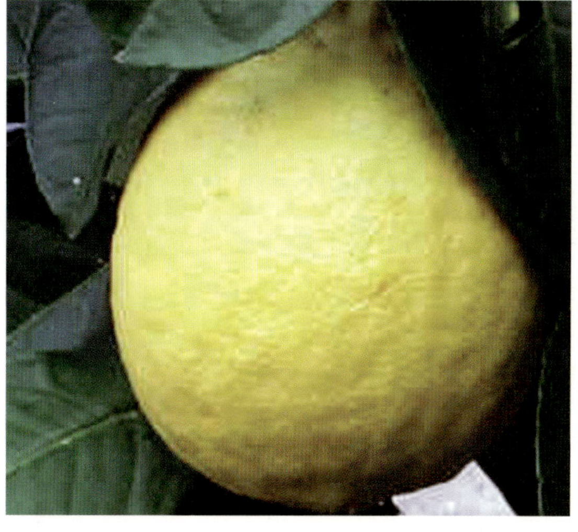

생김새

가지치기를 하지 않을 경우 가지가 넓게 퍼지는 관목이 되거나, 높이가 3~6m인 소교목이 된다.

어린잎은 선명한 붉은색을 띠나 점차 초록색으로 변한다. 몇몇 품종의 어린가지는 각이 진 것도 있으며 잎겨드랑이에 날카로운 가시가 나기도 한다.

달콤한 냄새를 풍기는 꽃은 다소 크며 잎겨드랑이에 하나씩 또는 몇 개씩 무리지어 핀다. 꽃봉오리는 붉은색을 띠며 꽃은 안쪽이 흰색, 바깥쪽이 적자색을 띤다. 열매는 계란 모양으로 끝에 넓적하고 조그만 돌기가 있으며 열매 속은 8~10조각으로 되어 있다.

겉껍질은 익으면 노랗게 변하고 어떤 품종은 두껍기도 하며 씨는 작고 계란형이며 뾰족하지만 씨가 없는 것도 있다.

성분과 효능

과육은 레몬즙 무게의 5% 이상을 차지하는 구연산 때문에 신맛이 강하게 난다. 레몬의 중요한 성분은 구연산, 구연산 칼슘염, 레몬 기름, 펙틴 등이 있다. 항출혈제·혈장증량제와 같은 장(腸) 질환의 치료에 사용한다.

대부분의 감귤류는 식용으로 주스와 같은 음료나 요리의 풍미를 더하는데 사용된다. 레몬에는 비타민C가 풍부하므로 중세 유럽에서는 긴 항해중 괴혈병 발병 예방용으로 가지고 다녔다고 한다.

또한 약용 효과가 높은데, 특히 레몬 과즙은 살균, 수렴작용이 있어 양치제로 사용하면 구강 청결 및 목감기에 효과적이다. 독감과 빈혈 방지, 발한작용도 기대할 수 있다.

비타민C가 풍부하게 함유되어 있기 때문에 레몬은 괴혈병을 예방한다.

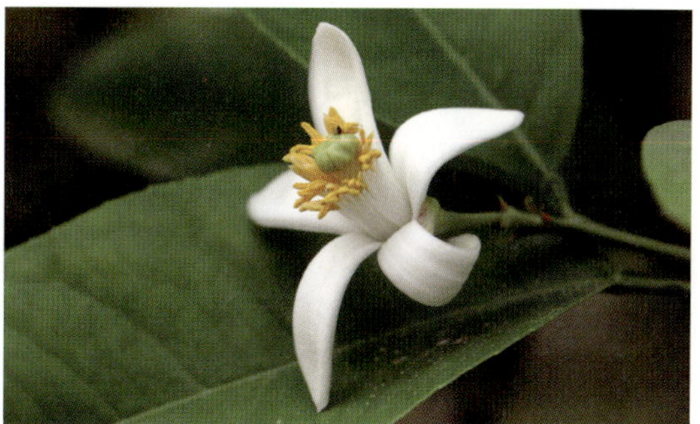

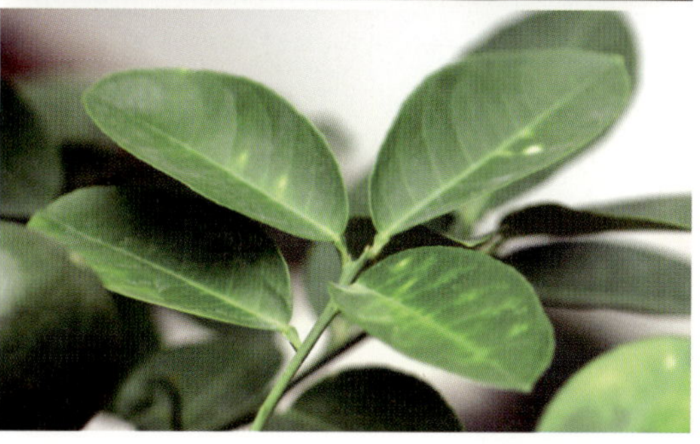

▲ 레몬의 꽃과 잎(위부터)

또 레몬 추출물은 사람에게 기생하는 회충을 죽이는 능력이 있고 레몬유는 곰팡이를 죽이는 효과가 있다는 사실이 확인되었다.

레몬을 포함한 감귤류의 껍질에 들어 있는 펙틴(식이섬유)은 혈중 콜레스테롤치를 낮추기는 하나 그러한 효과를 나타낼 정도의 충분한 레몬을 먹기는 어렵다.

민간요법

레몬즙은 여자의 미용음료로 적합하다. 장기간 마시면 안색이 좋아지고 피부가 윤택해진다. 또한 감기, 두통, 모발의 성장, 요도염에도 효과적이다.

그 밖에 소화기계통을 튼튼히 하고, 심장병과 담에 효과가 있다. 기원전 3세기의 로마 사람들은 레몬은 모든 독의 해독제라고 믿고 있었다.

레몬주스를 마시면 이뇨제, 발한제, 수렴제의 역할을 하는데 목이 아플 때는 약으로, 햇빛 그을음을 차단 로션으로, 딸꾹질을 멈추게 하는 강장제로서의 다양한 효능이 널리 알려져 있다.

이용법

레몬즙은 타트(과일 파이의 일종)와 전통적인 미국식 레몬메랭게 파이 같은 후식용 음식의 재료이다. 또한 레몬은 그 떫고 독특한 맛 때문에 여러 가지 가금(家禽)·생선·야채 요리의 맛을 높이는 데에도 쓰인다.

레몬과 설탕, 물로 만든 레모네이드는 날씨가 더울 때 인기가 있고 레몬즙 자체를 직접 홍차에 타 마시기도 한다.

레몬 기름은 향수·비누·조미료 등에 사용되는데 주로 시칠리아 섬에서 생산한다.

레몬의 주성분인 구연산은 음료수를 만들고, 펙틴은 과일 젤리를 만드는 중요한 재료이다.

레몬의 재배

이탈리아와 캘리포니아 연안같이 비교적 시원하고 기후의 변화가 없는 지역이 레몬 재배에 적당하다. 레몬나무는 과수원에서 흔히 5~8m 간격을 두고 심는다.

레몬 꽃은 1년 내내 피며 열매는 1년에 6~10번 정도 거두어들인다. 시장에 내놓는 레몬의 크기는 지름 5㎝ 정도이다. 열매는 녹색일 때 따서 적절히 가공한 뒤 3개월 또는 그 이상 보관한다.

어린나무는 심은 지 3년이 되면 결실기에 이르지만 5년이 지나야 시장에 내놓을 만한 열매가 열리며, 나무 한 그루에서 1년 동안 레몬 1,500개 정도를 딸 수 있다.

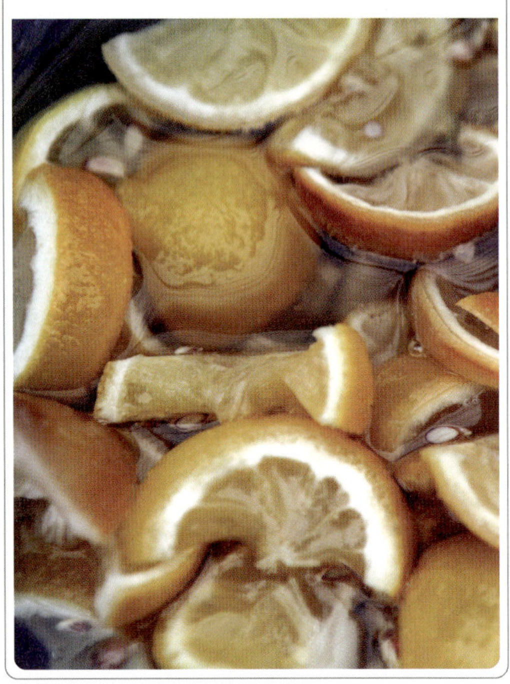

제 10장

아욱과 참살이

무궁화 / 부용 / 아욱 / 마시말로우
오크라 / 어저귀 / 면화

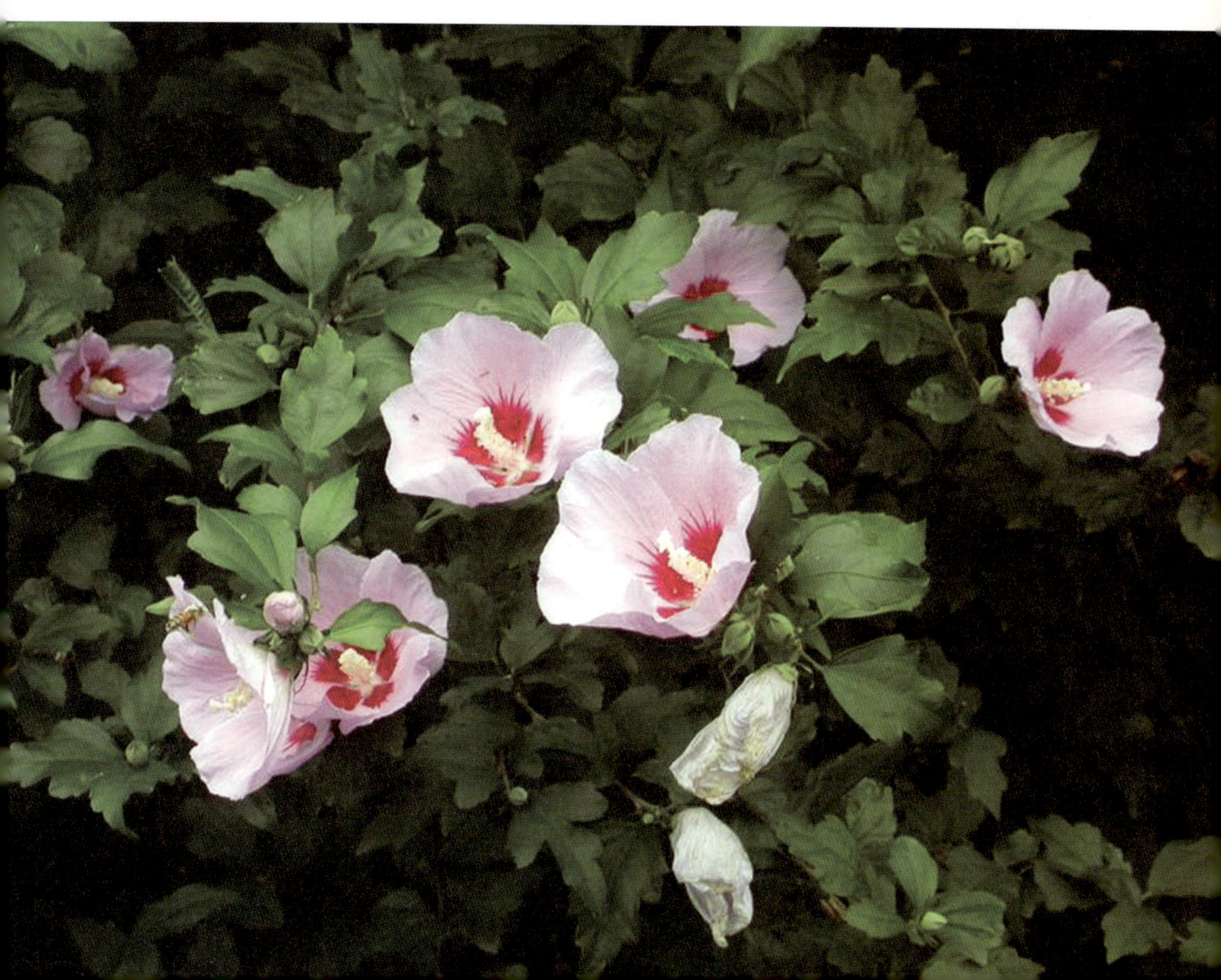

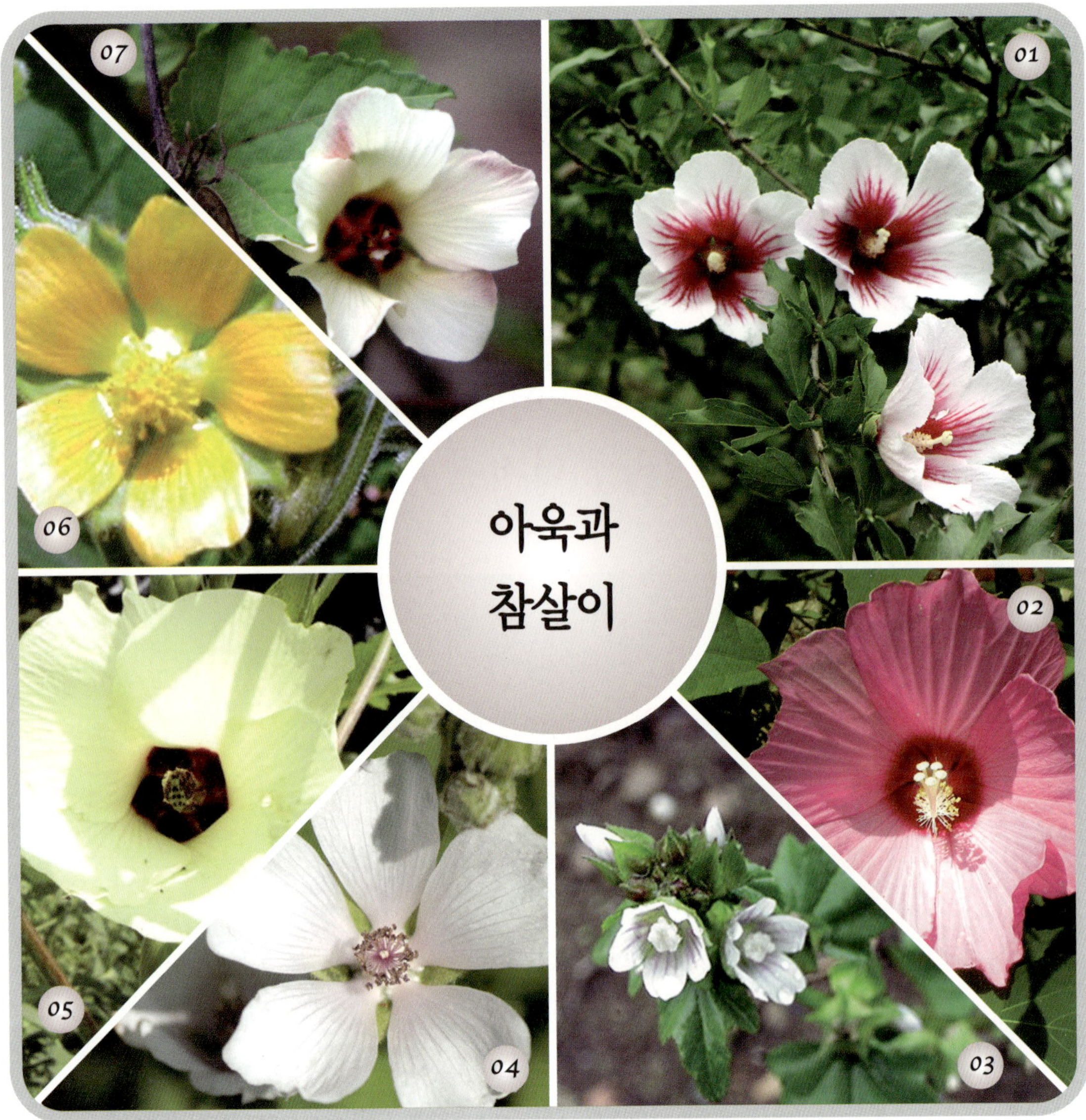

07
01
06
아욱과
참살이
02
05
04
03
01
무궁화
02
부용
03
아욱
04
마시
말로우
05
오크라
06
어저귀
07
면화

01 Hibicus syriacus L.

무궁화

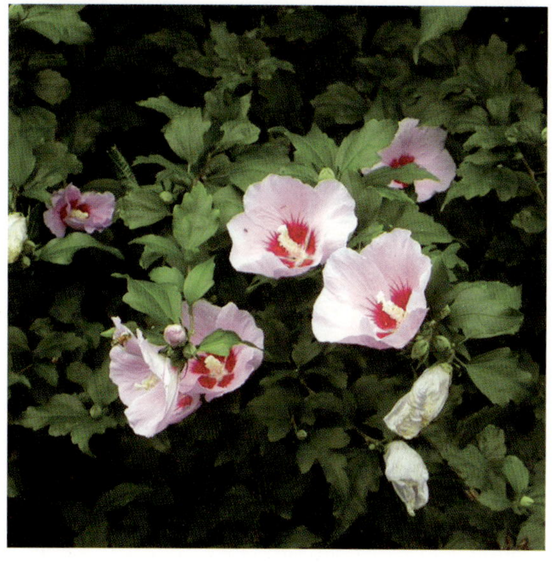

생김새

6월부터 11월까지 한해의 절반 동안이나 피고 지는 무궁화는 구슬같이 달라붙은 꽃망울들이 연달아 피어서 마치 한 번 피면 몇 달씩 가는 양 착각하게 한다.
추위에 잘 견디고 척박한 토양에서도 적응력이 강한 무궁화는 우리나라를 대표하는 꽃이지만 원산지는 동부 아시아이다.

효능

껍질과 뿌리는 종이의 원료로 사용하고, 다른 약재와 섞어 위장병 치료제로도 썼다. 또한 꽃을 꺾어 말렸다가 차로 마신다는 기록이 허준의 《동의보감》의 〈탕액편〉에 다음과 같이 나와 있다.

'성질이 서늘하고 독이 없다. 이질과 풍열을 치료하며 볶아서 쓴다. 끓여서 차로 대용하면 풍을 다스린다. 특히 여름철 수인성 전염병을 예방할 뿐 아니라 꽃가루를 물에 타 마시면 설사가 멈춘다.'

나라의 꽃, 무궁화

색색의 꽃색과 도타운 겹꽃도 있지만 새하얀 꽃잎에 붉은 꽃받침이 있는 홑꽃인 백무궁화를 나라꽃으로 정한 것은 백의민족의 상징성을 부여했기 때문이다.
《산해경(山海經)》에는 우리나라를 가리켜 '군자지국유훈화초조생모사(君子之國有薰華草朝生暮死: 군자의 나라에는 무궁화가 많이 있어 아침에 피고 저녁에 진다)'는 기록을 남겼다. 신라 때는 하늘을 상징하는 꽃이라 해서 천지화(天地花)라 불렀으며, 고려 예종은 고려를 근화향(槿花鄉)이라 불러 무궁화가 나라꽃임을 알리고 있다. 그러나 정작 무궁화라는 꽃 이름은 고려말 천재시인 이규보가 지었다. 신라 통일의 초석이 되었던 화랑들의 머리에 쓴 관은 무궁화로 장식되어 천지화랑(天指花郎)이라 했다.

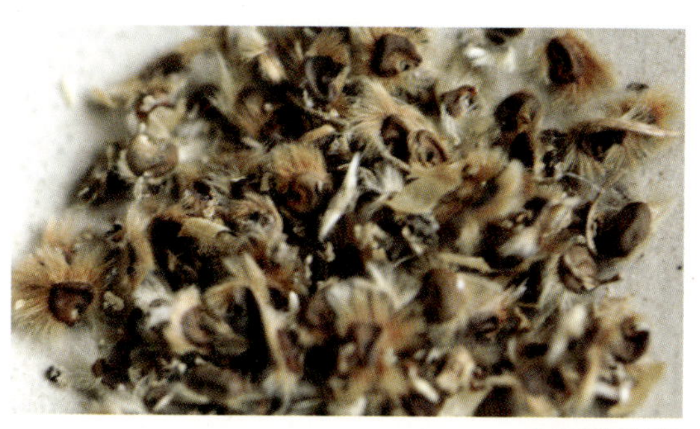

▲ 무궁화의 씨앗

무궁화의 부위별 명칭

목근근(木槿根)

목근(木槿)의 근피에는 타닌, 점액이 들어 있다. 뿌리와 줄기의 에틸알코올 침투액은 In vitro에서 Gram 양성균, 적리균, 장티푸스균을 억제한다.

맛은 달며 성질은 평(平)하고 활(滑)하며 독이 없다. 열을 내리고 해독하며 습(濕)을 배출시키며 부기를 가라앉히는 효능이 있다. 해수 폐옹(肺癰), 장옹(腸癰), 장풍사혈(腸風瀉血, 출혈성 대장 질환류), 치질로 인한 종통, 백대, 옴을 치료한다.

내복할 때에는 신선한 것 40~80g을 달여서 복용한다. 외용시에는 달여서 약기운을 쏘인다.

1. 소갈(消渴, 당뇨병)의 치료—목근피 40~80g을 달여서 차 대신 항상 복용한다.

2. 수종의 치료—신선한 목근근 40g, 등심초 40g을 달여서 1일 2회 식전에 복용한다.

목근엽(木槿葉)

성질은 평(平)하고 독이 없다.

1. 장풍(腸風)과 설사 후의 열이 나고 갈증이 나는 증세를 다스린다.

2. 모든 열을 제거하고 이질을 치료하며 적체(積帶)를 내려가게 한다. 적백 적리, 건삽불통(乾澁不通), 하추(下墜)하여 풀리지 않는 증세를 치료한다. 짓찧은 즙에 소주를 타서 데워 마신다.

내복할 때에는 신선한 것 40~80g을 달여서 복용한다. 외용시에는 짓찧어서 바른다.

3. 정창옹종의 치료—목근의 신선한 잎과 식염을 섞어 짓찧어서 환부에 바른다.

목근자(木槿子)

종자에는 기름 성분이 들어 있다. 기름 성분 중에 들어 있는 비알칼리화물에는 α, β및 δ-tochopherol, β-Cytomaterel, Capesterol 등이 있고 알칼리화물에는 Sterculic acid 등이 함유되어 있다. 맛은 달며 성질은 평(平)하고 독이 없다.

편정두풍(偏正頭風)을 치료하는 데에는 태운 연기로 환부를 쏘인다. 또 황수농창(黃水膿瘡)을 치료하는데에는 약성이 남을 정도로 태워 저골(猪骨), 저수(猪髓)로 개어서 바른다.

내복할 때에는 12~20g을 달여서 복용한다.

외용시에는 태운 연기로 쏘이거나 달인 물로 씻거나 가루낸 후 개어서 바른다.

목근피(木槿皮)

4~5월에 채집한다. 줄기껍질 또는 뿌리껍질을 벗겨서 씻은 다음 햇볕에 말린다.

말린 줄기껍질 또는 뿌리껍질은 반원통 모양이거나 원통 모양이고 길이는 15~25cm이다. 잘 부러지지 않고 가벼우며 질이 거칠다. 냄새는 약하고 맛은 싱겁다. 가늘고 길며 너비가 넓고 두꺼우며 부서진 조각이 적은 것이 좋다. 깨끗이 씻어 물에 담그어서 수분이 스며들게 한 다음 썰어서 햇볕에 말린다. 맛은 달고 쓰며 성질은 서늘하다.

열을 내리고 습(濕)을 배출시키며 해독지양(止痒)한다. 장풍사혈, 이질, 탈항, 백대하, 옴, 치질을 치료한다. 내복할 때는 4~12g돈을 달여서 복용한다. 외용시에는 술에 담그었다가 바르고 문지른다. 혹은 달여서 약기운을 쏘인다.

1. 대장 탈항의 치료—근피(槿皮) 혹은 잎을 달여서 약기운을 쏘이고 백반 5배의 분말을 만들어 바른다.

2. 적백 대하의 치료—근근피(槿根皮) 80g을 썰어서 백주 한 사발 반에 넣어 한 사발이 될 때까지 달여서 공복에 복용한다.

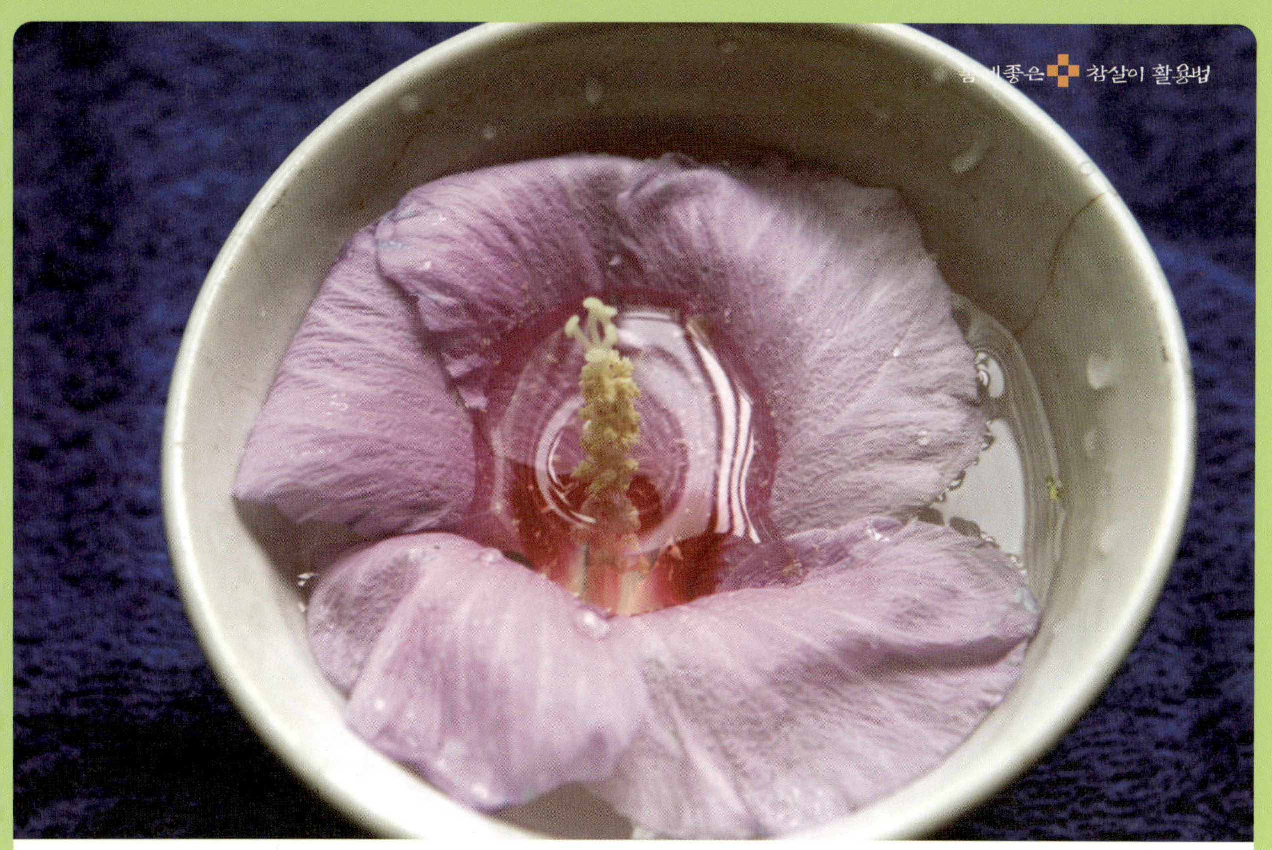

무궁화꽃차

무궁화꽃 차

개화기에 덜 핀 꽃을 골라 맑은 날 채취해서 햇볕에
말려 쓴다.

재료

무궁화꽃 한 송이

만드는 법

1. 꽃을 따서 수술의 꽃가루를 제거하여 그늘에서 약
   10~15일 정도 말려 밀폐 용기에 담아 냉장 보관
   한다. 다관에 꽃 한 송이를 넣고 80~90℃의 물을
   부어 1~2분간 우려내어 마신다.
2. 꽃가루를 제거한 무궁화 꽃을 동량의 꿀이나 설탕
   에 재워 7일간 상온에 둔 뒤 약 15일 정도(며칠 더
   해도 된다) 냉장 보관한다.
3. 재워 놓은 꽃 한 송이를 다관에 넣고 90℃ 물을
   부어 1~2분간 우려내어 마신다.

무궁화 가루차

무궁화차는 이질과 하열에 특효가 있다. 이뇨 작용도
있고 중풍에도 효과가 있다. 또한 대장염 설사 등에도
유효하다. 맛은 달고 쓰며 성질은 서늘하다.

재료

가루차 15~20g, 물 500cc

만드는 법

1. 꽃이 활짝 피기 전에 채취하여 꽃술을 버리고
   그늘에 잘 말려 보관한다.
2. 말려둔 것을 1일 기준으로 15~20g 물 500cc에
   넣고 은근한 불에 달여 마시든가 또는 꽃을 약간
   볶아 곱게 가루를 내어 사용하든가 한다.
3. 가루 내어 마시는 경우 열탕 1잔에 1스푼씩 타서
   마신다. 벌꿀을 1스푼씩 타서 마신다.

히비스쿠스(로젤, 삽다리파)
Hibiscus Sabdariffa

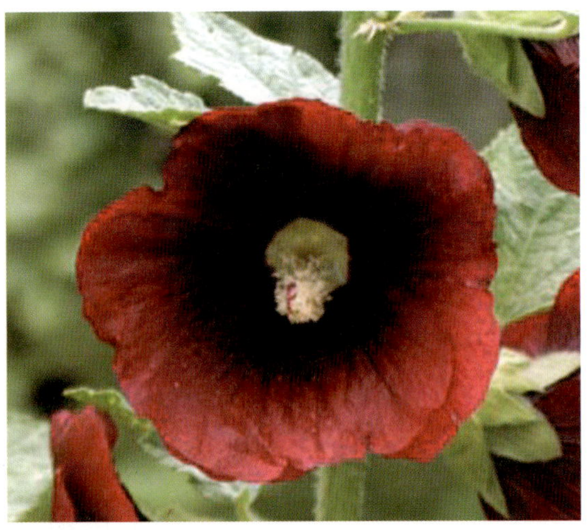

생김새

높이가 1.2~2m 정도 자라는 반상록성 소관목이다. 줄기는 기부로부터 다수의 줄기가 나와 총생한다. 잎은 난형인 것과 장상엽(掌狀葉)으로 3갈래로 갈라지는 것도 있다. 꽃의 크기는 직경이 10cm 정도의 크기로 단생하고 연황색으로 중심주는 암적색이다. 소포편과 꽃받침은 적색으로 꽃받침이 발달하였다.

성분과 효능

히비스커스 꽃은 주로 약초차로 그 자체가 달콤하고 시큼한 맛에 카페인이 없는 건강 음료나 차에 막과 색을 추가해 이용한다.

식욕부진, 감기, 호흡계 카타르, 순환기 질환, 부드러운 거담제, 완하제 그리고 이뇨제로 전통적으로 사용하였다.

히비스커스 꽃은 연고에 포함되어 있고 탕은 국소적 응용으로 알레르기 습진과 여러 다른 피부질환을 치료한다.

이용법

서아프리카가 원산지로 생각되며 섬유를 얻기 위해 기르는 히비스쿠스 사브다리파 알티시마(H. sabdariffa var. altissima)와, 꽃받침 부분을 먹기 위해 재배하는 히비스쿠스 사브다리파 사브다리파(H. sabdariffa var. sabdariffa) 등이 속한다.

16세기초 서인도 제도에 알려졌고, 17세기 무렵에는 아시아에서도 심기 시작했다. 여러 열대 지방에서는 히비스쿠스 사브다리파 알티시마의 다소 시큼하고 붉은색을 띤 꽃받침으로 음료수 · 소스 · 젤리 · 설탕절임 · 차트네 등을 만들며 잎과 잎자루는 샐러드 · 야채요리로 쓰고 카레 요리의 조미료로 사용한다.

허브차나 요리에 생잎을 쓰기도 하지만 과실을 이용하는 경우가 많다.

끓인 물 1L에 생과일 25g을 넣어 5분간 끓인 후에 걸러서 냉장고에 보관한다. 분홍색으로 상큼한 신맛이 특징이며, 뜨거운 차로 음용해도 좋다.

로션이나 린스에도 이용되는데, 린스는 육모 촉진, 탈모 방지, 두피 활성, 모발 강화의 역할이 있고 보습 효과도 있다. 그러나 로션이나 린스는 1개월 이내에 모두 사용해야 한다.

속명의 Hibicus는 이집트의 'Hibis(신)' 과 그리스의 'Isco(같다)' 의 합성어로 '신에게 바치는 꽃' 이라는 뜻에서 유래되었다.

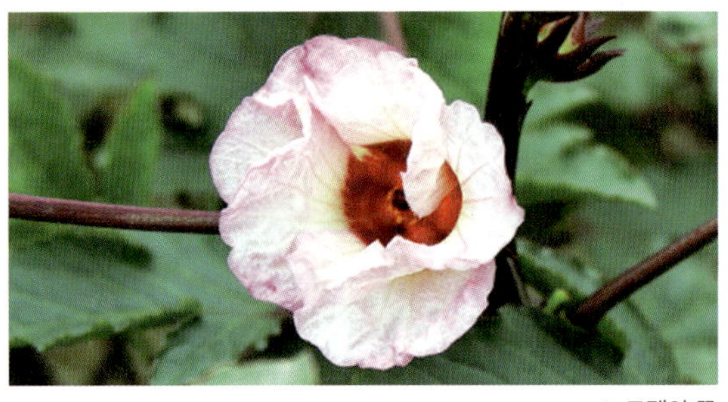

▲ 로젤의 꽃

02 | Hibiscus mutabilis L.

부용

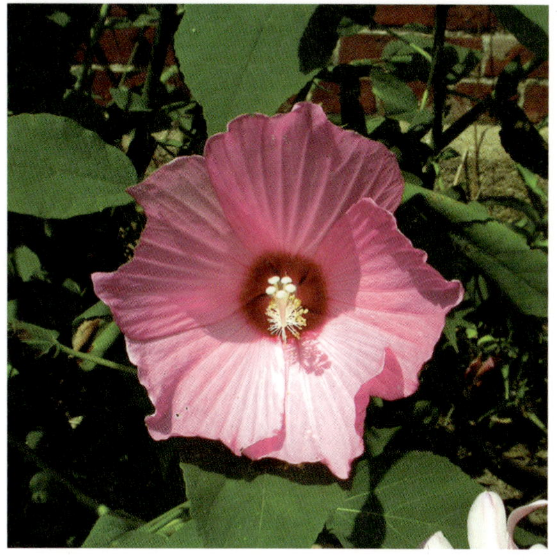

생김새

보통 관상용으로 심으며 1~3m 정도 자란다. 가지에 별 모양의 털이 있으며 잎은 서로 어긋나고 둥근 계란 형으로 3~7개로 갈라진다. 잎의 가장자리에 둔한 톱니가 있고 표면에 별 모양의 털과 잔 돌기가 있어 거칠며 뒷면에 흰 성모가 밀생한다.
꽃은 8~10월에 흰색과 연한 분홍색으로 피며, 열매는 9~11월에 열리고 주로 잎과 꽃을 약용한다. 중국이 원산지이다.

성분과 효능

부용의 잎에는 플라보노이드, 글리코시드, 페놀류, 아미노산, 환원당 및 점액질이 함유되어 있고, 꽃에는 게르시메르트린과 소량의 메라틴이 들어 있다. Flavonoid 배당체, Phenols, Amino acid, 타닌, 환원당이 들어 있다.
꽃은 '부용화'라 하는데, 8~10월 개화하기 시작할 때 맑은 날을 택해 채취한 후 말린다.
성질은 평하고 맛은 매우며 해열·양혈·소종작용이 있다. 옹종, 독창, 염창, 해수 호흡 곤란, 여성의 대하를 치료한다.
여름과 가을에는 잎을 따서 햇볕에 말리는데, 항상 양건을 반복하여 건조하고 통풍이 잘 되는 곳에 보관한다.
말린 잎몸은 잎자루가 있고 굵기가 약 1.3mm이며 황갈색을 띤다. 잎몸은 크고 보통 겹쳐져 있으며 윗면은 회녹색이고 밑면은 담홍색이며 잎맥은 융기되어 있고 회색의 별 모양의 털로 덮여 있다.
혈분에서 사열(邪熱)을 제거하고 해독하며 부기를 가라앉히고 통증을 완화시키는 효능이 있다.
폐기를 맑게 하고 혈분에서 열사를 제거하며 열을 발산시키고 해독한다. 모든 크고 작은 옹저 종독, 악성 종기를 치료한다. 부기를 가라앉히고 배농하며 통증을 완화시킨다. 외용시에는 가루내어 개어서 바르거나 짓찧어서 바른다.

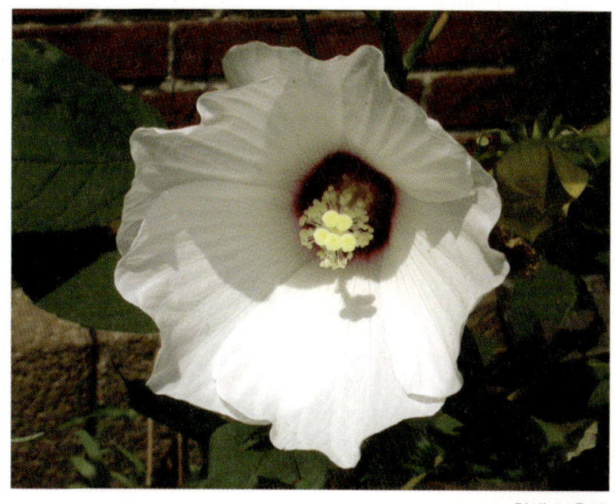

▲ 흰색 부용화

03 Malva Sylvestris L.

아욱
Mallow

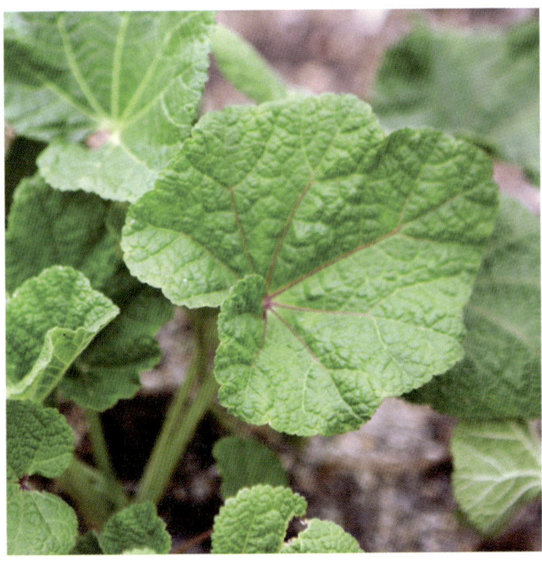

꽃은 막 피려 하는 날 아침에 따서 바람이 잘 통하는 그늘에서 말려 밀폐용기에 보관한다.

잎은 따서 말려두고 약용하며 요리로 쓸 때는 수시로 따서 이용할 수 있다.

뿌리는 가을에 2년 된 충실한 것을 캐내어 껍질을 벗기고 삶아서 샐러드로 이용한다.

가정에서 내복약으로 쓸 때는, 말린 잎이나 꽃을 티스푼으로 가득 2개를 끓는 물 1컵에 넣고 15분쯤 지난 뒤 우러난 물을 1일 3회 마시면 위염이나 위궤양, 목의 염증, 기관지염 등에 효과적이다.

외과용으로는 목욕재로 이용해도 좋고, 티스푼 가득 1개를 1컵의 물에 뭉근히 끓여서 15분쯤 지나 그 물을 찜질약으로 쓰거나 바르면 통증이 가라앉는다.

생김새

다년초로 1m씩 자라며 줄기가 곧게 서고 가지를 잘 치고 거친 털이 엉성하게 나 있다. 잎은 손바닥 모양으로 깊게 갈라져 있고 가장자리에 둔한 톱니가 있으며 긴 잎자루가 있다. 꽃은 엽액에 2cm 크기의 붉은 보라색 꽃이 뭉쳐 핀다. 열매는 분과(分果)로서 각각 1개씩 씨가 들어 있다.

성분과 효능

아욱은 잎, 뿌리, 꽃에 마쉬말로우와 같은 약효와 성분이 있어서 마쉬말로우의 대용으로 쓰이며, 소염제, 수렴제, 완화제로 호흡기 계통이나 소화기 계통의 질환에 쓰인다.

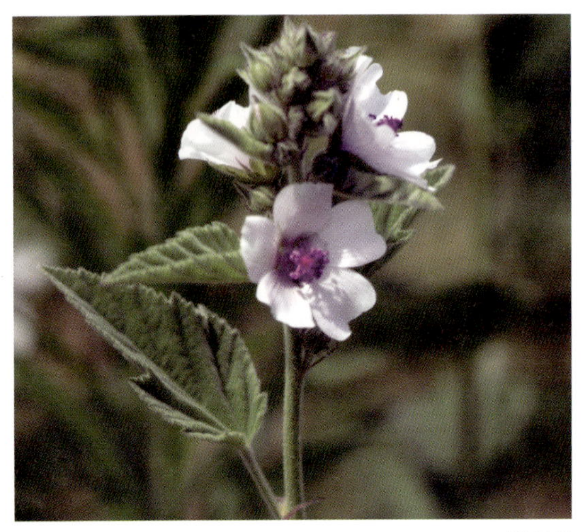

▲ 아욱의 꽃

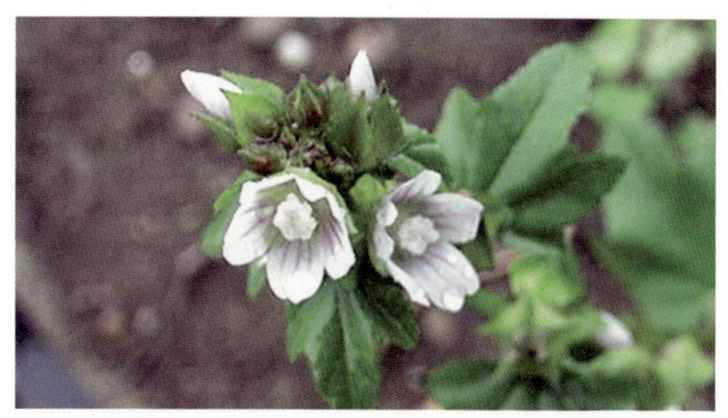

▲ 아욱의 꽃과 잎

이용법

유럽에서는 옛날에 '메이데이(5월 1일)'의 풍습으로 이 꽃을 현관 앞에 뿌리기도 하고 화환을 만들어 장식하기도 했다고 한다. 잎은 채소로 샐러드, 스프 등에 이용하는데 우리가 아욱을 이용하는 것과 같다.

씨는 '치즈'라 하여 껌처럼 씹어 먹는다. Musk mallow(Malva ceschata L)는 잎에 사향(麝香, Musk) 같은 향기가 있어서 손이 닿거나 해가 내리 쬐이면 더욱 향기로워진다. 높이는 60cm 정도로 자라며, 아름다운 핑크색 꽃이 Common mallow의 배 정도의 크기로 가지 끝에 많이 피므로 관상용으로도 훌륭하다.

초여름부터 피는 붉은 보라색(자색)의 꽃이 특히 아름다운데 흔히 Common mallow 또는 Blue mallow라 하여 말린 꽃에 뜨거운 물을 부어 허브차로 만들면 밝은 청색의 고유차가 된다.

말로우는 고대 로마사람들에게는 중요한 식용 및 약용식물이었다. 그들은 이것을 중요시하여 채소로 재배가 성행했으며 구약성경에도 흉년이 들었을 때의 식품이었다고 기록되어 있다.
16세기에 이르러서는 몸을 정결케 하고 병을 내몰아 준다는 만병통치약의 뜻인 Cmmimobia라는 이름으로도 불릴 만큼 인기 있는 식물이었다.

여기에 레몬즙 같은 산미(酸味)를 첨가하면 밝은 핑크색으로 변한다. 이 차는 기침이나 감기에 잘 듣는 약미차로서 신경을 진정시키는 효과도 있다.

애기아욱
Malva parviflora L.

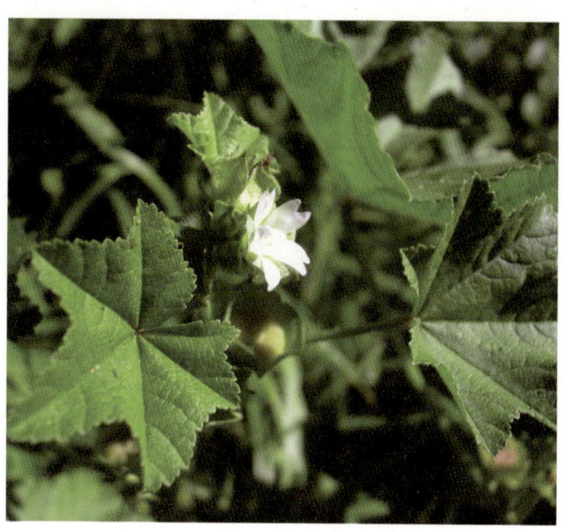

생김새

일년생 초본으로 줄기는 높이 20~50cm이며 가지를 친다. 잎은 어긋나기이고 길이는 3~6cm로 원형 또는 신장형이며, 5~7개의 열편으로 중열되고 잎 가장자리에는 둔한 거치가 있다.

꽃은 4~6월에 피고 2~3개가 잎겨드랑이에 달리며 소포엽은 3개로 좁은 도피침형이다. 꽃받침은 5열(裂)되며 길이 4~5mm로, 꽃잎은 5개로 꽃받침보다 조금 길고 끝이 V자형으로 조금 파인다. 수술은 여러 개이며 수술의 기둥은 털이 없다. 열매는 10개의 분과로 갈라지며 분과는 망상(網狀)무늬가 있고 옆면과 등 사이의 모서리는 좁은 파상(波狀)의 날개로 솟아오른다.

난쟁이아욱
Malva neglecta Wallr.

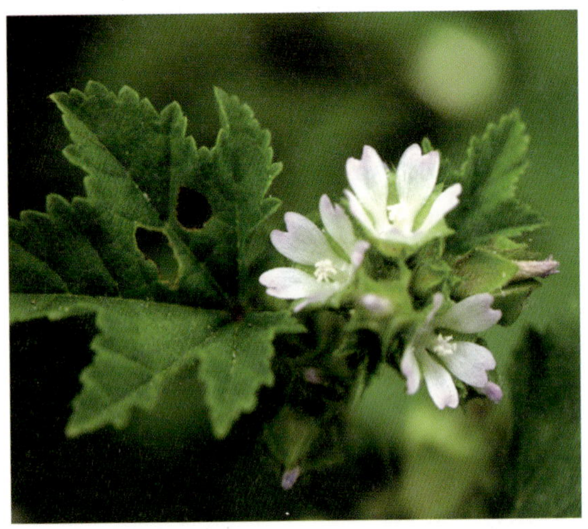

생김새

2년생 초본으로 길이 50cm의 줄기는 땅 위를 포복하며 털이 산생(散生)한다. 잎은 어긋나기이며 지름 2~3.5cm로 원형이고, 가장자리에는 얕게 둥근 톱니형의 열편 5~9개가 있고 기부는 깊게 심장저(心臟底)를 이룬다.

꽃은 6~9월에 피며 잎겨드랑이에서 3~6개가 뭉쳐나고 연한 하늘색이며 지름 1.5cm이다. 소포엽은 3개로 선형이다.

꽃받침은 중간까지 갈라지며 열편은 5개이고 꽃잎은 5개로 꽃받침보다 2~3배 길다. 열매는 지름 5~6mm로 편평하고 12~15개의 분과로 이루어진다.

유럽과 서아시아 원산이며, 우리나라에서는 경북 장기곶 해변에서 처음 채집되었으며 그 후 제주도와 남부지방에서 확인되었다.

둥근잎아욱(Malva rotundifolia L.)에 비해 잎이 작고 꽃잎이 꽃받침보다 2~3배 긴 점이 다르다.

국화잎아욱
Modiola caroliniana(L.) G. Don

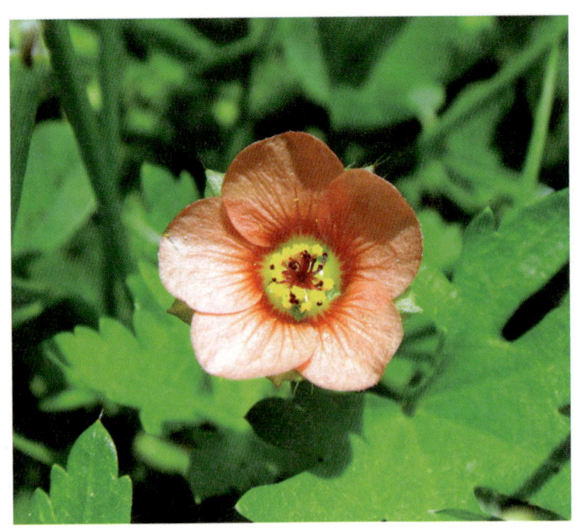

생김새

1~2년생 초본으로 줄기는 길이 15~50cm이고, 아랫부분이 포복을 하며 마디에서 뿌리가 나기도 한다. 잎은 어긋나기이고 윤곽이 원형 또는 넓은 난형이며 5~7편으로 중열되고 열편에 톱니가 있다.

꽃은 5~6월에 잎겨드랑이에서 1개씩 피는데, 지름이 7~10mm로 적등색(赤橙色)이다. 꽃자루는 길이 가 1~2cm이며 소포엽은 3개로 선형이다. 꽃받침은 끝이 5열되며 꽃잎은 5개로 길이 3~5mm이며 도란형이다. 열매는 14~22개의 분과로 이루어지며 편평하다. 분과는 콩팥꼴(腎臟形)이며 길이는 4mm이다.

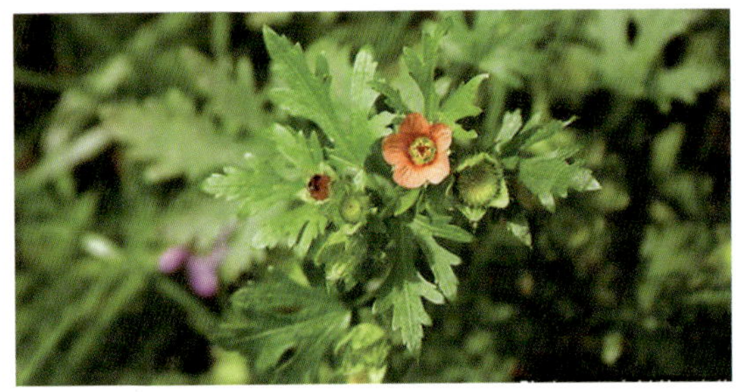

04   *Althaea officinalis*

마시말로우
서양접시꽃

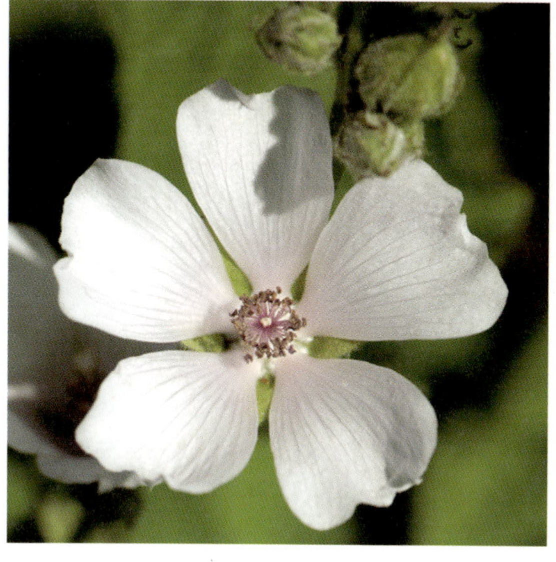

생김새

서양접시꽃은 높이가 1.5m까지 자라는데, 염분이 있는 바닷가의 늪지대와 염분성 토양의 축축한 목초지에서 볼 수 있다.

효능과 이용법

가을에 뿌리와 잎을 채집해서 곰팡이가 피지 않도록 빨리 말린다.

우리거나 추출한 알테아 뿌리는 전통적으로 기침, 진정, 소화성 궤양, 구강점막 염증, 목, 위의 진정약으로써 경구용으로 복용하였다. 잎즙 혹은 알테아 시럽(Sirupus Althaeae)은 특히 호흡계 염증 자극과 관계되는 건성 기침에 사용했다. 외부용 제품은 화상, 베인 데나

괴사에 응용하였다. 상업적으로 유일하게 뿌리가 사용되며 잎과 꽃은 자가 치료제로 인기가 있다.

하루 권장량은 뿌리 6g, 잎 5g이다. 허브는 차거나 미지근한 물(뜨거운 물은 안됨) 또는 알코올에서 추출해 조금씩 마시거나 가글을 한다.

달고 찐득찐득한 점액을 많이 함유한 접시꽃의 뿌리는 진통, 윤활, 소염의 효능이 있다. 서양접시꽃 시럽은 인후통, 쉰 목소리, 감기로 인한 기침, 기관지염, 소화기관과 요도염을 치료하기 위해 오래 전부터 사용되어 왔다.

이 식물로 환부를 따뜻하게 찜질하면 화상으로 인한 통증과 염증 그리고 눈의 염증이 가라앉는다. 종기에는 서양접시꽃 으깬 것을 아마포에 발라 붙이면 좋다.

점액성의 약초는 끓이거나 요리해서는 안 된다. 잘게 으깬 서양접시꽃 뿌리를 차가운 물에 하룻밤 담가놓았다가 그 용액을 약간 데워서 걸러낸 뒤, 1티스푼 정도 복용한다. 잎차는 2티스푼의 잎에 뜨거운 물 1컵을 붓고 10분 정도 있다가 마신다.

달게 하지 않은 차는 상처에 대주는 습포를 만들거나 양치질용으로 사용하기도 하고 소화기계통의 질환을 치료하기 위해 마시기도 한다.

서양접시꽃의 학명인 Althaea는 아마도 '고치다'란 뜻을 가진 그리스어 Altho에서 유래했을 것이다. 그리스인들은 서양접시꽃을 곤충에 쏘인 자리, 궤양, 상처 등을 치료하는데 사용하였고, 로마인들은 그리스인들에게서 이 같은 치료법을 전해 받았다.

서양접시꽃 요리는 로마에서 손꼽히는 별미였으며, 아랍 의사들은 염증을 치료하기 위해서 서양접시꽃을 사용하였다.

05 Abelmoschus esculentus Moench

오크라
육연근, 땅연근, 낫도

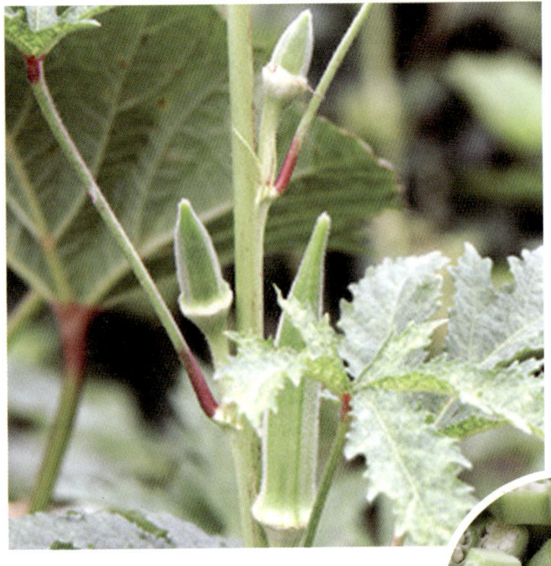

생김새

과일의 단면이 오각형인 품종이 일반적
인데 팔각형이나 둥근 것도 있다. 색은 녹
색이 기본으로 하며 적색종과 황색종이 있다.
길이는 6~8cm가 보통이지만 2cm 정도밖에 안되는
미니오크라나 15cm 정도의 대과계도 있다.

성분과 효능

당질이 많고 칼슘이나 철 등의 무기질, 카로틴, 비타민
C 등이 함유되어 있다. 카로틴, 비타민B1, B2, C 등의
비타민류나 칼슘, 무기질이 풍부한 것이 특징이다. 독
특한 점액은 펙틴, 갈락탐, 아라반 등의 혼합물로 정장
작용이나 혈중 콜레스테롤을 낮추는 작용을 한다.

이용법

예부터 이집트에서는 식용으로 재배해 왔다. 겨울~
봄에는 태국이나 필리핀 등에서 수입되는 것이 많다.
먹는 부분은 어린 열매인데 완숙한 열매는 커피 대용
으로 사용되기도 한다.

일년 내내 출하되고 있는데 제철은 7월부터 9월이
다. 개화 후 5~6일된 어린 꼬투리가 가장 맛이 좋다.
너무 큰 것은 속의 씨가 단단하므로 중간 크기가 좋
으며, 녹색이 진하고 절단면이나 꼭지에 검은 점이
없이 깨끗한 것, 각이 뚜렷이 나 있는 것이 양질이다.
털이 많고 부드러운 것이 신선한데, 비닐봉지에 넣어
냉장고에 보관한다.

씹는 맛을 좋게 하고 녹색을 보다 선명하게 하려면
물에 씻은 후 소금을 듬뿍 묻혀 한 줌씩 손바닥으로
문질러 표면의 털을 제거한다.

그대로 요리할 경우는 또 한 번 물에 씻어 소금을 씻
어 내고 데칠 경우는 그대로 끓는 물에 넣는다.
데친 오크라를 잘게 잘라 식초소금 또는
김을 뿌려 무치거나 고추와 마요네즈로
샐러드를 한다. 또 석쇠구이나 튀김을
해도 맛있다.

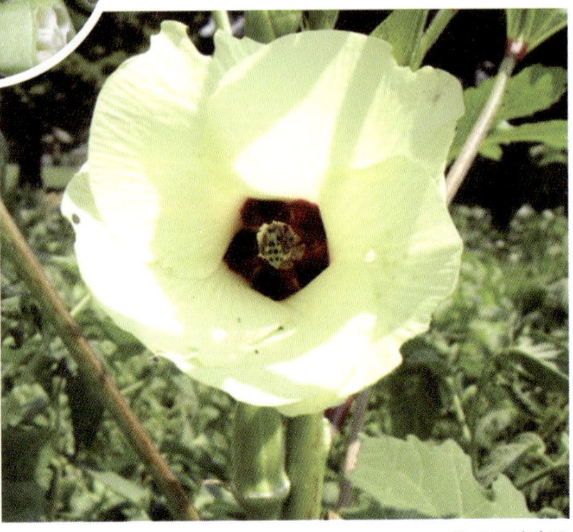

▲ 오크라의 꽃

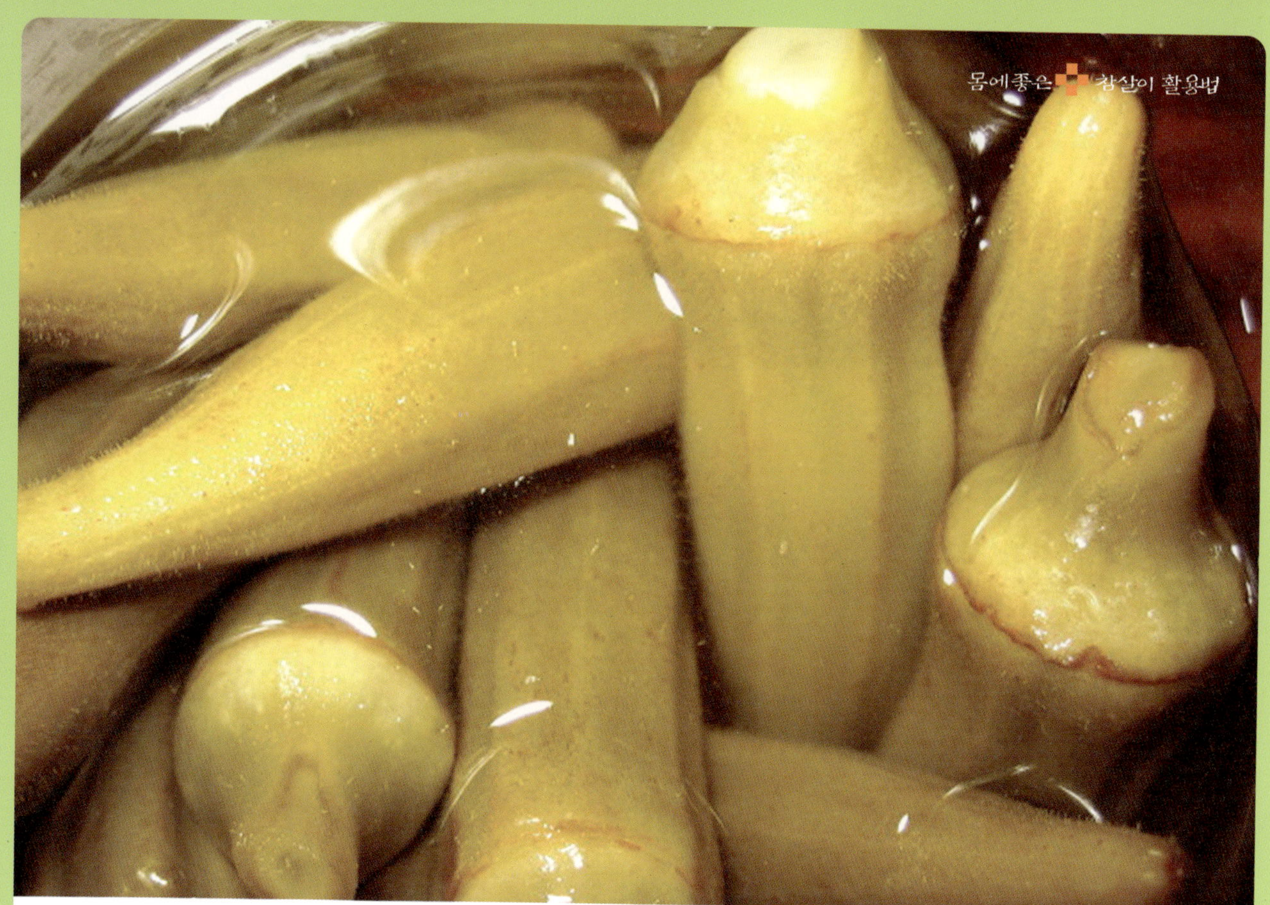

오크라주

오크라주

아침, 저녁으로 2회에 걸쳐 복용하면 기혈을 보하는 효능이 있어 기혈부족형의 빈혈에 좋다.

재료

오크라의 열매 200~300g, 소주 1000ml, 설탕 5~10g

만드는 법

1. 오크라를 잘 씻어 물기를 뺀다.
2. 용기에 오크라를 넣고 소주와 설탕을 넣어 밀봉한다.
3. 시원한 곳에 6개월 이상 보관한다.
4. 레몬술이나 매실술과 칵테일을 하면 맛이 더욱 좋아진다.
5. 1회 20ml씩 2회를 아침과 저녁 식사 전에 음용한다.

<table>
<tr><td>06</td><td>Abutilon avicennae Gaertner
Abutilon theophrasti Medic.</td></tr>
</table>

어저귀

경마

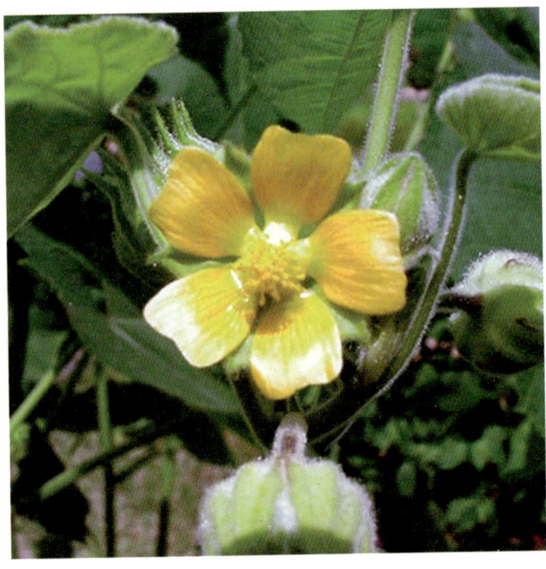

성분과 효능

줄기에서 촉감이 유연하며 윤기가 나는 섬유를 채취하여 로프와 마대를 만들고, 찌꺼기는 종이 원료로 한다. 온포기를 '백마(白麻)', 뿌리를 '백마근(白麻根)'이라고 하여 약용으로 쓴다. 뿌리에는 플라보노이드와 사포닌이, 잎에는 루틴, 씨에는 16~19%의 기름과 단백질 흔적의 알칼로이드가 있다. 지상부에는 Rutin 0.2%를 함유한다.

잎은 옹저와 종독을 치료한다. 전초는 맛이 쓰고 성질이 평(平)하다. 해독과 거풍작용을 한다. 이 외에 이질, 중이염, 이명, 이롱, 관절이 시큰시큰 쑤시고 아픈 증상을 치료한다. 약으로 쓸 때는 탕으로 하거나 환제, 산제로 하여 사용한다. 주로 신경계, 이비인후과, 순환계 질환 등을 다스린다. 민간에서는 뿌리를 기침과 피부염, 설사, 위염에 쓰고 꽃은 땀내기 약으로 쓰며, 잎은 치질과 피부병에 쓴다.

옹저와 종독의 치료

경마의 신선한 잎을 꿀과 함께 찧어 바른다. 경마실 1개를 매일 2회 복용한다.

생김새

높이는 1.5m 정도이며, 전체가 털로 덮여 있다. 잎은 어긋나며 잎자루가 길고 심장 모양인데, 가장자리에 둔한 톱니가 있고 끝이 갑자기 뾰족해진다.

꽃은 8~9월에 노란 오판화가 피는데, 줄기 위의 잎겨드랑이에서 작은 꽃자루가 나와 모여 달린다. 꽃받침 조각과 꽃잎은 5개씩으로 밑부분이 합쳐지며, 수술은 합쳐져서 통처럼 되고 암술은 10여 개의 방으로 갈라진 씨방이 있다.

열매는 흑색으로 9~10월에 익는 삭과이다. 심피가 돌려난 모양으로 배열하고, 뾰족한 끝이 밖으로 젖혀지며 종자의 겉에 털이 있다.

어저귀의 생태

어저귀는 인도의 신드와 캐시미르 지방이 원산지이다. 해방 전까지만 해도 사람들이 좋아하는 섬유작물이었지만, 삼(대마)이나 인조섬유 등에 밀려 사실상 종적을 감추었고, 지금은 들로 퍼져 나간 귀화식물로 저지대의 길가나 공터에 야생으로 자라는 잡초로 전락하였다. 초기의 생장속도가 빨라 옥수수보다도 빨리 성숙하여 수많은 종자를 땅바닥에 떨어뜨려 종족을 퍼트려 나간다.

<table>
<tr><td>07</td><td>Gossypium indicum Lam.(G.arboreum L.)</td></tr>
</table>

면화
목화

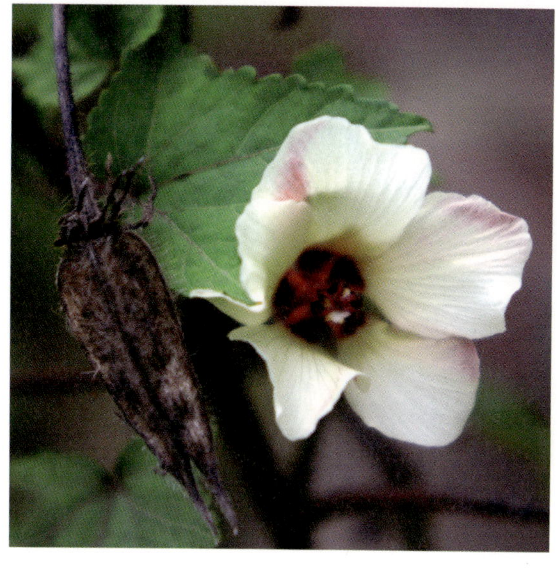

성분과 효능

면화의 털에는 Cellulose 91%, 납과 지방 0.4%, 세포 내 용물 0.6%가 들어 있다. 면화의 어린잎에는 Histamine 113μl/g이 들어 있고 신선한 포에는 Histamine 6μl/g이 들어 있다.

가을에 채취한다. 맛은 달고 성질은 따뜻하며 독이 없다. 지혈하는 효능이 있으며, 토혈, 하혈, 자궁출혈, 칼에 찔리거나 베인 상처로 인한 출혈을 치료한다.

이용법

면화는 온대성 식물이어서 우리나라에선 남쪽지방에서 주로 재배되었다. 면화는 기원 전부터 재배한 작물이다. 원산지 인도는 기원 전부터 대대적인 면(綿)

생산국이었는데, 면화는 이 인도에서 중국의 원나라로 전해졌다. 우리나라에는 고려 공민왕(1364)대에 문익점(文益漸)에 의해 도입되었다.

면화 솜에서 짜낸 실을 '무명실' 이라 하고 무명실로 짠 천을 '무명' 이라 한다. 산청과 그 일대 지방에서는 목화를 '미영' 이라는 예쁜 이름으로 불렀다. 하얀 솜사탕 속을 파고들면 짙은 갈색 씨가 파묻혀 있는데 이를 '미영씨' 라 고한다.

면화는 처음에 하얗고 노란 꽃이 피는데 오후가 되면 아주 화사한 진분홍 꽃이 된다. 나중에 다래가 익어 터지면 하얀 솜꽃이다.

씨아를 돌려 뽑아 낸 목화씨의 크기는 메주콩만하며, 섬세하게 솜을 뽑아내지만 씨에 묻은 솜털은 남아 있다. 저희끼리 뭉쳐 놓으면 솜털이 서로 끌어 붙어 큰 뭉텅이가 된다.

솜은 천을 짜는 방직용, 이불솜, 빈틈을 채우는 충전용이 있다. 이 외에도 면화약(綿火藥)이 있는데, 무연화약이나 다이너마이트 만드는 데 쓰였다.

솜을 채취하고 남는 씨앗으로는 기름을 짜는데, 이 기름은 식용유, 마가린, 비누 제조에 이용하고, 남은 면실박(綿實粕)은 가축 사료나 거름으로 썼다. 씨에서는 면실유라는 식용유를 짜내며, 씨 자체는 고기나 우유를 대신할 정도의 영양가 높은 식품이 된다.

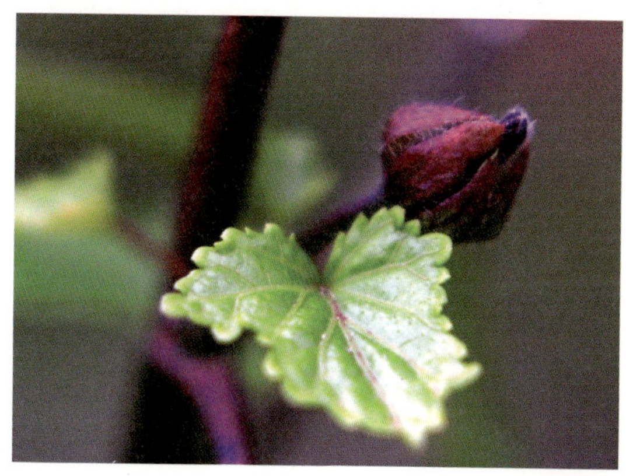

▲ 면화의 꽃

면화근
棉花根

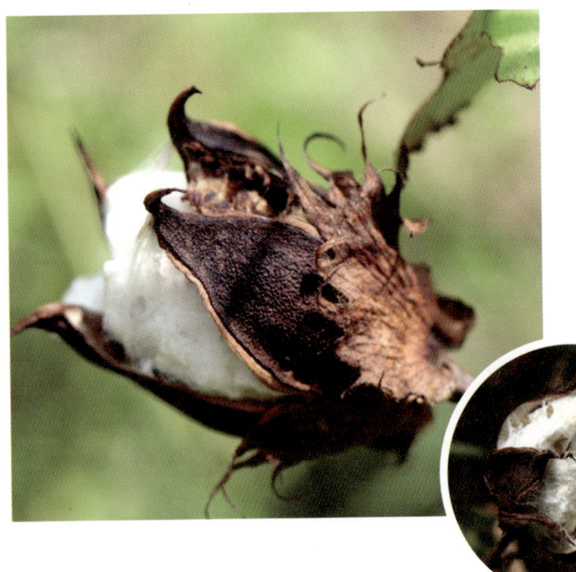

생김새

말린 뿌리껍질은 대롱 모양인데 부서져 있거나 둘둘 말려 있으며 길이가 약 30cm, 너비가 0.5~1mm이다.

겉면은 연한 갈색이고 세로 줄무늬와 자잘한 껍질눈이 있으며 코르크층은 거칠고 쉽게 떨어진다. 안쪽은 연한 갈색이고 세로로 길게 뻗은 줄무늬가 있다. 절단면은 억세고 질긴 섬유질이며 속껍질은 섬유층으로 되어 있고 바깥쪽과 쉽게 분리된다. 냄새는 미약하고 맛은 조금 맵다.

뿌리껍질에는 Gossypol 1.8%(말린 면근), Flavonoid, Acetovanilone, 페놀산, Salicylic acid, 무색의 페놀류, 황색의 산성물질, Betaine, Aliphatic alcohol, Sterol 등이 들어 있으며, 뿌리에는 Saponin, Flavonoid 및 페놀성 성분이 들어 있다.

보허, 평천, 주경하는 효능이 있다. 신체허약에 의한 해천, 헤르니아, 자궁탈을 치료한다.

내복할 때에 뿌리는 40~80g씩 달여서 복용하고, 뿌리껍질은 10~40g씩 달여서 복용한다. 임신부는 복용을 삼간다.

면근피
棉根皮

생김새

뿌리껍질에는 폴리페놀유도체인 암홍색의 고시폴이 들어 있다. 또 비타민K, 아스코르빈산, 약간의 정유, 탄닌질, 트라이에틸아민, 10~11%의 수지(누런색이고 물에 용해된다. 공기 중에서 붉은색으로 변하여 용해되지 않는다), 아세트바닐린, 살리실산, 2-다이하이드로안식향산, 페놀성 물질(C9H10O3)과 베타민, 피토스테롤, 티리아콘탄, 기름산 등이 있다. 동의임상에서 자궁수축, 자궁출혈 등에 쓴다. 고시폴은 위암수술을 받은 환자들에게 종양세포의 성장과 재발을 방지하기 위한 보조적인 치료약으로 쓸 수 있다.

면화자
棉花子

생김새

《신농본초경소》에는 맛은 맵고 성질은 더우며 독이 있다고 하였다. 온신, 보허, 지혈하는 효능이 있다. 양위, 고환편추, 야뇨증, 치혈, 탈항, 자궁출혈, 대하증을 치료한다.

내복할 때에는 7~15g을 달여서 복용하거나 환제, 산제로 하여 쓴다. 외용시에는 달인 물로 훈세(燻洗)한다. 음허화왕한 자는 복용을 삼간다.

제11장

기타 참살이

수정란풀 / 육종용 / 쇄양 / 시계꽃

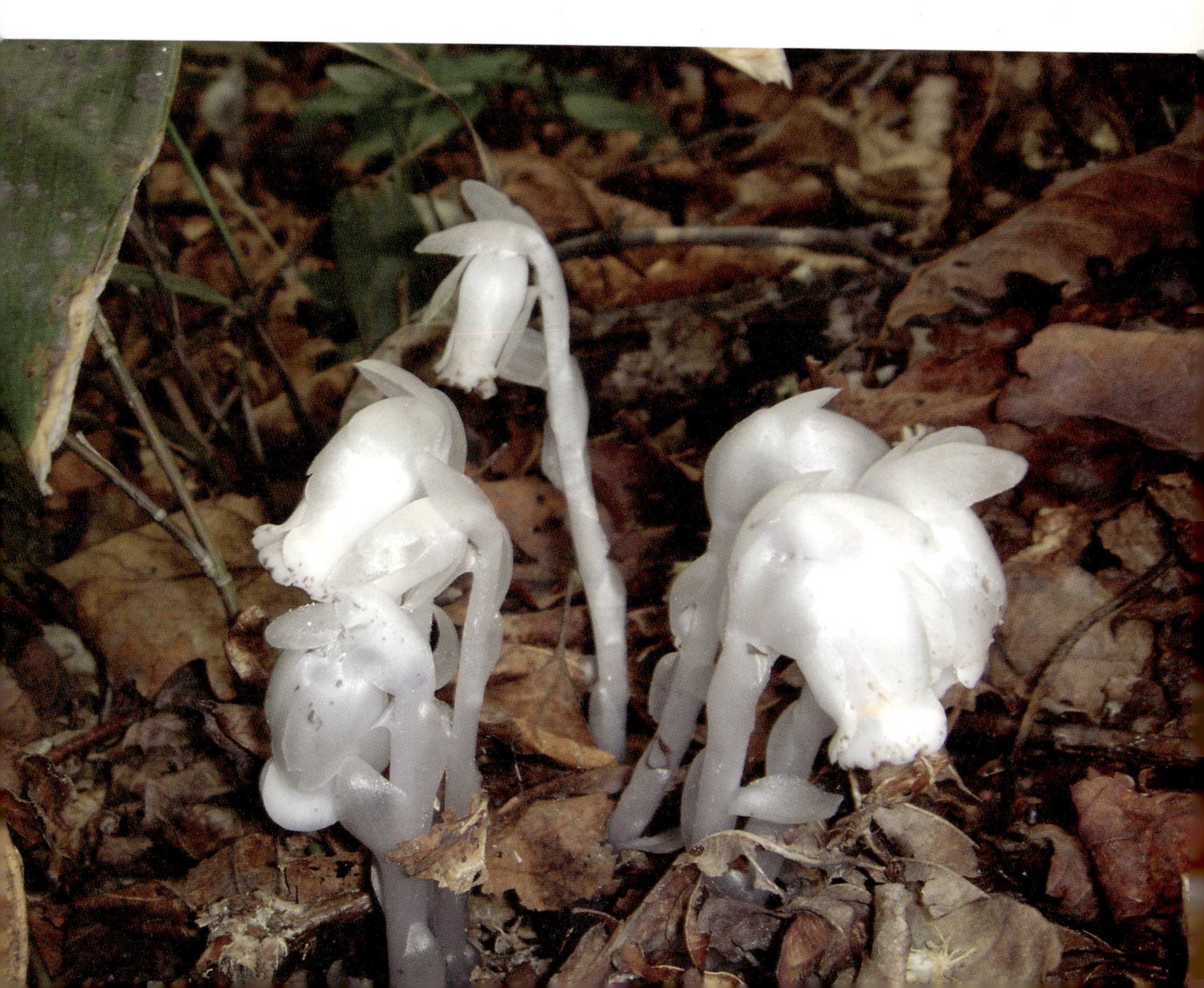

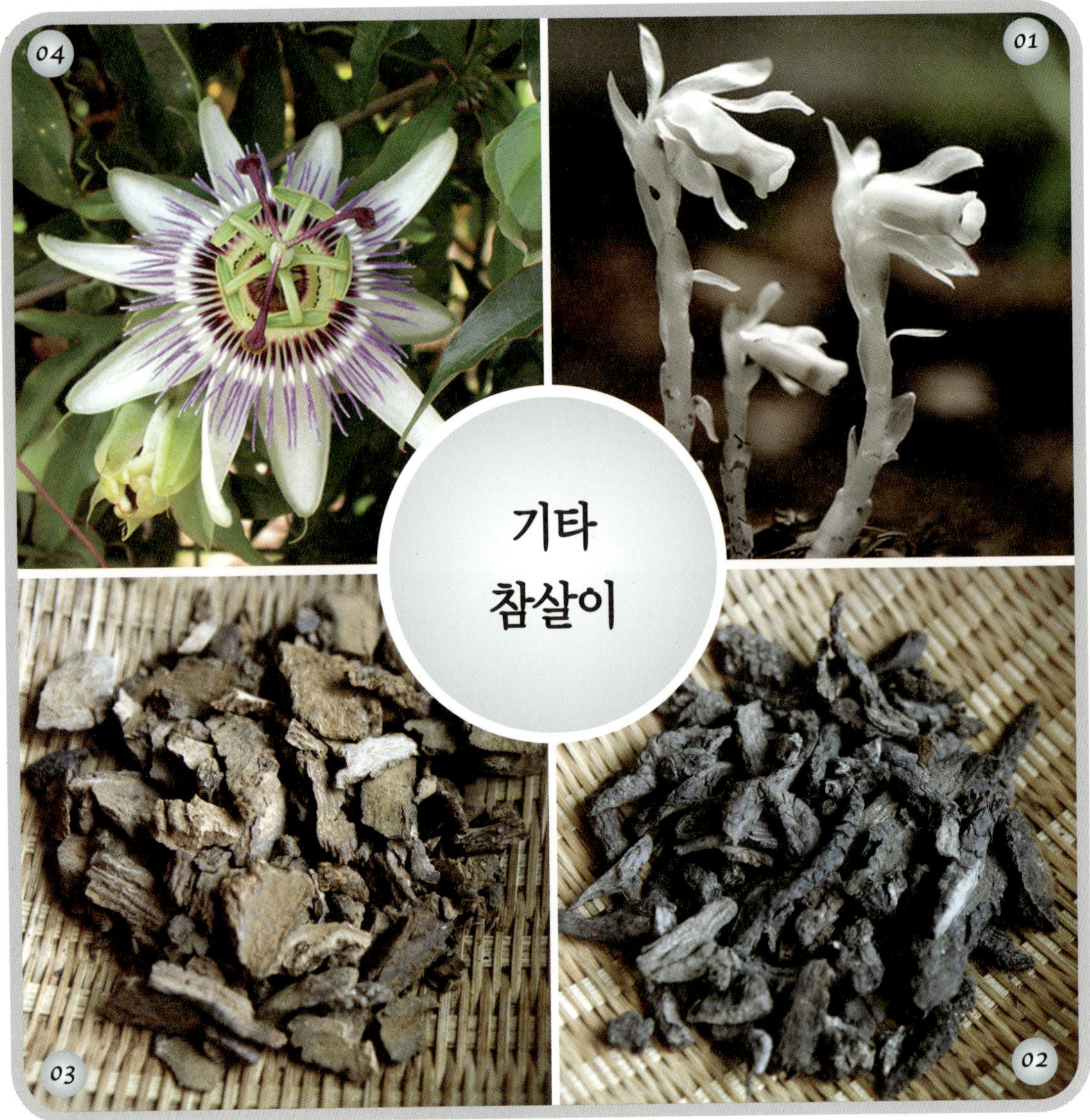

01 수정
란풀

02 육종용

03 쇄양

04 시계꽃

<table>
<tr><td>

01 Monotropa uniflora L.

수정란풀

</td></tr>
</table>

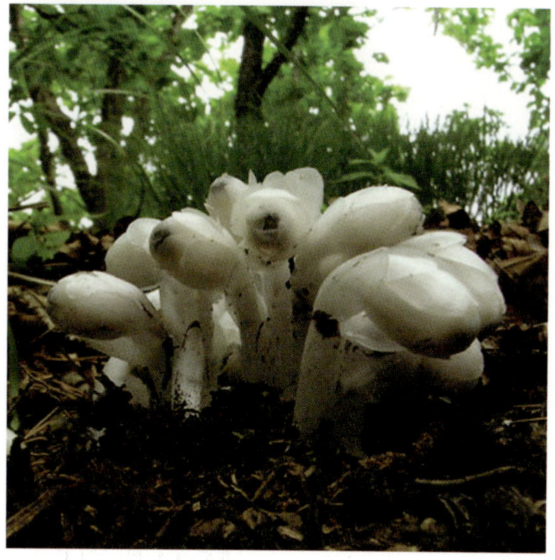

생김새

기생하는 초본 식물로 높이는 약 18cm이고 식물 전체가 흰색을 띤다. 뿌리는 매우 가늘고 엉켜서 덩어리 모양이며 표면이 균근(菌根)으로 덮여서 갈색을 띤다. 줄기는 바로 서고 갈라지지 않는다.

잎은 어긋나고 퇴화되어 비늘 모양이 되어 있고 흰색으로 반투명하며 줄기 아랫 부분에 밀생해서 연결되어 있다.

꽃은 줄기 끝에 단일하게 나고 흰색이며 아래 방향으로 드리워지고 꽃떡잎을 갖고 있다. 꽃받침 조각은 4개이고 비늘 모양이다. 꽃잎은 5개이고 긴 타원형이며 기부에 주머니가 없고 가장자리와 안쪽 측면에 털이 있다. 꽃밥은 짧은 방패 모양이며 적황색이다.

꽃실은 굵고 튼튼하며 털이 있다. 씨방은 둥근 달걀 모양이고 암술대는 짧고 윗부분이 넓어져서 깔때기 모양의 암술머리로 되어 있다. 삭과는 5실이고 각각의 실은 벌어져서 5개의 과판으로 되어 있다. 산지의 큰 나무 밑 음지에서 자란다.

성분과 효능

전초에 아르부틴 유사 배당체들과 살리실신 유도체인 모노트로피토시드, 모노트로페인 등이 있으며 안드로메도톡신이 있다. 맛은 약간 짜고 성질은 평하다. 허약체질을 보양하는 효능이 있다.

진해작용, 허약체질, 기침, 이뇨, 익정의 효험이 있으며 부드러울 때 나물로 먹을 수 있으며 몸보신용으로 식물 전체를 삶아 먹을 수 있고 식용 및 약용으로 효험있는 식물 가운데 하나이다.

민간에서 전초 우린액을 진정약, 진경약, 기침약으로 호흡기 질병, 전간, 경련에 쓴다.

허로와 해수치료

40g을 물로 달여서 복용한다. 또는 약한 불에 고기와 함께 넣고 푹 고아서 복용한다.

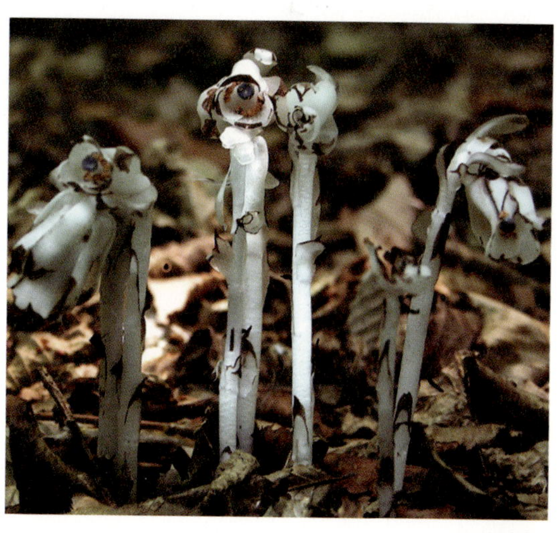

▲ 수정란풀

나도수정란(나도수정초)
Monotropastrum humile Hara, 水晶蘭

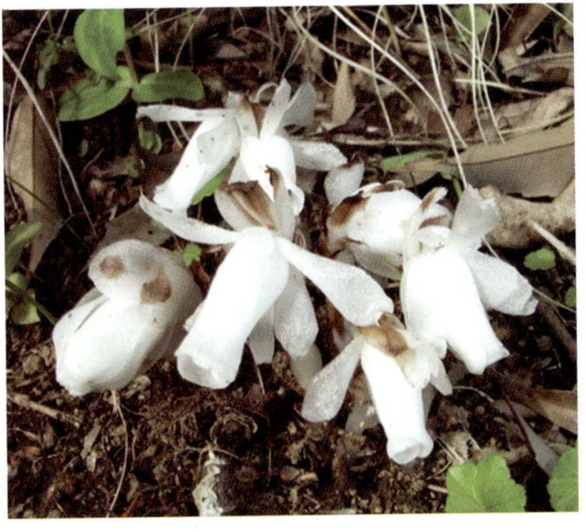

구상란풀(석장풀)
Monotropa hypopithys L.

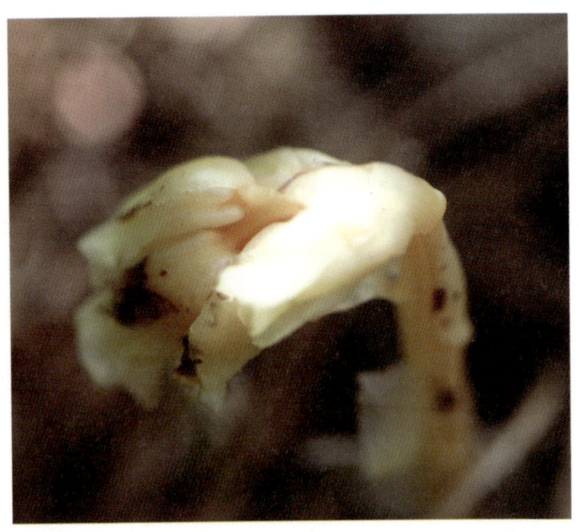

생김새

높이는 10~20cm이다. 뿌리는 덩어리처럼 생겼는데 여기서 엽록체가 없는 몇 개의 꽃자루가 흰색으로 자라서 끝에 1개씩의 꽃이 밑을 향하여 달린다. 비늘 같이 퇴화한 잎은 어긋나고 달걀 모양이다. 약간의 톱니가 있다. 꽃은 5~6월에 은빛이 도는 흰색 꽃이 핀다. 암술이 노란색이다. 꽃받침 조각은 1~3개, 꽃잎은 3~5개이며 안쪽에 털이 있다. 10개의 수술과 1개의 암술이 있다. 씨방은 둥글고 성숙하여 장과로 된다. 열매가 좀 작다.

효능

민간에서는 전체를 이뇨제, 익정(益精) 등에 약용한다.

낙엽에 의존하여 양분을 얻는 부생식물이다. 수정란풀과 나도수정초는 구별이 어려운데, 나도수정초는 5~6월에 꽃이 피고, 수정란풀은 7~8월에 핀다. 또 높이가 조금 낮으며 고개를 든다.

생김새

부생식물로 산지 숲속에서 자란다. 엽록소는 없고 식물 전체가 엷은 황갈색을 띤다.

줄기는 높이 20cm 정도이고 육질로 원기둥 모양이며 잔털이 나 있다. 잎은 어긋나고 비늘 모양인데 밑부분의 것은 작고 빽빽이 나지만, 윗부분의 것은 크고 성기게 붙는다.

5~6월에 줄기 끝에 꽃이 몇 개씩 피는데, 종 모양으로 아래로 숙인다. 꽃받침잎은 거꾸로 세운 바소꼴로 길이 1~1.2mm이고 열매가 커지면서 떨어진다.

열매는 타원형 공 모양이며 끝에 털이 난다. 한국에는 한라산의 구상나무 숲속에서 자라며 북반구에 널리 분포한다.

효능과 이용법

식물체 전체를 허증으로 나는 기침에 쓰고, 허약자의 보신용 약으로 쓴다. 식물체 전체를 기침과 기관지염에 쓰고, 지하부를 이뇨와 최토제로 쓴다.

02 Cistanche salsa G.Beck

육종용

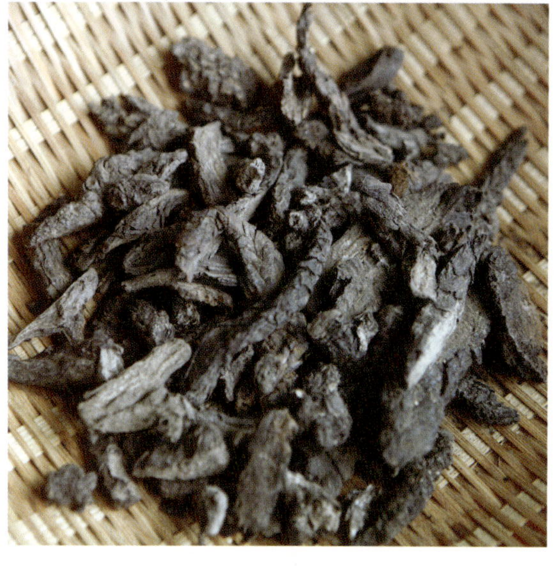

생김새

다년생 기생 초본 식물로 높이는 15~40cm이다. 줄기는 육질이 비대하고 원기둥 모양으로 황색이고 갈라지지 않으며 간혹 기부에서 2~3개의 분지가 생기는 것도 있다.

잎은 많으며 육질이다. 비늘 모양으로 황색이거나 황갈색을 띠며 엎어 놓은 기왓장 모양으로 배열된다. 길이는 1~2.5cm이고 넓이는 4~8cm이다. 줄기 아랫 부분의 잎은 비교적 짧고 빽빽이 배열되었으며 상부의 잎은 비교적 길고 조금 성글게 배열되었다.

수상화서는 원기둥 모양이고 길이는 8~25cm, 넓이는 6~8cm이며 꽃은 많고 밀집되었다.

각 꽃의 기부에는 1개의 큰 꽃떡잎과 2개의 대칭되는

작은 꽃떡잎이 있다.

큰 꽃떡잎은 달걀 모양이거나 긴 원 모양 피침형이고 선단은 뾰족하며 작은 꽃떡잎은 긴 원 모양 피침형이고 꽃받침과 길이가 거의 같다. 꽃받침은 종 모양이며 연한 황색이거나 백색이며 길이는 1~1.3cm이고 5개로 얕게 갈라졌으며, 열편은 대체로 원형이고 털이 없거나 솜털이 약간 있다.

꽃부리는 대롱 형태의 종 모양으로 5개로 얕게 갈라졌고 열편은 대체로 원형이며 자색이고 대롱은 백색이다.

수술은 4개이고 꽃밥은 거꿀달걀꼴이며 선단에는 짧고 뾰족한 꽃밥부리가 있으며 꽃밥과 꽃실은 기부에 만곡된 긴 부드러운 털로 덮여 있다. 씨방은 위에 있고 긴 타원형이며 암술대는 가늘고 뾰족하다.

삭과는 타원형이고 2개로 갈라져 있다. 종자는 여러 개다. 개화기는 5~6월이고 결실기는 6~7월이다. 마른 하상(河床)의 모래밭이나 고비 사막에서 자란다.

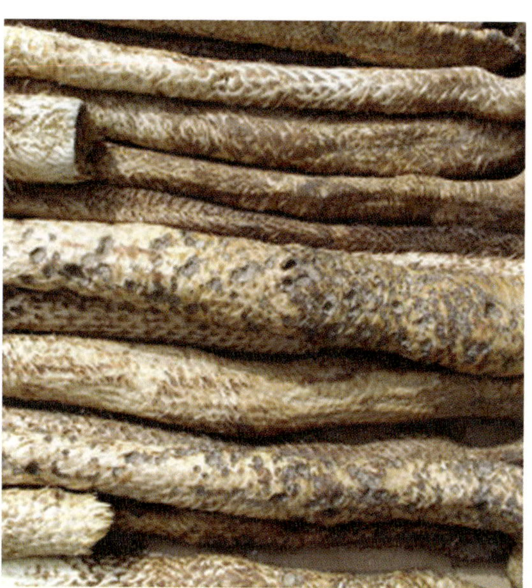

▲ 약재로 건조시킨 육종용

담종용과 염종용

육종용에서 약용하는 줄기는 3~5월에 채집하는 것이 좋으며, 너무 늦으면 속이 비게 된다. 봄에 채취한 것은 보통 절반쯤 모래 속에 파묻혀서 바짝 말라 있는데, 이것을 햇볕에 말린 것을 '담종용'이라 한다.

가을에 채취한 것은 수분이 많아 잘 마르지 않으므로 반드시 염호에 1~3년간 담가 두었다가 햇볕에 말려야 하는데, 이를 '염종용'이라 한다. 염종용은 형상이 일정하지 않은데 흑갈색이며 질은 비교적 얇고 외면에 소금기가 서려 있다. 단면은 흑색이고 냄새는 미약하고 맛은 짜다.

'담종용'과 '염종용' 모두 육질이면서 길며 다갈색이고 유연하며 윤택한 것이 좋은 품질이다.

효능

뿌리를 채취하여 쓰는데, 성질은 따뜻하며 맛은 달고 시고 짜다. 자양, 강장작용이 있다.

육종용 · 토사자 · 사상자 · 오미자 · 원지 · 속단 · 두충 등을 같은 양으로 섞어 가루 낸 뒤, 졸인 꿀로 반죽하고 0.3g가량 되는 알약으로 빚는다. 이 알약을 하루에 두 번, 빈 속에 쉰 알씩 복용하면 된다.

이 처방은 남성뿐 아니라 백대하나 불임증이 있는 여성에게도 효과가 있다.

예로부터 젊음을 지켜 주고 건강하게 오래 살도록 해 주는 약재로도 널리 쓰였다.

육종용 · 토사자 각 160g, 천문동 · 맥문동 · 생지황 · 우슬 · 숙지황 · 산약 · 두충 · 백복령 · 오미자 · 인삼 · 목향 · 백자인 각 80g, 복분자 · 차전자 · 지골피 각 60g, 석창포 · 산초 · 원지 · 감초 · 택사 각 40g을 가루 내어 꿀어 반죽한 뒤 무게가 1g가량 되는 알약으로 빚은 다음 아침, 점심, 저녁으로 빈속에 예닐곱 알씩 복용하면 된다.

이것이 바로 노화를 방지하는 '연령고본단'이라는 처방으로 다리와 무릎에 힘이 없고, 머리카락이 일찍 희어지며, 눈이 잘 보이지 않고, 정신이 어뜩하니 맑지 못한 때 약으로 쓴다.

육종용은 살이 찌지 않고 여윈 사람에게도 좋다. 어린 흰쥐에게 육종용을 처방하면 눈에 띄게 몸무게가 느는 것을 확인할 수 있을 만큼 효과가 크다.

뼈마디가 오싹오싹하고 아랫배가 부풀며 식욕부진과 소화불량이 있으며 가슴이 답답하고 봄이나 여름에는 손발이 뜨겁다가 가을, 겨울이 되면 손발이 얼음장처럼 차가워질 때도 육종용이 좋다.

육종용의 포제

육종용

이물질을 가려내고 깨끗한 물에 담그는데 매일 1~2회 물을 갈아준다(염종용의 경우에는 염분이 다 빠지도록 담근다). 물기가 충분히 스며든 후에 세로로 썰어 햇볕에 말린다.

주종용

종용편을 황주(黃酒)로 버무려 밀폐된 용기에 넣고 물이 있는 솥에 넣어 술이 없어질 때까지 가열한다. 연후에 꺼내어 햇볕에 말린다(육종용 100근당 막걸리 30근을 쓴다).

육종용은 반드시 술에 하룻밤 담갔다가 솔로 모래와 거친 껍질을 흰 막을 한 벌 벗기고 점심 12시부터 저녁 8시까지 찐 후 우유를 발라 굽는다.

초종용
Boschniakia rossica Fedtsch. et Jlerov.

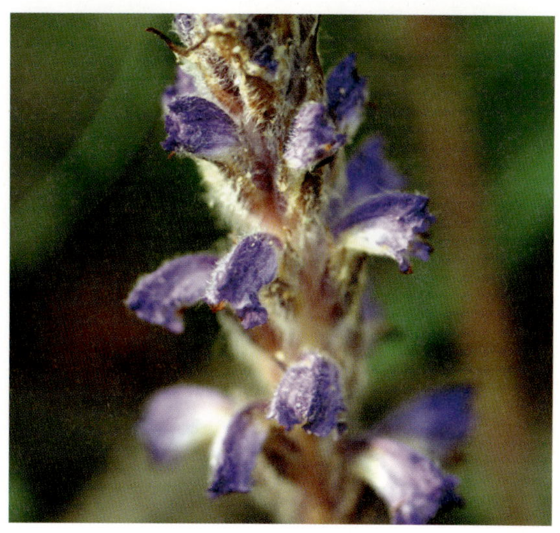

생김새

기생 초본 식물로 털은 없다. 줄기는 하나로 바로서며 퉁퉁하고 다갈색으로 높이는 15~25㎝, 지름은 1.5~2㎝이다. 비늘 같은 잎이 많고 삼각형 또는 달걀 모양 삼각형이며 끝은 뾰족하다.

개화기는 7~8월로 수상화서(穗狀花序)는 길이가 8~14㎝이고 지름은 2~2.5㎝이다. 꽃받침은 매끄럽고 술잔 모양이며 고르지 않게 5개의 톱니로 갈라진다.

꽃부리는 암홍자색이고 통부(筒部)는 주머니 모양으로 부풀어 있으며 상순(上脣)은 약간 오그라들었고 하순(下脣)은 3개로 갈라져 있다.

수술은 4개인데 2개가 크다. 암술머리는 모두 꽃부리 통(筒) 밖에까지 뻗는다. 삭과는 달걀 모양이다.

성분과 효능

지상 부분에 Boschniakine과 Boschnialactone을 함유한다. 뿌리줄기는 Mannitol, 알칼로이드를 함유하고 있다.

신(腎)을 보하고 성기능을 강하게 하며 장(腸)을 촉촉하게 하고 지혈한다. 신허(腎虛)로 인한 음위, 방광(膀胱)의 냉통, 노인의 습관성 변비, 방광염을 치료한다. 내복할 때에는 20~40g을 달이거나 술에 담가서 우려내어 먹는다.

노인의 습관성 변비치료
초총용 40g, 대마인 20g을 달여 1일 2회 복용한다.

양위치료
초총용 40g, 창포 15g, 토사자 30g을 달여서 1일 2회 복용한다.

불임증치료와 강심작용
초총용 100g을 소주 400cc에 담갔다가 복용한다.

비파우
Xylanche himalaica G. Beck.

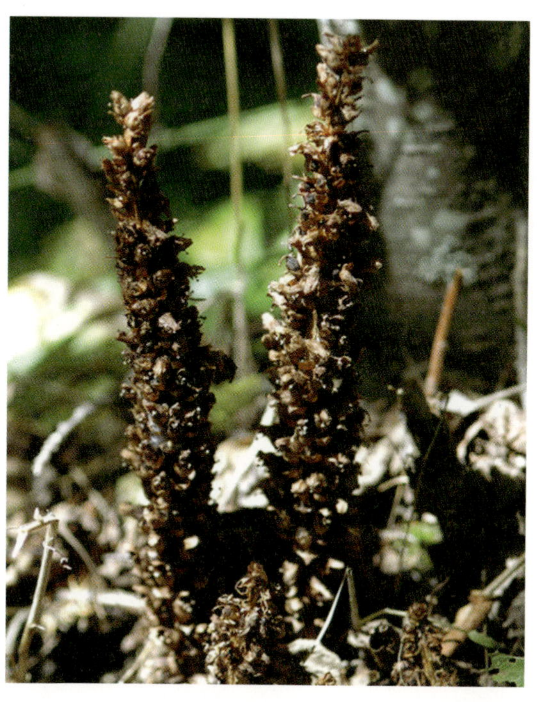

생김새

기생 초본 식물로 높이는 15~30cm이다. 전초에 털이 없고 괴경(塊莖)은 구형에 가깝다. 줄기는 육질이며 한개이고 원주형이며 갈색이다.

비늘잎은 많고 엎어 놓은 기왓장 모양으로 배열되어 있는데 모양은 삼각상 달걀 모양이고 선단은 둔형이며 길이는 1~1.8cm이다.

수상화서이고 화서의 길이는 줄기의 절반이거나 더 길다. 꽃에는 작은 포엽이 없고 꽃자루가 거의 없다. 꽃받침은 컵 모양이고 불규칙한 열편은 5개 있다. 삭과는 둥근 달걀 모양이고 3쪽으로 갈라져 있다.

효능과 이용법

초여름에 싹이 나올 때 파내어 햇볕에 말린다. 맛은 떫고 약간 쓰며 성질은 따뜻하고 독이 조금 있다.

신(腎)을 온(溫)하게 하고 창만을 제거한다. 지통 등의 효능이 있다. 복부 창만, 위통, 산기(疝氣), 노상(勞傷) 해수, 혈흡충병을 치료한다.

이기(利氣) 지통하고 해수를 멈추며 담을 삭이고 창만을 제거하며 건위하는 효능이 있다. 복부 창만, 위통, 산기, 노상해수를 치료한다. 신(腎)을 보하고 양(陽)을 돕고 근골을 튼튼히 하는 효능이 있다. 요퇴(腰腿)가 쑤시고 동통이 나는 증상, 음위를 치료한다.

내복할 때에는 4~8g달여서 복용한다. 비파우는 약성이 강하므로 많이 쓰면 머리가 어지럽다.

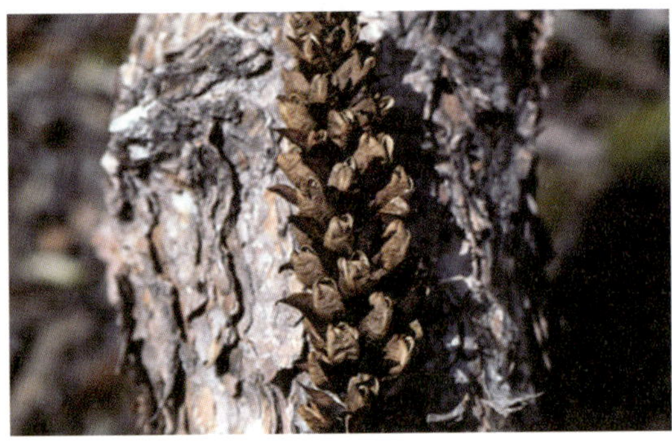

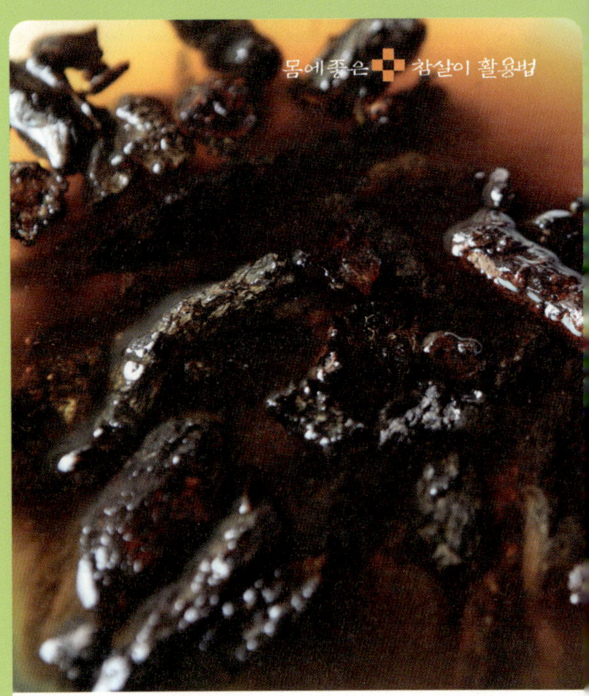

육종용주

육종용주

재료

육종용 150g, 소주 1000ml, 설탕 100g, 미림 50ml, 벌꿀 50ml

만드는 법

1. 잘게 썬 육종용을 용기에 넣고 25도 짜리 소주를 부은 다음 밀봉하여 시원한 곳에 보관한다.

2. 처음 4~5일은 1일 1회 가볍게 흔들어 준다.

3. 7일 후에 마개를 열어 액을 천으로 거른다. 액은 용기에 다시 담고 설탕과 미림, 벌꿀을 넣어 잘 녹인다.

4. 생약 찌꺼기 1/10을 다시 용기에 넣고 밀봉하여 시원한 곳에 보관한다.

5. 1개월 후에 마개를 열어 액을 천 또는 여과지로 거른다.

6. 흑갈색의 특이한 향기와 달콤한 약술이 완성된다.

7. 1회 20ml, 1일 2~3회, 식사 전이나 공복일 때 또는 식사 사이에 음용한다.

03 | *Cynomorium songaricum* Rupr.

쇄양

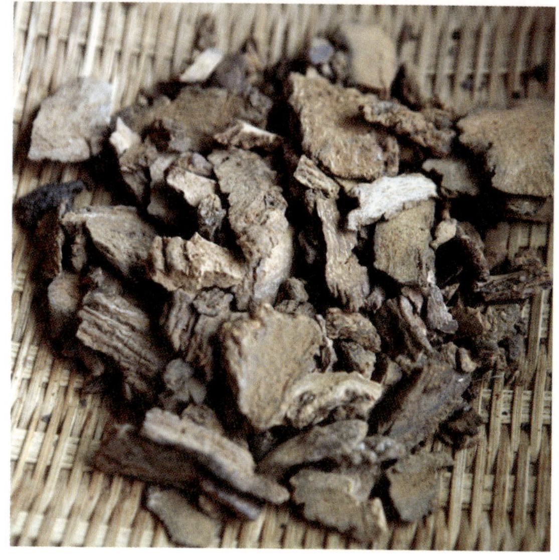

생김새

여러해살이 기생성 초본 식물이다. 줄기는 원기둥 모양이고 짙은 적자색으로 높이는 20~100cm, 지름은 3~6cm이며 대부분이 모래에 묻히고 기부는 굵고 견실하며 비늘 조각 모양의 잎이 있다. 비늘 조각 모양의 잎은 둥근 달걀 모양이거나 삼각형 달걀 모양이고 길이는 0.5~1cm이며 너비는 1cm 이하이다.

수상화서는 정생하고 막대기 모양의 사각원형으로 길이는 5~15cm이고 지름은 2.5~6cm이다. 밀집한 꽃과 비늘모양의 꽃떡잎이 붙어 있다. 꽃은 잡성이고 암자색이며 향기가 있다. 수꽃은 2종이 있다. 암꽃은 실모양의 다육질 총꽃떡잎을 몇 개 갖고 있으며 그중 한 개는 보통 약간 넓고 크다.

양성화는 대부분 수꽃보다 먼저 피며 수술, 암술이 각각 1개씩 있고 수술은 씨방 중앙 부분에 착생한다. 작은 견과(堅果)는 구형이고 색이 짙은 경각상(硬殼狀) 열매껍질이 있다. 건조한 모래땅 지대에서 자란다.

성분과 효능

Anthocyanin, Triterpenoid saponin, Tannin을 함유한다. 봄과 가을에 채집하는데 봄에 채집한 것이 더 좋다. 채집할 때는 꽃차례를 버리고 모래땅에 절반 정도 파묻고 햇볕에 말린다. 또는 신선할 때 얇게 썰어 햇볕에 말린다. 맛은 달고 성질은 따뜻하다.

신(腎)을 보하고 장(腸)을 촉촉하게 하는 효능이 있다. 음위, 혈뇨, 혈고에 의한 변비, 요슬위약을 치료한다. 내복할 때에는 10~15g을 달이거나 환제, 산제로 하거나 졸여서 고약으로 하여 복용한다.

쇄양의 장양보정효능은 육종용과 흡사하며 양자의 약성은 동류로서 모두 온보자윤제(溫補滋潤劑)이고 장양뿐만 아니라 보신작용도 가진다. 장양의 효능은 양위, 조루, 마비의 치료에 효력을 발휘하고, 보신의 효능은 신경쇠약, 진액부족, 정액부족, 위한을 치료하는데 있다. 쇄양의 약성은 온난평(溫暖平)이며 상시복용하여도 조열이 안 되고, 소화가 안 되어 위의 흡수를 방해하는 일도 없다.

《침씨존생서(沈氏尊生書)》 중에 있는 〈쇄양환(鎖陽丸)〉은 쇄양을 군약으로 하여 상표소, 용골, 복령을 가미한 것으로 양위, 조루, 유정을 치(治)하는 작용이 있다.

임상상의 치료효과는 쇄양의 장양효능이 양호함을 입증하고 있으며 생식기능쇠퇴질환에 적응할 뿐만 아니라 그밖의 내장질환의 모든 허약증상에도 사용된다. 쇄양을 단독으로 사용한 경우에는 효력이 약하지만 성기능쇠퇴의 초기에는 비교적 유효하다. 또한 환자의 연령과도 관계가 있다.

중증의 양위에 조루가 수반된 경우는 인삼, 녹용, 육계 등 장양효과가 비교적 강한 약물을 배합하는 것이 필요하다.

쇄양은 장양 외에도 풍습을 제거하고 한(寒)을 산(散)하는 효능을 갖고 있다. 류머티즘이 장기간 불치(不治)하고, 관절동통부위가 고정되어 있으며 한랭으로 동통이 김할 때에는 조양활혈법을 사용하는 것이 좋으며, 쇄양에 부자, 황기, 구척을 배합하여 기본방제로 하고 증상에 따라 다른 약물을 가미한다.

쇄양을 부자, 황기와 배합하면 장양의 효능이 더욱 현저해지는데 관절에 발적, 종통, 열감이 있는 경우는 적합하지 않다.

월경과다가 심한 것은 매월 월경기가 반월이상(半月以上)에 이르는데 이것은 허약으로 인하여 생리적조절이 안되는 증상이다. 쇄양은 자궁을 수축하고 경혈을 다스리는 효능을 가지므로 당귀, 황기, 당삼, 하수오, 지황과 배합 사용하면 좋다. 다만 월경과다가 때때로 일어나고 허약현상이 확실치 않을 때에 사용하는 것은 좋지 않다. 어혈과다 혹은 자궁 내에 수종, 육종, 암종이 있을 경우에 사용하는 것은 적절하지 않다.

위의 치료

주초(酒炒)한 황백 반 근, 술로 구운 구판 4냥, 주초한 지모 2냥, 숙지황, 진피, 백작약 각 2냥, 쇄양 1냥 반, 구운 호골 1냥, 건강 반 냥을 모두 가루내어 술로 개어 환을 짓거나 죽으로 개어 환을 짓는다.

양약정허, 음쇠혈갈, 변비불운의 치료

쇄양 3근을 맑은 물 5말로 달여 농즙을 두 번 취하여 합해서 질그릇에 담고 졸여 고(膏)로 한다. 여기에 연밀(煉蜜) 8냥을 넣고 도자기 병에 넣어서 저장한다.

1일 3회씩 아침, 낮, 저녁 식전에 10여 숟가락씩 더운 술에 풀어서 복용한다.

신허유정, 음위의 치료

쇄양, 용골, 종용, 상표소, 복령을 각각 같은 양으로 갈아 정제한 벌꿀로 개어서 환제를 만들어 1회 3돈씩 아침 저녁에 한 번 복용한다.

음위, 조설의 치료

쇄양 5돈, 당삼, 산약 각 4돈, 복분자 3돈을 달여 복용한다.

기(氣)가 약하고 음허하며 대변 조결의 치료

쇄양, 상심자 각 5돈을 달여 농즙을 취하여 꿀 40g을 가하여 두 번으로 나누어 복용한다.

쇄양의 포제

흙이나 이물질을 버리고 씻어 속에 물이 들어가게 하고 썰어 햇볕에 말린다.

말린 전초는 편평한 원기둥 모양이거나 한 선단이 약간 가는 원기둥 모양이고 길이는 8~21cm이며 지름은 2~5cm이다.

표면은 적갈색 내지 짙은 갈색이며 주름이 있고 큰 세로 홈이나 또는 불규칙적인 홈을 이룬다. 때로는 3각형의 비늘 조각이나 꽃차례의 일부가 보인다. 질은 굳고 잘 끊어지지 않는다. 단면은 약간 과립성이고 갈색이며 부드럽고 윤기가 있다. 향기가 조금 나며 맛은 약간 쓰고 떫다.

쇄양편(鎖陽片)은 가로로 혹은 비스듬히 자른 것인데 두께가 1cm 정도의 조각이며 보통 노끈으로 꿰어서 쓴다. 굵고 크며 색이 붉고 굳으며 단면이 분성(粉性)이고 근맥이 보이지 않는 것이 양품이다.

04 *Passifloara coerulea* L.

시계꽃

시계초, 서매련, 옥예화, 전지연

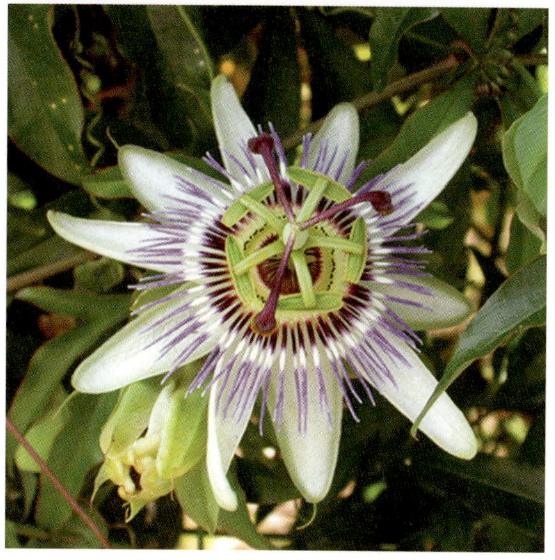

생김새

상록 다년생 덩굴 초본 식물로 줄기가 가늘고 길게 생장하며 길이는 4m까지 자란다. 가는 털이 있으며 가지가 없고 한 개의 덩굴손이 잎겨드랑이에 착생한다.

어린줄기에는 세로 능선이 있고 묵은 줄기는 원기둥 모양이며 잎은 어긋난다.

잎자루는 길고 손바닥 모양이다. 길이는 6~10cm, 너비는 9~15cm이며 열편은 피침형으로 끝이 뾰족하고 가장자리에 톱니가 있으며 기부는 심장형이다. 잎자루는 길이가 2~5cm이고 기부와 가까운 곳에는 2개의 꿀샘이 있다.

꽃받침은 5개이며 사각형이고 끝은 둥글며 등쪽에는 하나의 돌기가 있다.

꽃잎은 5개이며 연한 적색이다. 부화관은 수염 모양이고 짙은 자색이거나 연한 자색이다.

수술은 5개이고 꽃밥은 방향을 잘 바꾸는데 그 모양은 시계와 같다. 씨방은 위에 있고 암술대는 3개이다. 장과는 타원형이고 익으면 황색이 된다.

성분과 효능

꽃과 열매 중에 Pyrocatechol, Galloic acid, Palmitic acid, Oleic acid, Linoleic acid, Linolenic acid, Myristic acid, Sitosterol, Glucose 등을 함유하고 있다. 여름과 가을에 채취한다.

시계꽃의 맛은 쓰며 성질은 따뜻하고 독이 없다. 신경통, 정신안정, 고혈압, 불안, 긴장완화, 불면증, 월경통 및 하리 등의 증상에 쓴다. 마취와 진통작용, 진정작용이 있다.

또한 풍을 제거하고 열을 내리며 해수를 멎게 하고 가래를 삭인다. 풍열, 현기증, 비색증과 콧물을 흘리는 증상을 치료한다. 꽃과 줄기는 정신안정제로 습관성이 없는 진정작용이 있다. 하루 4~12g을 물로 달여서 복용한다.

중국의 《사천중약지》에서는 풍열, 두통의 치료에 '시계꽃의 잎, 국화, 뽕나무잎, 꿀풀, 연잎을 물로 달여서 먹는다.'고 기록하고 있다.

풍열두통의 치료

서번련의 잎, 국화, 상엽, 하고초, 하엽(荷葉)을 달여서 복용한다.

적용 질병

1. 신경통, 불면증, 월경통 및 하리(下痢) 등의 증상에 쓴다. 마취와 진통 작용이 있다.
2. 풍을 제거하고 열을 내리며 해수를 멎게 하고 가래를 삭인다. 풍열, 현기증, 비색증과 콧물을 흘리는 증상을 치료한다. 내복할 때에는 4~12g을 달여서 복용한다.

이용법

5cm의 계란꼴의 열매가 결실하여 자색으로 익는다. 열매 속에 노란 제리같은 과육이 잘다한 검은 씨를 싸고 있다. 이 열매의 제리같은 부분을 생식하는데 주스, 샤벳, 제리, 소스 등으로 이용한다.

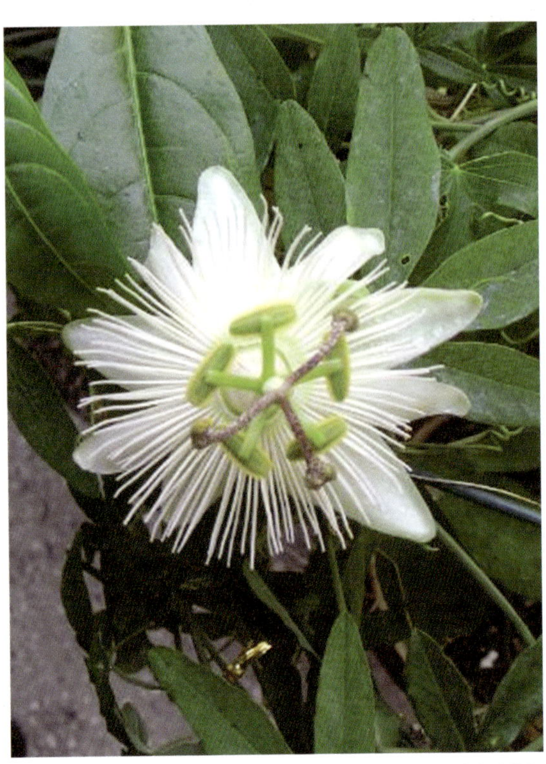

▲ 어린 시계꽃

반절엽
Passiflora wilsonii Hemsl.

생김새

여러해살이로 덩굴 식물이다. 홑잎은 어긋나는데, 끝이 평평한 절단형으로 그 모양이 손바닥과 비슷하며 길이가 3~6cm, 너비가 5~8cm이다.

기부는 둥글거나 약간 심장형이며 5개의 잎맥이 기부로부터 뻗어나와 있고 잎자루의 양측에 2개의 선체가 있으며 털이 없다. 겨드랑이에서 나오는 덩굴손이 있다.

꽃은 녹백색이고 단일하게 나거나 배열되어 총상화서를 이루며 흔히 액생한다.

열매는 공 모양이거나 장과 모양이며 지름은 2~3cm이고 녹색이며 육질이다. 산비탈이나 길가의 잡목림 등지에서 자란다.

효능과 이용법

일 년 내내 채집할 수 있다. 햇볕에 말려 쓴다. 성미 맛은 약간 쓰고 성질은 따뜻하다.

적용 질병

❶ 습한 것을 조(燥)하게 하고 지혈, 소염하며 새살을 돋게 한다. 풍습 요통, 간염, 간경화, 종양, 타박상, 골절을 치료한다.

❷ 근육과 힘줄을 풀고 낙맥(絡脈)을 잘 통하게 하며 어혈을 풀고 혈행을 원활하게 하며 기침을 멈추게 하고 담(痰)을 삭인다. 풍습에 의한 골통, 관절염, 학질, 담저(痰阻), 회충증을 치료한다.

내복할 때에는 12~20g을 달이거나 술에 담가서 복용한다. 외용시에는 짓찧어 바른다.

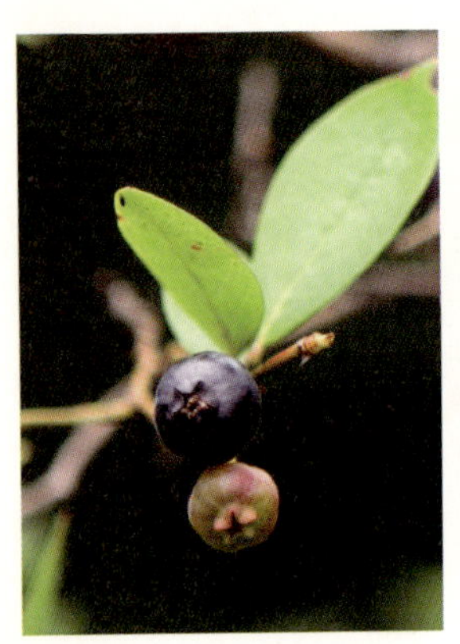
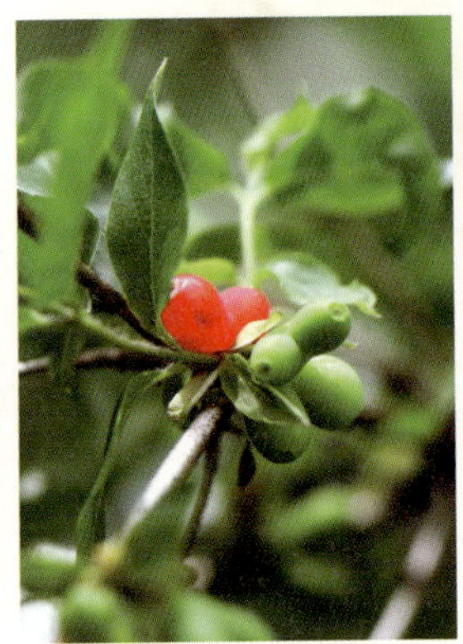
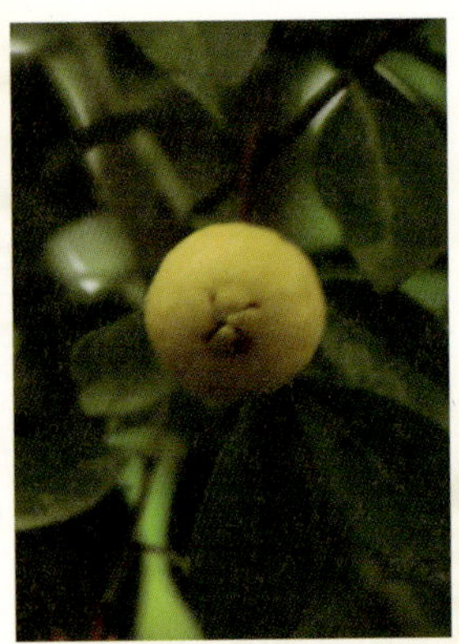
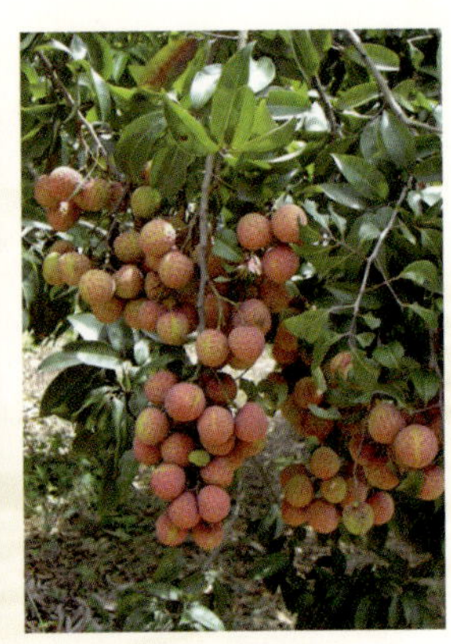

산야초로 만드는 효소발효액 연구회

산야초효소발효액은 자연의 맛과 향을 그대로 전해주는 최고의 건강음료이다.
산야초효소발효액 연구회는 깊은 맛과 정성으로 만든
산야초효소발효액을 우리 실생활에 좀더 쉽고 다양하게 응용할 수 있는 방법을 모색한다.
우리의 산과 들, 주변환경에서 찾아 이용하고 활용할 수 있는
'산야초의 놀라운 효능과 음용 방법'을 배워보자.

✳ ✳ ✳

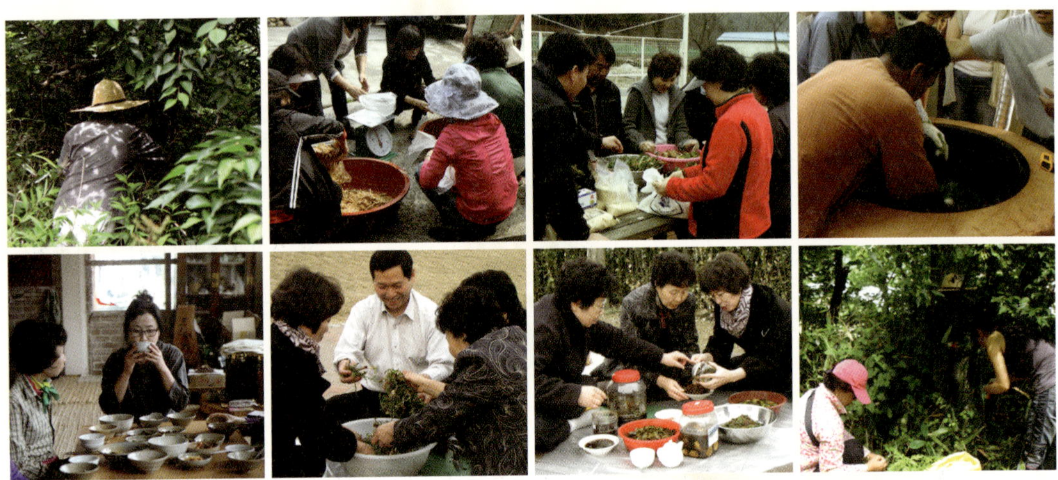

산야초 효소발효액 연구회 강좌
-서울 지역-

강의 일정

* **구성** : 매주 1회 24강좌(총 6개월 과정)
* **인원** : 약 10명 내외
* **시간** : 10:00~(3시간씩)

강의 내용

* **효소발효액 강의**(10시간) : 질병에 따른 효소발효액, 방제식 효소발효액(실습 포함)
* **산야초 강의**(10시간) : 산야초의 효능별 · 과별 분류(야외 답사 포함)
* **산야초와 효소의 응용**(4시간) : 산야초차, 산야초로 만드는 장(醬)류, 약이 되는 산야초 음식

※ 차후 실습반 · 심화반을 운영할 계획이며, 야간반 · 속성반과 기타 지역 별로 도의학에 바탕을 둔
　 본초학 · 진단학 · 방제학을 강의할 예정

강의 대상

▶ 건강한 삶을 추구하시는 분
▶ 전통음식 사업에 종사하시는 분
▶ 귀농(歸農)을 준비하시는 분
▶ 생태 농장을 운영하시는 분
▶ 약용식물을 재배 · 관리하시는 분

상담 및 문의

○ 산야초 마을 카페 : cafe.daum.net/hannuri114
○ 저자 메일 : hannuri114@hanmail.net
○ 저자 연락처 : 070 · 7638 · 5947, 010 · 8994 · 4252

산야초효소발효액 연구회 산청 · 대구 · 대전지역 문의

○ 연구회 회장 **신경순** ☎ 011 · 9813 · 0842
○ 산청지역 회장 **정연대** ☎ 011 · 9315 · 0267
　 경남 산청군 금서면 신아리 쌍효 산 83-4
○ 대구지역 회장 **박경식** ☎ 010 · 5514 · 3436
　 대구 북구 읍내동 397-15
○ 대전시 대덕구 이현동 녹색체험마을
　 ☎ 011 · 9116 · 2705

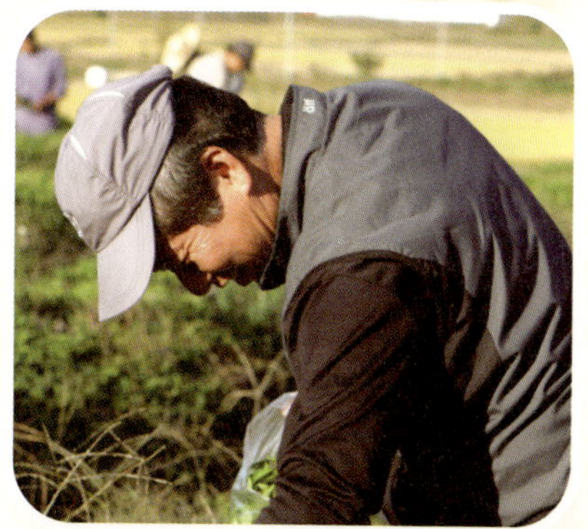

산야초 건강 음식 연구회
-강좌 내용-

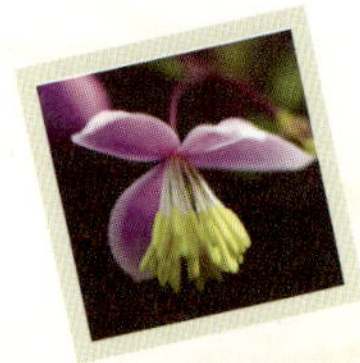

1. 산야초 효소 발효액 강좌

산야초 효소 발효액은 자연의 맛과 향을 그대로 전해주는 최고의 건강 음료입니다. 깊은 맛과 정성이 살아있는 산야초 효소로 음식을 만들어 가정의 건강을 지킬 수 있습니다.

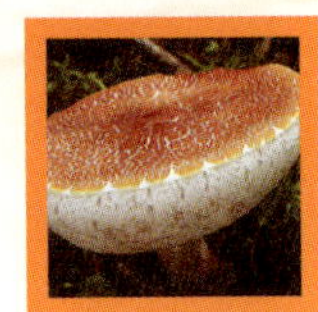

2. 산야초 교실

우리나라의 산과 들, 주변에서 쉽게 찾아 이용하고 활용할 수 있는 '산야초의 놀라운 효능과 음용 방법'를 위한 산야초 교실을 안내합니다. 저자의 현장감 있는 직강을 통해 알차고 재미있는 시간이 되시길 바랍니다.

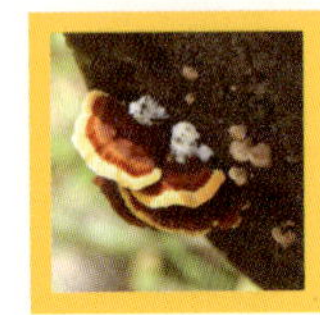

3. 한방 산야초 교실 (약초)

산야초의 올바른 식용과 약용을 위하여 한방의 진단학, 변증론 및 체질론에 기초하여 산야초의 활용법을 알기 쉽게 강의합니다.

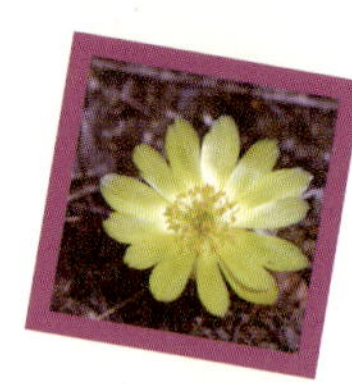

4. 산야초 음식 연구 교실

산야초 음식에 대한 이론적 강의와 더불어 술(酒)·초(醋)·장(醬)·정과(正果)·조청 등을 만드는 실습을 체험합니다.

우리와 함께 살아가는 산야초의 생명력을 생활 속에서 더욱 가깝게 응용할 수 있는 방법을 연구합니다.

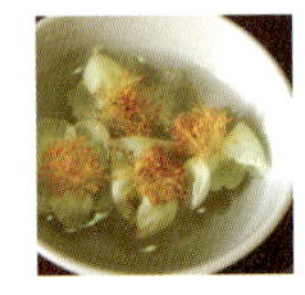

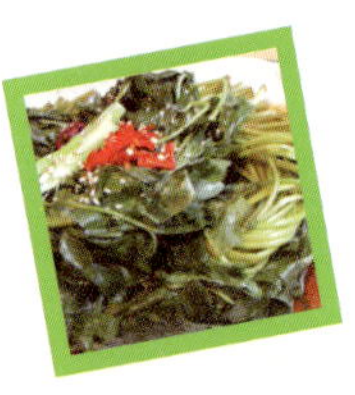